全国高职高专临床医学专业"十三五"规划教材

（供临床医学、预防医学、口腔医学专业用）

药理学

主　编　秦红兵　康红钰
副主编　马松涛　邓凤君　刘　韬　杜海凤
编　者　（以姓名笔画为序）
　　　　马松涛（成都医学院）
　　　　邓凤君（益阳医学高等专科学校）
　　　　刘　韬（红河卫生职业学院）
　　　　杜海凤（青海卫生职业技术学院）
　　　　李　幸（襄阳职业技术学院）
　　　　宋佳玉（漯河医学高等专科学校）
　　　　林　浩（雅安职业技术学院）
　　　　郑　彬（湖北文理学院）
　　　　姜德春（首都医科大学宣武医院）
　　　　姚　伟（山东医学高等专科学校）
　　　　秦红兵（江苏医药职业学院）
　　　　徐晓燕（泰山医学院）
　　　　黄泓轲（乐山职业技术学院）
　　　　康红钰（漯河医学高等专科学校）
　　　　程似锦（长江职业学院）
　　　　曾　慧（长沙卫生职业学院）
　　　　曾富佳（遵义医药高等专科学校）
　　　　熊存全（江苏医药职业学院）

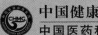

中国健康传媒集团
中国医药科技出版社

内容提要

本教材是"全国高职高专临床医学专业'十三五'规划教材"之一，是根据高职高专临床医学专业人才培养目标和《药理学》课程标准编写而成。全书共45章，包括绪言和各系统药物，主要介绍药理学的基础理论和基本知识，以《国家基本药物目录》药物为重点，介绍其体内过程、药理作用、临床应用、不良反应和注意事项等内容。本教材在传承基本理论的基础上，注重改革与创新。具有以下特点：一是精选内容，使教材内容与基层临床医学工作岗位对接、与执业助理医师资格考试大纲对接；二是优化结构，使教材章节顺序编排符合学科内容之间的逻辑关系以及学生的认知规律；三是创新体例，各章节设有学习目标、知识链接、知识拓展、考点提示、案例讨论、习题等模块，"本章小结"以思维导图形式呈现，通过手机扫描书中的二维码获取相关内容。本教材为书网融合教材，即纸质教材有机融合电子教材、教学配套资源（PPT、微课、图片等）、题库系统、数字化教学服务（在线教学、在线作业、在线考试）。本教材主要供高职高专临床医学、预防医学、口腔医学专业教学使用，也可作为执业助理医师资格考试参考用书。

图书在版编目（CIP）数据

药理学／秦红兵，康红钰主编．—北京：中国医药科技出版社，2018.8
全国高职高专临床医学专业"十三五"规划教材
ISBN 978 – 7 – 5214 – 0114 – 1

Ⅰ．①药…　Ⅱ．①秦…　②康…　Ⅲ．①药理学—高等职业教育—教材　Ⅳ．①R96

中国版本图书馆 CIP 数据核字（2018）第 060685 号

美术编辑　陈君杞
版式设计　南博文化

出版　**中国健康传媒集团** | 中国医药科技出版社
地址　北京市海淀区文慧园北路甲 22 号
邮编　100082
电话　发行：010 – 62227427　邮购：010 – 62236938
网址　www.cmstp.com
规格　889×1194mm $\frac{1}{16}$
印张　$23\frac{3}{4}$
字数　504 千字
版次　2018 年 8 月第 1 版
印次　2021 年 7 月第 4 次印刷
印刷　三河市百盛印装有限公司
经销　全国各地新华书店
书号　ISBN 978 – 7 – 5214 – 0114 – 1
定价　**55.00 元**

获取新书信息、投稿、为图书纠错，请扫码联系我们。

数字化教材编委会

主　编　秦红兵　康红钰
副主编　熊存全　马松涛　邓凤君　刘　韬　杜海凤
编　者　（以姓名笔画为序）
　　　　马松涛（成都医学院）
　　　　马晓茜（山东医学高等专科学校）
　　　　邓凤君（益阳医学高等专科学校）
　　　　刘　韬（红河卫生职业学院）
　　　　朱万芸（红河卫生职业学院）
　　　　杜海凤（青海卫生职业技术学院）
　　　　李　幸（襄阳职业技术学院）
　　　　宋佳玉（漯河医学高等专科学校）
　　　　邵　晨（首都医科大学宣武医院）
　　　　林　浩（雅安职业技术学院）
　　　　郑　彬（湖北文理学院）
　　　　姜德春（首都医科大学宣武医院）
　　　　姚　伟（山东医学高等专科学校）
　　　　秦红兵（江苏医药职业学院）
　　　　袁　婷（成都医学院）
　　　　徐晓燕（泰山医学院）
　　　　黄泓轲（乐山职业技术学院）
　　　　康红钰（漯河医学高等专科学校）
　　　　程似锦（长江职业学院）
　　　　曾　慧（长沙卫生职业学院）
　　　　曾富佳（遵义医药高等专科学校）
　　　　熊存全（江苏医药职业学院）

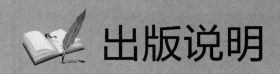

出版说明

为贯彻落实国务院办公厅《关于深化医教协同进一步推进医学教育改革与发展的意见》（〔2017〕63号）等有关文件精神，不断推动职业教育教学改革，推进信息技术与医学教育融合，加强医学人才培养，使职业教育切实对接岗位需求，教材内容与形式及呈现方式更加切合现代职业教育需求，适应"3+2"等多种临床医学专科教育人才培养模式改革要求，大力提升临床医学人才培养水平和教育教学质量，培养满足基层医疗卫生服务要求的临床医学专业人才，在教育部、国家卫生健康委员会、国家药品监督管理局的支持下，在本套教材建设指导委员会和评审委员会顾问、华中科技大学同济医学院文历阳教授，主任委员、厦门医学院王斌教授等专家的指导和顶层设计下，中国健康传媒集团·中国医药科技出版社组织全国80余所以高职高专院校及其附属医疗机构为主体的，近300名专家、教师历时近1年精心编撰了"全国高职高专临床医学专业'十三五'规划教材"，该套教材即将付梓出版。

本套教材包括高职高专临床医学专业理论课程主干教材共计20门，主要供全国高职高专临床医学专业教学使用，也可供预防医学、口腔医学等专业教学使用。

本套教材定位清晰、特色鲜明，主要体现在以下方面。

一、紧扣培养目标，满足培养基层医生需要

本套教材的编写，始终坚持"去学科、从目标"的指导思想，淡化学科意识，遵从高职高专临床医学专业培养目标要求，对接职业标准和岗位要求，培养从事基层医疗卫生服务工作（预防、保健、诊断、治疗、康复、健康管理）的高素质实用型医学专门人才，并适应"3+2"等多种临床医学专科教育人才培养模式改革要求。教材内容从理论知识的深度、广度和技术操作、技能训练等方面充分体现了上述要求，特色鲜明。

二、密切联系应用，强化培养岗位胜任能力

本套教材理论知识、方法、技术等与基层医疗卫生服务实际紧密联系，体现教材的先进性和适用性，满足"早临床、多临床、反复临床"的培养要求。教材正文中插入编写模块（课堂互动、案例讨论等），起到边读边想、边读边悟、边读边练，做到理论知识与基层医疗实践应用结合，为学生"早临床、多临床、

反复临床"创造学习条件，提升岗位胜任能力。

三、人文融合医学，注重培养人文关怀素养

本套教材公共基础课、医学基础课、临床专业课、人文社科课教材内容选择，面向基层（乡镇、村）、全科导向（全科医疗、全民健康），紧紧围绕基层医生岗位（基本医疗卫生服务、基本公共卫生服务）对知识、能力和素养的基本要求。在强化培养学生病情观察能力和应急处置能力的同时，注重学生职业素养的训练和养成，体现人文关怀。

四、对接考纲，满足医师资格考试要求

本套教材中，涉及执业助理医师资格考试相关课程教材的内容紧密对接执业助理医师资格考试大纲，并插入了执业助理医师资格考试"考点提示"，有助于学生复习考试，提升考试通过率。

五、书网融合，使教与学更便捷、更轻松

全套教材为书网融合教材，即纸质教材与数字教材、配套教学资源、题库系统、数字化教学服务有机融合。通过"一书一码"的强关联，为读者提供全免费增值服务。按教材封底的提示激活教材后，读者可通过 PC、手机阅读电子教材和配套课程资源（PPT、微课、视频、动画、图片、文本等），并可在线进行同步练习，实时反馈答案和解析。同时，读者也可以直接扫描书中二维码，阅读与教材内容关联的课程资源（"扫码学一学"，轻松学习 PPT 课件；"扫码看一看"，即刻浏览微课、视频等教学资源；"扫码练一练"，随时做题检测学习效果），从而丰富学习体验，使学习更便捷。教师可通过 PC 在线创建课程，与学生互动，开展在线课程内容定制、布置和批改作业、在线组织考试、讨论与答疑等教学活动；学生通过PC、手机均可实现在线作业、在线考试，提升学习效率，使教与学更轻松。此外，平台尚有数据分析、教学诊断等功能，可为教学研究与管理提供技术和数据支撑。

编写出版本套高质量教材，得到了全国知名专家的精心指导和各有关院校领导与编者的大力支持，在此一并表示衷心感谢。出版发行本套教材，希望受到广大师生欢迎，并在教学中积极使用本套教材和提出宝贵意见，以便修订完善。让我们共同打造精品教材，为促进我国高职高专临床医学专业教育教学改革和人才培养做出积极贡献。

中国医药科技出版社

2018 年 5 月

全国高职高专临床医学专业"十三五"规划教材

建设指导委员会

刘圆月（益阳医学高等专科学校）

江秀娟（重庆三峡医药高等专科学校）

孙　静（漯河医学高等专科学校）

苏衍萍（泰山医学院）

杨林娴（楚雄医药高等专科学校）

杨留才（江苏医药职业学院）

杨智昉（上海健康医学院）

李士根（济宁医学院）

李济平（安庆医药高等专科学校）

张加林（楚雄医药高等专科学校）

张兴平（毕节医学高等专科学校）

张爱荣（安庆医药高等专科学校）

陈云华（长沙卫生职业学院）

罗红波（遵义医药高等专科学校）

周少林（江苏医药职业学院）

周鸿艳（厦门医学院）

庞　津（天津医学高等专科学校）

郝军燕（江苏医药职业学院）

秦红兵（江苏医药职业学院）

徐宛玲（漯河医学高等专科学校）

海宇修（曲靖医学高等专科学校）

黄　海（江苏医药职业学院）

崔明辰（漯河医学高等专科学校）

康红钰（漯河医学高等专科学校）

商战平（泰山医学院）

韩中保（江苏医药职业学院）

韩扣兰（江苏医药职业学院）

蔡晓霞（红河卫生职业学院）

全国高职高专临床医学专业"十三五"规划教材

评审委员会

高职高专临床医学专业培养目标是培养适应基层医疗工作需要的应用型、实用型人才，着力强化全科能力的培养。为贯彻落实国务院《关于深化医教协同进一步推进医学教育改革与发展的意见》文件等有关医学教育教学改革文件精神，落实"卓越医生教育培养计划"，适应"3+2"等多种临床医学专科教育人才培养模式改革，培养满足基层医疗卫生服务"预防、保健、诊断、治疗、康复、健康管理"六位一体服务要求的临床医学专业人才，本教材的编写注重体现"以案例为导向"的启发式教学，着力提升学生的解决临床实际问题的能力，同时兼顾了执业助理医师资格考试需求。

药理学是临床医学专业一门重要的基础课程，也是基础医学和临床医学之间的桥梁学科，为后续专业课程服务，为未来临床合理用药奠定基础。本教材的编写，坚持三基（基本知识、基本理论、基本技能）、五性（思想性、科学性、启发性、先进性、适用性）、三特定（特定对象、特定要求、特定岗位）的原则，在传承优秀教材的基础上，注重改革与创新，其具有以下特点。第一，精选内容，使教材内容与基层临床医学工作岗位对接、与执业助理医师考试大纲对接，充分满足基层临床药物治疗、合理用药工作任务需要。第二，优化结构，使教材章节顺序编排符合学科内容之间的逻辑关系以及学生的认知规律，促进学生更好地理解和掌握药理学基本知识、基本理论。第三，创新体例，各章节设有"学习目标、知识链接、知识拓展、考点提示、案例讨论、本章小结、习题"等模块，以丰富教材内容和形式，其中"本章小结"以思维导图形式呈现，通过手机扫描书中二维码获取相关内容。本教材为书网融合教材，即纸质教材有机融合电子教材、教学配套资源（PPT、微课、图片等）、题库系统、数字化教学服务（在线教学、在线作业、在线考试）。本教材中"考点提示"来自于近年国家执业助理医师考试大纲，仅供教学参考，学生在参加国家执业助理医师考试时以当年考试大纲为准；此外，教材中涉及的药物剂量、用法等，不作为临床用药的依据，具体药物的用法、用量等请参照该药物的药品说明书。

本教材共45章，包括绪言和各系统药物，主要介绍药理学的基础理论和基本知识，以《国家基本药物目录》药物或基层临床常用药物为重点，介绍其"体内过程、药理作用、临床应用、不良反应和注意事项"等。本教材由秦红兵、康红钰担任主编，负责全书的通稿工作，具体编写分工如下：秦红兵负责编写第一、二章；熊存全负责编写第三、四章；曾富佳、程似锦负责编写第五、六、七章；程似锦负责编写第八、九章；郑彬负责编写第十、十五、十七章；刘韬负责编写第十一、十四、十六章；姜德春负责编写第十二、十三章；杜海凤负责编写第十八、十九、二十一章；曾慧负责编写第二十、二十二、二十三章；邓凤君负责编写第二十四至二十六章；黄泓轲负责编写第二十七、二十八、三十章；林浩负责编写第二十九、三十一、三十二章；康红钰负责编写第三十三、三十七、四十一章；宋佳玉负责编写第三十四至三十七章；李幸负责编写第三十八至四十章；姚伟、马晓茜负责编写第四十二章；徐晓燕负责编写第四十三章；马松涛、袁婷负责编写第四十四、四十五章。

　　本教材的编写汲取和借鉴了相关著作、教材的研究成果，得到了各编者及其所在单位领导的大力支持。在此，一并致以崇高的敬意和衷心的感谢。由于编者学识和水平有限，书中难免存在疏漏与不妥之处，敬请广大师生批评指正，以便修订完善！

编　者

2018 年 3 月

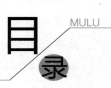

第一章 绪　言

一、药理学的研究内容和任务

药物（drug）是指能影响机体组织器官功能及细胞代谢活动，用于预防、治疗、诊断疾病和计划生育的化学物质。根据来源可分为天然药物、合成药物和基因工程药物三类。

药理学（pharmacology）是研究药物与机体（包括病原体）相互作用及其规律的学科。主要研究内容包括药物效应动力学（pharmacodynamics，简称药效学）和药物代谢动力学（pharmacokinetics，简称药动学）。药效学研究药物对机体的作用及作用机制，包括药物的药理作用、临床应用、不良反应等；药动学研究机体对药物的作用及规律，包括药物的体内过程及药物在体内随时间变化的规律等。

扫码"学一学"

药理学的学科任务在于阐明药物与机体相互作用的基本规律，为临床合理用药提供理论依据；为研究和开发新药提供借鉴；为其他生命科学的研究提供重要的科学依据和研究方法，推动生命科学的发展。

二、药理学的发展简史

（一）古代本草学阶段

古代使用的药物中草木类药占绝大部分，故药物学著作称为本草学。我国最早的药物学著作是《神农本草经》，大约著书于公元 1 世纪，共收载药物 365 种，并按其作用和毒性进行了分类，这是世界上最早的药物学著作之一。在唐代，标明专门本草的著作有 20 余种，其中《新修本草》记载药物 844 种，是我国乃至世界上第一部药典。16 世纪末，明代医药学家李时珍所著的《本草纲目》是一部世界闻名的药物学巨著。全书 52 卷，约 190 万字，收载药物 1892 种，其中植物类药 1195 种，动物类药 340 种，矿石类药 357 种，插图 1160 帧，药方 11000 余条，已被译成日、法、朝、德、英、俄、拉丁 7 种文本，受到国际医药界的广泛重视，至今仍是研究药物的重要参考书。

（二）近代药理学阶段

在 18 世纪，化学学科和生理学的迅速发展为药理学的发展奠定了基础。19 世纪初，实验药理学的创立标志着近代药理学阶段的开始。首先，化学的发展把植物药从成分复杂的粗制剂发展为化学纯品。德国药师 F. W. Serturner 首先于 1803 年从罂粟中分离提纯吗啡，随后士的宁、咖啡因、奎宁、阿托品等生物碱相继问世。其次，生理学的兴起对药理学发

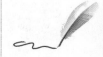

展发挥了重要作用。19 世纪，生理学家建立了许多实验生理学的方法，并用来观察植物药和合成药对生理功能的影响。1819 年，F. Magendie 用青蛙实验确定了士的宁的作用部位在脊髓。这些工作为药理学创造了实验方法，此后诸如镇静催眠药、解热镇痛抗炎药和局部麻醉药等大量被应用于临床。这期间，德国 R. Buchhelm 建立了第一个药理实验室，使药理学真正成为一门独立的学科。

（三）现代药理学阶段

现代药理学阶段大约从 20 世纪初开始。1909 年，德国 P. Ehrllch 发现砷凡纳明可以治疗梅毒，开创了应用化学药物治疗传染病的新纪元；1940 年，英国 H. W. Florey 在 A. Fleming 的研究基础上提取出青霉素，使化学治疗进入抗生素时代。20 世纪中叶，随着现代科学技术的进步和发展，为新药研究与开发提供了理论、技术和方法，使药理学的研究从原来的系统、器官水平发展到细胞、亚细胞及分子水平，对药物作用机制的研究也逐步深入。近几十年来，随着其他学科的发展，尤其是分子生物学技术的应用，药理学的发展更加迅速，现已形成许多各具特色的分支学科，以及与其他学科相互渗透而形成的边缘交叉学科，如分子药理学、临床药理学、免疫药理学、遗传药理学、生殖药理学、时辰药理学、老年药理学、行为药理学、精神药理学、生化药理学、量子药理学等。药理学已由过去的经典药理学，逐步发展成为与基础医学、临床医学、药学等多学科密切相关的综合学科。特别是分子药理学的发展，不仅更深入地阐明了许多药物的作用机制，更准确地指导药物合成及基因工程药物的研制，而且更进一步促进了药理学学科的进步和发展。

知识链接

分子药理学

分子药理学属于一门新兴的药理学分支学科，其与传统药理学的最大区别就在于它是从分子水平和基因表达的角度去阐释药物作用及其机制。生命科学的发展由宏观到微观，药理学的发展也由整体水平、器官水平、组织水平深入到细胞水平和分子水平。近代药理学的进展，主要表现在受体理论、离子通道、自体活性物质、信息传递、细胞因子等分子水平上的研究突破。分子药理学是指其学科层次及水平上的科学性和先进性达到"分子水平"，且又属于"药理学"范畴，分子生物学等相关学科的基础知识贯穿其中。

三、药理学的学习方法

1. 进行有目的性预习　药理学研究内容是以基础医学中的人体解剖学、组织胚胎学、生理学、生物化学、病理学、病理生理学、病原微生物学、免疫学等学科的相关理论和知识为基础，在学习药理学时，若缺乏前期课的基本知识，要想学好本课程是相当困难的。目的性预习是在上新课前有目的地复习与所授课相关的前期课内容，以帮助学生对授课内容的理解，提高课堂教学效果。如在学习传出神经系统药物时，复习人体解剖学、生理学中"传出神经系统"的相关内容；学习解热镇痛抗炎药时，复习病理生理学中"发热"的相关内容。

2. 运用辩证法指导学习 辩证法对于学习和研究自然科学起着重要的指导作用。药理学中蕴含和贯穿着丰富的唯物辩证思想，如药物的"防治作用"与"不良反应"反映了事物的两重性；药物的"治疗作用"与"副反应"既对立又统一，两者在一定的条件下可以相互转化，它体现了对立统一的规律；药物随着剂量的增加，其作用增强，但若超过了一定的"度"，则会出现毒性反应，这种"量－效关系"则符合质量互变规律；某一具体药物，既具有其"个性"，又具有同类药物的"共性"等。对于这些药理学的基本理论和基本知识，倘若孤立地去认识和理解，或者死记硬背，其学习效果往往是事倍功半。如果学会运用唯物辩证法去指导学习，采用正确的科学思维方法去分析问题、理解问题，将有助于学生掌握这门学科的规律，建立起一个较为完整和较为系统的认识体系，加深对药理学基本理论和基本知识的理解和记忆，从而提高学习的效率。

3. 善于抓住学习的重点 药理学需要掌握的知识内容很多，如何在短时间内达到学习目标呢？重要的一点就是要在学习中善于把握住学习重点。一般情况下，授课教师在课堂上会突出和强调重点内容，学生应及时捕捉这一信息。从药理学整体角度考虑，应把握重点章节及重点药物。对于具体药物而言，其知识点涉及"药理作用、临床应用、不良反应、禁忌证、药物相互作用"等方面，其中"药理作用"是重点内容，其他内容都与"药理作用"有着内在的联系。根据"药理作用"，大致可以推导出该药物其他方面的知识。如根据糖皮质激素的"抗免疫作用"，可衍射推导出"临床应用"——治疗过敏性疾病和自身免疫性疾病；"不良反应"——诱发或加重感染；"禁忌证"——抗菌药物不能控制的细菌感染或真菌感染。由此可见，药物的"药理作用"是"纲"，其他方面的知识点是"目"，把握了学习的重点，就能够达到"举一纲而万目张"的效果。此外，在同类药物中，应着重掌握有代表性的药物，如 β 受体阻断药中的普萘洛尔，镇静催眠药中的地西泮。

4. 遵循遗忘规律进行复习 遗忘是学习过程中的正常现象，从某种意义上来说，克服遗忘、巩固知识最有效的方法就是复习。那么，怎样进行复习，如何提高复习的质量？首先，要选择好复习的时间和次数。德国心理学家艾宾浩斯通过多次实验，描制了第一个"遗忘曲线"，揭示了遗忘的发生、发展规律。从曲线中可以看出，遗忘是在识记之后不久就开始的，同时，遗忘的进程是不均衡的：最初遗忘很快，以后逐渐缓慢。许多研究也表明，三天到一周内遗忘最快。据此规律，对学习的新课内容及时进行复习是非常必要的。复习时间和次数大致可以这样安排：当天复习一次，然后隔三天、一周、一个月分别再复习一次。其次，要不断提高复习的水平。苏联学者达尼洛夫说过："复习不是为了修补倒塌的建筑物，而是为了加固原来的结构，并且添建一层新的楼房。"这句话告诉我们，复习绝非是机械地重复，而是在原有基础上有所提高，通过复习实现一次飞跃。所以，在复习时应善于对学过的内容进行总结、归纳，把重点内容概括和提炼出来，正如华罗庚先生所说的把书读"薄"，从而有效地掌握已学过的知识。

扫码"看小结"

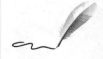

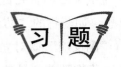

习题

一、选择题

1. 关于药物概念的叙述，错误的是
   A. 一种化学物质
   B. 能干扰细胞代谢活动的化学物质
   C. 能影响机体生理功能的物质
   D. 用以防治及诊断疾病的物质
   E. 有滋补营养、保健作用的物质

2. 药效学是研究
   A. 药物的临床疗效
   B. 药物对机体的作用及作用机制
   C. 如何改善药物质量
   D. 机体如何对药物进行处理
   E. 药物疗效的途径

3. 药动学是研究
   A. 合理用药的治疗方案
   B. 药物如何影响机体
   C. 药物发生动力学变化的原因
   D. 机体如何对药物进行处理
   E. 药物效应动力学

4. 药理学是研究
   A. 药物效应动力学
   B. 药物与机体相互作用及其规律的学科
   C. 药物的学科
   D. 与药物有关的生理科学
   E. 药物代谢动力学

二、思考题

药理学的学科任务有哪些？

扫码"练一练"

（秦红兵）

第二章 药物效应动力学

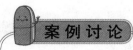
第一节 药物的作用

案例讨论

[案例] 患者，女，25岁。患急性扁桃体炎，医嘱青霉素皮试，皮试5分钟后患者出现胸闷、气急、烦躁、出冷汗、面色苍白、血压下降等症状。

[讨论] 患者出现的以上症状是何原因所致？

药物的作用是指药物导致效应的初始反应，药物效应是指继发于药物作用之后所引起的生理、生化功能或形态的变化。药物作用是动因，药物效应是结果，由于二者意义相近，故常相互通用，但当二者并用时，应体现先后关系。

一、药物的基本作用

1. 兴奋作用 凡能使机体原有功能增强的作用称为兴奋作用，如异丙肾上腺素加快心率作用、新斯的明增强骨骼肌收缩力作用。

2. 抑制作用 凡能使机体原有功能减弱的作用称为抑制作用，如普萘洛尔减慢心率作用、地西泮降低中枢兴奋性引起镇静催眠作用。

二、药物作用的选择性

机体不同组织器官对药物的敏感性是不一样的。多数药物在一定剂量下，对某一组织或器官有明显的作用，而对其他组织或器官的作用不明显或无作用，此称为药物作用的选择性（selectivity）。一般情况下，选择性高的药物在应用时针对性较好，药物不良反应较少。

药物作用的选择性与药物在体内的分布不均匀、机体组织细胞的结构不同及生化功能的差异等有关。药物作用的选择性是相对的，与用药剂量有关，当剂量增大时，其作用范围也扩大，药物作用的选择性降低。

三、药物作用的方式

1. 局部作用和吸收作用 局部作用是指药物被吸收入血液之前，在用药局部所产生的

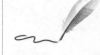

作用，如局部麻醉药的局麻作用、口服氢氧化铝的中和胃酸作用。吸收作用是指药物从给药部位吸收入血液后，随血液循环分布到机体各组织器官所呈现的作用，如口服阿司匹林产生解热镇痛作用、氢氯噻嗪产生利尿作用、卡托普利产生降血压作用。

2. 直接作用和间接作用 药物直接作用于组织或器官引起的效应称为直接作用；而由直接作用引发的其他效应称为间接作用。如酚妥拉明有扩张血管作用和兴奋心脏作用，其中，前者为直接作用，由于阻断血管平滑肌上 α 受体所致；后者为间接作用，由于血管扩张、血压下降，反射性引起交感神经兴奋的结果。

四、药物作用的两重性

药物既可呈现对机体有利的一面即治疗作用（therapeutic effect），又可呈现对机体不利的一面即不良反应（adverse reaction）。

扫码"看一看"

（一）治疗作用

凡符合用药目的，有利于防治疾病的作用称为治疗作用。根据用药目的可将治疗作用分为对因治疗和对症治疗。

1. 对因治疗（etiological treatment） 用药目的在于消除原发致病因子，彻底治愈疾病，称为对因治疗，又称治本。如应用抗生素治疗呼吸道细菌感染。

2. 对症治疗（symptomatic treatment） 用药目的在于缓解或消除疾病症状，称为对症治疗，又称治标。如应用解热镇痛药退热，以缓解发热给患者带来的痛苦。

在药物治疗时，应正确处理对因治疗与对症治疗的关系。一般情况下，对因治疗比对症治疗更为重要。但在危重急症时，对症治疗的重要性不亚于对因治疗。如休克、惊厥、心力衰竭、高热等情况下，严重的症状作为二级病因，可使病情进一步恶化，此时应立即对症处理，以防病情恶化，为对因治疗赢得时间。有些对症治疗还可延缓病程进展，预防并发症的发生，降低远期病死率，如抗高血压药的降压作用等。祖国医学提倡"急则治其标，缓则治其本""标本兼治"，这些至今仍然是临床实践所遵循的原则。

（二）不良反应

凡与用药目的无关，并给患者带来不适或痛苦的反应称为不良反应。少数较严重且较难恢复的不良反应称为药源性疾病，如阿米卡星引起的神经性耳聋、氯霉素引起的再生障碍性贫血、肼屈嗪引起的全身红斑狼疮样综合征。不良反应分类如下。

1. 副反应（side reaction） 又称副作用，是指药物在治疗量时与治疗作用同时出现的与用药目的无关的作用。副反应可给患者带来不适或痛苦，但一般危害不大，多为可以恢复的功能性变化。产生副反应的原因是药物作用的选择性低，作用涉及的范围广泛。通常当药物的某一作用作为治疗作用时，其他作用就成为副反应。副反应与治疗作用可随用药目的的不同而相互转化，如阿托品用于麻醉前给药时，其抑制腺体分泌的作用为治疗作用，而松弛胃肠道平滑肌引起腹气胀则为副反应；当阿托品用于治疗胃肠绞痛时，松弛胃肠道平滑肌的作用为治疗作用，抑制腺体分泌引起口干则成为副反应。副反应是药物本身固有的作用，是可以预知的，有些副反应可以避免或减轻。临床用药时应将药物可能发生的副反应预先告诉患者，以免患者因副反应的发生而引起紧张。

2. 毒性反应（toxic reaction） 多数药物的毒性反应是由于用药剂量过大、用药时间过长或机体对药物的敏感性过高引起的对机体有明显损害的反应。毒性反应一般比较严重，危害性较大，通常是可以预知的。因此，应该尽可能避免毒性反应的发生。若毒性反应在用药后立即发生称为急性毒性反应，其多损害循环、呼吸及神经系统功能，如地高辛过量可导致心律失常等。长期用药时，药物在体内逐渐蓄积后产生的毒性反应称为慢性毒性反应，其多损害肝、肾、骨髓、内分泌等功能，如长期应用对乙酰氨基酚可引起肝、肾功能损害。

此外，有些药物可致畸（导致胎儿畸形）、致癌（导致恶性肿瘤）、致突变（导致基因突变），称为三致反应，也属于慢性毒性反应。

知识链接

反应停事件

沙利度胺最早由德国格仑南苏制药厂开发，1957 年首次被用作处方药。沙利度胺推出之始，科学家们认为它能控制妊娠期妇女的精神紧张，防止恶心，并有安眠作用。因此，此药又被称作"反应停"。20 世纪 60 年代前后，欧美至少 15 个国家都在使用这种药物治疗妊娠反应，很多人使用沙利度胺后的确止吐了，恶心的症状得到了明显的改善，于是它成了"孕妇的理想选择"（当时的广告用语）。于是，"反应停"被大量生产、销售，仅在当时的联邦德国就有近 100 万人服用过"反应停"。在联邦德国的某些州，患者甚至不需要医生处方就能购买到"反应停"。但随即而来的是，许多出生的婴儿都是短肢畸形，形同海豹，被称为"海豹肢畸形"。1961 年，这种症状终于被证实是妊娠期妇女服用"反应停"所致，受其影响的婴儿已多达 1.2 万名。于是，该药被禁用于妊娠期妇女，从此，药物的致畸作用引起了人们的重视。

3. 超敏反应（hypersensitivity）　又称过敏反应或变态反应，是指已被致敏的机体对某些药物产生的一种病理性的免疫应答。超敏反应的发生与用药剂量无关，不易预知。超敏反应常表现为药热、皮疹、血管神经性水肿、哮喘等，严重者可发生过敏性休克，如不及时抢救，可导致死亡，如使用青霉素可引起过敏性休克。对易致超敏反应的药物或过敏体质者，临床用药前应详细询问患者有无用药过敏史，按规定进行皮肤过敏试验，对该药有过敏史或过敏试验阳性者应禁用。

4. 后遗效应（residual effect）　是指停药后血药浓度降至最小有效浓度（阈浓度）以下时残存的生物效应。此效应持续时间可长可短，如睡前服用某些镇静催眠药，次晨表现为嗜睡、萎靡不振等现象。长期应用糖皮质激素后，突然停药可出现肾上腺皮质功能不全的症状，常常数月内难以恢复。

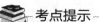 **考点提示**
　　副反应、毒性反应、后遗效应、停药反应、超敏反应、特异质反应的概念。

5. 继发反应（secondary reaction）　又称治疗矛盾，是指药物发挥治疗作用所引起的不良后果。如长期使用广谱抗生素后，体内敏感菌被抑制或杀灭，不敏感菌则大量繁殖生长，导致菌群失调引起新的感染，称为二重感染。

6. 停药反应（withdrawal reaction）　是指突然停药后原有疾病加剧，如长期使用普萘洛尔治疗心绞痛，突然停药引起心绞痛加重。

7. 特异质反应（idiosyncratic reaction）　是指少数由于遗传因素所致的生化缺陷的患者对某些药物产生的特定反应。如先天性葡萄糖 – 6 – 磷酸脱氢酶（G – 6 – PDH）缺乏者，

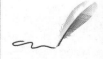

服用磺胺药、伯氨喹等易引起溶血反应。

8. 耐受性（tolerance） 是指在连续多次用药后，机体对药物的反应性逐渐降低，需增加剂量才能保持疗效。如长期使用镇静催眠药，患者对本类药物敏感性降低。

9. 药物依赖性（dependence） 长期使用某些药物后，机体对其作用产生了生理性或精神性的依赖和需求。药物依赖性一旦形成，将迫使患者继续使用该药，以满足药物带来的欣快感和避免停药后的机体不适。如吗啡使用不当极易引起依赖性。药物依赖性分为：①生理依赖性（physiological dependence）又称躯体依赖性（physical dependence），是指长期使用依赖性药物后，药物参与维持机体机能和生命活动，使机体产生一种精神和身体的适应状态，中断用药可导致戒断症状，表现为一系列精神症状和严重的生理功能紊乱；②精神依赖性（psychic dependence）又称心理依赖性（psychological dependence），是指长期使用依赖性药物后，患者产生欣快、愉悦和满足等精神症状，致使患者有继续用药的强烈欲望。绝大多数依赖性药物同时兼有生理依赖性和精神依赖性。

第二节 药物的量-效关系

药物的剂量与效应之间的关系简称为量-效关系（dose-effect relationship）。一般来说，在一定剂量范围内，药理效应随着剂量增大而增强。由于血药浓度取决于药物剂量大小，与药理效应强弱有关，所以量-效关系也常用浓度-效应关系表示，以药物剂量或血药浓度为横坐标，以药理效应为纵坐标作图，可得到反映两者关系的曲线即量-效曲线。

一、药物的剂量与效应

剂量是指一次的用药量。在一定范围内，剂量越大，血药浓度越高，药物作用也越强，但超过一定范围，则会引起中毒甚至死亡（图2-1）。

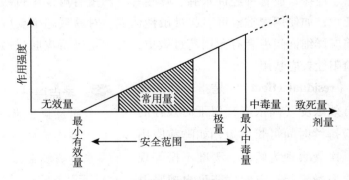

图2-1 药物剂量与作用强度关系示意图

1. 无效量 是指由于用药剂量过小，不能产生药理效应的剂量。

2. 最小有效量 是指引起药理效应的最小剂量或最低药物浓度，亦称阈剂量或阈浓度。

3. 极量 是指能够产生最大效应但尚未引起毒性反应的量，又称最大治疗量。极量是由国家药典规定的某药允许使用的最大剂量，超过极量有中毒的危险。除非特殊情况，一般不用极量，更不得超过极量。否则，会给患者造成损害，甚至酿成医疗事故。对此，相关人员将承担相应的法律责任。

4. 最小中毒量 是指引起毒性反应的最小剂量。

5. 治疗量和常用量　治疗量是指最小有效量与极量之间的范围。临床为使药物疗效可靠而安全，常采用比最小有效量大些、比极量小些的剂量，称为常用量。

二、量-效曲线

1. 量反应量-效关系

量反应（graded response）是指药理效应强弱呈连续性增减变化，可用具体数量或最大反应的百分率表示，如血压的升降、平滑肌的舒缩强度、心率或尿量的变化等。以剂量或浓度为横坐标，药理效应为纵坐标，绘制的曲线呈直方双曲线，见图2-2（a）；若以药物剂量或血药浓度的对数值为横坐标，效应强度为纵坐标，绘制的曲线呈近似对称的S型，见图2-2（b）。

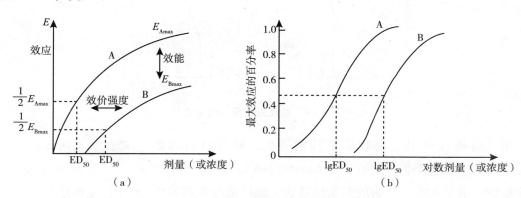

图2-2　量反应量-效曲线

由量反应量-效曲线可见，随着药物剂量或浓度的增加，药理效应也相应增强，当剂量增加到一定程度时，药理效应不再随着剂量或浓度的增加而增强，这一药理效应的极限称为最大效应或效能。高效能药物产生的效能是低效能药物无论多大剂量也无法产生的。

效价强度简称效价，是指能引起等效反应的相对浓度或剂量，其数值越小则强度越大。能引起相同效应的药物，其效能和效价并不一定相同。图2-2（a）中，A药的效能大于B药的效能；图2-2（b）中，A药的效能与B药的效能相等，A药的效价大于B药的效价。如利尿药以每日排钠量为效应指标进行比较（图2-3），氢氯噻嗪的效价强度大于呋塞米，而呋塞米的效能大于氢氯噻嗪。因此，比较两种或两种以上药物时，应从效能和效价两项指标综合考虑。

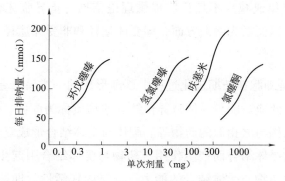

图2-3　几种利尿药的效价强度及效能比较

2. 质反应量-效关系

质反应（quantal response，all-or-none response）是指药理效应不是随着药物剂

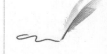

扫码"看一看"

量或浓度的增减呈连续性的变化，而是表现为反应性质的变化，即全或无、阳性或阴性，常以阳性反应的频数或阳性反应率表示，如有效或无效、死亡或存活、惊厥与不惊厥等，其研究对象是一个群体。若以对数剂量为横坐标，阳性率为纵坐标，则为正态分布曲线；当纵坐标为累加阳性率时，其曲线为对称的S形曲线（图2-4）。S形曲线有利于测定反映治疗效应和毒理效应的重要数据，如以疗效为指标，可测得半数有效量（ED_{50}）、95%有效量（ED_{95}）等；以死亡为指标，可测得半数致死量（LD_{50}）和5%致死量（LD_5）。

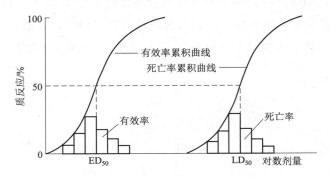

图2-4　质反应型量-效曲线

量-效曲线可用于药物安全性的评价，通常将药物的LD_{50}/ED_{50}的比值称为治疗指数（therapeutic index，TI）。一般情况下，治疗指数越大，药物的安全性越大。但以治疗指数来评价药物的安全性，并不完全可靠。如某些药物的ED_{50}和LD_{50}两条曲线首尾重叠，即其有效量与致死量之间有重叠，故采用1%致死量（LD_1）与99%有效量（ED_{99}）的比值或5%致死量（LD_5）与95%有效量（ED_{95}）之间的距离来评价药物的安全性更加可靠。

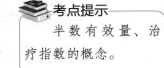

考点提示

半数有效量、治疗指数的概念。

第三节　药物的作用机制

药物作用机制是研究药物如何与机体组织细胞结合而发挥作用，是药效学研究的重要内容之一。明确药物作用机制，有助于理解和认识药物的药理作用和不良反应的本质，从而为提高药物疗效和避免或减少不良反应提供理论依据，指导临床合理用药、安全用药。药物作用的主要机制可以概括为两大方面，即受体途径和非受体途径。

一、受体途径

受体（receptor）是细胞在长期进化过程中逐渐形成的一类特殊蛋白质，能识别、结合特异性配体并产生特定效应。能与受体特异性结合的物质称为配体，包括神经递质、激素、自体活性物质和化学结构与之相似的药物等。配体与受体结合形成复合物而引起生物效应。

许多药物是通过与受体结合而产生作用。药物与受体结合引起生物效应，需具备两个条件：一是亲和力，即药物与受体结合的能力；二是内在活性，即药物与受体结合产生效应的能力。据此将与受体结合的药物分为以下三类。

1. 受体激动药　又称受体兴奋药，是指药物与受体既有较强的亲和力，又具有较强的内在活性，从而可兴奋受体产生明显效应。如β受体激动药肾上腺素能激动β受体，呈现兴奋心脏和扩张支气管的作用。

2. 受体拮抗药 又称受体阻断药，是指药物与受体只有亲和力，而没有内在活性，其与受体结合后，不产生效应，但可阻碍激动药与受体的结合，因而取消或对抗激动药的作用。如 β 受体拮抗药普萘洛尔，可与肾上腺素竞争与 β 受体的结合，呈现对抗肾上腺素的作用，引起心脏抑制和支气管收缩。

3. 受体部分激动药 是指药物与受体虽具有亲和力，但仅有较弱的内在活性。受体部分激动药单独应用时可产生较弱的效应，而与激动药合用时，则呈现对抗激动药的作用即减弱激动药的效应。因此，部分激动药具有激动药与拮抗药的双重特

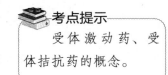

考点提示
　受体激动药、受体拮抗药的概念。

性。如喷他佐辛（阿片受体部分激动药）单独应用时有较弱的镇痛作用，与吗啡合用时，则可减弱吗啡的镇痛作用。

知识拓展

受体的调节

　　受体的数目和亲和力，可受生理、病理、药物等因素的影响而发生改变，称为受体的调节。受体的调节是实现机体内环境稳定的重要因素，其调节方式有脱敏和增敏两种类型。①受体脱敏（向下调节）：是指在长期使用受体激动药后，组织或细胞对激动药的敏感性和反应性下降的现象。如长期使用地西泮后机体对药物产生耐受性；②受体增敏（向上调节）：是指与受体脱敏相反的一种现象，可因受体激动药水平降低或长期使用受体阻断药所致。如长期使用 β 受体阻断药普萘洛尔，突然停药可引起"反跳"现象，这是 β 受体的敏感性增高所致。

二、非受体途径

1. 改变某些酶的活性 有些药物可对酶产生诱导、激活或抑制作用。如苯巴比妥可诱导葡萄糖醛酸转移酶，加速胆红素的代谢，用于防治新生儿黄疸；新斯的明可抑制胆碱酯酶，产生拟胆碱作用，用于治疗重症肌无力。

2. 参与或干扰机体的代谢过程 如铁制剂参与血红蛋白的形成，可用于治疗缺铁性贫血。也有些药物化学结构与细菌代谢物质相似，可干扰细菌的生化代谢过程，如磺胺类药物与对氨苯甲酸（PABA）结构相似，可干扰细菌二氢叶酸的合成，从而影响细菌的核酸代谢，产生抗菌作用。

3. 影响细胞膜离子通道 如抗高血压药物硝苯地平，通过阻滞血管平滑肌的 Ca^{2+} 通道，减少 Ca^{2+} 的内流，引起血管扩张而降低血压。抗心律失常药利多卡因，通过阻滞浦肯野纤维和心室肌细胞 Na^+ 的内流，降低浦肯野纤维的自律性，产生抗心律失常作用。

4. 改变理化环境 如碳酸氢钠可碱化血液，提高血液 pH，用于纠正代谢性酸中毒；甘露醇通过提高血浆渗透压，产生脱水作用，可用于治疗脑水肿。

5. 影响递质的释放或激素的分泌 如麻黄碱能促进去甲肾上腺素能神经末梢释放去甲肾上腺素，产生升压作用，可用于防治麻醉时的低血压；大剂量碘可抑制甲状腺激素的释放，用于治疗甲状腺功能亢进危象。

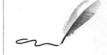

6. 影响免疫功能　如免疫增强药胸腺素可诱导 T 细胞分化成熟，还可调节成熟 T 细胞的多种功能，从而调节胸腺依赖性免疫应答反应。免疫抑制药环孢素能抑制 T 细胞的增殖与分化，用于抑制器官移植后的排斥反应和自身免疫性疾病等。

7. 非特异性作用　一些药物并无特异性作用机制，如消毒防腐药对蛋白质的变性作用，可用于体外消毒防腐。

扫码"看小结"

习　题

一、选择题

【A1 型题】

1. 胸膜炎咳嗽应用镇咳药，此作用属于
　　A. 心理治疗　　　　　　B. 对因治疗　　　　　　C. 对症治疗
　　D. 预防作用　　　　　　E. 局部作用

2. 关于药物副作用的叙述，错误的是
　　A. 危害多不严重　　　　B. 多因剂量过大引起　　C. 与防治作用同时出现
　　D. 可预知　　　　　　　E. 与防治作用可相互转化

3. 关于毒性反应的叙述，错误的是
　　A. 治疗量时产生
　　B. 多因剂量过大引起
　　C. 危害多较严重
　　D. 临床用药时应尽量避免毒性反应出现
　　E. 三致反应也属于毒性反应

4. 关于过敏反应的叙述，错误的是
　　A. 严重时可致过敏性休克
　　B. 为一种病理性免疫反应
　　C. 反应性质与药物作用和剂量无关
　　D. 不易预知
　　E. 与剂量有关

5. 链霉素引起耳鸣、听力丧失，该反应属于
　　A. 副作用　　　　　　　B. 毒性反应　　　　　　C. 后遗作用
　　D. 变态反应　　　　　　E. 继发反应

6. 治疗指数是指
　　A. ED_{95}/LD_5　　　　　B. ED_{90}/LD_{10}　　　　　C. ED_{50}/LD_{50}
　　D. LD_{50}/ED_{50}　　　　　E. ED_{50} 与 LD_{50} 之间的距离

7. 服用巴比妥类药物后次晨的困倦、乏力现象属于
　　A. 毒性反应　　　　　　B. 副反应　　　　　　　C. 后遗效应
　　D. 变态反应　　　　　　E. 特异质反应

8. 药物产生的最大效应称为

A. 阈剂量　　　　　　　B. 效能　　　　　　　　C. 效价强度

D. 治疗量　　　　　　　E. ED_{50}

9. 连续用药使药物敏感性下降的现象称为

　　A. 习惯性　　　　　　　B. 耐受性　　　　　　　C. 耐药性

　　D. 成瘾性　　　　　　　E. 反跳现象

10. 阿奇霉素治疗肺部感染是

　　A. 对因治疗　　　　　　B. 对症治疗　　　　　　C. 局部治疗

　　D. 全身治疗　　　　　　E. 直接治疗

11. 关于受体部分激动药的叙述，错误的是

　　A. 药物与受体有亲和力

　　B. 药物与受体有较弱的内在活性

　　C. 单独使用有较弱的受体激动效应

　　D. 与受体激动药合用则增强激动药的效应

　　E. 具激动药和拮抗药的双重特点

12. 下列药物中，治疗指数最大的药物是

　　A. A 药的 $LD_{50} = 50mg$，$ED_{50} = 100mg$

　　B. B 药的 $LD_{50} = 100mg$，$ED_{50} = 50mg$

　　C. C 药的 $LD_{50} = 500mg$，$ED_{50} = 250mg$

　　D. D 药的 $LD_{50} = 50mg$，$ED_{50} = 10mg$

　　E. E 药的 $LD_{50} = 100mg$，$ED_{50} = 25mg$

13. 使用解痉药阿托品后出现视物模糊、口干等，此不良反应属于

　　A. 毒性反应　　　　　　B. 依赖性　　　　　　　C. 耐受性

　　D. 超敏反应　　　　　　E. 副反应

【A3 型题】

(14 ~ 15 题共用题干)

患者，男，38 岁。因破伤风入院，意识清醒，全身肌肉阵发性痉挛、抽搐。医生给予青霉素＋抗毒素治疗

14. 用青霉素的目的是为了发挥

　　A. 局部作用　　　　　　B. 对因治疗　　　　　　C. 对症治疗

　　D. 预防作用　　　　　　E. 选择作用

15. 使用青霉素前必须

　　A. 做皮肤过敏试验　　　B. 测血压　　　　　　　C. 记录尿量

　　D. 安慰患者　　　　　　E. 查血常规

二、思考题

1. 试从药物与受体的相互作用论述激动药与拮抗药的特点。

2. 效价强度与效能在临床用药上有何意义？

扫码"练一练"

(秦红兵)

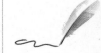

第三章　药物代谢动力学

第一节　药物的跨膜转运

扫码"看一看"

药物的体内过程如吸收、分布、排泄均需通过各种生物膜，这一过程称为药物的跨膜转运。药物在体内的跨膜转运方式如下。

1. 被动转运　是指药物由高浓度一侧向低浓度一侧的扩散过程，为不耗能的顺浓度差转运，膜两侧浓度差越大，药物转运的速度越快。被动转运的特点为：①顺浓度差转运；②不需要载体；③不消耗能量；④分子量小、脂溶性大、极性小、非解离型药物易被转运，反之不易被转运。临床应用的多数药物以此种方式转运。

2. 主动转运　是指药物从浓度低的一侧向浓度高的一侧转运。主动转运的特点有：①逆浓度差转运；②需要载体，且载体对药物具有特异性和选择性；③消耗能量；④存在竞争性抑制现象；⑤具有饱和现象。如青霉素和丙磺舒均由肾小管同一载体转运排泄，两药同时应用时，因丙磺舒占据了大量载体而使青霉素的主动转运被竞争性抑制，使排泄减少，血药浓度维持时间延长，从而增强了青霉素的抗感染效果。

3. 其他转运方式　除上述转运方式外，体内的药物转运还可通过易化扩散、胞吞、胞吐等方式进行。

第二节　药物的体内过程

扫码"看一看"

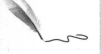

药物从给药部位进入机体到药物被机体消除的全过程称为药物的体内过程，包括药物的吸收、分布、生物转化（代谢）和排泄四个环节。

一、药物的吸收

药物从给药部位进入血液循环的过程称为吸收（absorption）。除静脉给药外，其他给药途径均存在吸收过程。药物只有经吸收后才能产生全身作用。药物吸收的快慢、多少，直接影响药物呈现作用的快慢、强弱。吸收快而完全的药物显效快、作用强，反之则显效慢，作用弱。影响药物吸收的因素主要有以下几个方面。

（一）给药途径

1. 口服给药 口服是最常用的给药途径。由于胃的吸收面积较小、排空较快，所以药物在胃的吸收较少，绝大多数弱酸性和弱碱性药物主要在肠道吸收。小肠具有吸收面积大、血流丰富、pH 为 5.0～8.0 等特点，适合于大多数药物的吸收。

由胃肠道吸收的药物，首先经门静脉进入肝，有些药物通过肝时部分被代谢，使进入体循环的药量减少，药效降低，这种现象称为首过消除（first pass elimination），也称首关消除或首

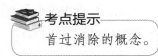

考点提示
首过消除的概念。

过效应。有的药物在吸收进入肠壁细胞内而被代谢一部分也属首过消除。首过消除较多的药物一般不宜口服给药，如硝酸甘油口服后约90%被首过消除。

2. 舌下给药 舌下黏膜血流丰富，但吸收面积较小，适用于脂溶性较高，用量较小的药物。此给药途径吸收迅速，给药方便，且可避免首过消除。如硝酸甘油舌下给药可用于控制心绞痛发作。

3. 直肠给药 药物经肛门灌肠或使用栓剂置入直肠或结肠，由直肠或结肠黏膜吸收，起效快，并可在一定程度上避开首过消除。如水合氯醛直肠给药可用于治疗小儿惊厥。

4. 注射给药 皮下注射或肌内注射后，药物通过毛细血管进入血液循环，其吸收速度主要与局部组织血流量及药物的剂型有关。由于肌肉组织血流量较皮下组织丰富，故肌内注射比皮下注射吸收快。静脉给药可使药物迅速而准确地进入体循环，没有吸收过程。休克时，因外周循环不良，药物皮下注射和肌内注射的吸收速度明显减慢，需静脉给药才能达到急救的目的。

5. 皮肤给药 多数药物经皮吸收很少且缓慢，但药物的透皮制剂可经皮肤吸收并可较长时间在血液中维持有效浓度。如硝酸甘油贴剂可防治心绞痛的发作。

6. 吸入给药 肺泡表面积较大且血流丰富，气体、挥发性液体和气雾剂等均可通过肺泡壁而被迅速吸收。如使用沙丁胺醇喷雾剂防治支气管哮喘。

（二）其他因素

1. 吸收环境 药物局部吸收面积、血液循环情况、局部环境 pH、胃的排空速度、肠蠕动的快慢、肠内容物的多少和性质、食物等均可影响药物的吸收。如胃排空延缓、肠蠕动过快或肠内容物过多等均不利于药物的吸收。

2. 药物的理化性质 一般来说，药物分子小、脂溶性高、溶解度大、解离度小者易被吸收，反之则难以被吸收。

3. 药物的剂型 见第四章影响药物作用的因素。

二、药物的分布

药物吸收后从血液循环到达机体各个部位和组织的过程称为药物的分布（distribution）。影响药物分布的因素主要有以下几个方面。

（一）药物与血浆蛋白的结合率

吸收入血液的药物可与血浆蛋白不同程度地结合，与血浆蛋白结合的药物称为结合型药物，未结合的药物称为游离型药物。药物与血浆蛋白结合率是决定药物在体内分布的重要因素，药物与血浆蛋白结合具有以下特点：①结合是可逆的；②暂时失去药理活性；③结合型药物分子增大，不易透出血管壁，限制了其转运；④药物之间具有竞争血浆蛋白结

扫码"看一看"

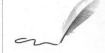

合的置换现象，如抗凝血药华法林与血浆蛋白的结合率为99%，当与阿司匹林同时应用，结合型的华法林被阿司匹林置换出来，使血浆中游离型的华法林明显增多，导致其抗凝血作用增强甚至引起出血。

（二）体液的 pH 和药物的理化性质

脂溶性药物或水溶性小分子药物易通过毛细血管壁，由血液分布到组织；水溶性大分子药物或离子型药物难以通过血管壁进入组织。如甘露醇由于分子较大，不易通过血管壁，故静脉给药后，可提高血浆渗透压，产生组织脱水作用。

在生理情况下，细胞外液的 pH 约为7.4，细胞内液 pH 约为7.0，故弱酸性药物在细胞外解离多，不易进入细胞内；相反，弱碱性药物在细胞外液解离少，较易分布到细胞内。通过改变血液 pH 可改变药物的分布，如临床上在抢救巴比妥类等弱酸性药物中毒时，可通过碱化血液和尿液，促使巴比妥类由脑组织转移到血液中，同时可减少药物在肾小管的重吸收，加速药物自尿液排出。

（三）药物与组织细胞的亲和力

有些药物对某些组织有特殊的亲和力，因而在该组织的浓度较高，如钙主要沉积于骨骼中，氯喹在肝内分布浓度高，碘在甲状腺中的浓度比血浆中浓度高约25倍。

（四）体内屏障

1. 血-脑屏障 是指血与脑之间的一种选择性阻止多种物质由血入脑的屏障。药物的理化性质影响其透过血-脑屏障。分子量小、解离度低、血浆蛋白结合率低、脂溶性高的药物易透过血-脑屏障；反之，药物不容易通过该屏障。如地西泮脂溶性高，易透过血-脑屏障产生中枢抑制作用。由于血-脑屏障的存在，对于治疗脑内感染性疾病时，应选择容易透过血-脑屏障的药物。新生儿血-脑屏障发育不完善，中枢神经系统易受药物的影响。炎症可改变血-脑屏障的通透性，如脑膜炎时，血-脑屏障对青霉素的通透性增加，使青霉素在脑脊液中达到有效治疗浓度。

2. 胎盘屏障 是指胎盘绒毛与子宫血窦之间的屏障，其通透性与一般细胞膜相似。绝大部分药物都能程度不等地通过胎盘屏障进入胎儿体内。某些药物对胎儿发育有损害，故妊娠期妇女应禁用或慎用这类药物。

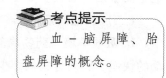

考点提示

血-脑屏障、胎盘屏障的概念。

3. 血-眼屏障 是指循环血液与眼球内组织液之间的屏障。采用全身给药方法，很难在眼内达到有效治疗浓度；采用结膜囊给药、结膜下给药或球后注射给药，既能提高眼内的药物浓度，又能减少药物的全身不良反应。

（五）组织、器官血流量

药物分布的速度、数量与组织、器官血流量有关。高灌注量的心、肝、肺、肾和脑组织，药物分布速度快，药量多；而低灌注量的肌肉、皮肤、脂肪等组织，药物分布速度慢，药量少。如静脉注射硫喷妥钠，该药物首先分布于血流量大、富含脂质的脑组织，呈现麻醉作用。

三、药物的生物转化

药物在体内发生的化学变化称为生物转化（biotransformation）或代谢（metabolism）。肝是药物生物转化的主要器官，其次是肠、肾、脑等。多数药物经生物转化后失去药理活性成为代谢产物排出体外；但有的药物如地西泮、水合氯醛等，其代谢产物仍具有药理活性；少数药物如可的松、泼尼松等，只有经过生物转化后才具有药理活性。

（一）药物生物转化方式

体内药物的代谢是在酶的催化下进行，有氧化、还原、水解、结合四种方式，可分为两个时相：Ⅰ相反应为氧化、还原或水解反应，在药物分子结构中加入或使之暴露出极性基团，产物多数是灭活的代谢物，少数转化成活性或毒性代谢物；Ⅱ相反应为结合反应，是药物分子结构中的极性基团与体内的葡萄糖醛酸、乙酰基、硫酸基、甲基等结合，药物活性减弱或消失，水溶性和极性增加，易于排出。

（二）药物代谢酶

药物进行生物转化有赖于酶的催化，体内药物代谢酶可分为非专一性酶和专一性酶两大类。

1. 非专一性酶 主要是指肝微粒体混合功能酶系统，其特异性较低。此酶系统存在于肝细胞的内质网，故又称为肝药酶，是促进药物生物转化的主要酶系统。肝药酶的活性和数量个体差异性较大，受遗传、年龄、营养、病理状态及药物作用等方面的影响。

2. 专一性酶 存在于血浆、细胞质和线粒体中的多种酶系，可催化特定的底物，如胆碱酯酶选择性降解乙酰胆碱。

（三）药酶的诱导和抑制

1. 药酶诱导剂 能使肝药酶活性增强或合成增多的药物称为药酶诱导剂，如苯巴比妥、苯妥英钠、利福平等具有药酶诱导作用，能加速某些药物自身的代谢而使药效降低。

2. 药酶抑制剂 能使肝药酶活性减弱或合成减少的药物称为药酶抑制剂，如异烟肼、西咪替丁、氯霉素等具有药酶抑制作用，能减慢某些药物自身的代谢而使药效增强。

扫码"看一看"

四、药物的排泄

药物及其代谢产物经机体的排泄器官或分泌器官排出体外的过程，称为药物的排泄（excretion）。药物及其代谢产物主要经肾从尿液排泄，其次是经胆汁从粪便排泄，挥发性药物主要经肺随呼出气体排泄，某些药物也可经乳汁、汗液排泄。

（一）肾排泄

大多数药物及其代谢产物能通过肾小球滤过，进入肾小管而排泄。当肾功能不全时，药物排泄速度减慢。有些药物经肾小球滤过后，又有部分被肾小管重吸收，使药物排泄延缓。影响肾对药物重吸收的因素有：①药物的脂溶性，脂溶性药物重吸收较多，水溶性药物重吸收较少；②尿量，尿量增多，尿液中药物浓度降低，重吸收减少；③尿液的 pH，尿液的 pH 能影响药物的解离度，因而也影响药物在肾小管的重吸收，弱酸性药物在碱性尿液中解离增多，重吸收减少；在酸性尿液中解离减少，重吸收增多。弱碱性药物与之相反。因此，通过改变尿液的 pH 可影响药物的排泄，如弱酸性药物巴比妥类中毒时，静脉滴注碳酸氢钠可以碱化尿液，促进巴比妥类药物的解离，减少药物的重吸收，以加快其排泄。

扫码"看一看"

有些药物由肾小管主动分泌排泄，经同一机制分泌的药物可竞争转运载体而产生竞争性抑制现象，如丙磺舒与 β-内酰胺类抗生素同用，两药竞争肾小管细胞上的转运载体，丙磺舒可竞争性抑制 β-内酰胺类抗生素的分泌，减少后者的排泄，提高 β-内酰胺类抗生

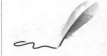

素的血药浓度，增强抗菌作用。

药物在肾小管内随尿液的浓缩其浓度逐渐升高，有的药物如庆大霉素，在肾小管内浓度比血液中浓度高几十倍，有利于泌尿道感染的治疗，但也增加了对肾的毒性作用；有的药物如磺胺类药在肾小管的浓度超过了其溶解度，可在肾小管内析出结晶，引起肾损害。肾功能不全时，应禁用或慎用对肾有损害的药物。

（二）消化道排泄

有些药物及其代谢产物可经胆汁排泄进入肠道，随粪便排出。部分药物经胆汁排泄，在肠道再次被吸收入血，这种现象称为肠肝循环（enterohepatic cycle）。肠肝循环可使药物排泄减慢，作用时间延长。通过阻断肝肠循环，可促进药物的排泄。如强心苷类药物地高辛中毒时，口服考来烯胺，其可在肠内与强心苷类药物形成配合物，减少药物的肠肝循环，加速强心苷类药物从肠道排泄。

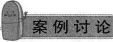

考点提示

肝肠循环的概念。

经胆汁排泄的抗生素阿奇霉素、多西环素，因在胆汁中的浓度较高，有利于治疗胆道感染性疾病。

（三）其他途径排泄

因乳汁比血液略偏酸性，又富含脂质，因此脂溶性高或弱碱性药物易由乳汁排泄，如吗啡、氯霉素等。这些药物可对乳儿产生影响，故哺乳期妇女用药应予注意。某些药物也可经唾液排出，且唾液中的药物浓度与血药浓度平行，由于唾液容易采集、无创伤性等优点，故在临床上可以唾液代替血标本进行血药浓度检测。有些药物可经肺、汗液、泪液等排泄。

第三节　药物代谢动力学的基本概念和参数

案例讨论

[**案例**]　患者，女，51岁。因癫痫全身性强直阵挛发作，长期使用苯妥英钠，每天口服300 mg，血药浓度监测为19.3 mg/L。10天前因斑疹伤寒加用了氯霉素，近日感觉眼震、眩晕、复视，血药浓度检测为28.4 mg/L。

[**讨论**]　试说明产生此种现象的原因，此现象如何防治？

一、时量关系和时效关系

血药浓度随时间变化而发生变化的规律，称为时量关系。药物的效应随时间变化而变化的规律，称为时效关系。若以血药浓度为纵坐标，时间为横坐标作图，即为时量关系曲线（图3-1）；以药效为纵坐标，时间为横坐标作图，即为时效曲线。时量（效）关系曲线的升段表明药物的吸收速度大于消除速度，曲线峰值表示分布过程达到动态平衡浓度，表明吸收速度等于消除速度，曲线降段表明消除速度大于吸收速度。时量关系曲线下所覆盖的面积称为曲线下面积（area under the curve，AUC），AUC大小反映药物进入血液循环的总量。

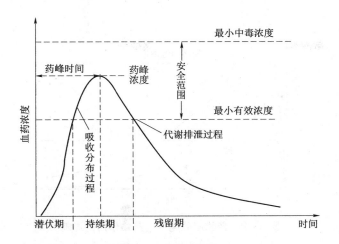

图 3-1　单次血管外给药的时量（效）关系曲线

二、生物利用度

生物利用度（bioavailability）是指经任何给药途径给予一定剂量的药物后达到全身血液循环内药物百分率，它是反映药物吸收情况的重要参数。生物利用度用 F 表示，计算公式为：

扫码"看一看"

$$生物利用度（F）= A/D × 100\%$$

式中，A 为体内药物总量，D 为用药剂量。

生物利用度可分为绝对生物利用度和相对生物利用度。药物的吸收程度用给药后的时量关系曲线下面积（AUC）来估算。静脉给药后药物的生物利用度为 100%，以血管外给药（如口服）的 AUC 与静脉给药的 AUC 进行比较，可得到该药的绝对生物利用度：

$$绝对生物利用度 = \frac{血管外给药 AUC}{静脉给药 AUC} × 100\%$$

对同一血管外给药途径的某一种药物制剂（如不同剂型、不同厂家同一种制剂或同一厂家的不同批号药品）的 AUC 与标准制剂进行比较，可得到该药的相对生物利用度：

$$相对生物利用度 = \frac{受试制剂 AUC}{标准制剂 AUC} × 100\%$$

生物利用度是评价药物吸收率、药物制剂质量的一个重要指标。绝对生物利用度可用于评价同一药物不同给药途径的吸收程度；相对生物利用度可用于评价药物制剂对吸收率的影响，可以反映不同厂家同一种制剂或同一厂家的不同批号药品的吸收情况。

生物利用度还可以反映药物进入血液循环的速度。药物的吸收速度可通过测定给药后的最大血药浓度（C_{max}）和达峰时间（T_{peak}）来评价。一般来说，吸收越快，曲线上升越陡，C_{max} 越大，T_{peak} 越短。因此，生物利用度还反映吸收速度对药效的影

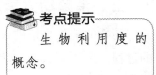

考点提示

　　生物利用度的概念。

响，同一药物相同剂量的 3 种制剂，在口服后测得的 3 条时量曲线Ⅰ、Ⅱ、Ⅲ，其 AUC 相同，但达峰时间及最大血药浓度不相等，吸收快的最大血药浓度已超过最小中毒浓度，而吸收慢的最大血药浓度达不到最小有效浓度（图 3-2）。

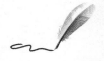

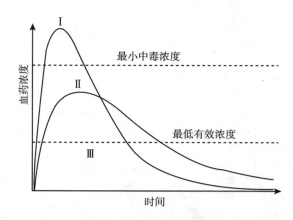

图 3-2　药物吸收速度对药物作用的影响

三、表观分布容积

表观分布容积（V_d）是指当血浆和组织内药物分布达到平衡后，体内药物按此时的血浆药物浓度在体内分布所需体液容积。计算公式为：

$$V_d = A / C_0$$

式中，A 为体内药物总量，C_0 为血浆和组织内药物达到平衡时的血浆药物浓度。

V_d 取决于药物的脂溶性、药物与血浆蛋白的结合率和组织蛋白的亲和力。脂溶性低、血浆蛋白结合率高、组织蛋白亲和力低者，不易分布至组织，易滞留于血液中，V_d 减小；相反，则易于从血液进入组织，V_d 增大。根据 V_d 可推测药物分布范围，对一个 70kg 体重的正常人，若测得某药的 V_d 为 5L，表示此药基本分布于血浆；若 V_d 为 10～20L，表示药物分布于细胞外液；若 V_d 为 40L，表示药物分布于全身体液；若 V_d 为 100L 以上，则表示药物有组织器官浓集现象，如对骨骼肌或脂肪组织有较高亲和力的药物。根据 V_d 还可推测体内药物总量、血药浓度、达到某血药浓度所需药物剂量以及药物排泄速度。如 V_d 越小，药物排泄越快；反之，药物排泄越慢。

四、房室模型

房室模型是指定量分析药物在体内动态变化的数学模型。这里房室不是解剖学上分隔体液的房室，而是根据药物在体内的转运速率以数学方法划分的药动学概念的房室，是反映药物分布状况的假设空间。分布特点相同、摄取或消除药物速率相似、药物浓度同步增减的脏器组织，可划归为同一房室。其中一室模型和二室模型应用较多。

五、消除动力学

药物的消除是指进入血液循环的药物，通过机体生物转化、排泄，血药浓度不断衰减的过程。药物消除动力学是指体内药物消除的速率过程。根据药物消除速率与血药浓度之间的关系特征，可分为两类。

1. 一级消除动力学　又称恒比消除。是指药物在单位时间内按恒定百分比消除，单位时间内消除的药量与血浆浓度成正比，血浆药物浓度高，单位时间内消除的药量多，反之，消除的药量减少。大多数情况下，药物的消除属于这一类型。

2. 零级消除动力学　又称恒量消除。是指药物在单位时间内按恒定数量进行消除，即单位时间内消除的药量相等，其消除速率与血药浓度高低无关。当用药量过大时，血浆药物浓度超过机体恒比消除能力的极限，机体只能以恒定的最大速度使药物自体内消除，待血浆药物浓度下降到较低浓度时，又可转化为恒比消除。

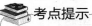

考点提示

一级消除动力学、零级消除动力学的概念。

六、半衰期

药物半衰期（half life time，$t_{1/2}$）是指血浆药物浓度下降一半所需的时间，它反映了药物在体内的消除速度。由于多数药物是按恒比方式消除，故半衰期是固定的，不受血浆药物浓度和给药途径的影响。一次给药后，约经过 5 个半衰期，血中药

考点提示

稳态血药浓度、半衰期的概念。

扫码"看一看"

物浓度消除约 97%，可以认为药物已基本消除。临床采用口服或肌内注射多次给药时，常以 1 个半衰期为给药间隔时间，以维持体内相对稳定的有效浓度，若连续恒速恒量给药，体内药量将逐渐累积，约经 5 个半衰期，基本达到稳态血药浓度（Css），此时药物的吸收量与消除量几乎相等（图 3-3）。达到稳态浓度越早，药物的疗效出现就越快。所以，当病情需要药物迅速显效时，可采用首次剂量加倍的方法，即可在第一个半衰期内达到稳态浓度的水平，以后按维持量给药，首次加倍的剂量称为负荷剂量。肝、肾功能不全的患者，其药物半衰期可明显延长，易发生蓄积中毒，应予注意。

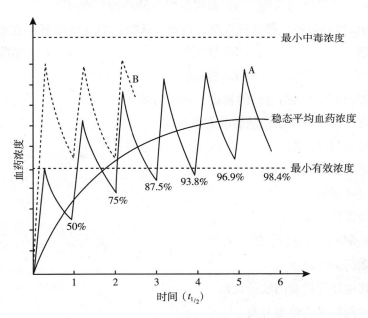

图 3-3 多次间歇给药的时量曲线

A：剂量 D，间隔 $t_{1/2}$　B：首次剂量 2D，后用 D，间隔 $t_{1/2}$

七、清除率

清除率（clearance，CL）是指机体消除器官在单位时间内清除药物的血浆容积，也就是单位时间内有多少毫升血浆中所含药物被机体清除。多数药物是通过肝生物转化和肾排泄从体内清除。因此，CL 主要反映肝、肾的功能，不受血药浓度的影响。对于肝、肾功能不全的患者，应适当调整剂量或延长给药间隔时间，以免药物过量蓄积中毒。

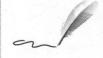

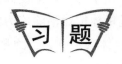

习 题

一、选择题

【A1 型题】

1. 某药物 $t_{1/2}$ 为 12 小时，按一个 $t_{1/2}$ 为给药间隔时间，达坪值的时间应为

   A. 0.5 天　　　　　　　　B. 1 天　　　　　　　　C. 1.5 天

   D. 2.5 天　　　　　　　　E. 5 天

2. 已知某药按一级动力学消除，上午 9 时测得的血药浓度为 100mg/L，晚 6 时测得的血药浓度为 12.5mg/L，请推算该药的半衰期为

   A. 4 小时　　　　　　　　B. 2 小时　　　　　　　C. 6 小时

   D. 3 小时　　　　　　　　E. 9 小时

3. 肾功能不全时，用药时需要减少剂量的是

   A. 所有的药物　　　　　B. 主要从肾排泄的药物　　　C. 主要在肝代谢的药物

   D. 主要从胆汁排泄的药物　　E. 自胃肠吸收的药物

4. 硝酸甘油口服后可经门静脉进入肝，再进入体循环的药量约 10% 左右，这说明该药

   A. 活性低　　　　　　　　B. 效能低　　　　　　　C. 首关消除显著

   D. 排泄快　　　　　　　　E. 分布广

5. 关于药物与血浆蛋白结合后的叙述，错误的是

   A. 药物之间具有竞争蛋白结合的置换现象

   B. 暂时失去药理活性

   C. 不易透过生物膜转运

   D. 结合是可逆的

   E. 使药物毒性增加

6. 关于药酶诱导剂的叙述，错误的是

   A. 能增强药酶活性

   B. 加速其他经肝代谢药物的代谢

   C. 使其他药物血药浓度升高

   D. 使其他药物血药浓度降低

   E. 苯妥英钠是肝药酶诱导剂之一

7. 影响药物分布的因素不包括

   A. 药物与组织的亲和力　　B. 吸收环境　　　　　C. 体液的 pH

   D. 血 – 脑屏障　　　　　　E. 药物与血浆蛋白结合率

8. 药物最常用的给药方法是

   A. 口服给药　　　　　　　B. 舌下给药　　　　　C. 直肠给药

   D. 肌内注射　　　　　　　E. 皮下注射

9. 酸化尿液，可使弱碱性药物经肾排泄时

　　A. 解离↑、再吸收↑、排出↓

　　B. 解离↓、再吸收↑、排出↓

　　C. 解离↓、再吸收↓、排出↑

　　D. 解离↑、再吸收↓、排出↑

　　E. 解离↑、再吸收↓、排出↓

10. 当以一个半衰期为给药间隔时间恒量给药时，经给药几次血浆中药物浓度可达到坪值

　　A. 1 次　　　　　　　B. 2 次　　　　　　　C. 3 次

　　D. 4 次　　　　　　　E. 5 次

11. 药物的半衰期取决于

　　A. 吸收速度　　　　　B. 消除速度　　　　　C. 血浆蛋白结合率

　　D. 剂量　　　　　　　E. 零级或一级消除动力学

12. 某药物的 $t_{1/2}$ 为 9.5 小时，一次给药后，药物在体内基本消除的时间约为

　　A. 9 小时　　　　　　B. 1 天　　　　　　　C. 1.5 天

　　D. 2 天　　　　　　　E. 5 天

13. 关于药物体内排泄的叙述，错误的是

　　A. 药物经肾小球滤过，经小管排出

　　B. 有肝肠循环的药物影响排出时间

　　C. 有些药物可经肾小管分泌排出

　　D. 弱酸性药物在酸性尿液中排出多

　　E. 极性大的药物易排出

14. 关于生物利用度的叙述，错误的是

　　A. 同一厂家的不同批号药品生物利用度有差异

　　B. 生物利用度可分为绝对生物利用度和相对生物利用度

　　C. 生物利用度是评价药物吸收率、药物制剂质量的一个重要指标

　　D. 生物利用度还可以反映药物进入血液循环的速度

　　E. 生物利用度是指血浆药物浓度下降一半所需的时间

【A3 型题】

(15 ~ 16 题共用题干)

　　患者，男，72 岁。误服大量苯巴比妥后，出现昏迷、呼吸抑制、反射减弱等症状，家属送来急诊就医

15. 上述症状属于

　　A. 副作用　　　　　　B. 继发反应　　　　　C. 毒性反应

　　D. 后遗效应　　　　　E. 超敏反应

16. 促进苯巴比妥排泄可选用

　　A. 碱性药　　　　　　B. 酸性药　　　　　　C. 大分子药物

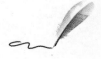

扫码"练一练"

D. 小分子药物　　　　　　E. 与血浆蛋白结合率高的药物

二、思考题

1. 何为药酶诱导剂？有何临床意义？

2. 何为血浆半衰期？有何临床意义？

（熊存全）

第四章　影响药物作用的因素

第一节　机体方面

一、生理因素

1. 年龄　机体的某些生理功能如肝肾功能、体液与体重的比例、血浆蛋白结合率等均可因年龄而异，年龄对药物作用的影响以小儿和老年人尤为突出。

小儿正处于生长发育期，尤其是婴幼儿各器官的生理功能尚未发育完善，其肝、肾功能与成年人相比有较大差异，对药物的代谢能力低而敏感性高，以致影响某些药物的消除而产生毒性反应。如新生儿、早产儿因肝缺乏葡萄糖醛酸转移酶及肾排泄功能不完善，对氯霉素的消除能力弱，使用该药易引起灰婴综合征；新生儿的血－脑屏障发育尚未完善，药物容易分布到脑组织产生不良反应，使用吗啡易引起呼吸抑制；小儿对中枢神经系统药、糖皮质激素类药物敏感性比成人高。因此，对小儿用药必须考虑他们的生理特点，严格遵守小儿用药剂量的规定。

老年人由于各器官功能逐渐减退，尤其是肝、肾功能的逐渐减退，对药物的代谢和排泄能力降低，对药物的耐受性较差，用药剂量一般约为成人的 3/4（一般所说的剂量是指 18～60 岁成年人的药物平均剂量）。在敏感性方面，老年人与成年人也有不同。老年人对中枢抑制药、利尿药、降压药、抗凝血药等药物的敏感性增高，易致严重不良反应；使用氨基糖苷类抗生素、呋塞米易引起听力损害。

2. 性别　女性体重一般轻于男性，在使用治疗指数低的药物时，为维持相同效应，女性用药剂量可能低于男性。妇女有月经期、妊娠期、哺乳期等特点。月经期妇女应避免使用作用强烈的泻药和抗凝药，以免月经量过多。妊娠期妇女，特别在妊娠早期，避免使用可能引起胎儿畸形或流产的药物。哺乳期妇女不宜使用对乳儿有不良影响的药物如抗甲状腺药，必须使用时应停止哺乳。

二、心理因素

心理因素在一定程度上可影响药物作用，其中以患者的情绪、对药物信赖程度及医药人员的语言等因素最为显著。"安慰剂"的疗效正是心理因素影响的结果，它主要是通过暗示作用而产生效果。暗示内容包括提高患者对药物的信赖程度或让患者预知药物的"治疗

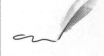

作用"等。目前，临床上有时可用安慰剂治疗一些疾病，如对心绞痛、高血压、神经症等能取得接近或超过 30% ~ 50% 的疗效。因此，药物治疗时，应注意对用药者的心理疏导，充分发挥积极的心理效应，主动关心和爱护患者，消除患者的顾虑，使其积极、乐观、主动地接受药物治疗，以提高临床药物治疗效果，促进疾病的康复。

三、遗传因素

基因是决定药物代谢酶、药物转运蛋白、受体活性和功能表达的结构基础，是药物代谢与反应的决定因素。药物代谢酶、药物转运蛋白和受体的遗传多态性是导致药物反应个体与群体差异的重要原因。如 N - 乙酰基转移酶活性在人群中呈多态分布，人群被分为慢型乙酰化代谢者、快型乙酰化代谢者和中间型乙酰化代谢者，不同的乙酰化代谢者其对异烟肼、磺胺类等药物的代谢存在着差异性，从而影响药物的血药浓度，结果影响其疗效和不良反应。药物的特异质反应也与遗传因素有关，如先天性 G - 6 - PDH 缺乏者，使用磺胺类药物、伯氨喹等易引起溶血反应。

四、个体差异

一般情况下，年龄、性别和体重等条件相同的患者，对药物作用的反应是相似的，但也有少数患者对药物作用的反应与一般人不同，有着显著的量或质的差异。量的差异表现为高敏性和耐受性。如患者对某些药物特别敏感，应用小剂量就能产生较强的作用，称为高敏性；与此相反，患者对某些药物很不敏感，应用较大剂量才能产生应有的作用，称为耐受性。耐受性有先天性与后天获得性之分，后者是反复用药后逐渐形成的。质的差异有超敏反应和特异质反应，前已叙述。

五、病理因素

病理状态可以影响药物在体内的消除或使效应器官对药物的反应性发生改变，从而影响药物的效应。如肝、肾功能不全者，易导致药物蓄积中毒；营养不良时低蛋白血症可使药物与血浆蛋白的结合率降低，游离型药物增多，使药物作用增强，甚至引起毒性反应；阿司匹林只能使发热患者体温降低，而对正常体温无影响；有机磷农药中毒患者对阿托品的耐受性增强，此时阿托品的治疗剂量可不受极量的限制。

第二节　药物方面

一、药物的结构

一般说来，化学结构相似的药物其作用相似，如喹诺酮类药物的化学结构相似，其作用也相似，均有抗菌作用。但化学结构相似的药物也可表现出相反或拮抗作用，如维生素 K 与华法林结构相似但作用相反，前者能促进凝血过程，后者能对抗凝血过程。

二、药物的剂量

参见第二章药物效应动力学。

三、药物的剂型

药物的剂型影响药物的吸收，进而影响药物的作用。同种药物的不同剂型，有明显不同的药动学特征，生物利用度往往也不同。口服时液体制剂比固体制剂吸收快；同属固体制剂，吸收速度也不一样，吸收速度顺序为胶囊剂 > 片剂 > 丸剂。注射剂肌内注射时，吸收速度顺序为水溶液 > 乳剂 > 油剂。即使是同种药物、同种制剂，不同厂家、不同批号，由于制剂工艺配方不同，药物的吸收情况和药物作用也有差别。近年来，一些新的剂型如控释制剂和缓释制剂，可使药物缓慢释放，以达到较长时间维持血药浓度，产生持久药效，减少用药次数。如硝酸甘油透皮贴剂每日一贴；毛果芸香碱眼片放置于结膜囊内每周 1 次。

第三节　其他方面

一、给药途径

给药途径不同可影响药物作用出现的快慢和强弱。不同给药途径出现作用的快慢顺序依次为：静脉给药 > 吸入给药 > 舌下给药 > 肌内注射 > 皮下注射 > 直肠给药 > 口服给药 > 皮肤给药。药物给药途径的不同，可产生不同的药理作用，如硫酸镁口服呈现导泻和利胆作用，肌内注射则呈现抗惊厥和降血压作用，外用则可消肿止痛。

二、给药时间和次数

给药的时间也可影响药物疗效，临床用药时，需视具体药物和病情而定，如助消化药需在饭前或饭时服用；催眠药应在睡前服用；驱肠虫药宜空腹或半空腹服用；对胃肠道有刺激性的药物宜饭后服；食物可影响某些药物的吸收，如利福平宜空腹服用。

每日用药的次数，除根据病情需要外，药物半衰期是给药间隔的基本参考依据。一般来说，半衰期较短的药物，每日给药次数相应增多；半衰期较长的药物，每日给药次数相应减少，以维持有效血药浓度和防止蓄积中毒。如复方磺胺甲噁唑半衰期为 10 ~ 12 小时，需要每日给药两次；阿奇霉素半衰期为 35 ~ 48 小时，每日只需给药一次。肝、肾功能不全者应适当调节用药次数和给药间隔时间。

> **知识拓展**
>
> ### 生物节律对药物作用的影响
>
> 研究生物节律与药物之间关系的科学称为时辰药理学。体内生物节律包括日节律、周节律、月节律、季节律和年节律等，其中以日节律对药物影响最重要。如人体的生理功能活动表现为昼夜节律性变化，机体在昼夜 24 小时内的不同时间，对某些药物的敏感性不同。按照生物周期性变化设计临床给药方案，以顺应人体生物节律变化，更好地发挥药物疗效，减少不良反应。如糖皮质激素的分泌高峰在上午 8 时左右，然后逐渐降低，0 时达低谷。需长期应用糖皮质激素类药物治疗时，可依据此节律在上午 8 时给药，既能达到治疗效果，又可减小对肾上腺皮质功能的影响。相同剂量的镇痛药在白天用药，其镇痛作用较强。铁剂 19 时服用，其吸收率是上午 7 时服药的两倍。

三、药物相互作用

药物相互作用是指两种或两种以上药物同时或先后应用时，由于药物之间或药物与机

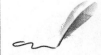

体之间相互影响，使药物作用较单用时增强或减弱。药理效应增强称为协同作用，如阿司匹林与华法林合用，使后者的抗凝作用增强；药理效应减弱称为拮抗作用，如氢化可的松与胰岛素合用，使后者降血糖作用减弱。

1. 药物在体外的相互作用 是指药物在体外配伍时所发生的物理性或化学性的相互作用，若出现浑浊、沉淀、变色，使疗效降低或毒性增大的现象称为药物配伍禁忌。如氢化可的松注射液（乙醇溶液）与氯化钾注射液（水溶性）混合时，由于溶剂性质的改变，可析出氢化可的松沉淀；酸性药物和碱性药物混合，产生中和反应而失效。

2. 药动学方面药物相互作用 是指药物在吸收、分布、生物转化和排泄过程中的相互影响，导致药物效应增强或减弱，作用时间缩短或延长。联合用药后，胃的排空、胃肠的蠕动、消化道 pH 的改变等均可影响药物吸收。如促进胃排空的药物多潘立酮可加速其他药物从肠道吸收，而抑制胃排空和减慢蠕动的抗胆碱药则减慢其他药物从肠道吸收；抗酸药可使胃肠道 pH 升高，若与弱酸性药物阿司匹林合用，则可增加后者的解离而减少吸收。药物还可通过相互竞争与血浆蛋白结合影响药物的分布、通过对药酶的诱导或抑制作用影响药物的生物转化、改变尿液 pH 影响药物的排泄等，使另一药物作用增强或减弱，作用时间延长或缩短（详见第三章药物代谢动力学）。

3. 药效学方面药物相互作用 是指靶系统、靶器官及靶细胞对药物的反应性被其他药物所改变，导致药物效应增强或减弱。①作用性质相似的两类药物合用，往往出现协同作用。如吗啡与氯丙嗪合用，可使中枢抑制作用增强。②作用性质相反的药物合用，往往出现拮抗作用。如尼可刹米可对抗吗啡抑制呼吸的作用。③作用于同一靶细胞的受体的两种药物可发生相互作用而引起药效改变。如吗啡和纳洛酮作用于共同的阿片受体产生拮抗作用，故吗啡中毒时可用纳洛酮解救。④作用于同一代谢过程的不同环节的药物合用，可使药物作用增强或减弱。如磺胺类药物可阻断二氢叶酸合成酶，甲氧苄啶阻断二氢叶酸还原酶，二者合用对叶酸代谢过程的不同环节起到双重阻断作用，使抗菌作用增强数倍至数十倍。⑤作用无关的药物合用，通过间接作用而影响另一药物的效应。如广谱抗生素与华法林合用可使后者的抗凝血作用增强，因为抗生素可抑制肠道细菌的生长繁殖，使细菌产生的维生素 K 减少，致使凝血因子缺乏而使抗凝血药作用增强。

扫码"看小结"

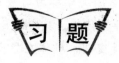

习 | 题

一、选择题

【A1 型题】

1. 关于机体方面对药物作用的叙述，错误的是

    A. 月经期妇女应避免使用作用强烈的泻药和抗凝药

    B. 老年人用药剂量一般约为成人的 3/4

    C. 当肾功能不全时，应禁用或慎用有肾毒性的药物

    D. 小儿对中枢神经系统药敏感性比成人高

    E. 患者的情绪、对药物信赖程度不影响药物的作用

2. 药物治疗时，利用药物的拮抗作用，其目的是

A. 增加疗效　　　　　B. 解决个体差异问题　　　　C. 使药物原有作用减弱

D. 减少不良反应　　　E. 延长药物作用时间

3. 关于同一药物临床应用的叙述，错误的是

A. 在一定范围内，剂量越大，作用越强

B. 对不同个体来说，用量相同，作用不一定相同

C. 用于女性时效应可能与男性有别

D. 小儿应用时，体重越重，用量应越大

E. 成人应用时，年龄越大，用量应越大

4. 先天性遗传异常对药物代谢动力学的影响主要表现在

A. 药物吸收速度异常　　B. 药物体内生物转化异常　　C. 药物体内分布异常

D. 药物肾排泄速度异常　E. 药物转运速度异常

5. 葡萄糖 – 6 – 磷酸脱氢酶缺乏的患者使用磺胺甲噁唑后发生溶血反应，此反应与下列哪项因素有关

A. 遗传　　　　　　　B. 过敏体质　　　　　　C. 年龄

D. 病理因素　　　　　E. 毒性反应

【A3 型题】

（6 ~ 7 题共用题干）

患者，女，47 岁。因患失眠症，医嘱给予地西泮，开始每晚服用地西泮 5mg 即可入睡，但 3 个月后再服用此量却无法入睡

6. 这是因为机体对药物产生了

A. 耐受性　　　　　　B. 依赖性　　　　　　C. 毒性反应

D. 副反应　　　　　　E. 继发反应

7. 该患者服用的药物属于

A. 毒性药品　　　　　B. 麻醉药品　　　　　C. 精神药品

D. 解毒药品　　　　　E. 非处方药

二、思考题

影响药物作用的机体方面因素有哪些？

（熊存全）

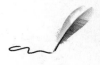

扫码"练一练"

第五章　传出神经系统药理概论

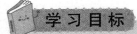
第一节　传出神经系统的分类

一、按解剖学分类

传出神经系统解剖学分类分为自主神经和运动神经。

1. 自主神经　主要包括交感神经和副交感神经，主要支配心脏、平滑肌和腺体等内脏器官活动。自主神经从中枢发出后，经过神经节更换神经元，然后到达所支配的效应器，故自主神经有节前纤维和节后纤维之分。

2. 运动神经　自中枢发出后，中途不更换神经元，直接到达所支配的效应器骨骼肌。

二、按释放的递质分类

传出神经系统的受体根据与之选择性结合的递质不同，分为胆碱能神经和去甲肾上腺素能神经。

1. 胆碱能神经　兴奋时末梢能释放乙酰胆碱（acetylcholine，ACh）的神经称之为胆碱能神经，包括：①全部交感神经和副交感神经的节前纤维；②副交感神经的节后纤维；③极少数交感神经的节后纤维，如支配汗腺分泌的神经和支配骨骼肌血管扩张的神经；④运动神经。

2. 去甲肾上腺素能神经　兴奋时末梢能释放去甲肾上腺素（noradrenaline，NA）的神经称为去甲肾上腺素能神经。包括绝大部分交感神经节后纤维。

此外，某些效应器官还分布有多巴胺（DA）能神经、五羟色胺（5-HT）能神经、嘌呤能神经和肽能神经等，在该器官局部发挥调节作用。

第二节　传出神经系统的递质

一、乙酰胆碱

乙酰胆碱主要在胆碱能神经末梢合成，少量在胞体内合成。以胆碱和乙酰辅酶A为原料，在胆碱乙酰化酶的催化下合成乙酰胆碱。乙酰胆碱形成后通过乙酰胆碱转运体转运进入囊泡，并与ATP和囊泡蛋白共同贮存于囊泡中。当神经冲动到达神经末梢时，钙离子进入神经末梢，促进囊泡膜与突触前膜融合并形成裂孔，通过裂孔将囊泡中的乙酰胆碱释放至突触间隙，与突触后膜的乙酰胆碱受体结合产生效应。乙酰胆碱的消除主要被突触间隙中的胆碱酯酶（acetylcholinesterase，AChE）水解为胆碱和乙酸。水解产物胆碱可被摄入神经末梢再摄取利用。

二、去甲肾上腺素

去甲肾上腺素生物合成的主要部位在神经末梢内进行。酪氨酸从血液循环进入神经元后，经酪氨酸羟化酶催化生成多巴（dopa），再经多巴脱羧酶的催化生成多巴胺（dopamine，DA），后者转运进入囊泡，经多巴胺β-羟化酶的催化，生成去甲肾上腺素并与ATP及嗜铬颗粒蛋白结合，贮存于囊泡中，以避免被胞质中的单胺氧化酶（mono-amine oxidase，MAO）所破坏。当神经冲动到达神经末梢时，钙离子进入末梢，促进囊泡膜与突触前膜融合，囊泡内的递质以胞裂外排的方式，释放至突触间隙，与突触后膜的受体结合发生效应。释放的去甲肾上腺素约75%～95%迅速被突触前膜重摄取入神经末梢（摄取-1），大部分重新储存于囊泡中，以供再次释放。部分未进入囊泡的去甲肾上腺素可被胞质中线粒体膜上的MAO所破坏。非神经组织如心肌、平滑肌等也能摄取去甲肾上腺素（摄取-2），被摄入组织的去甲肾上腺素并不储存而很快被细胞内的儿茶酚氧位甲基转移酶（catechol-o-methyltransferase，COMT）和MAO灭活；还有小部分去甲肾上腺素从突触间隙扩散到血液中，最后被肝、肾等组织中的COMT和MAO所破坏。

第三节　传出神经系统的受体与效应

一、胆碱受体与效应

能选择性与乙酰胆碱结合的受体称为胆碱受体，可分为毒蕈碱型胆碱受体和烟碱型胆碱受体。

1. 毒蕈碱型胆碱受体及效应　能与毒蕈碱（muscarine）特异性结合的受体称为毒蕈碱型胆碱受体（M受体），主要位于副交感神经节后纤维所支配的效应器细胞膜上。根据不同组织M受体对配体亲和力不同，将M受体分为M_1、M_2、M_3、M_4、M_5五种亚型。M_1受体主要分布在中枢神经系统、外周神经元和胃壁细胞等，激动时可引起中枢兴奋、NA分泌减少、胃酸分泌增加等；M_2受体主要分布于心脏，激动时可引起心肌收缩力减弱、心率减慢、传导减慢等；M_3受体主要分布于胃肠壁、膀胱壁、支气管平滑肌、胃肠及膀胱括约肌、瞳孔括约肌、血管内皮和腺体等，激动时可引起胃肠、膀胱、支气管平滑肌收缩，胃肠及膀胱括约肌舒张，瞳孔缩小，血管扩张，腺体分泌增加等。M_4、M_5主要分布于中枢神经系统，具体作用尚不清楚。M受体激动所产生的效应称为M样作用。

2. 烟碱型胆碱受体及效应　能与烟碱（nicotine）特异性结合的受体称为烟碱型胆碱受体（N受体），N受体又分为N_1（N_N）和N_2（N_M）受体。N_1受体分布于自主神经节和肾上腺髓质细胞膜上；N_2受体分布于骨骼肌细胞膜上。N受体激动所产生的效应称为N样作用。

二、肾上腺素受体与效应

能选择性与NA或肾上腺素（Adrenaline，AD）结合的受体称为肾上腺素受体，可分为α肾上腺素受体和β肾上腺素受体。

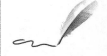

1. α肾上腺素受体（α受体）及效应 α受体主要有 α_1 和 α_2 两种亚型。α_1 受体主要分布于血管平滑肌、瞳孔开大肌、胃肠和膀胱括约肌等，激动时可引起血管收缩、瞳孔扩大、胃肠和膀胱括约肌收缩等；α_2 受体主要分布于去甲肾上腺素能神经末梢突触前膜，激动时可引起 NA 释放减少等。

2. β肾上腺素受体（β受体）及效应 β受体又可分为 β_1、β_2 和 β_3 三种亚型。β_1 受体主要分布于心脏，激动时可引起心肌收缩力增强、心率加快、传导加速等；β_2 受体主要分布于支气管平滑肌、骨骼肌血管和冠状血管、骨骼肌和肝脏等，激动时可引起支气管平滑肌舒张、骨骼肌血管和冠状血管扩张、糖原分解等；β_3 受体分布于脂肪组织，激动时可引起脂肪分解。

三、多巴胺受体与效应

能选择性地与 DA 结合的受体称为多巴胺受体，简称 DA 受体或 D 受体。D 受体至少存在 5 种亚型。其中，D_1 受体主要分布于肾血管、肠系膜血管、冠状血管及脑血管平滑肌等，激动时可引起肾血管、肠系膜血管、冠状血管及脑血管平滑肌舒张；D_2 受体主要分布于去甲肾上腺素能神经末梢和胃肠平滑肌，激动时可致 NA 释放减少、胃肠平滑肌舒张。

多数组织器官均接受胆碱能神经和去甲肾上腺素能神经的双重支配，在同一器官上，两类神经的作用通常是相互对抗的（表 5-1）。但在中枢神经系统的调节下，它们的功能既是对立的，又是统一的。当两类神经同时兴奋时，则占优势的神经的效应通常会显现出来。

表 5-1 传出神经系统的受体分布与效应

效应器		胆碱能神经兴奋		去甲肾上腺素能神经兴奋	
		受体	效应	受体	效应
心脏	窦房结	M_2	心率减慢	β_1	心率加快
	传导系统	M_2	传导减慢	β_1	传导加快
	心肌	M_2	收缩力减弱	β_1	收缩力增强
血管平滑肌	皮肤、黏膜			α	收缩
	内脏			α	收缩
	骨骼肌			β_2、α	扩张、收缩（弱势效应）
	冠状动脉			β_2	扩张
内脏平滑肌	支气管	M_3	收缩	β_2	舒张
	胃肠壁	M_3	收缩	α_2、β_2	舒张
	膀胱壁	M_3	收缩	β_2	舒张
	胃肠括约肌	M_3	舒张	α_1	收缩
	膀胱括约肌	M_3	舒张	α_1	收缩
	子宫	M_3	收缩	β_2、α	舒张、收缩
眼内肌	瞳孔开大肌			α_1	收缩
	瞳孔括约肌	M_3	收缩		
	睫状肌	M_3	收缩	β	舒张（弱势效应）
代谢	肝			β_2、α	肝糖原分解及异生
	骨骼肌			β_2	肌糖原分解
	脂肪			β_3	脂肪分解

续表

效应器		胆碱能神经兴奋		去甲肾上腺素能神经兴奋	
		受体	效应	受体	效应
其他	汗腺	M_3	分泌增加	α	分泌增加
	神经节 肾上腺髓质	N_1	神经节兴奋 儿茶酚胺释放		
	骨骼肌	N_2	收缩		

第四节　传出神经系统药物的作用方式及分类

一、传出神经系统药物的作用方式

（一）传出神经系统药物的基本作用

1. 直接作用于受体　许多传出神经系统药物能直接与胆碱受体或肾上腺素受体结合而产生激动或阻断受体的效应。如去甲肾上腺素激动 α、β 受体，产生与 NA 相似的作用；阿托品阻断 M 受体，产生与 ACh 相反的作用。

2. 影响递质　某些药物可影响递质在体内的过程而产生效应。

（1）影响递质生物合成　如密胆碱可以抑制乙酰胆碱的生物合成。

（2）影响递质的生物转化　有些药物如新斯的明通过抑制胆碱酯酶而减少 ACh 水解，使突触间隙的 ACh 含量增加，激动胆碱受体而发挥拟胆碱作用。

（3）影响递质的储存、释放　某些药物如麻黄碱和间羟胺可促进 NA 的释放而发挥拟肾上腺素作用。有些药物可通过影响 NA 的再摄取和储存而发挥作用，如利血平抑制囊泡对 NA 的再摄取，使囊泡内的 NA 逐渐减少以致耗竭，影响突触的化学传递，发挥抗肾上腺素的作用。

二、传出神经系统药物的分类

传出神经系统药物可按其作用性质及对受体选择性的不同进行分类，见表 5-2。

表 5-2　传出神经系统药物的分类

激动药	阻断药
（一）胆碱受体激动药	（一）胆碱受体阻断药
1. M、N 受体激动药（卡巴胆碱）	1. M 受体阻断药
2. M 受体激动药（毛果芸香碱）	（1）非选择性 M 受体阻断药（阿托品）
	（2）M_1 受体阻断药（哌仑西平）
3. N 受体激动药（烟碱）	2. N 受体阻断药
	（1）N_1 受体阻断药（美卡拉明）
	（2）N_2 受体阻断药（筒箭毒碱）
（二）胆碱酯酶抑制药（新斯的明）	（二）胆碱酯酶复活药（氯解磷定）
（三）肾上腺素受体激动药	（三）肾上腺素受体阻断药
1. α、β 受体激动药（肾上腺素）	1. α 受体阻断药
2. α 受体激动药	（1）$α_1$、$α_2$ 受体阻断药（酚妥拉明）
（1）$α_1$、$α_2$ 受体激动药（去甲肾上腺素）	（2）$α_1$ 受体阻断药（哌唑嗪）

续表

激动药	阻断药
（2）α₁受体激动药（去氧肾上腺素）	（3）α₂受体阻断药（育亨宾）
（3）α₂受体激动药（可乐定）	2. β受体阻断药
3. β受体激动药	（1）β₁、β₂受体阻断药（普萘洛尔）
（1）β₁、β₂受体激动药（异丙肾上腺素）	（2）β₁受体阻断药（阿替洛尔）
（2）β₁受体激动药（多巴酚丁胺）	3. α、β受体阻断药（拉贝洛尔）
（3）β₂受体激动药（沙丁胺醇）	

扫码"看小结"

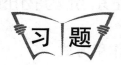

习 题

一、选择题

【A1 型题】

1. 自主神经节细胞膜上的主要受体是

　　A. M₁受体　　　　　　B. M₂受体　　　　　　C. N₁受体

　　D. N₂受体　　　　　　E. α

2. 骨骼肌细胞膜上的受体是

　　A. M₁受体　　　　　　B. M₂受体　　　　　　C. N₁受体

　　D. N₂受体　　　　　　E. α

3. 胆碱能神经兴奋时，其末梢释放的递质是

　　A. 肾上腺素　　　　　　B. 去甲肾上腺素　　　　　　C. 5 – HT

　　D. 乙酰胆碱　　　　　　E. 多巴胺

4. 肾上腺素能神经兴奋时，其末梢释放的递质是

　　A. 肾上腺素　　　　　　B. 去甲肾上腺素　　　　　　C. 5 – HT

　　D. 乙酰胆碱　　　　　　E. 多巴胺

5. 胃肠道平滑肌细胞膜上的胆碱受体是

　　A. M 受体　　　　　　B. N 受体　　　　　　C. α 受体

　　D. β 受体　　　　　　E. DA 受体

6. 突触间隙的 ACh 消除的主要方式是

　　A. MAO 灭活　　　　　　B. COMT 灭活　　　　　　C. AChE 灭活

　　D. 磷酸二酯酶灭活　　　　　　E. 神经末梢再摄取

7. 激动后可引起支气管平滑肌松弛的受体是

　　A. M 受体　　　　　　B. α₁受体　　　　　　C. α₂受体

　　D. β₁受体　　　　　　E. β₂受体

8. 去甲肾上腺素能神经兴奋引起的效应不包括

　　A. 心脏兴奋

　　B. 胃肠平滑肌收缩

　　C. 支气管平滑肌松弛

    D. 皮肤黏膜和内脏血管收缩

    E. 瞳孔扩大

9. β_2 受体兴奋可引起

    A. 瞳孔缩小   B. 胃肠平滑肌收缩   C. 支气管平滑肌松弛

    D. 腺体分泌增加   E. 皮肤血管收缩

10. 胆碱能神经不包括

    A. 部分交感神经节前纤维

    B. 部分副交感神经节前纤维

    C. 部分副交感神经节后纤维

    D. 大部分交感神经节后纤维

    E. 运动神经

11. M 受体激动不会引起

    A. 血压升高   B. 心率减慢   C. 胃肠平滑肌收缩

    D. 瞳孔括约肌收缩   E. 腺体分泌增加

12. 属于去甲肾上腺素能神经的是

    A. 绝大部分交感神经节后纤维

    B. 交感神经节前纤维

    C. 副交感神经节后纤维

    D. 交感神经节前纤维

    E. 运动神经

13. N_M 受体兴奋可引起

    A. 神经节兴奋   B. 骨骼肌收缩   C. 支气管平滑肌收缩

    D. 心脏抑制   E. 胃肠平滑肌收缩

二、思考题

简述传出神经系统受体的分类、分布及生理效应。

（曾富佳　程似锦）

扫码"练一练"

第六章　拟胆碱药

第一节　M受体激动药

M胆碱受体激动药是一类能选择性地与M胆碱受体结合并激动该受体，产生M样作用的药物。

毛果芸香碱

毛果芸香碱（Pilocarpine）是从美洲毛果芸香属植物叶子中提出的生物碱，其水溶液稳定，已能人工合成。

【药理作用】毛果芸香碱能直接激动M受体，产生M样作用，以对眼睛和腺体的作用最明显。

1. 对眼的作用

（1）缩瞳　毛果芸香碱能直接激动瞳孔括约肌上的M受体，使瞳孔括约肌收缩，瞳孔缩小。

（2）降低眼内压　房水是由睫状体上皮细胞分泌和虹膜后房血管渗出而产生，经瞳孔流入前房，再经前房角间隙经小梁网流入巩膜静脉窦，最后回流进入静脉。房水回流障碍，可引起眼内压升高。毛果芸香碱通过缩瞳作用，使虹膜向中心方向收缩，虹膜根部变薄，前房角间隙扩大，房水易于通过小梁网并经巩膜静脉窦进入血液循环，使眼内压降低（图6-1）。

扫码"看一看"

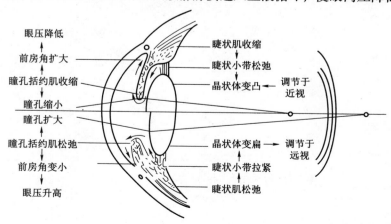

图6-1　胆碱受体激动药（上）和胆碱受体阻断药（下）对眼的作用

（3）**调节痉挛**　毛果芸香碱能激动睫状肌上的 M 受体，使睫状肌向瞳孔中心方向收缩，造成睫状小带松弛，晶状体变凸，屈光度增加，导致视近物清楚，而视远物模糊，药物这一作用称为调节痉挛（图 6-1）。

2. 对腺体的作用　毛果芸香碱能激动腺体 M 受体，使腺体分泌增加，以汗腺和唾液腺分泌增加最为明显。

【临床应用】

1. 青光眼　毛果芸香碱对闭角型青光眼疗效较好，用药后前房角间隙扩大，有利于房水回流，使眼内压降低，从而缓解或消除青光眼的症状；对开角型青光眼早期也有一定疗效，可能是由于毛果芸香碱扩张巩膜静脉窦周围的小血管及收缩睫状肌，使小梁网结构发生改变，有利于房水回流，而使眼内压降低。

知识拓展

青光眼

青光眼为临床常见眼科疾病，其主要症状是眼内压升高、头疼、视力减退等，持续性眼压升高可使视网膜及视神经萎缩，严重者可致失明。青光眼分为闭角型和开角型两种类型，前者为急性或慢性充血性青光眼，是由前方间隙狭窄，房水回流受阻，因而眼压升高；后者为慢性单纯性青光眼，其前房角并不狭窄，而是由于小梁网及巩膜静脉窦变性或硬化，影响防水回流所致。

2. 虹膜睫状体炎　与扩瞳药交替应用，可防止虹膜与晶状体粘连。

3. M 胆碱受体阻断药中毒　毛果芸香碱能对抗 M 受体阻断药阿托品等的中毒症状，采用皮下或肌内注射的方式，每次 1~2mg。

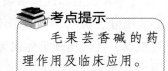

考点提示
毛果芸香碱的药理作用及临床应用。

【不良反应和注意事项】　局部应用不良反应小，但是吸收过量可出现流涎、多汗、腹痛、腹泻、支气管痉挛等 M 样症状，严重时可用阿托品对抗。滴眼时应压迫内眦，以防药物经鼻腔吸收中毒。

第二节　胆碱酯酶抑制药

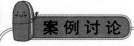

案例讨论

[**案例**]　患者，男，54 岁。眼睑下垂，斜视和复视，常在下午或傍晚运动后加重，早晨和休息后减轻，呈规律的晨起减轻傍晚加重的波动性变化。经检查被确诊为重症肌无力。

[**讨论**]　请分析该患者应选用什么药物治疗？用药过程中应注意哪些问题？

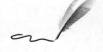

胆碱酯酶抑制又称为抗胆碱酯酶药，指能与胆碱酯酶结合，使胆碱酯酶失去活性，乙酰胆碱水解减少，导致乙酰胆碱在突触间隙蓄积而激动 M 受体及 N 受体，呈现 M 样及 N 样作用。胆碱酯酶抑制药可分为易逆性胆碱酯酶抑制药和难逆性胆碱酯酶抑制药。前者如新斯的明、毒扁豆碱等，后者主要为有机磷酸酯类。

新斯的明

新斯的明（Neostigmine）为季铵类化合物，脂溶性低，口服吸收少而不规则，不易透过血 - 脑屏障。溶液滴眼时，不易透过角膜进入前房，故对眼的作用也较弱。

【药理作用和临床应用】新斯的明主要通过抑制胆碱酯酶，使乙酰胆碱水解减少，突触间隙 ACh 蓄积而表现 M 样及 N 样作用。

1. 兴奋骨骼肌 新斯的明能抑制胆碱酯酶，使 ACh 浓度升高，兴奋 N_2 受体，使骨骼肌兴奋；还能直接兴奋骨骼肌上的 N_2 受体及促进运动神经末梢释放乙酰胆碱，故对骨骼肌兴奋作用最强。常用于治疗重症肌无力，轻症者可口服给药，急重症者需注射给药。

2. 兴奋胃肠道平滑肌 能间接兴奋胃肠道平滑肌和膀胱逼尿肌，增加胃肠和膀胱的蠕动及张力，促进排气、排尿，用于治疗术后的腹气胀和尿潴留。

3. 减慢心率 由于 ACh 浓度升高，兴奋心脏上的 M 受体，使心率减慢，可用于治疗阵发性室上性心动过速。

4. 其他 可用于抢救非去极化型肌松药过量中毒。

【不良反应和注意事项】治疗量时不良反应较少，可引起恶心、呕吐、腹痛、上腹部不适等。过量时可引起心动过缓和肌束颤动，其至出现重症肌无力加重，严重者可引起呼吸肌麻痹。因为 ACh 在运动终板处堆积，产生持久性除极化，使神经肌肉传导阻滞，称为胆碱能危象，表现为出汗、大小便失禁、心动过速、焦虑不安及恐惧等中枢症状。机械性肠梗阻、尿路梗阻和支气管哮喘者禁用。

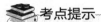
考点提示

新斯的明的作用机制、药理作用及临床应用。

知识拓展

重症肌无力

重症肌无力是一种神经肌肉接头传递功能障碍引起的自身免疫系统疾病。患者血清中有抗 ACh 受体的抗体，从而抑制 ACh 与受体结合，导致神经肌肉传递障碍，表现出进行性肌无力，如眼睑下垂、肢体无力、咀嚼和吞咽困难，严重者可致呼吸困难。

毒扁豆碱

毒扁豆碱（Physostigmine）是从毒扁豆种子中提取出的生物碱，现已人工合成。其水溶液不稳定，见光变红色失效且刺激性增强，应避光保存。本药脂溶性强，易吸收，也易透过血 - 脑屏障。对中枢作用明显，小剂量兴奋中枢神经系统，大剂量则抑制中枢神经系统。

因其选择性差，毒性大，一般不作全身用药。对眼的作用与毛果芸香碱相似，易透过角膜进入前房，作用强而持久，主要用于治疗青光眼。滴眼后可致睫状肌收缩而引起调节痉挛，并可出现头痛、眼痛。滴眼时应压迫内眦，避免药物吸收中毒。

溴吡斯的明

溴吡斯的明（Pyridostigmine）作用较新斯的明弱而持久，起效慢。临床用于治疗重症肌无力、手术后腹气胀、尿潴留等。很少引起胆碱能危象。

加兰他敏

加兰他敏（Galanthamine）作用较新斯的明弱，用于重症肌无力、脊髓灰质炎后遗症、多发性神经炎、脊神经根炎等。副作用少，对溴过敏者可出现皮疹。

安贝氯铵

安贝氯铵（Ambenonium Chioride）可口服给药，作用与新斯的明相似，作用强而持久。主要用于重症肌无力的治疗，尤其是不能耐受新斯的明和溴吡斯的明的重症肌无力患者。对溴过敏者可选此药，不良反应较少。

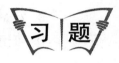 习 题

扫码"看小结"

一、选择题

【A1 型题】

1. 毛果芸香碱滴眼可引起
   A. 缩瞳、升高眼内压、调节痉挛
   B. 缩瞳、降低眼内压、调节麻痹
   C. 扩瞳、降低眼内压、调节麻痹
   D. 扩瞳、升高眼内压、调节痉挛
   E. 缩瞳、降低眼内压、调节痉挛

2. 毛果芸香碱调节痉挛的作用激动的受体是
   A. 虹膜括约肌上的 M 受体
   B. 虹膜辐射肌上的 α 受体
   C. 睫状肌上的 M 受体
   D. 睫状肌上的 α 受体
   E. 虹膜括约肌上 N 受体

3. 毛果芸香碱使瞳孔缩小是因为其能
   A. 激动虹膜括约肌上的 M 受体
   B. 激动虹膜辐射肌上的 α 受体
   C. 激动睫状肌上的 M 受体
   D. 激动睫状肌上的 α 受体
   E. 激动睫状肌上的 β 受体

4. 关于毛果芸香碱的叙述，正确的是
   A. 毛果芸香碱为 M 受体激动药
   B. 可抑制胆碱酯酶活性
   C. 可导致视近物模糊而视远物清楚
   D. 不易透过角膜，对眼的作用很弱
   E. 可用于治疗重症肌无力

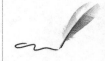

5. 有关新斯的明的叙述，错误的是
    A. 对骨骼肌的兴奋作用最强　　　　B. 为难逆性胆碱酯酶抑制药
    C. 可用于术后腹气胀和尿潴留　　　D. 不易透过角膜，对眼的作用很弱
    E. 禁用于支气管哮喘患者

6. 新斯的明禁用于
    A. 青光眼　　　　　　　　　　　　B. 重症肌无力
    C. 机械性肠梗阻　　　　　　　　　D. 术后尿潴留
    E. 高血压

7. 治疗重症肌无力可选用
    A. 乙酰胆碱　　　　　　　　　　　B. 卡巴胆碱
    C. 毛果芸香碱　　　　　　　　　　D. 新斯的明
    E. 毒扁豆碱

8. 某患者腹部手术后发生尿潴留，经分析为膀胱麻痹所致，最好选用
    A. 卡巴胆碱　　　　　　　　　　　B. 乙酰胆碱
    C. 毛果芸香碱　　　　　　　　　　D. 新斯的明
    E. 毒扁豆碱

9. 关于毒扁豆碱的叙述，正确的是
    A. 能直接激动 M 受体　　　　　　　B. 对 M 受体的选择性强
    C. 为易逆性胆碱酯酶抑制药　　　　D. 可用于治疗重症肌无力
    E. 不引起调节痉挛

【A3 型题】

(10 ~ 11 题共用题干)

患者，男，42 岁。肌无力，眼睑下垂，经检查诊断为重症肌无力

10. 治疗药物应选用
    A. 阿托品　　　　　　B. 毒扁豆碱　　　　　　C. 毛果芸香碱
    D. 新斯的明　　　　　E. 东莨菪碱

11. 该药物禁用于
    A. 机械性肠梗阻　　　B. 尿潴留　　　　　　　C. 手术后腹气胀
    D. 肌无力　　　　　　E. 青光眼

(12 ~ 13 题共用题干)

患者，男，39 岁，患有眼睑下垂、声音嘶哑、复视、表情淡漠、四肢无力、咀嚼、吞咽困难等。经检查，诊断为重症肌无力

12. 该患者治疗药物应选用
    A. 乙酰胆碱　　　　　B. 卡巴胆碱　　　　　　C. 毛果芸香碱
    D. 新斯的明　　　　　E. 毒扁豆碱

13. 该药物过量可引起
    A. 机械性肠梗阻　　　B. 胆碱能危象　　　　　C. 骨髓抑制
    D. 心脏毒性　　　　　E. 肝脏毒性

二、思考题

1. 新斯的明的临床应用有哪些?

2. 毛果芸香碱对眼睛有什么样的作用?

（曾富佳 程似锦）

第七章 抗胆碱药

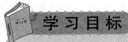

学习目标

1. **掌握** 阿托品的药理作用、临床应用、不良反应和注意事项。
2. **熟悉** 山莨菪碱、东莨菪碱及溴丙胺太林的作用特点和临床应用。
3. **了解** 其他抗胆碱药的作用特点和临床应用。

抗胆碱药是一类能与胆碱受体结合而不激动或极少激动胆碱受体的药物，其竞争性阻断了乙酰胆碱或胆碱受体激动药与受体结合，从而产生抗胆碱的作用。根据其对胆碱受体选择性的不同，可分为 M 胆碱受体阻断药和 N 胆碱受体阻断药。

第一节　M 受体阻断药

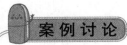

案例讨论

[案例] 患者，女，36 岁。因突发性腹痛、腹泻去医院就诊。查体：肠鸣音亢进，无压痛、反跳痛。诊断：急性肠炎。医生给其开了下列处方，盐酸消旋山莨菪碱片 5mg×6

用法：5mg，一日 3 次，口服。

[讨论] 以上用药是否合理？为什么？

一、阿托品类生物碱

阿托品

阿托品（Atropine）为颠茄、莨菪、曼陀罗、洋金花等植物中提取的生物碱，现也可人工合成。

【体内过程】 口服易吸收，作用 1 小时达峰，持续 3~4 小时；注射给药起效更快，$t_{1/2}$ 为 2~4 小时；眼科局部使用，作用可长达数日。吸收后分布广泛，可透过血－脑屏障及胎盘屏障。80% 以上经肾排泄，少量可随乳汁和粪便排出。

【药理作用】 阿托品为非选择性 M 受体阻断药，作用广泛。

1. 松弛内脏平滑肌 阿托品通过阻断内脏平滑肌上的 M 受体，松弛多种内脏平滑肌，对处于痉挛状态的平滑肌作用尤为明显。其中对胃肠平滑肌松弛作用最强，对尿道和膀胱壁平滑肌次之，对胆管、输尿管和支气管平滑肌松弛作用较弱，对子宫平滑肌影响很小。

2. 对腺体的作用 阿托品对汗腺和唾液腺作用最强，小剂量就能使其分泌减少；对呼吸道腺体作用较强；大剂量也能抑制胃液分泌，但对胃酸分泌影响较小，因其分泌受多种因素调节。

3. 对眼的作用 阿托品局部给药与全身给药均可出现，维持时间较长。

（1）扩瞳 阿托品能阻断瞳孔括约肌上的 M 受体，引起瞳孔括约肌松弛，使去甲肾上腺素能神经支配的瞳孔开大肌功能占优势，导致瞳孔扩大。

（2）升高眼内压 由于瞳孔扩大，使虹膜退向四周外缘，因而前房角间隙变窄，妨碍房水回流入巩膜静脉窦，造成眼内压升高（图6-1）。

（3）调节麻痹 阿托品能阻断睫状肌上的 M 受体，睫状肌松弛而退向边缘，使悬韧带拉紧，晶状体变为扁平，屈光度降低，导致视远物清楚，视近物模糊不清，这一作用称为调节麻痹作用（图6-1）。

4. 对心血管作用

（1）加快心率 较大剂量的阿托品能阻断窦房结的 M_2 受体，解除迷走神经对心脏的抑制，使心率加快。对迷走神经张力高的青壮年，其心率加快作用明显，对婴幼儿及老年人影响较小。

（2）加速房室传导 阿托品可拮抗迷走神经过度兴奋所致的房室传导阻滞和心动过缓，使房室传导加快。

（3）扩张血管 大剂量阿托品可引起血管扩张，解除小血管痉挛，增加组织的血液灌注量，改善微循环。扩张血管作用与其阻断 M 受体无关。可能是机体对阿托品引起的体温升高后的代偿性散热反应，也可能是阿托品直接舒张血管的作用。

5. 兴奋中枢 治疗量（0.5mg）的阿托品对中枢作用不明显；较大剂量（1～2mg）能兴奋延髓呼吸中枢；更大剂量（3～5mg）则可兴奋大脑皮质，出现烦躁不安、多言、谵妄等反应；中毒量（10mg以上）可产生幻觉、定向障碍、运动失调和惊厥，严重时由兴奋转为抑制。

【临床应用】

1. 内脏绞痛 阿托品对胃肠绞痛及膀胱刺激症状疗效较好；对胆绞痛和肾绞痛单用阿托品疗效较差，常与镇痛药哌替啶合用。此外，也可用于遗尿症。

2. 抑制腺体分泌 阿托品用于麻醉前给药，以减少呼吸道腺体及唾液腺分泌，防止分泌物阻塞呼吸道及吸入性肺炎的发生。也可用于严重盗汗及流涎症。

3. 眼科应用

（1）虹膜睫状体炎 0.5%～1%阿托品局部滴眼，可松弛瞳孔括约肌和睫状肌，使之活动减少、充分休息，有助于炎症消退；同时还可预防虹膜与晶状体的粘连，常与缩瞳药交替使用。

（2）验光配镜、检查眼底 眼内滴入阿托品使睫状肌松弛，晶状体充分固定，可准确测定晶状体的屈光度；也可利用其扩瞳作用检查眼底，有助于观察眼底的周边部位。但由于阿托品调节麻痹作用可维持2～3天，扩瞳作用可持续1～2周，视力恢复过于缓慢，现主要用于睫状肌调节功能较强的小儿验光配镜，其他情况较少使用。

4. 治疗缓慢型心律失常 阿托品可用于迷走神经过度兴奋所致的心动过缓、传导阻滞等缓慢型心律失常。

5. 抗休克 在补足血容量的基础上，阿托品可用于抢救暴发性流行性脑脊髓膜炎、中

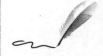

毒性菌痢、中毒性肺炎等所致的感染性休克。对于休克伴有高热或心率加快者不宜使用。

6. 解救有机磷酸酯类中毒　阿托品可迅速有效地缓解有机磷酸酯类中毒的 M 样症状，是特效的对症治疗药（详见第四十五章解毒药）。

【不良反应和注意事项】常见口干、视近物模糊、畏光、心悸、皮肤干燥潮红、排尿困难和体温升高等；过量中毒时除上述外周症状加重外，还可出现中枢的表现，如焦虑、失眠、不安、幻觉、谵妄、躁狂、甚至惊厥等以兴奋为主的症状；严重中毒者由兴奋转为抑制，出现昏迷及呼吸麻痹。中毒时的外周症状可用毛果芸香碱或新斯的明对抗（但有机磷酸酯类中毒使用阿托品过量时不宜用抗胆碱酯酶药），中枢兴奋症状可用地西泮等对抗。

青光眼、前列腺肥大患者禁用。老年人、妊娠期、哺乳期妇女等慎用。

山莨菪碱

山莨菪碱（Anisodamine）是从我国茄科植物唐古特莨菪中提出的生物碱，其人工合成品称 654－2。与阿托品相比，其作用特点为：①对胃肠平滑肌、血管平滑肌的解痉作用选择性高，强度与阿托品相似或略低；②对眼和腺体的作用仅为阿托品的 1/20～1/10；③不易透过血－脑屏障，中枢作用不明显。主要用于胃肠绞痛、感染性休克等。不良反应与阿托品相似。

东莨菪碱

东莨菪碱（Scopolamine）是从洋金花、颠茄或莨菪等植物中提出的生物碱。与阿托品相比，其作用特点为：①对中枢作用强且表现为抑制作用，随剂量增加依次为镇静、催眠、麻醉，但能兴奋呼吸中枢；②抑制腺体分泌、扩瞳和调节麻痹作用强于阿托品，而对心血管及内脏平滑肌作用较弱。主要用于麻醉前给药，作用效果优于阿托品。此外，可用于预防晕动病和抗帕金森病。防晕止吐作用可能与其抑制前庭神经内耳功能或大脑皮质功能及抑制胃肠蠕动有关。对帕金森病可缓解流涎、震颤和肌肉强直，与其中枢抗胆碱作用有关。不良反应与阿托品相似。此外，本药可引起老年人思维错乱，老年人避免用作麻醉前给药。

> **知识拓展**
>
> ### 修氏理论
>
> 1983 年 4 月正在美国进修的中国医学科学院基础医学研究所助理研究员修瑞娟，在全美微循环学会会议上宣读她关于人体微循环新理论的论文，折服了美国的医学权威。"修氏理论"随即被公认，并被评为"1983 年世界十大科技进展之一"。
>
> 修瑞娟在大量的实验基础上发现并证明，人体的各级微动脉血管的自律性运动是以波浪形进行传播的，微循环对器官和组织的灌注是海涛式灌注。这一成果，是该领域研究的重大突破。莨菪碱类的药物能增强微动脉血管的自律性运动。

二、阿托品的合成代用品

后马托品

后马托品（Homatropine）为阿托品扩瞳代用品，其扩瞳作用和调节麻痹作用较阿托品弱，持续 1~2 天，视力恢复较快，适用于检查眼底及验光。其调节麻痹作用较弱，小儿验光仍须用阿托品。

托吡卡胺

托吡卡胺（Tropicamide）药理作用与后马托品相似，但其扩瞳和调节麻痹作用起效快，持续时间更短，临床应用同后马托品。

溴丙胺太林

溴丙胺太林（Propantheline Bromide，普鲁本辛）为人工合成的季铵类解痉药，口服吸收不完全，食物可妨碍其吸收，宜在饭前 0.5~1 小时服用。本药作用特点为：①对胃肠道平滑肌上的 M 受体选择性高，解除胃肠道平滑肌痉挛作用强而持久，并能抑制胃酸分泌；②不易透过血-脑屏障，中枢作用不明显。主要用于胃、十二指肠溃疡、胃肠绞痛及妊娠呕吐。不良反应与阿托品相似，中毒量可因神经肌肉接头传递阻断而致呼吸麻痹。

第二节　N胆碱受体阻断药

一、N_N受体阻断药

N_N受体阻断药又称神经节阻滞药，可阻断交感神经节，使血管扩张，血压下降，曾作为降压药，但因其同时阻断副交感神经节，不良反应较多，现已少用。

二、N_M受体阻断药

N_M受体阻断药又称骨骼肌松弛药，简称肌松药，是一类通过阻断神经肌肉接头后膜的N_M受体，阻滞神经肌肉传导，导致骨骼肌松弛的药物。主要作为外科麻醉的辅助用药。按其作用机制的不同，可分为非除极化型肌松药和除极化型肌松药两类。

（一）非除极化型肌松药

非除极化型肌松药与神经肌肉接头后膜的 N_M 受体也有亲和力，但没有内在活性，竞争性拮抗 ACh 对 N_M 受体的作用，使骨骼肌松弛。其特点是：①肌肉松弛前无肌束颤动；②抗胆碱酯酶药可对抗其肌肉松弛作用，本类药物过量中毒可用新斯的明解救；③具有一定的神经节阻断作用，可引起血压下降。

泮库溴铵

泮库溴铵（Pancuronium Bromide）为人工合成的长效非除极化型肌松药，其肌松作用强，起效快（4~6 分钟），维持时间长（2~3 小时），蓄积性小，治疗量无神经节阻断作

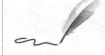

用和促进组胺释放作用。因有轻度抗胆碱作用和促进儿茶酚胺释放作用，可引起心率加快和血压升高。主要用于各种手术维持肌松和气管插管等。

维库溴铵和阿曲库铵

维库溴铵（Vecuronium）和阿曲库铵（Atracurium）作用选择性更高，治疗量无明显的迷走神经或神经节阻断作用。维库溴铵和阿曲库铵静脉注射后均2~3分钟显效，作用维持30~40分钟。临床应用与泮库溴铵相似。因阿曲库铵主要被血液中的假性胆碱酯酶水解失活，肝肾功能不全者可选用本药。

（二）除极化型肌松药

除极化型肌松药与神经肌肉接头后膜的 N_M 受体结合后，其被胆碱酯酶的水解较 ACh 缓慢，故产生与 ACh 相似但较为持久的除极化作用，神经肌肉接头后膜失去了对乙酰胆碱的反应性，从而导致骨骼肌松弛。本类药物的特点是：①用药后常先出现短暂的肌束颤动；②连续用药可产生快速耐受性；③抗胆碱酯酶药可增强本类药物的骨骼肌松弛作用，其中毒时不可用新斯的明类药物解救；④治疗量无神经节阻滞作用。

琥珀胆碱

琥珀胆碱（Succinylcholine）肌松作用快而短暂，静脉注射先出现短暂的肌束颤动，尤以胸腹部肌肉明显。1分钟内即转变为肌肉松弛，约2分钟肌肉松弛作用达高峰，5分钟作用即消失，静脉滴注可延长其作用时间。可用于气管内插管及气管镜等检查、外科麻醉辅助用药。主要不良反应有手术后肌痛、呼吸肌麻痹、眼内压升高和血钾升高等。

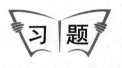

习 题

一、选择题

【A1 型题】

1. 阿托品对眼睛的作用是
   A. 扩大瞳孔，升高眼内压，视远物模糊
   B. 扩大瞳孔，升高眼内压，视近物模糊
   C. 扩大瞳孔，降低眼内压，视近物模糊
   D. 扩大瞳孔，降低眼内压，视远物模糊
   E. 缩小瞳孔，升高眼内压，视近物模糊

2. 用于房室传导阻滞的药物是
   A. 琥珀胆碱   B. 毛果芸香碱   C. 毒扁豆碱
   D. 阿托品   E. 泮库溴铵

3. 具有防晕止吐作用的药物是
   A. 阿托品   B. 新斯的明   C. 东莨菪碱
   D. 山莨菪碱   E. 毒扁豆碱

4. 关于阿托品的叙述，错误的是

    A. 可用于麻醉前给药

    B. 常用于感染性休克

    C. 可用于治疗缓慢型心律失常

    D. 常用于缓解支气管哮喘

    E. 治疗胆绞痛常与哌替啶合用

5. 大剂量阿托品治疗感染性休克，其主要的理论依据是

    A. 收缩血管，升高血压

    B. 扩张小血管，改善微循环

    C. 扩张支气管，解除呼吸困难

    D. 兴奋心脏，增加心排出量

    E. 兴奋大脑皮层，使患者苏醒

6. 阿托品用于麻醉前给药，其目的是

    A. 增强麻醉效果　　　　B. 兴奋呼吸中枢　　　　C. 预防麻醉引起的低血压

    D. 使骨骼肌完全松弛　　E. 减少呼吸道腺体分泌

7. 下列阿托品的作用，与阻断 M 受体无关的是

    A. 扩大瞳孔，调节麻痹　　B. 抑制腺体分泌　　　　C. 扩张血管，改善微循环

    D. 松弛内脏平滑肌　　　　E. 兴奋心脏，加快心率

8. 关于阿托品不良反应的叙述，错误的是

    A. 口干乏力　　　　　　B. 排尿困难　　　　　　C. 心率加快

    D. 畏光　　　　　　　　E. 视远物模糊

9. 东莨菪碱禁用于

    A. 前列腺肥大　　　　　B. 胃肠痉挛　　　　　　C. 支气管哮喘

    D. 心动过缓　　　　　　E. 感染性休克

10. 用于各种手术维持肌松的药物是

    A. 毛果芸香碱　　　　　B. 新斯的明　　　　　　C. 东莨菪碱

    D. 托吡卡胺　　　　　　E. 泮库溴铵

11. 关于 N 胆碱受体阻断药的叙述，错误的是

    A. 维库溴铵过量可用新斯的明解救

    B. 琥珀胆碱过量不可用新斯的明解救

    C. 琥珀胆碱为除极化型肌松药

    D. 肝肾功能不全者禁用阿曲库铵

    E. 泮库溴铵为人工合成的长效非除极化型肌松药

【A3 型题】

(12 ~ 13 题共用题干)

患者，女，22 岁。左腹剧烈疼痛，经检查诊断为胃绞痛

12. 治疗药物应选用

    A. 阿托品　　　　　　　B. 毒扁豆碱　　　　　　C. 毛果芸香碱

    D. 哌替啶　　　　　　　E. 东莨菪碱

13. 该药物禁用于
    A. 支气管哮喘　　　B. 心动过速　　　C. 虹膜睫状体炎
    D. 中毒性休克　　　E. 青光眼

二、思考题

1. 阿托品的临床用途和禁忌证有哪些？
2. 比较山莨菪碱和东莨菪碱的不同点。

（曾富佳　程似锦）

扫码"练一练"

第八章 拟肾上腺素药

学习目标

1. **掌握** 肾上腺素、去甲肾上腺素、异丙肾上腺素的药理作用、临床应用、不良反应和注意事项。

2. **熟悉** 多巴胺、间羟胺、麻黄碱的药理作用特点及临床应用。

3. **了解** 其他拟肾上腺素药的作用特点。

拟肾上腺素药是一类药理作用、化学结构与肾上腺素、去甲肾上腺素相似的药物，与肾上腺素受体结合后激动其受体，产生肾上腺素样作用，又称肾上腺素受体激动药。本类药物主要结构都是胺类，作用亦与兴奋交感神经的效应相似，故又称拟交感胺类。拟肾上腺素药基本化学结构是 β - 苯乙胺（β - phenylethlamine），当苯环 3，4 位碳原子上有羟基时，成为儿茶酚结构，因此，具有该结构药物又称为儿茶酚胺类药物（catecholamines）。根据结构中是否具有儿茶酚胺环，拟肾上腺素药也可分为儿茶酚胺类和非儿茶酚胺类。儿茶酚胺类的代表药物是肾上腺素、去甲肾上腺素、异丙肾上腺素和多巴胺，此类药物作用强、维持时间短，易被 COMT 灭活；非儿茶酚胺类代表药物是间羟胺、麻黄碱、甲氧明和去氧肾上腺素，此类药物作用弱、维持时间长，不易被 COMT 灭活。根据其对肾上腺素受体亚型选择性不同，可分为 3 大类：①α、β 受体激动药；②α 受体激动药；③β 受体激动药。

第一节 α、β 受体激动药

案例讨论

[**案例**] 患者，女，27 岁，体重 52kg，一月前诊断为干燥综合征、肺动脉高压。咳嗽加重 1 个月，皮疹 3 天。入院后查体体温 38.5℃，心率 72 次/分、呼吸 18 次/分，血压 115/70mmHg，血红蛋白 83g/L，血清麻疹抗体阳性，诊断为肺炎合并麻疹。青霉素皮试阴性后静脉滴注美洛西林舒巴坦注射液 2.5g，溶媒 5% 葡萄糖注射液 250ml。滴注液体 10ml 时出现过敏性休克。

[**讨论**] 该患者应首选什么药物治疗？为什么？

肾上腺素

肾上腺素（Adrenaline）是肾上腺髓质的主要激素，其生物合成主要是在髓质嗜铬细胞中完成。药用肾上腺素可从家畜肾上腺提取或人工合成。肾上腺素化学性质不稳定，见光

扫码"看一看"

易失效；在中性，尤其是碱性溶液中，易氧化变色而失去活性。

【体内过程】口服无效。肌内注射后，由于具有舒张骨骼肌血管作用，吸收较快，作用维持时间短（仅 10 ~ 30 分钟）；皮下注射能收缩皮肤血管，吸收缓慢，给药后 6 ~ 15 分钟起效，作用维持时间长（约 1 小时），故一般以皮下注射为宜。肾上腺素可通过胎盘，不易通过血 – 脑屏障。

【药理作用】肾上腺素能兴奋 α 和 β 受体，产生较强的 α 和 β 受体激动作用。

1. 心脏 心脏存在 β_1、β_2 和 α 受体，其中以 β_1 受体为主。肾上腺素作用于心肌、传导系统和窦房结的 β_1 及 β_2 受体，使心肌收缩加强，加速传导，心率加快，提高心肌的兴奋性。由于心肌收缩性增加，心率加快，故心排出量增加。肾上腺素舒张冠状血管，改善心肌的血液供应，且作用迅速。肾上腺素兴奋心脏，提高心肌代谢，使心肌耗氧量增加，剂量过大或静脉注射过快，可引起心律失常，出现期前收缩，甚至引起心室纤颤；当患者处于心肌缺血、缺氧及心力衰竭时，肾上腺素有可能使病情加重或引起快速性心律失常，如期前收缩、心动过速，甚至心室纤颤。

2. 血管 肾上腺素激动血管平滑肌上 α 受体，血管收缩；激动 β_2 受体，血管舒张。肾上腺素对血管的作用差异与各器官血管平滑肌 α 受体和 β 受体分布的种类和分布密度有关。在小动脉及毛细血管前括约肌血管壁的肾上腺素受体密度高，血管收缩较明显；皮肤、黏膜、肾和胃肠道等器官的血管平滑肌 α 受体占优势，血管呈收缩反应，故皮肤黏膜、肾等血流量显著减少；内脏血管，尤其是肾血管，也显著收缩；对脑和肺血管收缩作用十分微弱，有时由于血压升高而被动地舒张；而静脉和大动脉的肾上腺素受体密度低，故收缩作用较弱。骨骼肌和肝脏血管平滑肌 β_2 受体占优势，小剂量的肾上腺素使这些血管舒张。肾上腺素也能舒张冠状血管。

3. 血压 肾上腺素皮下注射治疗量（0.5 ~ 1mg）或慢速静脉滴注时，由于心脏兴奋，心排出量增加，皮肤黏膜血管收缩，使收缩压和舒张压升高；由于骨骼肌血管的舒张作用，抵消或超过皮肤黏膜血管收缩作用的影响，故舒张压不变或下降；此时动静脉压差加大，身体各部位血液重新分配，有利于紧急状态下机体能量供应的需要。静脉注射较大剂量或快速滴注时，由于缩血管效应，收缩压和舒张压均升高。肾上腺素的典型血压改变多为双相反应，即给药后迅速出现明显的升压作用，而后出现微弱的降压反应，后者持续作用时间较长。

4. 平滑肌 肾上腺素对平滑肌的作用主要取决于器官组织上的肾上腺素受体的类型。激动支气管平滑肌 β_2 受体，发挥强大的舒张作用，并能抑制肥大细胞释放组胺等过敏性物质。当支气管黏膜血管的 α 体激动，使其血管收缩，降低毛细血管的通透性，有利于消除支气管黏膜水肿。使 β_1 受体占优势的胃肠平滑肌张力降低、自发性收缩频率和幅度减少；对子宫平滑肌的作用与性周期、充盈状态和给药剂量有关，妊娠末期能抑制子宫张力和收缩。肾上腺素 β 受体激动作用可使膀胱逼尿肌舒张，α 受体激动作用使三角肌和括约肌收缩，由此引起排尿困难和尿潴留。

5. 代谢 肾上腺素能提高机体代谢，在治疗剂量下，可使耗氧量升高 20% ~ 30%。在人体，由于 α 受体和 β_2 受体的激动都可能致肝糖原分解，而肾上腺素兼具 α、β 样作用，故其升高血糖作用较去甲肾上腺素显著。此外，肾上腺素降低外周组织对葡萄糖的摄取，部分原因与抑制胰岛素的释放有关。肾上腺素激活甘油三酯酶加速脂肪分解，使血液中游离脂肪酸升高可能与激动 β_1、β_2 受体有关。

6. 中枢神经系统 肾上腺素不易透过血-脑屏障，治疗量时对中枢神经系统无明显兴奋现象，大剂量时出现中枢兴奋症状，如激动、呕吐、肌强直，甚至惊厥等。

【临床应用】

1. 心搏骤停 用于溺水、麻醉意外、手术过程意外、药物中毒、传染病和心脏传导阻滞等所致的心搏骤停，一般可选肾上腺素作心室内注射，同时进行有效的胸外心脏按压、人工呼吸和纠正酸中毒等措施。对电击所致的心搏骤停，在使用肾上腺素时，配合心脏电除颤器或利多卡因等进行抢救。

2. 过敏性疾病

（1）过敏性休克 肾上腺素为首选药物。肾上腺素激动 α 受体，收缩小动脉和毛细血管前括约肌，降低毛细血管的通透性，升高血压；激动 β 受体，改善心功能，缓解支气管痉挛，减少过敏介质释放、舒张支气管、减轻支气管黏膜水肿，改善通气，逆转休克病理过程，迅速缓解休克症状。应用时一般肌内或皮下注射给药，严重病例亦可静脉滴注，但必须控制注射速度和用量，以免引起血压骤升及心律失常等不良反应。

（2）支气管哮喘 肾上腺素主要用于控制支气管哮喘的急性发作，皮下或肌内注射能于数分钟内起效。本药由于不良反应严重，仅用于急性发作者。

（3）血管神经性水肿及血清病 肾上腺素可迅速缓解血管神经性水肿、血清病、荨麻疹、花粉症等变态反应性疾病的症状。

3. 与局麻药配伍 肾上腺素与局麻药配伍，可延缓局麻药的吸收，延长局麻药作用时间，减少不良反应的发生。一般局麻药中肾上腺素的浓度为 1:250000，一次用量不超过 0.3mg。

4. 局部出血 将浸有肾上腺素的纱布或棉球（0.1%）用于鼻黏膜和齿龈表面，使微血管收缩，可有效止血。

5. 治疗青光眼 肾上腺素通过促进房水流出以及使 β 受体介导的眼内反应脱敏感化，降低眼内压。

【不良反应和注意事项】 一般不良反应为心悸、烦躁、头痛和血压升高、眩晕等。剂量过大或静脉注射太快时，可致心律失常、心绞痛或血压骤升。禁用于高血压、脑动脉硬化、器质性心脏病、糖尿病和甲状腺功能亢进症等患者。

【药物相互作用】 肾上腺素与单胺氧化酶抑制药联用可增强肾上腺素升压作用；与三环类抗抑郁药联用，可增强肾上腺素对心血管的作用，引起心律失常、高血压；与其他拟交感胺类药联用时，心血管作用加剧，容易出现不良反应；应用 β 受体阻断药患者，在使用含有肾上腺素的局麻药时，可发生严重不良反应，因此，需使用含有肾上腺素局麻药时应当在 3 日前停用 β 受体阻断药；与洋地黄类药物联用可导致心律失常；与麦角胺、麦角新碱或缩宫素联用，可加剧血管收缩，导致严重高血压或周围组织缺血；与降糖药联用，可减弱口服降血糖药及胰岛素的作用；与氯丙嗪联用，可引起严重的低血压。

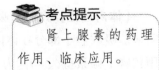

考点提示

肾上腺素的药理作用、临床应用。

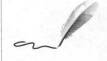

多巴胺

多巴胺（Dopamine）是去甲肾上腺素生物合成的前体，属儿茶酚胺类，是下丘脑和脑垂体腺中的一种中枢神经递质，药用其人工合成品。

【体内过程】口服后易在肠和肝中被破坏而失效。主要采用静脉滴注给药，在人体内分布广泛，不易透过血-脑屏障，外源性多巴胺无中枢作用。半衰期短（约2分钟），在体内迅速经 MAO 和 COMT 催化代谢灭活，代谢产物由尿排出。

【药理作用】多巴胺主要兴奋 α、β_1 受体和多巴胺受体，对 β_2 受体作用微弱，还能促进肾上腺素能神经末梢释放 NA。

1. 心血管系统　多巴胺对心血管的作用与用药浓度有关，小剂量时主要与位于肾、肠系膜和冠脉多巴胺受体结合，通过激活腺苷酸环化酶，使细胞内 cAMP 水平提高而导致血管舒张，在增加收缩压的同时对舒张压影响不大，会导致脉压增大。大剂量多巴胺可作用于心脏 α 受体和 β_1 受体，使心肌收缩力增强，心排出量增加；血管收缩，外周阻力增加，使血压升高。

2. 肾　小剂量多巴胺能激动肾血管多巴胺受体，舒张肾血管，大剂量则兴奋肾血管 α 受体，使肾血管明显收缩，反使肾血流量减少，尿量减少。

【临床应用】用于各种休克，如感染中毒性休克、心源性休克及出血性休克等。多巴胺作用时间短，需静脉滴注，可根据需要逐渐增加剂量。滴注给药时必须适当补充血容量，纠正酸中毒。用药时应监测心功能改变。多巴胺与利尿药联合应用于急性肾衰竭，也可用于洋地黄和利尿药无效的心功能不全。

【不良反应和注意事项】不良反应一般较轻，偶见恶心、呕吐。剂量过大或滴注速度过快，可出现心动过速、心律失常和肾血管收缩导致肾功能下降等；静脉滴注外漏可引起局部组织缺血坏死。

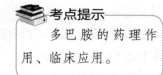

考点提示

多巴胺的药理作用、临床应用。

麻黄碱

麻黄碱（Ephedrine）是从中药麻黄中提取的生物碱，现已人工合成，药用其左旋体或消旋体。

【体内过程】口服易吸收，也可皮下或肌注给药。麻黄碱可通过血-脑屏障，中枢作用明显。吸收后小部分在体内经脱胺氧化，大部分以原型经肾排泄，代谢和排泄缓慢，故作用较肾上腺素持久。$t_{1/2}$ 为 3~6 小时。

【药理作用】麻黄碱能直接作用于 α、β 受体，发挥拟肾上腺素作用，可促进肾上腺素能神经末梢释放化学递质，间接发挥拟肾上腺素作用。与肾上腺素比较，麻黄碱具有下列特点：①化学性质稳定，口服有效；②拟肾上腺素作用弱而持久；③中枢兴奋作用较显著；④易产生快速耐受性。

1. 心血管　对心脏有兴奋作用，使心肌收缩力加强，心排出量增加，在整体情况下，由于血压升高，反射性减慢心率，此作用可抵消其直接加快心率的作用，故心率变化不大。麻黄碱的升压作用出现缓慢，但维持时间较长。

2. 支气管平滑肌 具有松弛支气管平滑肌作用，较肾上腺素作用弱，起效慢，作用持久。

3. 中枢神经系统 具有较显著的中枢兴奋作用，较大剂量时可兴奋大脑和皮层下中枢，引起精神兴奋、不安和失眠等。

4. 快速耐受性 麻黄碱短期内反复给药，作用逐渐减弱，称为快速耐受性，也称脱敏。停药后可以自行恢复。麻黄碱的快速耐受性产生机制，可能与递质逐渐耗损，及麻黄碱与受体的亲和力降低有关。

【临床应用】临床主要用于防治蛛网膜下隙和硬脊膜外麻醉所引起的低血压；防治支气管哮喘发作和治疗轻症鼻黏膜充血引起的鼻塞；缓解荨麻疹和血管神经性水肿等过敏反应的皮肤黏膜症状等。

【不良反应和注意事项】有时出现中枢兴奋所致的焦虑不安、失眠震颤、心悸头痛等，晚间服用宜合用镇静催眠药防止失眠。连续滴鼻治疗过久，可产生反跳性鼻黏膜充血或萎缩。短期内反复应用快速耐受性明显。禁忌证同肾上腺素。

伪麻黄碱

伪麻黄碱（Pseudoephedrine）是麻黄碱的立体异构物，药理作用与麻黄碱相似，但升压作用和中枢作用较弱。口服易吸收，不易被 MAO 代谢，大部分以原型经肾排泄，消除半衰期约数小时，主要用于鼻黏膜充血。不良反应与麻黄碱相似。

美芬丁胺

美芬丁胺（Mephentermine）为 α、β 受体激动药，药理作用与麻黄碱相似，通过直接作用于肾上腺素受体和间接促进递质释放发挥作用。美芬丁胺能加强心肌收缩力，增加心排出量，外周血管阻力增加不明显，使收缩压和舒张压升高。加快心率作用不明显，较少引起心律失常。与麻黄碱相似，也具有中枢兴奋作用。进入体内的美芬丁胺经甲基化和羟基化后，最后以原型和代谢产物经肾排泄，在酸性尿中排泄较快。主要用于腰麻时预防血压下降；也可用于心源性休克或其他低血压。此外，尚可用 0.5% 溶液滴鼻治疗鼻炎。本药可产生中枢兴奋症状，特别是过量时，可出现焦虑、兴奋；也可致血压过高和心律失常等。甲状腺功能亢进患者禁用，失血性休克者慎用。

第二节　α受体激动药

去甲肾上腺素

去甲肾上腺素（Noradrenanline）是肾上腺素能神经末梢释放的主要递质，也可由肾上腺髓质分泌。药用为人工合成品，其化学性质不稳定，遇光易失效，应避光保存。在中性尤其在碱性溶液中迅速氧化失效，在酸性溶液中较稳定，忌与碱性药物混合使用。

【体内过程】去甲肾上腺素口服无效。皮下或肌内注射时，因血管剧烈收缩，吸收很

扫码"看一看"

少，且易发生局部组织坏死，故只能采用静脉滴注给药。主要分布于去甲肾上腺素能神经支配的组织器官及肾上腺髓质中。迅速被去甲肾上腺素能神经末梢再摄取，部分被 COMT 和 MAO 代谢，故作用维持时间短暂。代谢产物经肾排泄。

【药理作用】去甲肾上腺素主要激动 α 受体，对 β_1 受体作用较弱，对 β_2 受体几乎无作用。

1. 血管 激动血管 α_1 受体，使血管收缩，主要使小动脉和小静脉收缩。皮肤黏膜血管收缩最明显，其次是肾血管。此外，脑、肝、肠系膜甚至骨骼肌血管也呈收缩反应。动脉收缩使血流量减少，静脉收缩显著使总外周阻力增加。冠状血管舒张，主要由于心脏兴奋、心肌的代谢产物，如腺苷等增加所致，同时因血压升高，提高冠状血管的灌注压，故冠脉流量增加。激动血管壁的去甲肾上腺素能神经末梢突触前膜 α_2 受体，抑制去甲肾上腺素释放。

2. 心脏 对心脏 β_1 受体激动较弱，使心肌收缩性加强，心率加快，传导加速，心排出量增加。在整体情况下，由于血压升高而反射性减慢兴奋迷走神经，使心率减慢；由于去甲肾上腺素具有强烈血管收缩作用，使总外周阻力增高，使心排出量不变或下降。剂量过大或静脉注射速度过快时，心脏自动节律性增加，可能引起心律失常，但较肾上腺素少见。

3. 血压 小剂量静脉滴注时，由于心脏兴奋，收缩压升高，血管收缩作用尚不明显，因此舒张压升高不明显，故脉压加大。较大剂量时，因血管强烈收缩，舒张压明显升高，脉压减小。

4. 其他 对机体代谢的影响较弱，仅在大剂量时才导致血糖升高。对其他平滑肌及中枢神经系统作用较弱，可加快妊娠期妇女子宫收缩。

【临床应用】

1. 抗休克 去甲肾上腺素在休克治疗中已不占重要地位，仅限用于血容量充足下的某些休克，如早期神经源性休克，以保证重要器官的血液供应。不宜长期使用，以免加重微循环障碍。

2. 药物中毒性低血压 中枢抑制药中毒可引起低血压，用去甲肾上腺素静脉滴注，可使血压回升至正常水平。特别在氯丙嗪中毒导致血压过低，应选用去甲肾上腺素而不宜选用肾上腺素。

3. 上消化道出血 取去甲肾上腺素 $1\sim3mg$，适当稀释后口服，因局部收缩食管或胃黏膜血管作用而产生止血效果。

【不良反应和注意事项】

1. 局部组织缺血坏死 去甲肾上腺素静脉滴注时间过长、浓度过高或药液漏出血管，可引起局部缺血坏死。如发现外漏或注射部位皮肤苍白，应停止注射或更换注射部位，进行热敷，并用 α 受体阻断药，如酚妥拉明作局部浸润注射，使血管扩张。

2. 急性肾衰竭 滴注时间过长或剂量过大，肾血管产生剧烈收缩，导致少尿、无尿和肾衰竭，故用药期间尿量应保持在每小时 25ml 以上。

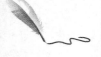

3. 停药后血压下降 长期静脉滴注，不可突然停药，应逐渐减少剂量或减慢滴注速度，避免血压突然下降。过量时出现严重头痛及高血压等。

完全性房室传导阻滞、高血压、动脉硬化、继发于未纠正的低血容量性低血压、无尿、严重微循环障碍及妊娠期妇女禁用。

考点提示

去甲肾上腺素的药理作用、临床应用、不良反应及禁忌证。

间羟胺

间羟胺（Metaraminol）为人工合成品，性质稳定，不易被 MAO 破坏。直接激动 α 受体外，对 β_1 受体作用较弱。间羟胺也可被肾上腺素能神经末梢摄取进入囊泡，通过置换作用促使囊泡中去甲肾上腺素释放，间接发挥作用。短时间内连续应用，可因囊泡内去甲肾上腺素减少，使效应逐渐减弱，产生快速耐受性。在产生耐受性时，适当加用小剂量去甲肾上腺素可恢复或增强其升压作用。间羟胺升压作用持久，对心率影响不明显，对肾血管收缩作用较去甲肾上腺素弱，故不易引起心律失常及肾衰竭等不良反应，且可肌内注射使用方便，故临床上作为去甲肾上腺素的代用品，在一般剂量下，用于心肌梗死性休克，也用于休克及手术时低血压。

第三节 β 受体激动药

异丙肾上腺素

异丙肾上腺素（Isoprenaline）为人工合成品，化学结构式为去氧肾上腺素氨基上的一个氢原子被异丙基所取代，是经典的 β_1、β_2 受体激动药。

【体内过程】 口服无效，气雾剂吸入给药吸收较快。舌下含药因能舒张局部血管，少量可从黏膜下的舌下静脉丛迅速吸收。吸收后主要在肝及其他组织中被 COMT 所代谢。异丙肾上腺素较少被 MAO 代谢，也较少被去甲肾上腺素能神经所摄取，因此其作用维持时间较肾上腺素略长。

【药理作用】 对 β 受体有很强的激动作用，对 β_1 和 β_2 受体选择性很低。对 α 受体几乎无作用。

1. 兴奋心脏 激动心脏 β_1 受体，使心肌收缩力增强，心率加快，传导加速，可增加心排出量和心耗氧量，缩短收缩期和舒张期。与肾上腺素比较，异丙肾上腺素加快心率、加速传导的作用较强，对窦房结有显著兴奋作用，也能引起心律失常，但较少产生心室颤动。

2. 舒张血管 激动平滑肌 β_2 受体，使骨骼肌和冠状血管明显舒张，对肾血管和肠系膜血管舒张作用较弱，也有增加组织血流量的作用。由于心脏兴奋和外周血管舒张，使收缩压升高而舒张压略下降，此时冠脉流量增加；但如静脉注射给药，则可引起舒张压明显下降，降低冠状血管的灌注压，冠脉有效血流量不增加。

3. 扩张支气管 可激动 β_2 受体，舒张支气管平滑肌，其作用比肾上腺素略强；也具有抑制组胺等过敏性物质释放的作用。但对支气管黏膜的血管无收缩作用，故消除黏膜水肿作用不如肾上腺素。久用可产生耐受性。

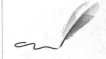

4. 其他 促进脂肪和糖原分解，能增加组织的耗氧量。其升高血中游离脂肪酸作用与肾上腺素相似，而升高血糖作用较弱。不易透过血-脑屏障，中枢兴奋作用微弱。

【临床应用】

1. 支气管哮喘 用于控制支气管哮喘急性发作，舌下或喷雾给药疗效快而强。

2. 房室传导阻滞 用于治疗Ⅱ、Ⅲ度房室传导阻滞，舌下给药或静脉滴注给药。

3. 心搏骤停 治疗各种原因如溺水、电击、手术意外和药物中毒等引起的心搏骤停，必要时与去甲肾上腺素或肾上腺素配伍使用。

4. 感染性休克 用于心源性休克或感染性休克，对中心静脉压高、心排出量低的患者，应在补足血容量的基础上，再用本药。

【不良反应和注意事项】 常见有心悸、头晕、皮肤潮红、心动过速等，用药过程应注意控制心率。在已有明显缺氧的哮喘患者，用量过大，易致心肌耗氧量增加，导致心律失常，甚至可致室性心动过速或心室颤动。冠心病、心肌炎、嗜铬细胞瘤、糖尿病和甲状腺功能亢进的患者禁用。

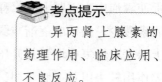

考点提示

异丙肾上腺素的药理作用、临床应用、不良反应。

多巴酚丁胺

多巴酚丁胺（Dobutamine）为人工合成品，其化学结构和体内过程与多巴胺相似，为β_1受体激动药。口服无效，仅供静脉注射给药。

【药理作用】 多巴酚丁胺是含有右旋多巴酚丁胺和左旋多巴酚丁胺的消旋体。前者阻断α_1受体，后者激动α_1受体，对α受体的作用因此而抵消。两者都激动β受体，但前者激动β受体作用为后者的10倍。消旋多巴酚丁胺的作用是两者的综合结果，主要表现激动β_1受体。

与异丙肾上腺素比较，多巴酚丁胺正性肌力作用比正性频率作用显著。很少增加心肌耗氧量，也较少引起心动过速；静脉滴注速度过快或浓度过高时，则引起心率加快。

【临床应用】 主要用于治疗心脏手术后、心肌梗死或中毒性休克并发心力衰竭，其改善左心室功能的作用优于多巴胺。多巴酚丁胺可增加心肌收缩力，增加心排出量和降低肺毛细血管楔压，并使左室充盈压明显降低，使心功能改善，继发地促进排钠、排水、增加尿量，有利于消除水肿。

【不良反应和注意事项】 用药期间可引起血压升高、心悸、头痛、气短等不良反应。偶致室性心律失常，应减量或暂停使用。梗阻性肥厚型心肌病患者禁用，因其可促进房室传导。心房纤颤、心肌梗死和高血压患者慎用。

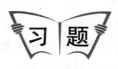
习题

扫码"看小结"

一、选择题

【A1 型题】

1. 使用过量最易引起心律失常的药物是

A. 异丙肾上腺素　　　　B. 多巴胺　　　　C. 肾上腺素

D. 麻黄碱　　　　E. 去甲肾上腺素

2. 抢救过敏性休克的首选药是

A. 肾上腺素　　　　B. 去甲肾上腺素　　　　C. 异丙肾上腺素

D. 多巴胺　　　　E. 多巴酚丁胺

3. 肾上腺素与局麻药配伍的目的是

A. 防止过敏性休克

B. 增强中枢镇静作用

C. 局部血管收缩，促进止血

D. 延长局麻药作用时间及防止吸收中毒

E. 防止出现低血压

4. 关于肾上腺素的叙述，正确的是

A. 口服易吸收

B. 可引起骨骼肌血管和冠状动脉舒张

C. 不易引起心律失常

D. 不能采用心室内注射给药

E. 可使血中游离脂肪酸降低

5. 对肾及肠系膜血管舒张作用最强的拟肾上腺素药是

A. 间羟胺　　　　B. 多巴胺　　　　C. 去甲肾上腺素

D. 肾上腺素　　　　E. 麻黄碱

6. 中枢兴奋作用最为明显的药物是

A. 异丙肾上腺素　　　　B. 肾上腺素　　　　C. 麻黄碱

D. 多巴胺　　　　E. 间羟胺

7. 防治硬膜外和蛛网膜下隙麻醉引起的低血压宜选用

A. 肾上腺素　　　　B. 去甲肾上腺素　　　　C. 异丙肾上腺素

D. 多巴胺　　　　E. 麻黄碱

8. 多巴胺舒张肾及肠系膜血管的机制是

A. 阻断 α 受体　　　　B. 激动 β_1 受体　　　　C. 激动 β_2 受体

D. 激动 DA 受体　　　　E. 激动 M 受体

9. 关于麻黄碱的叙述，错误的是

A. 口服易吸收　　　　B. 作用弱而持久　　　　C. 中枢兴奋作用显著

D. 舒张肾血管作用强　　　　E. 连续用药可发生快速耐受性

10. 去甲肾上腺素减慢心率的作用机制是

A. 抑制心肌收缩力　　　　B. 抑制窦房结　　　　C. 抑制交感神经中枢

D. 抑制房室传导　　　　E. 血压升高引起反射性迷走神经兴奋

【A3 型题】

(11 ~ 12 题共用题干)

患者，男，36 岁。咽痛，咳嗽，寒战、发热就诊，诊断为急性扁桃体炎，皮试注射青霉素后约 2 分钟，患者面色苍白、烦躁不安、脉搏细弱、血压降至 76/60.8mmHg，并伴有

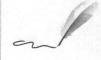

呼吸困难。诊断为过敏性休克。

11. 抢救过敏性休克首选

 A. 肾上腺素   B. 去甲肾上腺素   C. 多巴胺

 D. 异丙肾上腺素   E. 间羟胺

12. 该药禁用于

 A. 支气管哮喘   B. 鼻出血   C. 系统性红斑狼疮

 D. 房室传导阻滞   E. 甲状腺功能亢进

二、思考题

1. 过敏性休克首选药物是什么，为什么？

2. 试述去甲肾上腺素的临床用途有哪些？

（程似锦）

扫码"练一练"

第九章　抗肾上腺素药

抗肾上腺素药又称肾上腺素受体阻断药，是一类能阻断肾上腺素受体从而阻滞去甲肾上腺素能神经递质或肾上腺素受体激动药的作用，从而产生抗肾上腺素作用的药物。按其对 α、β 肾上腺素受体选择性不同，可分为三类：①α 受体阻断药；②β 受体阻断药；③α、β 受体阻断药。

第一节　α 受体阻断药

α 受体阻断药能选择性地与 α 受体结合，阻断去甲肾上腺素能神经递质及肾上腺素受体激动药与 α 受体结合，从而产生抗肾上腺素作用。α 受体阻断药选择性地阻断与血管收缩有关的 α 受体，但不影响与血管舒张有关的 β_2 受体，肾上腺素激动 α 受体的血管收缩作用被取消，而激动 β_2 受体舒张血管作用得以充分显现，将肾上腺素的升压作用翻转为降压作用，称为"肾上腺素升压作用的翻转"。根据这类药物对 α_1、α_2 受体选择性的不同，可将其分为三类：①非选择性 α 受体阻断药（α_1、α_2 受体阻断药）；②选择性 α_1 受体阻断药；③选择性 α_2 受体阻断药。

一、α_1、α_2 受体阻断药

酚妥拉明

酚妥拉明（Phentolamine）与 α 受体以氢键、离子键和范德华引力等结合，容易解离，维持时间短暂，作用时间短。

【体内过程】 酚妥拉明生物利用度低，口服作用仅为注射给药的 20%。口服后 30 分钟血药浓度达峰值，作用维持约 3~6 小时，肌内注射血药浓度达峰时间约 20 分钟，作用维持 30~45 分钟。因此，临床以静脉注射为主。酚妥拉明大多以无活性的代谢产物经肾排泄。

【药理作用】 酚妥拉明竞争性地阻断 α 受体，对 α_1、α_2 受体具有相似的亲和力，可阻断肾上腺素的 α 型作用。

1. 扩张血管 酚妥拉明主要阻断血管平滑肌 α_1 受体以及对血管的直接扩张作用，可使外周血管扩张，从而血压下降，肺动脉压和外周血管阻力降低。

2. 兴奋心脏 可使心肌收缩力加强、心率加快、心排出量增加，这种兴奋作用部分由

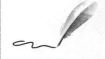

于血管扩张，血压下降，反射性地兴奋交感神经引起；部分是因阻断去甲肾上腺素能神经末梢突触前膜 α_2 受体，从而促进去甲肾上腺素释放，激动心脏 β_1 受体的结果。

3. 其他 有拟胆碱作用和组胺样作用，使胃肠平滑肌兴奋、胃酸分泌增加、引起皮肤潮红等。

【临床应用】

1. 外周血管痉挛性疾病 利用其扩张血管作用，用于肢端动脉痉挛性疾病，如雷诺综合征、血栓闭塞性脉管炎等。

2. 防治局部组织缺血性坏死 当静脉滴注去甲肾上腺素发生药液外漏，引起局部组织缺血性坏死等，可局部浸润注射酚妥拉明，以拮抗去甲肾上腺素的血管收缩作用。

3. 嗜铬细胞瘤的诊治 酚妥拉明可使嗜铬细胞瘤所致的高血压在短时间内明显下降，用于嗜铬细胞瘤的诊断，还用于嗜铬细胞瘤骤发高血压危象以及手术前的准备。

4. 抗休克 酚妥拉明能使心排出量增加，血管扩张，外周阻力降低，从而改善休克状态时的内脏血液灌注，解除微循环障碍；并能降低肺循环阻力，防止肺水肿的发生。主要用于感染性休克、心源性休克和神经源性休克。

5. 难治性充血性心力衰竭 患者发生心力衰竭时，心排出量不足，交感神经张力增加，外周阻力增高，肺充血和肺动脉压力升高，易产生肺水肿。应用酚妥拉明可明显扩张血管，降低外周阻力，使心脏后负荷明显降低，左心室舒张末期压与肺动脉压下降，心排出量增加以减轻心力衰竭症状。

【不良反应和注意事项】 常见低血压、腹痛、腹泻、呕吐，也可诱发溃疡病。静脉给药有时可引起心率加快、心律失常和心绞痛，需缓慢注射或滴注。冠心病、胃炎、消化性溃疡及冠心病等患者慎用。心脏质性损害、低血压、严重动脉硬化、肾功能减退患者禁用。

> **考点提示**
> 酚妥拉明的药理作用、临床应用、不良反应。

妥拉唑林

妥拉唑林（Tolazoline）对 α 受体阻断作用与酚妥拉明相似，但作用较弱，而组胺样作用和拟胆碱作用较强。口服和注射均易吸收，大部分以原型经肾排泄。主要用于血管痉挛性疾病，如肢端动脉痉挛症，手足发绀、血栓闭塞性脉管炎等，局部浸润注射用于去甲肾上腺素静脉滴注时药液外漏。不良反应与酚妥拉明相似，但发生率较高，胃溃疡、冠状动脉病患者禁用。

酚苄明

酚苄明（Phenoxybenzamine）为长效类 α 受体阻断药。因刺激性大，不作肌内注射和皮下注射，主要采用口服和静脉给药。起效较慢，作用强大而持久，作用类似酚妥拉明，但较持久，一次给药作用可持续 3～4 天。本药能阻断血管平滑肌的 α 受体，扩张血管，降低外周阻力，改善微循环。可用于治疗外周血管疾病及休克和嗜铬细胞瘤引起的高血压的治疗，还可用于良性前列腺增生，改善排尿困难的症状，用于早泄。常见不良反应有直立性低血压、心动过速、心律失常、鼻塞、口干、恶心、呕吐、嗜睡、疲乏等。

二、α₁受体阻断药

哌唑嗪

哌唑嗪（Prazosin）选择性地阻断 α₁ 受体，同时扩张阻力血管和容量血管。对 α₂ 受体作用弱，故不引起反射性心动过速，不影响去甲肾上腺素的释放，很少引起心率加快等不良反应。主要用于治疗高血压，慢性充血性心力衰竭和良性前列腺增生的治疗。首次服用有恶心、眩晕、头痛、嗜睡等不良反应。

坦洛新

坦洛新（Tamsulosin）选择性阻断 α₁ 受体，对 α₁ₐ 受体的阻断作用强于 α₁ᵦ 受体，α₁ₐ 受体主要存在于前列腺，而 α₁ᵦ 受体主要在血管，因此，坦洛新可用于治疗良性前列腺肥大，而对心率和血压无明显作用。

第二节　β 受体阻断药

扫码"看一看"

案例讨论

[案例] 患者，男，30 岁。失眠，心慌，消瘦一年多，某院门诊，体检：体温 36.5℃，脉搏 60 次/分，呼吸 19 次/分，血压 137/64mmHg，游离总三碘甲腺原氨酸（FT_3）37.13pmol/L（↑），游离甲状腺素（FT_4）>78.13pmol/L（↑），促甲状腺激素（TSH）<0.01μU/ml（↓），诊断：甲状腺功能亢进症。治疗：甲巯咪唑 5mg，每天 3 次，口服；普萘洛尔 10mg，每天 3 次，口服。

[讨论] 甲状腺功能亢进症使用普萘洛尔治疗的用药依据是什么？

β 受体阻断药可选择性地与 β 受体结合，阻断去甲肾上腺素能神经递质及肾上腺素受体激动药与 β 受体结合，从而产生抗肾上腺素作用。根据这类药物对 β₁、β₂ 受体选择性的不同，可将其分为非选择性 β 受体阻断药（β₁、β₂ 受体阻断药）和选择性 β₁ 受体阻断药。常用 β 受体阻断药药理学特性，见表 9 – 1。

表 9 – 1　β 受体阻断药分类及药理学特性

药物名称	内在拟交感活性	膜稳定作用	口服生物利用度（%）	血浆半衰期（小时）	首关消除（%）	主要消除器官
β₁、β₂受体阻断药						
普萘洛尔	−	＋＋	30	3～5	60～70	肝
噻吗洛尔	−	−	75	3～5	25～30	肝
吲哚洛尔	＋＋	±	90	3～4	10～13	肝、肾
β₁受体阻断药						

续表

药物名称	内在拟交感活性	膜稳定作用	口服生物利用度（%）	血浆半衰期（小时）	首关消除（%）	主要消除器官
美托洛尔	−	±	40	3~4	50~60	肝
阿替洛尔	−	−	50	6~9	0~10	肾
醋丁洛尔	+	+	40	3~4	20~30	肝
比索洛尔	−	−	90	10~12	50	肝
倍他洛尔	−	+	90	16~20		肝、肾

【药理作用】

1. 阻断 β 受体作用

（1）对心血管系统的影响　阻断心脏 β_1 受体，使心率减慢，心房和房室结的传导减慢，心肌收缩力减弱，心排出量减少，心肌耗氧量下降，血压降低。由于非选择性 β 受体阻断药对血管 β_2 受体也有阻断作用，加上心脏功能受到抑制，反射地兴奋交感神经引起血管收缩和外周阻力增加，可使肝、肾和骨骼肌等血流量减少，冠状血管血流量也可降低。对正常人血压影响不明显，但对高血压患者有明显降压作用。

（2）收缩支气管平滑肌　阻断支气管平滑肌 β_2 受体，使支气管平滑肌收缩，从而增加呼吸道阻力，对正常人影响很小，对有支气管哮喘或慢性阻塞性肺疾病患者，可诱发或加重哮喘。选择性 β_1 受体阻断药的此作用较弱。

（3）影响代谢　肝糖原的分解与激动 α_1 和 β_1 受体作用有关。β 受体阻断药可抑制交感神经兴奋所引起的脂肪、糖原分解，当与 α 受体阻断药联用时可拮抗肾上腺素的升高血糖作用。但 β 受体阻断药并不影响正常人的血糖水平，也不影响胰岛素的降血糖作用，但能延缓胰岛素给药后血糖水平的恢复。β 受体阻断药能掩盖低血糖时交感神经兴奋的症状，使低血糖不易被及时察觉。

（4）抑制肾素释放　β 受体阻断药通过阻断肾小球旁器细胞 β_1 受体而抑制肾素的释放，这可能是其降压作用原因之一。

2. 内在拟交感活性　有些 β 受体阻断药（吲哚洛尔）与 β 受体结合后除能阻断受体外，尚对 β 受体具有较弱的激动作用，称为内在拟交感活性。由于这种作用较弱，一般被其 β 受体阻断作用所掩盖。内在拟交感活性较强的药物在临床应用时，其抑制心肌收缩力、减慢心率和收缩支气管作用较弱。

3. 膜稳定作用　有些 β 受体阻断药具有局部麻醉作用和奎尼丁样作用，这两种作用都是由于其降低细胞膜对离子的通透性所致，故称为膜稳定作用。此外，无膜稳定作用的 β 受体阻断药对心律失常仍然有效。因此，这一作用在常用量时与其治疗作用的关系不大。

4. 其他　普萘洛尔有抗血小板聚集作用；噻吗洛尔有降低眼内压作用，这可能与其阻断血管平滑肌 β_2 受体，使眼后房血管收缩，减少房水的形成有关。

【临床应用】

1. 心律失常　对多种原因引起的快速型心律失常均有效，对于交感神经兴奋性过高、甲状腺功能亢进等引起的窦性心动过速疗效较好，也可用于运动或情绪激动所引发的室性心律失常。

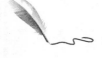

2. 心绞痛和心肌梗死　对心绞痛有良好的疗效。长期应用可降低心肌梗死复发率和猝死率。

3. 高血压　能使高血压患者的血压下降，并伴有心率减慢，为治疗高血压的常用药物。

4. 充血性心力衰竭　本类药物可使心率减慢，心肌耗氧量减少，还可阻断肾小球旁器细胞 β_1 受体，抑制肾素 – 血管紧张素 – 醛固酮系统，减轻心脏的前、后负荷，从而改善症状。

5. 甲状腺功能亢进症　可降低基础代谢率，减慢心率，控制激动不安等症状，主要用于甲状腺功能亢进症的辅助治疗，对甲状腺危象可迅速控制症状。

6. 其他　本类药还可用于：①嗜铬细胞瘤和肥厚性心肌病；②普萘洛尔适用于偏头痛、肌震颤、肝硬化所致的上消化道出血等；③噻吗洛尔常局部应用于治疗青光眼。

【不良反应和注意事项】

1. 一般不良反应　有恶心、呕吐、轻度腹泻等消化道症状。偶见过敏反应如皮疹、血小板减少等。

2. 心脏抑制　因对心脏 β_1 受体的阻断作用，可引起心脏抑制，特别是窦性心动过缓、房室传导阻滞、心功能不全等患者对药物的敏感性增高，尤易发生，甚至引起严重心功能不全、肺水肿、房室传导完全阻滞或心搏骤停等。

3. 诱发或加重支气管哮喘　由于阻断支气管平滑肌 β_2 受体，使支气管平滑肌收缩，呼吸道阻力增加。

4. 外周血管收缩和痉挛　由于阻断血管平滑肌的 β_2 受体，可使外周血管收缩和痉挛，导致四肢发冷、皮肤苍白或发绀，出现雷诺症状或间歇性跛行，甚至引起脚趾溃疡和坏死。

5. 反跳现象　长期应用 β 受体阻断药突然停药，可使原有疾病症状加重，与 β 受体向上调节有关。因此，长期用药者不宜突然停药，须逐渐减量直至停药，避免反跳现象的发生。

严重心功能不全、窦性心动过缓、重度房室传导阻滞和支气管哮喘者等禁用。心肌梗死、肝功能不全者慎用。

一、β_1、β_2 受体阻断药

普萘洛尔

普萘洛尔（Propranolol）为临床常用的 β 受体阻断药。其阻滞心肌 β 受体，减慢心率，抑制心肌收缩力与房室传导，冠脉血流量下降，心肌耗氧量减少。主要用于多种原因引起的心律失常（如房性及室性期前收缩，窦性及室上性心动过速、心房颤动等，但室性心动过速慎用）、心绞痛、高血压、嗜铬细胞瘤（手术前准备）等。

> **考点提示**
>
> 普萘洛尔的药理作用、临床应用、不良反应及禁忌证。

吲哚洛尔

吲哚洛尔（Pindolol）药理作用与普萘洛尔相似，其作用强度为普萘洛尔的 6～15 倍，

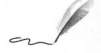

而且具有较强的内在拟交感活性，主要表现在激动 β_2 受体方面，故对减慢心率及减少心排出量的作用较弱。较低血浆肾素活性的作用比普萘洛尔弱。用于高血压、心绞痛、心律失常、心肌梗死、甲状腺功能亢进等。

噻吗洛尔

噻吗洛尔（Timolol）是已知的作用最强的 β 受体阻断药，作用强度为普萘洛尔的 8 倍。其无内在拟交感活性和膜稳定作用，无选择性和无直接抑制心脏作用，无局部麻醉作用。噻吗洛尔能阻断血管平滑肌 β_2 受体，减少房水的形成，降低眼内压。噻吗洛尔的疗效与毛果芸香碱相近或较优，且无缩瞳和调节痉挛等不良反应。用于治疗高血压、心绞痛、心动过速和青光眼。

本类药物还有纳多洛尔（Nadolol）、索他洛尔（Sotalol）、阿普洛尔（Alprenolol）、氧烯洛尔（Oxprenolol）等。

二、β_1 受体阻断药

美托洛尔

美托洛尔（Metoprolol）是选择性 β_1 受体阻断药，有较弱的膜稳定性，无内在拟交感活性，对 β_2 受体作用较弱，对心脏有较大的选择性作用，较大剂量时对血管及支气管平滑肌也有作用。用于治疗各型高血压（与利尿药和血管扩张药联用）、心绞痛、心律失常、甲状腺功能亢进症及嗜铬细胞瘤。静脉注射对心律失常，特别是室上性心律失常有效。偶有胃部不适、眩晕、头痛、疲倦、失眠等不良反应。一度及二度房室传导阻滞、严重窦性心动过缓、低血压、妊娠期妇女及洋地黄无效的心力衰竭患者禁用。严重支气管痉挛、肝肾功能不全，糖尿病及甲亢患者慎用。

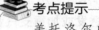

考点提示
美托洛尔的药理作用、临床应用、不良反应。

阿替洛尔

阿替洛尔（Atenolol）对 β_1 受体有选择性阻断作用，无内在拟交感活性，无心肌抑制作用，对心脏有较大的选择性作用，而对血管或支气管的影响较小。临床上主要用于治疗高血压、心绞痛及心律失常，对青光眼也有效。个别患者出现心动过缓等不良反应。严重窦性心动过缓、房室传导阻滞、心力衰竭患者禁用。

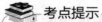

考点提示
β 受体阻断的药理作用、临床应用、不良反应、禁忌证及代表药物。

第三节　α、β 受体阻断药

本类药物对 α 受体和 β 受体的阻断作用选择性低，但对 β 受体的阻断作用强于对 α 受体的阻断作用，临床主要用于治疗高血压。

拉贝洛尔

拉贝洛尔（Labetalol）为 α、β 受体阻断药的代表药物。

【体内过程】口服吸收率个体差异大，部分被首关消除，生物利用度为 20%～40%。$t_{1/2}$ 为 4～6 小时，血浆蛋白结合率为 50%，约有 99% 的药物在肝迅速代谢，只有少量经肾排泄。

【药理作用和临床应用】拉贝洛尔阻断 α 受体和 β 受体，其中阻断 $β_1$ 和 $β_2$ 受体的作用强度相似，对 $α_1$ 受体的阻断作用较弱，对 $α_2$ 受体无作用。静脉注射或静脉滴注主要用于中、重度高血压和心绞痛的治疗，也可用于高血压危象的治疗。

【不良反应和注意事项】可引起眩晕、乏力、上腹不适等，大剂量可引起直立性低血压。支气管哮喘及心功能不全者禁用。本药对小儿、妊娠期妇女及脑出血患者禁止静脉注射。

卡维地洛

卡维地洛（Carvedilol）是新型的具有 $α_1$、$β_1$、$β_2$ 受体阻断作用的药，无内源性拟交感活性，高浓度时对钙有拮抗作用，还有抗氧化作用，抑制心肌细胞凋亡，抑制氧自由基引起的脂质过氧化和平滑肌增殖。口服后首关消除显著，生物利用度 22%，血浆蛋白结合率 95%，主要经肝代谢消除，$t_{1/2}$ 为 6～8 小时。本药主要用于治疗轻、中度高血压，疗效与其他 β 受体阻断药、硝苯地平等类似，还可用于充血性心力衰竭。

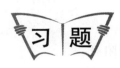

习题

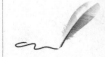

扫码"看小结"

一、选择题

【A1 型题】

1. 酚妥拉明的临床应用不包括
   - A. 支气管哮喘
   - B. 难治性充血性心力衰竭
   - C. 外周血管痉挛性疾病
   - D. 肾上腺嗜铬细胞瘤
   - E. 休克

2. 选择性阻断 $α_1$ 受体的药物是
   - A. 酚苄明
   - B. 妥拉唑啉
   - C. 酚妥拉明
   - D. 哌唑嗪
   - E. 拉贝洛尔

3. 能对抗去甲肾上腺素收缩血管作用的药物是
   - A. 酚妥拉明
   - B. 普萘洛尔
   - C. 阿托品
   - D. 多巴胺
   - E. 噻吗洛尔

4. 属于长效 α 受体阻断药的是
   - A. 妥拉唑啉
   - B. 酚妥拉明
   - C. 酚苄明
   - D. 拉贝洛尔
   - E. 哌唑嗪

5. 普萘洛尔禁用于

A. 偏头痛   B. 心律失常   C. 心绞痛

D. 高血压   E. 支气管哮喘

6. 可用于治疗外周血管痉挛性疾病的药物是

A. 哌唑嗪   B. 酚妥拉明   C. 拉贝洛尔

D. 美托洛尔   E. 噻吗洛尔

7. 可用于诊治嗜铬细胞瘤的药物是

A. 阿托品   B. 肾上腺素   C. 去甲肾上腺素

D. 哌唑嗪   E. 酚妥拉明

8. 兼有 α 和 β 受体阻断作用的药物是

A. 美托洛尔   B. 普萘洛尔   C. 吲哚洛尔

D. 拉贝洛尔   E. 阿替洛尔

9. 选择性阻断 β_1 受体的药物是

A. 吲哚洛尔   B. 拉贝洛尔   C. 噻吗洛尔

D. 普萘洛尔   E. 美托洛尔

10. 具有降低眼内压作用的 β 受体阻断药的是

A. 美托洛尔   B. 阿替洛尔   C. 普萘洛尔

D. 噻吗咯尔   E. 拉贝洛尔

11. 普萘洛尔最适合用于治疗

A. 心绞痛伴有严重心动能不全

B. 心绞痛伴有窦性心动过缓

C. 心绞痛伴有支气管哮喘

D. 心绞痛伴有高血压

E. 心绞痛伴有重度房室传导阻滞

12. 关于普萘洛尔的叙述，错误的是

A. 阻断 β_1 受体   B. 阻断 β_2 受体   C. 具有膜稳定作用

D. 使肾素释放减少   E. 具有内在拟交感活性

13. 可诱发或加重支气管哮喘的药物是

A. 酚妥拉明   B. 妥拉唑啉   C. 酚苄明

D. 普萘洛尔   E. 哌唑嗪

14. 可适用于偏头痛的药物是

A. 哌唑嗪   B. 酚妥拉明   C. 普萘洛尔

D. 美托洛尔   E. 拉贝洛尔

【A3 型题】

（15～16 题共用题干）

患者，女，55 岁。因神经源性休克入院，采用静脉滴注去甲肾上腺素治疗，用药过程中药物外漏，引起滴注部位皮肤苍白、皮肤温度下降。

15. 对抗去甲肾上腺素药物外漏引起的部位皮肤苍白、皮肤温度下降可选用

A. 酚妥拉明   B. 哌唑嗪   C. 普萘洛尔

D. 阿托品   E. 新斯的明

16. 该药物常见的不良反应是
    A. 心动过缓　　　　　B. 低血压　　　　　C. 失眠
    D. 肝脏损害　　　　　E. 粒细胞减少

二、思考题

1. 酚妥拉明的临床应用有哪些?

2. 普萘洛尔的临床应用和不良反应有哪些?

扫码"练一练"

（程似锦）

第十章　麻　醉　药

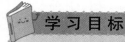

学习目标

1. **掌握**　局部麻醉药的作用、给药方法和注意事项。
2. **熟悉**　常用局部麻醉药的药理作用、临床应用、不良反应和注意事项。
3. **了解**　常用的吸入性麻醉药和静脉性麻醉药。

案例讨论

[**案例**] 患者，女，23岁，农民。两周前左脚大蹈趾剪指甲后下水田劳作，发现甲沟有轻度红肿、疼痛、甲小皮剥脱，继之少量脓液由甲沟流出，趾甲边和甲沟处变黑，容易擦伤出血，今因大蹈趾甲下有脓液潜行就诊，检查发现趾甲有所松动，诊断：化脓性甲沟炎。给以手术拔出大蹈趾甲治疗。

[**讨论**]

1. 术前应采取什么麻醉方法？
2. 选用何药进行麻醉？应注意什么？

麻醉是指机体或机体局部暂时失去对外界刺激反应性的一种状态或指造成这种状态的方法，良好的麻醉效果是进行外科手术或某些诊断检查的必要条件。麻醉药是能产生上述麻醉作用的药物，可分为局部麻醉药和全身麻醉药两大类。

知识拓展

麻醉药与麻醉药品

麻醉药是指能使机体或机体局部暂时失去感觉，起到麻醉作用的药物。是外科手术、诊断检查和治疗操作等的必备用药。

麻醉药品是指反复使用易产生药物依赖性的药物，易导致药物滥用及停药戒断综合征。主要包括吗啡、哌替啶等阿片类镇痛药，其生产、运输、销售和使用必须严格遵守"国际禁毒公约"和我国的有关法律、法规。

第一节　局部麻醉药

局部麻醉药简称局麻药，是一类能暂时、完全和可逆性地阻断用药局部神经冲动产生和传导的药物，在意识清醒的条件下可使局部痛觉等感觉暂时消失，局麻作用消失后，神经功能可完全恢复，同时对各类组织无损伤性影响。

一、局麻药的作用和给药方法

（一）局麻药的作用

1. 局部作用 局麻药是通过阻滞钠通道，产生膜稳定作用，阻滞神经冲动的发生和传导，产生局部麻醉作用。其作用强度与药物浓度和神经结构有关，产生麻醉顺序一般是痛觉、温觉、触觉依次消失，最后可影响自主神经。

2. 全身作用 局麻药过量或误入血管，吸收后可出现毒性反应。

（1）中枢神经系统作用 先兴奋后抑制，表现为眩晕、不安、多言、震颤、惊厥，最后可转入抑制，出现昏迷、呼吸抑制甚至呼吸麻痹。

（2）心血管系统作用 抑制心脏，心收缩力减弱、传导减慢甚至心搏骤停；扩张血管，加速药物吸收中毒，引起血压下降，甚至导致休克、死亡。

（二）局麻药的给药方法

1. 表面麻醉 又称黏膜麻醉，是将穿透性较强的局麻药根据需要喷涂于皮肤、黏膜表面，使黏膜下神经末梢麻醉。适用于眼、鼻、口腔、咽喉、气管、食管、尿道等部位的手术或检查。应选择脂溶性高，穿透性强的局麻药，如丁卡因。

2. 浸润麻醉 是将局麻药直接注入皮内、皮下或深部组织，使局部神经末梢被麻醉。适用于浅表部位的小手术。用药量较大，麻醉区域较小，应选择不宜扩散和吸收，且毒性小的局麻药，如普鲁卡因、利多卡因。

3. 传导麻醉 又称神经干阻滞麻醉，是将局麻药注射到神经干或神经丛的周围，阻滞神经冲动的传导，使该神经所分布的区域麻醉。适用于四肢、口腔及面部等部位的手术。可选用利多卡因、普鲁卡因和布比卡因。为延长麻醉时间，也可将布比卡因和利多卡因合用。

4. 硬脊膜外腔麻醉 简称硬膜外麻醉，是将药液注入硬脊膜外腔，麻醉药沿着神经鞘扩散，穿过椎间孔阻断神经根。作用范围广，适用于颈部、胸部及腹部的手术。常用药物为利多卡因、布比卡因等。

5. 蛛网膜下隙麻醉 又称脊髓麻醉，俗称腰麻，是将药液注入腰椎蛛网膜下隙，阻滞该脊神经根的传导。首先被阻断的是交感神经纤维，其次是感觉纤维，最后是运动纤维。适用于下腹部及下肢的手术。应选择药液比重高，刺激性小，且不易扩散的局麻药，如普鲁卡因。

二、常用的局麻药

常用的局麻药按化学结构常分为酯类和酰胺类。前者主要有普鲁卡因和丁卡因，后者主要有利多卡因和布比卡因等。

普鲁卡因

普鲁卡因（Procaine）其盐酸盐为白色结晶或结晶性粉末，易溶于水，水溶液不稳定，久贮药液变黄，药效降低，宜避光保存。

【体内过程】 本药被吸收后，大部分与血浆蛋白暂时结合，随即释出而分布全身，能透过血－脑屏障。在体内可被假性胆碱酯酶水解成对氨苯甲酸和二乙氨基乙醇，前者能对抗磺胺类药物的抗菌作用，后者可增强强心苷类药物的毒性。

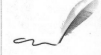

【药理作用和临床应用】

1. 局部麻醉　本药作用较弱，维持时间短，亲脂性低，对皮肤黏膜穿透力较弱，故一般不用于表面麻醉。其毒性小，注射给药后 1～3 分钟起效，可维持 30～45 分钟，加用肾上腺素后维持时间可延长 20%。主要用于浸润麻醉、腰麻、传导麻醉和硬膜外麻醉。

2. 局部封闭　用 0.25%～0.5% 的溶液注射于病灶周围，可减轻病灶对中枢神经系统的劣性影响，缓解局部炎症和损伤症状。为增强疗效，可与糖皮质激素类药物配伍应用。也可用于静脉注射时，去甲肾上腺素等刺激性强的药液外漏时的局部封闭，以防止局部组织缺血坏死。

【不良反应和注意事项】

1. 毒性反应　用量过大或误入血管时发生吸收作用后，出现中枢神经系统反应和心血管系统毒性反应。

2. 过敏反应　少数患者用药后可发生皮疹、喉头水肿、哮喘，甚至过敏性休克等过敏反应，用药前应做皮试。

丁卡因

丁卡因（Tetracaine）结构和作用与普鲁卡因相似，水溶液不稳定，应现用现配。穿透性比普鲁卡因强，作用强度也较普鲁卡因强而持久，约为普鲁卡因的 10 倍以上。主要用于表面麻醉，也可用于腰麻、传导麻醉、硬膜外麻醉。因毒性大，一般不用于浸润麻醉。大剂量可致心脏传导系统和中枢神经系统抑制；药液误注入血管可致猝死，故切勿过量，并避免误注入血管。

利多卡因

利多卡因（Lidocaine）是目前应用最多的局麻药。本药水溶液较稳定，脂溶性较强，穿透性比普鲁卡因强，显效快，作用强而持久，对黏膜穿透力强及安全范围较大，无扩张血管作用和对组织几乎没有刺激性。

【临床应用】

1. 局部麻醉　可用于各种局部麻醉，有"全能麻醉药"之称。但因其扩散快而强，腰麻时麻醉范围不易控制，故一般不用于腰麻。

2. 抗心律失常　是治疗室性心律失常的首选药物（详见第十八章抗心律失常药）。

【不良反应和注意事项】一般不易引起过敏反应，普鲁卡因过敏者常选用本药，但其毒性反应较普鲁卡因略大。严重房室传导阻滞、对本药过敏、有癫痫大发作病史、严重肝功能不全者及休克患者禁用。

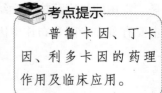

考点提示

普鲁卡因、丁卡因、利多卡因的药理作用及临床应用。

布比卡因

布比卡因（Bupivacaine）作用与利多卡因相似，局麻作用强而持久，可达 5～10 小时，在血液内浓度低，体内蓄积少，为较安全的长效局麻药。但吸收入血后也会出现心脏毒性，诱发心律失常等，用药时仍需注意。因其对皮肤黏膜穿透力弱，故一般不用于表面麻醉。

罗哌卡因

罗哌卡因（Ropivacaine）化学结构类似布比卡因，其阻断痛觉的作用较强而对运动的作用较弱，作用时间短，对心肌的毒性比布比卡因小，有明显的收缩血管作用。适用于硬膜外、臂丛阻滞和局部浸润麻醉。它对子宫和胎盘血流几乎无影响，故适用于产科手术麻醉。

第二节 全身麻醉药

全身麻醉药，简称全麻药，指一类能抑制中枢神经而导致暂时性意识、感觉、反射消失，骨骼肌松弛的药物。全麻药具有很高的脂溶性，可进入神经细胞膜，使膜上钾、钠通道受阻，阻滞神经传导，抑制中枢神经系统而产生全麻作用。全麻药物可分吸入性麻醉药和静脉麻醉药两类。

一、吸入性全麻药

吸入性麻醉药是一类挥发性的液体或气体。前者如乙醚、氟烷、异氟烷、恩氟烷和七氟烷等，后者如氧化亚氮。由呼吸道吸收进入体内，麻醉深度可通过对吸入气体中的药物浓度（分压）的调节加以控制，并可连续维持，满足手术的需要。常用吸入麻醉药见表10－1。

表 10 – 1　常用吸入麻醉药理作用特点及临床应用

药物名称	作用特点	临床应用
麻醉乙醚 （Anesthetic Ether）	麻醉过程缓慢，分期指征明显，易控制；诱导期长，苏醒缓慢；局部刺激性强；安全范围大，镇痛和肌松作用安全，对心、肝、肾的毒性小，对呼吸功能和血压影响小；能抑制胰岛素分泌；有特异臭味，易燃易爆	现在临床已很少应用
氟烷 （Halothane）	麻醉作用快而强，诱导期短，苏醒快；肌肉松弛作用和镇痛作用较弱；对呼吸道几乎无刺激性；安全性较小，易诱发心律失常	可用于诱导麻醉
恩氟烷 （Enflurane）	麻醉诱导平稳，迅速和舒适，苏醒也快；肌肉松弛良好；对呼吸稍有抑制，术后可出现恶心、呕吐；麻醉时脑电图偶见癫痫样波	一般用于复合麻醉，可与静脉麻醉药合用
异氟烷 （Isoflurane）	诱导麻醉及苏醒均较快，肌肉松弛良好。术后恶心、呕吐的发生率较低	一般用于复合麻醉
氧化亚氮 （Nitrous Oxide）	麻醉力弱，诱导期短，麻醉时患者感觉舒适愉快，苏醒较快；镇痛作用强，骨骼肌松弛作用差；对呼吸道无刺激性，对肝、肾功能无明显不良影响，对心脏略有抑制作用	可用于诱导麻醉或与其他全麻药配伍使用，但现已少用

吸入全麻药物可抑制心血管系统，患者心功能不全时更易出现，应警惕中枢性血压下降或心律失常，此外，氟烷尚可增加心肌对儿茶酚胺的敏感性，诱发心律失常等，故不宜

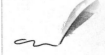

与去甲肾上腺素、肾上腺素、多巴胺等合用；吸入全麻药物均可抑制呼吸，应注意防治；颅内占位性病变、颅脑损伤，为避免颅内压继续上升，吸入全麻药物应慎用；呼吸道急性感染患者、糖尿病患者禁用乙醚，肝功能不全、难产或剖宫产者禁用氟烷，癫痫患者禁用恩氟烷，疑有缺氧时应立即降低氧化亚氮浓度。

二、静脉麻醉药

本类药物直接注入静脉，产生全麻作用快，无呼吸道刺激，但药物消除慢，深度不易掌握，安全性低于吸入麻醉药，主要用于小手术、检查或复合麻醉。常用药物见表 10 – 2。

表 10 – 2　常用静脉麻醉药

药物名称	主要作用特点	临床应用
硫喷妥钠 （Thiopental Sodium）	作用迅速，无诱导兴奋期，维持时间短，苏醒快；镇痛作用差，肌肉松弛不完全；易诱发喉头和支气管痉挛，故支气管哮喘患者禁用	用于诱导麻醉、基础麻醉和脓肿的切开引流、骨折、脱臼的闭合复位等短时手术
氯胺酮 （Ketamine，Ketalar）	引起分离麻醉；作用出现快，维持时间短，苏醒较慢、噩梦较多；安全性大；骨骼肌张力增加；使颅内压升高	用于诱导麻醉或与地西泮联合用于短时的体表小手术
丙泊酚 （Propofol）	催眠作用强，麻醉迅速，无诱导期，苏醒快，时间短，无呼吸道刺激	用于麻醉诱导、麻醉维持和 ICU 危重患者的镇静

三、复合麻醉药

目前单独使用各种全麻药均有缺点，为使用药更安全、有效，多采用联合用药或辅以其他药物的方法，以取得满意的麻醉效果，便于手术顺利进行，这种方法称复合麻醉。常用药物参见表 10 – 3。

表 10 – 3　复合麻醉药物药理作用和临床应用

种类和目的	组成药物	药理作用和临床应用
麻醉前给药	镇静催眠药，如地西泮、巴比妥类	镇静催眠，解除精神紧张，短暂性记忆缺失
	麻醉性镇痛药，如哌替啶等	镇痛安定，减少麻醉药用量
	M 受体阻断药，如阿托品、东莨菪碱等	抑制腺体分泌，防止吸入性肺炎等术中并发症
基础麻醉	硫喷妥钠、苯巴比妥等	控制不合作患者，使患者进入浅麻醉或深睡状态，小儿常用
诱导麻醉	硫喷妥钠、氧化亚氮	缩短诱导期，迅速进入外科麻醉期
低温麻醉	氯丙嗪等	降温，人工冬眠，降低心、脑等重要器官的耗氧量
神经安定麻醉	氟哌利多、芬太尼、氧化亚氮、琥珀胆碱	神经安定镇痛术适用于小手术，同时加用全麻药和骨骼肌松弛药，以达到满意的外科麻醉效果
控制性降压	扩张血管药，如硝普钠、钙拮抗剂等	短时扩张血管，使血压适度适时下降，减少手术出血等

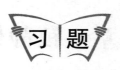

习题

一、选择题

【A1 型题】

1. 局部麻醉药的作用机制是

　　A. 局麻药促进 Na^+ 内流，产生持久去极化

　　B. 局麻药阻碍 Na^+ 内流，阻碍去极化

　　C. 局麻药阻碍 K^+ 内流，阻碍去极化

　　D. 局麻药阻碍 Ca^{2+} 内流，阻碍去极化

　　E. 局麻药促进 K^+ 内流，产生持久去极化

2. 注射用局麻药液中加少量肾上腺素，其目的是

　　A. 预防局麻药过敏

　　B. 预防手术中出血

　　C. 预防支气管痉挛

　　D. 预防心脏骤停

　　E. 延长局麻药作用时间，减少用量

3. 蛛网膜下隙麻醉及硬脊膜外麻醉时常合用麻黄碱，其目的是防止麻醉药

　　A. 抑制呼吸　　　　　　B. 降低血压　　　　　　C. 引起心律失常

　　D. 局麻作用过快消失　　E. 扩散吸收

4. 普鲁卡因不可用于

　　A. 蛛网膜下隙麻醉　　　B. 浸润麻醉　　　　　　C. 传导麻醉

　　D. 硬膜外麻醉　　　　　E. 表面麻醉

5. 利多卡因不宜用于

　　A. 浸润麻醉　　　　　　B. 表面麻醉　　　　　　C. 传导麻醉

　　D. 腰麻　　　　　　　　E. 硬膜外麻醉

6. 丁卡因不宜用于

　　A. 表面麻醉　　　　　　B. 浸润麻醉　　　　　　C. 腰麻

　　D. 硬膜外麻醉　　　　　E. 传导麻醉

7. 可用于"分离麻醉"作用的全麻药是

　　A. 乙醚　　　　　　　　B. 氯胺酮　　　　　　　C. 硫喷妥钠

　　D. 羟丁酸钠　　　　　　E. 氟烷

8. 硫喷妥钠作用时间短的原因是

　　A. 很快在肝被代谢　　　B. 很快从肾被排泄　　　C. 很快在血液中分解

　　D. 在体内重新分布　　　E. 与血浆蛋白结合而失活

二、思考题

普鲁卡因的药理作用和临床应用是什么？

（郑　彬）

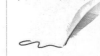

第十一章　镇静催眠药

学习目标

1. **掌握**　地西泮的药理作用、临床应用、不良反应和注意事项。
2. **熟悉**　苯巴比妥的作用特点和临床应用。
3. **了解**　其他镇静催眠药物的作用特点和临床应用。

镇静催眠药是一类通过抑制中枢神经系统，产生镇静和近似生理睡眠的药物。该类药物小剂量时表现为镇静作用，较大剂量时表现为睡眠作用，中毒量则可致呼吸麻痹而死亡。

镇静催眠药按化学结构分为苯二氮䓬类、巴比妥类及其他类，其中苯二氮䓬类因其安全范围大，不良反应少等特点成为最常用的一类镇静催眠药。

案例讨论

[案例]　患者，女，46岁。因长时间入睡困难，半夜间觉醒次数明显增加，导致白天瞌睡，毫无工作效率，随来就诊，体检未发现其他异常，临床诊断为失眠症，医生处方如下：

Rp：

　　地西泮片　2.5mg×100

　　Sig.　10mg　h. s.　p. o.

[讨论]　以上处方是否合理？为什么？

第一节　苯二氮䓬类

苯二氮䓬类多为1，4 - 苯并二氮䓬的衍生物，目前已有20余种药物应用于临床，各衍生物之间，药理作用相似，但各有侧重（表11 - 1）。根据其消除半衰期的长短分为三类，长效的地西泮（Diazepam）、氟西泮（Flurazepam）、氯氮䓬（Chlordiazepoxide）；中效的奥沙西泮（Oxazepam）、艾司唑仑（Estazolam）、氯硝西泮（Clonazepam）；短效的三唑仑（Triazolam）等。

【体内过程】口服吸收快而完全，血药浓度达峰时间为0.5~1.5小时。肌内注射吸收缓慢而不规则，临床上急需显效时应静脉注射。血浆蛋白结合率较高，如地西泮吸收入血后95%以上与血浆蛋白结合，但由于脂溶性较高，能迅速分布至脑和血流丰富的组织器官，随后分布于脂肪和肌肉组织中，亦可通过胎盘屏障影响胎儿。主要经肝药酶代谢生成多种活性代谢产物，最终与葡萄糖醛酸结合而失活，经肾排泄。连续应用长效类药物时，应注

扫码"看一看"

意药物及其活性代谢产物在体内的蓄积。

表 11-1 常见苯二氮䓬类药物的作用比较

类别	药物	显效时间（h）	维持时间（h）	主要作用特点
短效	三唑仑	1	2~4	镇静催眠
中效	奥沙西泮	2~4	10~20	抗焦虑、抗惊厥
	艾司唑仑	2	10~24	镇静催眠
	氯硝西泮	1	24~48	抗惊厥、抗癫痫
长效	地西泮	1~2	20~80	抗焦虑/惊厥/癫痫、镇静催眠
	氟西泮	1~2	40~100	催眠作用强、缩短REMS弱
	氯氮䓬	2~4	15~40	抗焦虑、镇静催眠、抗惊厥

【药理作用和临床应用】

1. 抗焦虑　苯二氮䓬类通过选择性作用于边缘系统中的苯二氮䓬受体，实现抗焦虑作用。由于选择性较高，小剂量时即可显著改善焦虑患者的恐惧、紧张、忧虑、失眠等症状。持续性焦虑状态则宜选用长效类药物，临床常用地西泮。间断性严重焦虑患者则宜选用中、短效类药物。

2. 镇静催眠　随着剂量增大，可通过明显缩短睡眠诱导时间、延长睡眠持续时间、减少夜间觉醒次数发挥镇静催眠的作用。本类药物对快动眼睡眠（REMS）时相影响较小，停药后代偿性反跳较轻，其依赖性和戒断症状较轻，因此，临床上作为失眠的首选药广泛使用。其次，较大剂量可用于麻醉前给药，缓解患者对手术的恐惧情绪，减少麻醉药用量而增加其安全性，使患者对术中的不良刺激在术后不复记忆。临床上静脉注射地西泮也多用于心脏电击复律或内窥镜检查前给药。

3. 抗惊厥、抗癫痫　所有苯二氮䓬类药物都有抗惊厥作用，其中地西泮和三唑仑的作用尤为明显，可用于辅助治疗破伤风、子痫、小儿高热惊厥和药物中毒性惊厥。目前癫痫持续状态的首选药是地西泮，对于其他类型的癫痫发作则以硝西泮和氯硝西泮的疗效较好。

4. 中枢性肌肉松弛　地西泮对去大脑僵直有明显肌肉松弛作用，对人类大脑损伤所致肌肉僵直也有缓解作用，但不影响正常活动。单用本类药物达不到外科手术要求的肌松作用，即使加大剂量，也不会达到麻醉状态。临床上主要用于治疗中枢神经损伤引起的肌肉僵直。

苯二氮䓬类药物对中枢神经具有较高的选择性，可作用于中枢神经系统内的苯二氮䓬受体，促进中枢抑制性递质 γ-氨基丁酸（GABA）与 GABA 受体复合物结合，使 Cl⁻ 通道开放的频率增加，使更多的 Cl⁻ 进入神经细胞内而产生超极化，从而增强 GABA 的抑制作用。

【不良反应和注意事项】　最常见的是治疗量连续用药后的宿醉反应，表现为头昏、嗜睡、乏力等，长效类药物尤易发生，并多见于中老年人。大剂量可致共济失调。久服本类药物可产生耐受性和依赖性，停药时出现反跳和戒断症状（失眠、焦虑、激动、震颤等），与巴比妥类相比，戒断症状发生较迟、较轻；口服过量或静脉注射过快可出现昏迷和呼吸及循环抑制等急性中毒症状，一旦出现急性中

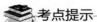
考点提示

地西泮和艾司唑仑的药理作用、临床应用及不良反应。

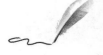

毒，除加速药物排泄外，还应使用特效苯二氮䓬受体阻断药如氟马西尼（Flumazenil）进行解救。从事高空、驾驶、机械操作等作业及老人、小儿、肝肾功能不全、青光眼等患者慎用，因可透过胎盘屏障和随乳汁分泌，妊娠期和哺乳期妇女忌用。

第二节　巴比妥类

巴比妥类（Barbiturates）为巴比妥酸 5 位碳上氢原子被取代的一类中枢抑制药。取代基类型和取代位置可影响镇静催眠作用的强弱，如取代基长而有分支（异戊巴比妥）或双键（司可巴比妥），则作用强而短；苯环取代（如苯巴比妥）则有较强的抗惊厥作用；2 位碳上的 O 被 S 取代（如硫喷妥钠），则脂溶性增大，静脉注射立即生效，但维持时间很短。根据作用时间，可将本类药物分为超短效、短效、中效、长效四类（表 11 - 2）。

表 11 - 2　巴比妥类作用时间与用途比较表

类别	药物	显效时间（h）	作用维持时间（h）	主要临床应用
超短效	硫喷妥	静脉注射，立即	0.25	静脉麻醉
短效	司可巴比妥	0.25	2 ~ 3	抗惊厥、镇静催眠
中效	戊巴比妥	0.25 ~ 0.5	3 ~ 6	抗惊厥
	异戊巴比妥	0.25 ~ 0.5	3 ~ 6	镇静催眠
长效	苯巴比妥	0.5 ~ 1	6 ~ 8	抗惊厥
	巴比妥	0.5 ~ 1	6 ~ 8	镇静催眠

【体内过程】巴比妥类口服或肌内注射均易吸收，并迅速分布全身。本类药物进入脑组织的速度与药物脂溶性成正比。硫喷妥钠脂溶性最高，极易通过血-脑屏障、胎盘屏障，并可经乳汁分泌。静脉注射后立刻生效，但因脑组织迅速转移到外周脂肪组织再分布，故中枢作用时间短。脂溶性低的苯巴比妥即使静脉注射后也需 30 分钟才生效。本类药物的消除分为肝代谢和肾排泄两种。苯巴比妥只有少量经肝药酶代谢，大部分以原型经肾排泄，并可经肾小管重吸收，排出缓慢，作用时间长。尿液 pH 值对苯巴比妥的排泄影响较大，碱化尿液解离度增大，经肾小管再吸收减少，排泄速度加快。因此，苯巴比妥中毒时，可用碳酸氢钠碱化尿液，以促进其排泄。

【药理作用和临床应用】巴比妥类为普遍性中枢抑制药。随剂量由小到大，依次出现镇静、催眠、抗惊厥和麻醉作用。10 倍催眠量时则可抑制呼吸，甚至致死。与苯二氮䓬类相比，本类药物安全性差，易发生依赖性，目前已很少用于镇静和催眠。

1. 镇静催眠　小剂量的巴比妥类药物可引起安静，缓解焦虑、紧张状态，增大剂量可缩短睡眠潜伏期、减少觉醒次数，延长睡眠时间，但能明显缩短 REMS，改变正常睡眠时间。久用停药，引起 REMS "反跳" 延长，伴有多梦、睡眠障碍，患者产生躯体依赖和精神依赖。

2. 抗惊厥、抗癫痫　苯巴比妥类药物具有较强的抗惊厥、抗癫痫作用。临床用于小儿高热、破伤风、子痫、脑膜炎等引起的惊厥，还可用于控制癫痫大发作、单纯局限性发作及癫痫持续状态。

3. 麻醉及麻醉前给药　硫喷妥钠用于静脉麻醉和诱导麻醉；麻醉前给药苯巴比妥不如

苯二氮䓬类药物。

4. 增强中枢抑制药作用　镇静剂量的巴比妥类与解热镇痛药合用，使后者的镇静作用加强，也能增强其他中枢抑制药物的中枢抑制作用。

【不良反应和注意事项】 偶可致剥脱性皮炎等严重过敏反应。快动眼睡眠时相延长，梦魇增多，迫使患者继续用药，终至成瘾。成瘾后停药，戒断症状明显，表现为激动、失眠、焦虑，甚至惊厥。大剂量服用或静脉注射过快，可引起急性中毒，临床表现为昏迷、呼吸深度抑制、血压下降、体温降低、休克及肾衰竭等。中毒解救：①维持循环、呼吸功能；②可用生理盐水或 1∶2000 高锰酸钾溶液洗胃；③可用 10~15g 硫酸钠导泻；④碱化尿液、利尿及血液透析等方法加速药物排出。

【药物相互作用】 巴比妥类是肝药酶诱导剂，提高药酶活性。加速自身代谢的同时，可加快双香豆素、性激素、皮质激素类、口服避孕药、强心苷类、苯妥英钠、氯霉素及四环素等药物的肝脏代谢速度，缩短其作用时间，减弱其作用强度，往往需要加大剂量才能奏效。当停用巴比妥类以前，必须适当减少这些药物的剂量，以防发生中毒反应。

知识拓展

精神药品

精神药品是直接使中枢神经系统兴奋或抑制的一种特殊管理的药品，连续用药可产生精神依赖性。医生应当根据医疗需要合理使用精神药品，严禁滥用。根据其对人体健康危害的程度和产生的依赖性，分为两类：第一类精神药品有 53 种，如三唑仑、丁丙诺啡、氯胺酮、去氧麻黄碱、苯丙胺等，只限供应县级以上卫生行政部门指定的医疗单位使用，不得在药店零售，处方限 3 天用量；第二类精神药品有 79 种，如地西泮、苯巴比妥、艾司唑仑等，可供各医疗单位使用，医药门市部应当凭盖有医疗单位公章的医生处方零售，处方限 7 天用量。

第三节　其他镇静催眠药

水合氯醛

水合氯醛（Chloral Hydrate）口服易吸收，用于催眠，约 15 分钟起效，维持 6~8 小时。此药不缩短快动眼睡眠时相，停药时也无代偿性快动眼睡眠时相延长。对胃有刺激性，须稀释后口服。久服也可引起耐受性和依赖性。可用于顽固性失眠或用其他催眠药效果不佳的患者，大剂量可用于破伤风、小儿高热、子痫等引起的惊厥。本药对胃刺激性较强，可稀释成 10% 的溶液口服或采用直肠给药。

褪黑素

褪黑素（Melatonin，MT）是松果体分泌的主要激素，MT 对机体有广泛的影响，包括对生物节律、神经内分泌和应激反应的调节；抑制肾上腺素、性腺及甲状腺的分泌；抗炎、

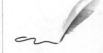

镇痛、镇静、催眠及清除自由基等。临床用于睡眠节律障碍者，包括睡眠位相滞后、时差反常、倒班作业或越洋旅行引起的睡眠障碍及盲人、脑损伤者的睡眠障碍等。主要用于成年人及老年人的催眠，不宜用于未成年人。

唑吡坦

唑吡坦（Zolpidem）是新一代催眠药，GABA 受体的选择性激动剂。镇静催眠作用更强，不易产生依赖性。对认知、记忆的影响均比苯二氮䓬类小。

甲丙氨酯（Meprobamate）、格鲁米特（Glutethimide）和甲喹酮（Methaqualone）也都有镇静催眠作用，久服都可成瘾。

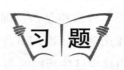

扫码"看小结"

一、选择题

【A1 型题】

1. 苯二氮䓬类药物的中枢抑制作用主要机制是

   A. 直接抑制大脑皮质

   B. 抑制抑制脑干网状结构上行激活系统

   C. 抑制 GABA 受体，使 Cl⁻ 内流减少，细胞膜超极化

   D. 激动 GABA 受体，使 Cl⁻ 内流减少，细胞膜超极化

   E. 激动 GABA 受体，使 Cl⁻ 通道开放频率增加

2. 关于苯二氮䓬类的叙述，错误的是

   A. 是最常用的镇静催眠药

   B. 治疗焦虑症有效

   C. 可用于小儿高热惊厥

   D. 可用于心脏电复律前给药

   E. 长期用药不产生耐受性和依赖性

3. 苯二氮䓬类特异拮抗剂是

   A. 尼可刹米 　　　　B. 咖啡因 　　　　C. 氟马西尼

   D. 纳洛酮 　　　　　E. 多潘立酮

4. 地西泮不用于

   A. 焦虑症或焦虑性失眠 　　B. 麻醉前给药 　　C. 高热惊厥

   D. 癫痫持续状态 　　　　　E. 诱导麻醉

5. 关于地西泮体内过程的叙述，错误的是

   A. 肌注吸收慢而不规则

   B. 代谢产物去甲地西泮也有活性

   C. 血浆蛋白结合率低

   D. 肝功能障碍时半衰期延长

E. 可经乳汁排泄

6. 关于地西泮的叙述，错误的是

    A. 增强 GABA 能神经传递功能

    B. 可用作麻醉前给药

    C. 久用无成瘾性

    D. 有中枢性骨骼肌松弛作用

    E. 是癫痫持续状态的首选药

7. 苯巴比妥不用于

    A. 镇静   B. 催眠   C. 抗惊厥

    D. 抗癫痫   E. 局部麻醉

8. 巴比妥类药物中毒致死的主要原因是

    A. 肝功能损害   B. 呼吸中枢麻痹   C. 肾功能损害

    D. 循环衰竭   E. 继发感染

9. 地西泮不具有的作用是

    A. 镇静   B. 催眠   C. 抗焦虑

    D. 抗精神分裂   E. 抗惊厥

【A3 型题】

(10~11 题共用题干)

患者，男，65 岁。因服用苯巴比妥过量致中毒，到医院就诊。

10. 下列措施可以促进其排泄的是

    A. 碱化尿液，使解离度增大，增加肾小管再吸收

    B. 碱化尿液，使解离度增大，减少肾小管再吸收

    C. 碱化尿液，使解离度减少，增加肾小管再吸收

    D. 酸化尿液，使解离度增大，减少肾小管再吸收

    E. 酸化尿液，使解离度减少，增加肾小管再吸收

11. 苯巴比妥不具有的作用是

    A. 镇静   B. 催眠   C. 抗惊厥

    D. 镇痛   E. 抗癫痫

二、思考题

1. 苯二氮䓬类药物的作用机制、临床应用和不良反应是什么？

2. 苯巴比妥产生急性中毒的临床表现及解救措施有哪些？

(刘 韬)

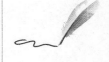

扫码"练一练"

第十二章　抗癫痫药和抗惊厥药

学习目标

1. **掌握**　苯妥英钠、卡马西平、丙戊酸钠、硫酸镁的药理作用、临床应用、不良反应和注意事项。
2. **熟悉**　扑米酮及氯硝西泮的作用特点和临床应用。
3. **了解**　其他抗癫痫药和抗惊厥药的作用特点和临床应用。

第一节　抗癫痫药

案例讨论

[案例]　患者，女，19岁。因癫痫大发作入院，家属叙述其曾服用苯巴比妥8个月，疗效不佳，2日前自行停用苯巴比妥，改服治疗量的苯妥英钠后病情加重。

[讨论]　患者为何病情加重？患者的做法是否违背了抗癫痫药的用药原则？

　　癫痫（epilepsy）由多种病因引起的大脑慢性病变，特征为大脑神经元过度放电，导致临床上出现反复、短暂、形式固定的发作性症状。癫痫是我国神经系统疾病中仅次于脑血管疾病的第二大疾病，发病机制十分复杂，迄今尚未完全阐明，根据临床症状和脑电图的不同可将癫痫分为以下几种类型（表12-1）。目前的治疗仍然以药物治疗为主，80%的患者通过正规抗癫痫药物治疗可以获得完全控制发作的疗效。

表12-1　癫痫发作的类型及治疗药物

主要发作类型	临床发作特征
部分性发作	
单纯部分性发作（局限性发作）	一侧肢体或某肌群痉挛、抽搐、特定部位感觉异常，无意识障碍
复杂部分性发作（精神运动性发作）	有意识障碍，发作时以精神症状为主，出现无意识的运动，如摇头、唇抽动等
全身性发作	
强直-阵挛性发作（大发作）	突然意识丧失，倒地，全身强直-阵挛性抽搐、面色青紫、口吐白沫，持续数分钟
失神性发作（小发作）	多见于儿童，表现为短暂而突发的意识丧失、知觉丧失、动作和语言中断，不倒地，无抽搐，一般持续5~30秒后迅速恢复
肌阵挛性发作	部分肌群短暂休克样抽动
癫痫持续状态	通常指大发作持续状态，患者大发作频繁，间歇期甚短或无，持续昏迷

一、常用治疗药物

苯妥英钠

扫码"看一看"

苯妥英钠（Phenytoin Sodium）为乙内酰脲类，是 1938 年开始使用的非镇静催眠性抗癫痫药。

【体内过程】 口服易吸收，但慢而不规则，口服单剂量 4～12 小时后血药浓度达峰值，连续服用治疗量 6～10 日才能达到治疗浓度（10～20μg/ml），且个体差异较大。本药血浆蛋白结合率约为 90%，生物利用度约为 85%～90%，吸收后可分布至全身，易透过血 - 脑屏障，脑中药物浓度较血中高 2～3 倍。口服 $t_{1/2}$ 平均为 22 小时，静脉注射 $t_{1/2}$ 10～15 小时。主要经肝代谢，经肾排泄，碱性尿排泄较快。其呈强碱性（pH = 10.4），刺激性强，不宜肌内注射，治疗癫痫持续状态时，可缓慢静脉注射。

【药理作用】 苯妥英钠对多种组织细胞膜（神经元和心肌细胞膜等）均有膜稳定作用。主要通过阻断电压依赖性 Na^+ 通道，其次阻断电压依赖性 L 型、N 型 Ca^{2+} 通道以及抑制钙调素激酶，使其兴奋性降低，且有明显的应用依赖性，即 Na^+、Ca^{2+} 通道开放愈频繁，其阻滞通道的作用越强，故能抑制异常高频放电的扩散，对正常低频放电的神经元无明显影响。

【临床应用】

1. 抗癫痫 苯妥英钠对癫痫强直 - 阵挛性发作、单纯部分性发作疗效最佳，具有疗效高、无催眠作用等优点；其次是癫痫持续状态和精神运动性发作；对失神性发作和肌阵挛发作无效，有时甚至使失神性发作加重。

2. 治疗外周神经痛 如三叉神经痛、舌咽神经痛和坐骨神经痛等，用药后疼痛减轻，发作次数减少或消失。

3. 抗心律失常 详见第十八章抗心律失常药。

【不良反应和注意事项】

1. 局部刺激 苯妥英钠碱性较强，对胃肠道有刺激性，口服易引起食欲减退、恶心、呕吐、腹痛等症状，宜饭后服用。静脉注射可发生静脉炎。长期应用引起齿龈增生，多见于儿童及青少年，发生率约 20%，轻者不影响继续用药，注意口腔卫生，防止齿龈炎，经常按摩齿龈可以减轻，一般停药 3～6 个月以上可自行消退。

2. 神经系统反应 剂量过大引起急性中毒，导致小脑 - 前庭系统功能失调，表现为眼球震颤、复视、共济失调等。严重者可出现语言障碍、精神错乱，甚至昏睡、昏迷等。

3. 造血系统反应 长期应用可导致叶酸缺乏，发生巨幼细胞贫血，可能与本药抑制叶酸吸收和代谢有关，可用甲酰四氢叶酸治疗。

4. 过敏反应 少数患者发生皮疹、粒细胞缺乏、血小板减少、再生障碍性贫血、肝坏死等。长期用药者应定期检查血常规和肝功能，如检查结果异常，应及早停药。

5. 骨骼系统 本药诱导肝药酶，加速维生素 D 代谢，长期应用可致低钙血症，儿童患者可发生佝偻病样改变，少数成年患者出现骨软化症，必要时应用维生素 D 预防。

6. 其他 偶见男性乳房增大、女性多毛症、淋巴结肿大等。早孕妇女服药后偶致畸胎，

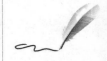

故妊娠期妇女禁用。久服骤停可使癫痫发作加剧，甚至诱发癫痫持续状态。

【药物相互作用】磺胺类、水杨酸类、苯二氮䓬类、口服抗凝血药等与苯妥英钠竞争结合血浆蛋白结合部位，使后者游离型血药浓度增加；氯霉素、异烟肼等通过抑制肝药酶可提高本药的血药浓度；苯巴比妥和卡马西平等通过肝药酶诱导作用加速本药的代谢，从而降低其血药浓度。

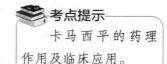

考点提示

苯妥英钠的药理作用、临床应用、不良反应。

卡马西平

卡马西平（Carbamazepine）是一种安全、有效的抗癫痫药，最初用于治疗三叉神经痛，20世纪70年代开始用于治疗癫痫。

【体内过程】口服吸收良好，2~6小时血药浓度达高峰。经肝代谢生成的环氧化物仍有抗癫痫活性，进一步代谢后经肾排泄。单次给药血浆 $t_{1/2}$ 为30~36小时。本药有肝药酶诱导作用，可加速自身代谢，长期用药后血浆 $t_{1/2}$ 缩短为10~20小时。

【药理作用】卡马西平作用与苯妥英钠相似，治疗浓度能阻滞神经细胞膜 Na^+、Ca^{2+} 通道，稳定神经细胞膜，抑制癫痫病灶放电及扩散；同时能增强GABA功能。

【临床应用】

1. 抗癫痫　对精神运动性发作疗效较好，至少2/3病例的发作可得到控制和改善；对强直－阵挛性发作和单纯部分性发作有效，为首选药之一。

2. 抗神经痛　用于治疗三叉神经痛和舌咽神经痛，其疗效较苯妥英钠好。

3. 抗躁狂抑郁　具有较强的抗躁狂抑郁作用，对锂盐治疗无效的躁狂抑郁症有效。

【不良反应和注意事项】常见不良反应有眩晕、恶心、呕吐和共济失调等，也可有皮疹和心血管反应。一般多不严重，1周左右逐渐消退；大剂量可致甲状腺功能低下、房室传导阻滞；少见而严重的不良反应有骨髓抑制、肝肾损害等。心、肝、肾功能不全、房室传导阻滞、血常规严重异常、有骨髓抑制史者以及妊娠期、哺乳期妇女禁用。青光眼、心血管严重疾患、糖尿病、对三环类抗抑郁药不能耐受的患者、酒精中毒、尿潴留和老年人慎用。

考点提示

卡马西平的药理作用及临床应用。

丙戊酸钠

丙戊酸钠（Sodium Valproate）为一种不含氮的广谱抗癫痫药。

【体内过程】口服吸收快而完全，饭后服用可延迟吸收，生物利用度近100%。血浆蛋白结合率为80%~94%，$t_{1/2}$ 为7~10小时，在肝内代谢，经肾排泄。

【药理作用和临床应用】丙戊酸钠不能抑制癫痫病灶放电，但能阻止病灶异常放电的扩散，其抗癫痫作用与GAB有关，通过抑制GABA氨基转移酶使脑内GABA积聚，通过增加谷氨酸脱羧酶活性使GABA生成增多，通过抑制突触前膜对GABA的再摄取，提高突触间隙GABA浓度。本药对各类癫痫都有效，对强直－阵挛性发作疗效不如苯妥英钠和苯巴比妥，但对后两药无效者，用本药仍有效；对不典型小发作的疗效不及氯硝西泮；对精神运动性发作的疗效近似卡马西平；可作为混合型癫痫治疗的首选药，亦可用于肌阵挛性发作。

【不良反应和注意事项】 常见不良反应有腹泻、消化不良、恶心、呕吐、胃肠道痉挛及月经周期改变；也可引起短暂的脱发、便秘、嗜睡、疲乏、眩晕、头痛、共济失调、肝功损害、轻微震颤、异常兴奋、不安和烦躁。肝、肾功能不全者禁用；血液病、器质性脑病患者、妊娠期和哺乳期妇女慎用；用药期间应避免饮酒。

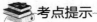

考点提示
丙戊酸钠的药理作用及临床应用。

二、其他治疗药物

扑米酮

扑米酮（Primidone）化学结构和药理作用与苯巴比妥相似，在体内主要代谢为活性代谢产物苯巴比妥及苯乙基丙二酰胺。本药作用与苯巴比妥相似，但作用及毒性均较低。用于强直 - 阵挛性发作、单纯部分性发作和复杂部分性发作的单药或联合

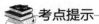

考点提示
扑米酮的临床应用。

用药治疗，也用于特发性震颤和老年性震颤的治疗。常见不良反应有嗜睡，用量过大时（血药浓度大于 15μg/ml）约 20% 患者可出现眩晕、复视、共济失调、眼球震颤等小脑综合征，须减量；偶见白细胞、血小板减少和巨幼细胞贫血等。

乙琥胺

乙琥胺（Ethosuximide）为琥珀酰亚胺类，口服吸收迅速而安全，很少与血浆蛋白结合，可分布到除脂肪以外的全身各组织，迅速通过血 - 脑屏障。成人达峰时间 2~4 小时，$t_{1/2}$ 为 60 小时；儿童达峰时间为 3~7 小时，$t_{1/2}$ 为 30 小时。给药 7 天达稳态血药浓度，有效治疗浓度为 40~100μg/ml。在体内部分经肝代谢，以原型（20%）及肝代谢物形式经肾排泄。对失神性发作疗效不如氯硝西泮、丙戊酸钠，但副作用及耐受性的产生较少，对其他类型癫痫无效。常见不良反应有嗜睡、眩晕、呃逆、食欲不振及恶心呕吐等，偶见嗜酸性粒细胞增多症和粒细胞缺乏症。严重者可发生再生障碍性贫血。

氯硝西泮

氯硝西泮（Clonazepam）为苯二氮䓬类药物，具有广谱抗癫痫、抗惊厥作用，对各种类型的癫痫有抑制作用，对失神性发作疗效好，对肌阵挛性发作、不典型小发作也有较好的疗效，静脉注射还可用于癫痫持续状态，与其他药合用对局限性发作和强直 - 阵挛性发作也有一定疗效。常见不良反应有嗜睡、共济失调、活动过多等行为异常。偶见复视、血小板减少及皮疹。

三、抗癫痫药的用药原则

癫痫是一种慢性疾病，需长期用药，甚至终生用药。理想的治疗药物应具备疗效高、毒性低、抗癫痫谱广、价格低等优点。在使用过程中，应注意以下几点原则。

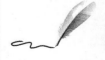

1. 若 1 年之内偶然发作 1~2 次者，一般不必用药预防。

2. 单纯性癫痫选用一种有效药物即可，先从小剂量开始，逐渐增量，直到获得理想的治疗效果，并维持治疗。若用单一药物难以控制，或是混合型癫痫，常需要两种或两种以上抗癫痫药物联合治疗。

3. 在治疗过程中不宜随意更换药物或随意增减用量；即使症状完全得到控制后，仍需维持 2~3 年再逐渐停药，否则会导致复发。

4. 对于长期使用抗癫痫药的患者，需注意毒副作用，密切观察和定期监测血药浓度。

> **知识拓展**
>
> **抗癫痫药物的精准医疗及个体化用药**
>
> 临床上，神经系统常见病癫痫的症状表现受多种因素的影响，因而药物治疗效果也显现出多样性，有的完全治愈，有的没有改善，有的则可能出现严重不良事件。因此传统的"千人一药"已满足不了现代医学模式，需要个体化治疗。随着现代遗传、生物技术发展，"精准医疗"成为崭新的医疗模式。其中药物的精确应用、疗效的精确评估，预后精确预测在疾病的治疗中起着不可估量的作用和意义。精准医疗服务不仅帮助临床用药提供更精细的指导，还有助于缩短复杂疾病的平均住院日，也有利于提升疾病诊治能力，提高医疗质量，保证医疗安全，降低医疗纠纷发生率。
>
> 抗癫痫药物的血药浓度监测（TDM）和基因检测即为个体化治疗和精准医疗的具体表现形式之一，根据患者自身情况、血药浓度、用药后的控制情况，来为患者制定专属治疗方案，以提高治疗效果，降低毒副作用，保障生活质量。

第二节　抗惊厥药

惊厥是指中枢神经系统过度兴奋，引起全身骨骼肌不自主地强烈收缩，多见于小儿高热、子痫、破伤风、癫痫大发作及中枢兴奋药中毒等。

硫酸镁

硫酸镁（Magnesium Sulfate）不同的给药途径可产生不同的药理作用，注射给药可产生抗惊厥作用和降压作用。

【体内过程】肌内注射后 20 分钟起效，静脉注射几乎立即起作用，作用持续 30 分钟。肌注和静脉注射，药物均经肾排泄，排泄速度与血镁浓度和肾小球滤过率相关。

【药理作用和临床应用】镁离子可抑制中枢神经的活动，拮抗钙离子，抑制运动神经－肌肉接头乙酰胆碱的释放，阻断神经肌肉连接处的传导，降低或解除肌肉收缩作用，同时对血管平滑肌有舒张作用，使痉挛的外周血管扩张，降低血压，因而对子痫有预防和治疗作用，对子宫平滑肌收缩也有抑制作用。注射给药可作为抗惊厥药。常用于妊娠高血压。降低血压，治疗先兆子痫和子痫，也用于治疗早产。

扫码"看小结"

【不良反应和注意事项】 镁离子浓度过高则可抑制延髓呼吸中枢和血管运动中枢，引起呼吸抑制、血压剧降、心搏骤停而导致死亡。腱反射消失常为呼吸停止的先兆，故在用药过程中应经常检查腱反射，以防用药过量。如用药不当引起急性镁离子中毒时，应立即进行人工呼吸，缓慢静脉注射钙剂对抗。

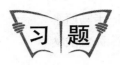

习 题

一、选择题

【A1 型题】

1. 长期服用会引起牙龈增生的抗癫痫药物是
   A. 丙戊酸钠   B. 扑米酮   C. 苯妥英钠
   D. 乙琥胺   E. 卡马西平

2. 对精神运动性发作疗效较好的药物是
   A. 地西泮   B. 苯巴比妥   C. 乙琥胺
   D. 卡马西平   E. 氯硝西泮

3. 对小发作和肌阵挛发作无效，有时甚至使小发作加重的药物是
   A. 苯妥英钠   B. 苯巴比妥   C. 氯硝西泮
   D. 丙戊酸钠   E. 乙琥胺

4. 治疗三叉神经痛和舌咽神经痛应优先选用
   A. 苯妥英钠   B. 乙琥胺   C. 氯硝西泮
   D. 丙戊酸钠   E. 卡马西平

5. 具有抗癫痫作用，同时对躁狂抑郁症有效的药物是
   A. 氯硝西泮   B. 乙琥胺   C. 苯巴比妥
   D. 卡马西平   E. 丙戊酸钠

6. 对于癫痫强直 – 阵挛性发作无效的药物是
   A. 乙琥胺   B. 苯妥英钠   C. 丙戊酸钠
   D. 卡马西平   E. 扑米酮

7. 能诱导肝药酶，加速维生素 D 代谢的药物是
   A. 卡马西平   B. 苯妥英钠   C. 丙戊酸钠
   D. 乙琥胺   E. 氯硝西泮

8. 关于抗癫痫的叙述，错误的是
   A. 苯妥英钠对各类癫痫都有效
   B. 苯巴比妥可治疗癫痫持续状态
   C. 卡马西平对复杂部分性发作疗效优于其他抗癫痫药
   D. 丙戊酸钠为广谱抗癫痫药
   E. 乙琥胺对失神性发作疗效好

9. 关于硫酸镁的叙述，错误的是
   A. 口服给药可用于各种原因引起的惊厥

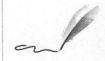

    B. 拮抗 Ca^{2+} 的作用，引起骨骼肌松弛

    C. 常用于妊娠高血压

    D. 过量时可引起呼吸抑制

    E. 中毒时抢救可静脉注射氯化钙

10. 治疗子痫首选

    A. 苯妥英钠　　　　　B. 卡马西平　　　　　C. 硫酸镁

    D. 氯硝西泮　　　　　E. 丙戊酸钠

【A3 型题】

（11 ~ 12 题共用题干）

李某，男，16 岁。癫痫大发作 3 年，应用苯妥英钠治疗后引起巨幼细胞贫血。

11. 该患者应更换下列哪种药物继续治疗

    A. 氯硝西泮　　　　　B. 卡马西平　　　　　C. 乙琥胺

    D. 硫酸镁　　　　　　E. 丙戊酸钠

12. 该药还可用于治疗

    A. 失眠　　　　　　　B. 小儿高热惊厥　　　C. 三叉神经痛

    D. 高血压　　　　　　E. 子痫

二、思考题

1. 苯妥英钠的药理作用、临床应用、常见不良反应有哪些？

2. 硫酸镁注射给药可用于治疗哪些疾病？主要不良反应及防治措施有哪些？

（姜德春）

扫码"练一练"

第十三章 治疗中枢神经系统退行性疾病药

中枢神经系统退行性疾病是指一组由慢性进行性中枢神经组织退行性变性而产生的疾病的总称。主要包括帕金森病、阿尔茨海默病、肌萎缩侧索硬化症等，本类疾病的病因、发病机制尚不十分清楚。本章只介绍抗帕金森病和治疗阿尔茨海默病的药物。

第一节 抗帕金森病药

案例讨论

[案例] 患者，女，76岁。3年前右手无明显诱因出现不自主抖动，安静休息时较为明显，运动时减轻，症状渐进性加重。入院前半个月出现面部表情少，伴右侧肢体活动不灵、僵硬。入院检查后诊断为帕金森病。医嘱给予多巴丝肼125mg，一日2次，饭后服用。

[讨论] 美多巴是由哪两种药物组成的复方制剂？该复方制剂的临床意义有哪些？

帕金森病（Parkinson disease，PD）又称震颤麻痹，是由多种原因引起的慢性进行性中枢神经组织退行性变性疾病。常见症状为静止性震颤、共济失调、运动迟缓（困难）、肌肉强直等。若由脑动脉硬化、脑炎后遗症及化学药物（抗精神病药、氰化物、CO、Mn）中毒等病因所致，出现类似帕金森病的症状，则称为帕金森叠加综合征（parkinsonism – plus syndrome）。

帕金森病主要病变在锥体外系黑质 – 纹状体神经通路，在纹状体和黑质水平，胆碱能和多巴胺能神经系统间的平衡对于锥体外系控制运动功能至关重要。黑质中多巴胺能神经元发出上行性纤维到纹状体（尾核及壳核），与纹状体神经元形成突触，释放多巴胺（DA）递质，最终对脊髓前角运动神经元起抑制作用（抑制性递质）；纹状体内有乙酰胆碱能神经元释放乙酰胆碱递质（ACh），对脊髓前角运动神经元起兴奋作用（兴奋性递质）。正常时，两种递质相互拮抗，处于平衡状态，共同作用于脊髓前角运动神经元，参与运动功能调节。帕金森病是由于黑质中多巴胺神经元变性，数目减少，多巴胺能神经功能低下而胆碱能神经功能相对亢进，从而产生肌张力增高等一系列临床症状。

抗帕金森病药通过增强中枢多巴胺能神经功能或降低中枢胆碱能神经功能控制或缓解

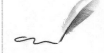

症状，改变患者的预后，减少并发症，提高生活质量和延长寿命。本类药物可分为中枢拟多巴胺类药和中枢抗胆碱药。

一、拟多巴胺类药

（一）多巴胺前体药

左旋多巴

左旋多巴（L-dopa）是目前治疗帕金森病的一线药物。

【体内过程】口服吸收，1~2小时血药浓度达峰值。受其他氨基酸竞争的影响，空腹服药或低蛋白饮食能提高药物的吸收。其广泛分布于体内各组织中，只有1%进入中枢转化成多巴胺而发挥作用，其余大部分均在脑外，代谢脱羧成多巴胺，故起效缓慢，$t_{1/2}$为1~3小时。本药经肾排泄，可通过乳汁分泌。

【药理作用】左旋多巴为拟多巴胺，为体内合成多巴胺及去甲肾上腺素等神经递质的前体物质，本身并无药理活性，通过血-脑屏障进入脑组织，经多巴脱羧酶作用转化成多巴胺而发挥药理作用，改善帕金森病症状。

【临床应用】

1. 治疗帕金森病 左旋多巴进入脑组织，在脑组织L-芳香氨基酸脱羧酶作用下转变为DA，补充纹状体中的DA递质，使DA和ACh两种递质重新达到平衡，改善PD患者症状。用药早期，约80%的患者症状明显改善。其作用特点是：①治疗效果与黑质-纹状体的病理损伤程度相关，对重症以及年老体弱者治疗效果较差，对轻症以及较年轻者治疗效果好；②对运动困难和肌肉僵直疗效好，对肌肉震颤的疗效较差，对吞咽困难及认知减退无效；③起效慢，用药2~3周才出现体征改善，1~6个月后的疗效最佳；④对于其他原因引起的帕金森综合征也有一定的疗效，但对于阻断多巴胺受体的抗精神病药（如噻嗪类）引起的锥体外系反应无效。

2. 治疗肝性昏迷 左旋多巴进入脑内可合成去甲肾上腺素，恢复中枢神经功能，使肝性昏迷患者清醒，但不能改善肝功能。

【不良反应和注意事项】

1. 胃肠道反应 约80%患者治疗初期有恶心、呕吐、食欲减退等，与DA刺激延髓催吐化学感受区有关，多巴胺受体阻断药多潘立酮可减轻上述症状。偶见溃疡、出血或穿孔。

2. 心血管反应 约30%患者治疗初期出现轻度直立性低血压，可能与外周组织中多巴胺过多而诱发血管扩张或者去甲肾上腺素的释放减少有关，严格控制药量可尽量避免。老年患者亦可引起心律失常，与DA对心脏β受体的激动作用有关，冠心病患者禁用。

3. 长期反应

（1）运动过多症（不自主异常运动） 为长期用药所引起的不随意运动，多见于面部肌群抽动，高龄患者可出现口-舌-颊三联征（张口、伸舌、咬牙）、皱眉和头颈扭动等；年轻患者会出现舞蹈样异常的运动。服药两年以上的患者此症状发生率可高达90%。

（2）症状波动及"开-关现象"（on-off response） 服药3~5年，有40%~80%患者出现症状快速波动，重者出现"开-关现象"，即患者突然多动或活动正常（开），而后又出现全身性或肌肉强直性运动不能（关），两种现象可交替出现，严重妨碍患者正常活动。用药疗程长，发生率高，适当减少用量可减轻此不良反应。

（3）精神障碍　可见失眠、焦虑、噩梦、躁狂、幻觉、妄想或抑郁等，需减量或停药，精神病患者慎用。此反应可能与 DA 作用于边缘系统有关，应用氯氮平可对抗该不良反应。

【药物相互作用】维生素 B_6 为多巴脱羧酶的辅基，可增强外周脱羧酶活性，产生外周副作用；抗精神病药能阻断中枢多巴胺受体，故能拮抗左旋多巴的中枢作用；利血平能耗竭中枢多巴胺，甚至引起帕金森综合征，使左旋多巴作用失效；非选择性 MAO 抑制剂能抑制 DA 在外周的代谢，因而可增强 DA 的外周副作用，也能使 NA 堆积，引起血压升高，甚至发生高血压危象。

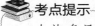
考点提示
左旋多巴的体内过程、药理作用、临床应用、不良反应。

（二）左旋多巴增效剂

卡比多巴

卡比多巴（Carbidopa）是较强的 L-芳香氨基酸脱羧酶抑制药，不易透过血-脑屏障，仅能抑制外周多巴脱羧酶的活性，使 L-Dopa 在外周组织中脱羧减少，DA 生成受阻，进入脑中的 L-Dopa 增多。本药与 L-Dopa 合用不仅能使循环中 L-Dopa 含量增高，而且能够减轻外周副作用，故为 L-Dopa 的主要辅助药。卡比多巴单独应用基本无药理作用，临床上将卡比多巴与 L-Dopa 以 1：4 或 1：10 的剂量比例配伍，制成复方制剂称心宁美（sinemet），现有控释剂。

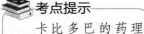
考点提示
卡比多巴的药理作用、临床应用。

苄丝肼

苄丝肼（Benserazide）药理作用与卡比多巴相似，与 L-Dopa 按 1：4 剂量比例制成复方制剂为多巴丝肼，成为治疗帕金森病的最基本、最重要、最有效的药物。

司来吉兰

司来吉兰（Selegiline）是选择性较高的 MAO-B 抑制药，在脑内抑制纹状体中的 DA 代谢，使纹状体中 DA 增多，而对外周的 MAO-A 影响很小，是治疗帕金森病的辅助药，与 L-Dopa 合用可减少后者剂量和不良反应，使 L-Dopa 的"开-关现象"消失。不良反应少且较轻，主要有兴奋、失眠、幻觉及肠胃道不适。由于本药代谢物为苯丙胺及甲基苯丙胺，可致失眠、焦虑等，应避免晚间使用。本药必须严格控制剂量，大剂量（>10mg/d）亦可抑制 MAO-A，有可能引起高血压危象。

硝替卡朋和托卡朋

硝替卡朋（Nitecapone）和托卡朋（Tolcapone）为新型儿茶酚氧位甲基转移酶（COMT）抑制药。硝替卡朋只抑制外周 COMT，增加 L-Dopa 生物利用度，使纹状体中 L-Dopa 和 DA 增加而发挥抗帕金森病作用。托卡朋则能延长 L-Dopa 半衰期，稳定血药浓

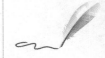

度，使更多的 L - Dopa 进入脑组织，同时也能抑制中枢 COMT，减少 DA 降解，可明显改善病情，尤其适用于伴有症状波动的患者。托卡朋的主要不良反应为肝损害，甚至引起暴发性肝衰竭，仅用于其他抗 PD 药无效的患者，且要严密监测肝功能。

（三）促多巴胺释放药

金刚烷胺

金刚烷胺（Amantadine）对各型帕金森病均有症状缓解作用，疗效强于抗胆碱药，但比左旋多巴、溴隐亭弱。其显效快、持续时间短，用药数日后即可出现疗效，但连用 4 ~ 8 周后疗效逐渐减弱。本药可与抗胆碱药苯海索或与复方多巴制剂合用，可产生协同作用。金刚烷胺的作用机制可能是促进神经末梢释放多巴胺，抑制多巴胺再摄取，且对多巴胺受体有直接作用，尚有抗胆碱作用。另外，本药还有抗亚洲 A - II 型流感病毒作用。

（四）多巴胺受体激动药

溴隐亭

溴隐亭（Bromocriptine）是麦角碱衍生物，口服吸收迅速，血药浓度个体差异大。主要在肝代谢，经胆汁排出。本药能激动中枢不同部位的 DA 受体，对外周 DA 受体作用弱。大剂量可激动黑质 - 纹状体通路的 DA 的受体，主要用于治疗帕金森病，与 L - Dopa 合用治疗帕金森病疗效较好。小剂量激动结节 - 漏斗通路 DA 受体，抑制催乳素和生长激素的释放，用于产后回乳、催乳素分泌过高引起的闭经及溢乳，也可用于垂体瘤伴有的肢端肥大症。不良反应较多，可见食欲减退、恶心、呕吐、便秘等消化系统症状，直立性低血压、心律失常等心血管系统反应，长期用药可出现无痛性手指血管痉挛等。

培高利特

培高利特（Pergolide）疗效与溴隐亭相似，作用强而持久。可用于不能耐受 L - Dopa 者，特别适用于复方制剂疗效逐渐减退者，对 L - Dopa 引起的"开 - 关现象"有较好的防治效应，肌肉僵直和运动迟缓症状也见改善。

二、胆碱受体阻断药

苯海索

苯海索（Trihexyphenidyl）口服吸收快而完全，可透过血 - 脑屏障，1 小时起效，达峰时间为 1.3 小时，作用持续 6 ~ 12 小时。服用量的 56% 经肾排泄，并可从乳汁分泌。$t_{1/2}$ 为 3.7 小时。

【药理作用和临床应用】苯海索对中枢胆碱受体有明显阻断作用，能阻断纹状体胆碱受体使增高的肌张力降低，临床主要用于不能耐受或禁用左旋多巴的患者。疗效不及左旋多巴，与其合用可提高疗效。其特点为：①对肌震颤疗效好，对流涎、多汗及情感抑郁也可使之好转，但对肌肉强直、运动困难效果差；②对抗精神病药引起的帕金森病有效。

【不良反应和注意事项】常见不良反应有口干、视物模糊等；偶见心动过速、恶心、呕吐、尿潴留、便秘等。长期应用可出现嗜睡、抑郁、记忆力下降、幻觉、意识混沌。青光眼、尿潴留、前列腺肥大患者禁用；儿童、老年人、妊娠期及哺乳期妇女以及伴有动脉硬化者慎用。

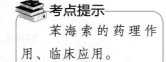

考点提示

苯海索的药理作用、临床应用。

第二节　治疗阿尔茨海默病药

阿尔茨海默病（Alzheimer disease，AD）是一种与年龄高度相关的、以进行性认知障碍和记忆力损害为主的中枢神经系统退行性疾病，表现为记忆力、判断力、抽象思维等一般智力的丧失，但视力、运动能力等则不受影响。AD 约占老年性痴呆症患者总数的 70%，其发病率在 65 岁以上人群为 5%，我国 65 岁以上老人的患病率约为 4%。随着人类寿命的延长和社会老龄化问题的日益突出，AD 患者数量和比例将持续增高。迄今 AD 尚无十分有效的治疗方法，药物治疗仍是当今治疗的主要措施，现有的药物治疗策略是增强中枢胆碱能神经功能，主要有胆碱酯酶抑制药、M 受体激动药和 N–甲基–D–天冬氨酸受体阻断药等。

一、胆碱酯酶抑制药

他克林

他克林（Tacrine）为第一代可逆性胆碱酯酶抑制药，对 AD 的治疗作用是多方面共同作用的结果。通过抑制血浆和组织中的胆碱酯酶而增加 ACh 的含量；直接激动 M、N 胆碱受体和促进 ACh 释放；促进脑组织对葡萄糖的利用。本药对轻、中度 AD 疗效较好，因不良反应严重，尤其是肝毒性，现已很少使用。

多奈哌齐

多奈哌齐（Donepezil）为第二代胆碱酯酶抑制药，口服大约 3~4 小时后达到最高血浆浓度，$t_{1/2}$ 约 70 小时。本药通过抑制胆碱酯酶来增加中枢 ACh 的含量。用于轻、中度 AD 患者，可改善认知能力和综合功能，延缓病情发展。与他克林相比，具有对中枢胆碱酯酶选择性高、用量小、毒性低和价格相对较低等优点。常见不良反应有胸痛、牙痛，也可引起低血压、胃肠道反应、震颤、眩晕、尿失禁、视物模糊等。

石杉碱甲

石杉碱甲（Huperzine A）是我国学者从植物千层塔中分离得到的一种强效、可逆性胆碱酯酶抑制药。易通过血–脑屏障。具有促进记忆再现和增强记忆保持的作用。适用于良性记忆障碍，可提高患者指向记忆、联想学习、图像回忆、无意义图形再认及人像回忆等能力。对痴呆患者和脑器质性病变引起的记忆障碍亦有改善作用。不良反应有胃肠道反应、头晕、多汗等。

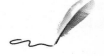

加兰他敏

加兰他敏（Galantamine）是一个选择性、竞争性及可逆性的胆碱酯酶抑制药。口服给药，不受食物和同服药物的影响，用于治疗轻、中度 AD，用药后 6 ~ 8 周显效，疗效与他克林相当，但无肝毒性。主要不良反应为用药早期的恶心、呕吐及腹泻等胃肠道反应。

美曲膦酯

美曲膦酯（Metrifonate）原用作杀虫剂，直到 20 世纪 80 年代才被适用于治疗 AD，是目前用于 AD 治疗的唯一以无活性前药形式存在的胆碱酯酶抑制药。本药能改善 AD 患者的行为和认知功能，亦能改善患者的幻觉、抑郁或焦虑等症状。用于轻、中度 AD。不良反应少而轻，偶有腹泻、下肢痉挛、鼻炎等症状。

二、M 受体激动药

占诺美林

占诺美林（Xanomeline）为 M_1 受体选择性激动药，为目前选择性最高的 M_1 受体激动剂之一。口服易吸收，大剂量可明显改善 AD 患者的认知功能和行为能力。易引起胃肠道和心血管方面的不良反应，新研制的透皮吸收贴剂可避免消化道不良反应。

三、N – 甲基 – D – 天冬氨酸受体阻断药

美金刚

美金刚（Memantine）是一种电压依赖性、中等程度亲和力的非竞争性 N – 甲基 – D – 天冬氨酸受体阻断药，可以阻断谷氨酸浓度病理性升高导致的神经元损伤。治疗中、重度 AD，与胆碱酯酶抑制药合用效果更好。常见不良反应有头晕、便秘、高血压、呼吸困难、头痛和嗜睡等。

知识拓展

痴呆

痴呆是由于大脑器质性病变引起的、智能在达到正常水平以后出现的进行性衰退。按照发病原因不同可分为阿尔兹海默型痴呆和非阿尔兹海默型痴呆两种。后者包括血管性痴呆、lewy 包涵体痴呆、皮质下变性疾病（如帕金森病）伴发的痴呆、脑叶萎缩引起的痴呆、代谢 – 中毒疾病伴发的痴呆以及感染性疾病（如神经梅毒、艾滋病）伴发的痴呆等。

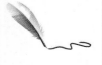

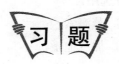

一、选择题

【A1 型题】

1. 左旋多巴治疗帕金森病的作用是
    A. 提高纹状体内多巴胺的含量
    B. 提高纹状体中乙酰胆碱的含量
    C. 提高纹状体中 5 – 羟色胺的含量
    D. 降低黑质中乙酰胆碱的含量
    E. 阻断黑质中胆碱受体

2. 关于左旋多巴的叙述，错误的是
    A. 可以增加纹状体内多巴胺含量
    B. 可以治疗肝性昏迷
    C. 对抗精神病药所引起的帕金森病有效
    D. 可引起运动过多症
    E. 作用缓慢，用药后 2 ~ 3 周才起效

3. 能够抑制外周多巴脱羧酶的活性，提高左旋多巴疗效，减少不良反应的药物是
    A. 多巴胺　　　　　　　B. 金刚烷胺　　　　　　　C. 苯海索
    D. 卡比多巴　　　　　　E. 多奈哌齐

4. 溴隐亭抗帕金森病的作用机制是
    A. 阻断黑质 – 纹状体通路的多巴胺受体
    B. 选择性激动黑质 – 纹状体通路的多巴胺受体
    C. 增加纹状体中多巴胺的合成
    D. 抑制纹状体中多巴胺的降解
    E. 中枢性抗胆碱作用

5. 具有抗帕金森病和抗亚洲 A – Ⅱ型流感病毒作用的药物是
    A. 苄丝肼　　　　　　　B. 金刚烷胺　　　　　　　C. 司来吉兰
    D. 苯海索　　　　　　　E. 卡比多巴

6. 通过激动多巴胺受体而发挥抗帕金森病作用的药物是
    A. 司来吉兰　　　　　　B. 苄丝肼　　　　　　　　C. 金刚烷胺
    D. 卡比多巴　　　　　　E. 溴隐亭

7. 通过选择性抑制 MAO – B 而发挥抗帕金森病作用的药物是
    A. 卡比多巴　　　　　　B. 金刚烷胺　　　　　　　C. 溴隐亭
    D. 司来吉兰　　　　　　E. 美金刚

8. 治疗阿尔茨海默病的药物不包括
    A. 多奈哌齐　　　　　　B. 美金刚　　　　　　　　C. 司来吉兰
    D. 美曲膦酯　　　　　　E. 石杉碱甲

9. 治疗中、重度阿尔茨海默病应选用

    A. 美金刚　　　　　　　　B. 苯海索　　　　　　　　C. 石杉碱甲

    D. 多奈哌齐　　　　　　　E. 加兰他敏

【A3 型题】

（10 ~ 11 题共用题干）

患者，女，58 岁，精神分裂症入院，采用氯丙嗪治疗后出现锥体外系反应。

10. 治疗该患者的锥体外系反应可选用

    A. 左旋多巴　　　　　　　B. 卡比多巴　　　　　　　C. 金刚烷胺

    D. 溴隐亭　　　　　　　　E. 苯海索

11. 该药属于

    A. 胆碱受体阻断药　　　　B. 促多巴胺释放药　　　　C. 多巴胺受体激动药

    D. 左旋多巴增效剂　　　　E. 多巴胺前体药

二、思考题

1. 左旋多巴的药理作用、临床应用、不良反应有哪些？左旋多巴与卡比多巴合用治疗帕金森病有何意义？

2. 治疗阿尔茨海默病的药物主要有哪些？

（姜德春）

扫码"练一练"

第十四章　抗精神失常药

精神失常是由多种病理因素引起的认知、情感、意志、行为等精神活动障碍的一类疾病，包括精神分裂症、躁狂症、抑郁症及焦虑症等。治疗这些疾病的药物称为抗精神失常药，目前可分为：抗精神病药、抗躁狂药、抗抑郁药和抗焦虑药。

第一节　抗精神病药

精神分裂症是指精神活动与现实脱离为主要特征的最常见的一类精神病，表现为思维、情感、行为之间的不协调性。将其分为幻觉、妄想为主的 I 型精神分裂症和情感淡漠、主动性缺乏等为主的 II 型精神分裂症，本节涉及的药物大多对 I 型疗效较好，对 II 型则效果较差甚至无效。本类药物主要用于治疗精神分裂症及躁狂症，也称这类药为抗精神分裂症药。根据化学结构可将其分为四类：吩噻嗪类、硫杂蒽类、丁酰苯类及其他类。

知识链接

中枢多巴胺神经通路

中枢神经系统主要有 4 条多巴胺能神经通路：①中脑-边缘系统通路，主要与情绪和行动功能有关；②中脑-皮质系统通路，与认知、思想、感觉、理解、推理能力和联想有关，目前认为 I 型精神分裂症，与这两条系统功能亢进有关；③结节-漏斗系统通路，与内分泌功能有关；④黑质-纹状体，与锥体外系功能有关。

一、吩噻嗪类

本类药物化学结构特点是都具吩噻嗪的基本结构，根据其侧链不同，又可将其分为二甲胺类（氯丙嗪）、哌嗪类（奋乃静、氟奋乃静、三氟拉嗪）及哌啶类（硫利哒嗪），它们具有相似的药理作用。

氯丙嗪

氯丙嗪（Chlorpromazine）为吩噻嗪类药物的典型代表，也是应用最广泛的抗精神病药。
【体内过程】口服吸收慢而不规则，血药浓度达峰所需时间为 2~4 小时。肌内注射吸

扫码"看一看"

收迅速。吸收后分布于全身，脑内药物浓度可达血药浓度的 10 倍。因其脂溶性高，易蓄积于脂肪组织，故排泄缓慢，$t_{1/2}$ 约 6 小时。停药后数周乃至半年后，尿中仍可检出其代谢物。个体差异大，相同剂量不同个体血药浓度可相差 10 倍以上，故应用药个体化。有首关消除，主要在肝代谢成多种代谢物及葡萄糖醛酸结合物，经肾排泄。

【药理作用】抗精神病药对多巴胺（DA）受体都有不同程度的阻断作用，其中氯丙嗪除具有阻断 DA 受体作用外，还有较强的 α 受体和 $5-HT_2$ 受体阻断作用，也阻断组胺 H_1 受体和 M 受体，使之具有广泛的药理作用及多种不良反应。

1. 对中枢神经系统的影响

（1）镇静、安定作用　正常人口服治疗量的氯丙嗪表现为镇静、安定、感情淡漠，对周围事物反应性下降，环境安静可诱导入睡，但易被唤醒，加大剂量亦不引起麻醉。能明显减少动物自发活动，抑制其攻击行为，使之易驯服。其作用机制是阻断脑干网状结构上行激活系统外侧部位的 α 受体，抑制特异性感觉传入冲动沿侧支向网状结构传导，使大脑皮层兴奋性降低，连续用药可产生耐受性。目前认为本药对组胺 H_1 受体阻断作用亦与其镇静作用有关。

（2）抗精神病作用　精神病患者服药后，能迅速控制兴奋躁动的临床症状，而不引起过分中枢抑制；连续 6~26 周用药，可使精神分裂症患者消除幻觉、妄想，减轻思维障碍，理智恢复，生活自理。此作用不产生耐受性。

（3）镇吐作用　小剂量就对延髓第四脑室底部极后区的催吐化学感受区的 DA 受体有抑制作用，大剂量时能直接抑制呕吐中枢。氯丙嗪也对顽固性呃逆有一定作用。

（4）对体温调节作用　氯丙嗪对下丘脑体温调节中枢有很强的抑制作用，与解热镇痛药不同，不仅降低发热机体的体温，还能降低正常体温，降温作用可随环境温度而变化，在低温环境时，配合物理降温，可使机体温度降至更低；在炎热天气，氯丙嗪可使体温升高，这是其干扰了机体正常散热的结果。

（5）增强中枢抑制药的作用　可增强全身麻醉药、镇静催眠药、镇痛药及解热镇痛抗炎药的作用，合用时可增加疗效及不良反应，应注意适当调整剂量，避免加重对中枢神经系统功能的抑制。

2. 对内分泌系统的影响　可阻断结节–漏斗通路 D_2 受体，减少下丘脑催乳素抑制因子的释放，使催乳素上升，引起乳房增大和泌乳；抑制促性腺激素释放因子的释放，使雌、孕激素下降；抑制 ACTH 的释放，使糖皮质激素下降；抑制生长激素的释放，使生长激素减少。

3. 对自主神经系统的影响　氯丙嗪能阻断 α 受体，可翻转肾上腺素的升压作用，也能抑制血管运动中枢和直接扩张血管，对心脏有一定抑制作用，可致外周阻力降低，心排出量降低，血压下降。氯丙嗪对 M 胆碱受体也有阻断作用，可产生较弱的阿托品样作用。

【临床应用】

1. 精神分裂症　氯丙嗪主要用于改善精神分裂症的幻觉和妄想等阳性症状，对躁狂抑郁症的躁狂状态有很好的治疗效果，也用于具有类似精神分裂症状的其他精神病。对急性精神分裂症患者疗效好，氯丙嗪阻滞突触后 DA 受体作用很快出现，但大多数患者需服药 1~3 周后开始显效，连续服药 6 周至 6 个月充分显效。大多数患者不能根治，需长期服维持量以减少复发。少部分患者发作治疗后可长期缓解。

2. 止吐 用于治疗多种疾病（妊娠中毒、尿毒症、癌症、放射病等）和一些药物（吗啡、洋地黄、四环素等）所致呕吐。但对晕动病所致的呕吐无效。氯丙嗪也可用于顽固性呃逆。

3. 麻醉前给药 因氯丙嗪能加强其他中枢抑制药的作用，并利用其镇静、安定、镇吐等作用，有利于麻醉的进行，减少不良反应。

4. 人工冬眠和低温麻醉 与哌替啶、异丙嗪等药配伍，使患者深睡，体温、代谢及组织耗氧量均降低，对各种伤害性刺激的反应减弱，有利于患者度过危险的组织损伤阶段，争得治疗时间，称为"人工冬眠"疗法。可用于严重创伤或感染、高热惊厥、破伤风、甲状腺危象等的辅助治疗。临床上用物理降温配以氯丙嗪，可使患者体温降低到34℃或更低，用于低温麻醉。

【不良反应和注意事项】

1. 一般反应 包括中枢抑制症状如嗜睡、无力、淡漠；M胆碱受体阻断症状如口干、无汗、便秘、视物模糊、眼压升高等；α受体阻断症状如鼻塞、血压下降、直立性低血压以及反射性心率过快等。为防止直立性低血压发生，注射给药后应卧床休息两小时左右方可缓慢起立。静脉注射可引起血栓性静脉炎，应以0.9%氯化钠溶液或葡萄糖溶液稀释后缓慢注射。

2. 锥体外系反应 是长期大量使用氯丙嗪后最常见的不良反应，主要有以下四种表现。①帕金森综合征，多见于中老年人，表现肢体震颤，肌张力增高，运动减少等，发生率约30%，绝大多数在连续用药2～3个月内，少数可在1～2周内出现。②急性肌张力障碍，青中年人多见，以肌肉痉挛为特点，主要表现在头颈部肌肉，出现强迫性张口、伸舌、斜颈等头颈部怪异动作，也可波及躯干和四肢肌肉，通常在服药后24～48小时内发生。③静坐不能，多见于青少年，表现为坐立不安，反复徘徊。上述表现是因药物阻断了黑质－纹状体通路的D_2受体，与多巴胺的功能减弱及乙酰胆碱的功能增强有关。减少用药量或停药后症状可减轻甚至消失，必要时加用中枢抗胆碱药（如苯海索）。④迟发性运动障碍，大约有1/5的患者出现迟发性运动障碍的不良反应，表现为节律的或不规则、不自主的刻板运动，特别以口、舌、面部不自主运动最常见，有时伴有肢体或躯干的舞蹈样动作。老年女性患者更易发生，发生率报告差异很大，约为0.5%～41.3%。迟发性运动障碍停药后仍可长期存在。其机制可能是由于D_2受体长期被阻滞，受体敏感性增加所致，抗胆碱药反可使之加重。

3. 精神异常 服用氯丙嗪开始的几周内，约有80%患者出现过度的镇静。较大剂量时，活动减低，思维、行动迟缓，反应迟钝，注意力不集中，记忆减退，对周围环境淡漠。也可致抑郁状态，多发生于用药后的第4～8周。

4. 内分泌系统反应 长期应用可致乳房增大、停经、泌乳及不育症等，部分患者体重增加。

5. 过敏反应 常见有皮疹、接触性皮炎及光敏性皮炎，也有剥脱性皮炎发生。有粒细胞缺乏症、溶血性贫血及再生障碍性贫血的报道。少数人出现胆汁淤积性黄疸，大部分发生于服药前4周内，一般停药后4～8周内恢复。

6. 局部刺激 注射液刺激性较强，故应深部肌内注射。

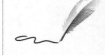

7. 急性中毒 一次应用剂量过大，可致急性中毒。表现为昏睡、血压下降、心肌损害等。呈现出异常心电图，Q－T 间期或 P－R 间期延长，T 波低平或倒置，心率加快。无特效解毒药，应及时对症治疗。可用去甲肾上腺素升压，但禁用肾上腺素。

癫痫、惊厥病史者，青光眼、昏迷及严重肝、肾功能不全者禁用；心血管疾病的老年人和冠心病者慎用。

【药物相互作用】 当氯丙嗪与有镇静、α 受体阻断及抗胆碱作用的药物合用时可产生相加作用，出现呼吸抑制或降低血压等，应予以注意。与三环类抗抑郁药联合应用能互相抑制代谢，必要时应减量。

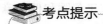 **考点提示**

氯丙嗪的药理作用、临床应用及不良反应。

其他吩噻嗪类药物，包括哌嗪衍生物奋乃静（Perphenazine）、氟奋乃静（Fluphenazine）、三氟拉嗪（Trifluoperazine）等。属于高效价药物，与氯丙嗪相比，抗精神病作用及锥体外系反应强，而镇静作用弱，对心血管系统、肝脏及造血系统的作用较氯丙嗪弱。奋乃静对慢性精神分裂症的疗效高于氯丙嗪。三氟拉嗪和氟奋乃静对行为退缩、情感淡漠等症状有较好疗效，适用于精神分裂症偏执型和慢性精神分裂症。

二、硫杂蒽类

吩噻嗪环上第 10 位碳上的 N 原子被 C 原子取代，其代表药是氯普噻吨（Chloprothixene），此外还有氟哌噻吨（Flupentixol）、替沃噻吨（Thiothixene）等。

氯普噻吨

氯普噻吨（Chloprothixene）药理作用与氯丙嗪相似，但抗肾上腺素和抗胆碱作用较弱，锥体外系反应较轻。具有一定的抗抑郁作用，适用于伴有焦虑、抑郁症状的精神分裂症、更年期精神病及焦虑性神经官能症。

氟哌噻吨

氟哌噻吨（Flupentixol）适用于伴有情感淡漠、幻觉、焦虑及抑郁的急、慢性精神分裂症患者，由于具有特殊的激动作用，故禁用于躁狂症患者。锥体外系反应较常见，偶有猝死现象。

三、丁酰苯类

氟哌啶醇

氟哌啶醇（Haloperidol）药理作用与氯丙嗪相似，D_2 受体阻断作用较强，对 D_1 受体几无作用，对 α 受体、5－HT_2 受体和 M 受体作用很弱。抗精神病作用及锥体外系反应均很强，镇吐作用亦强。镇静及引起直立性低血压作用弱。主要用于急、慢性精神分裂症，对吩噻嗪类治疗无效者、止吐及顽固性呃逆有效。本药易引起锥体外系反应，长期大量应用可致心肌损害。

氟哌利多

氟哌利多（Droperidol）药理作用与氟哌啶醇相似，但体内代谢迅速，作用维持时间短。临床上利用其安定作用及增强镇痛药作用的特点，与芬太尼配伍，用于"神经安定镇痛术"。用于小手术（如清创）、内镜检查、造影等，也可用于麻醉前给药、呕吐以及控制精神患者的攻击行为等。

四、其他类

氯氮平

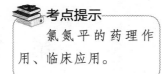

考点提示

氯氮平的药理作用、临床应用。

氯氮平（Clozapine）为苯二氮䓬类药物，为新型抗精神病药，主要通过阻断 5 – HT$_2$ 受体和 DA 受体产生抗精神病作用。此外，具有较强的阻断 M 受体、α 受体、组胺 H$_1$ 受体作用。氯氮平选择性地作用于中脑 – 边缘系统 DA 神经元，对纹状体 DA 神经元较少影响，因此，锥体外系反应少见。临床用于急、慢性精神分裂症，对用其他药治疗无效的病例仍可有效。缺点是可引起粒细胞减少，应定期检查血常规。

奥氮平

奥氮平（Olanzapine）对体内多种受体有明显的抑制作用，包括 5 – HT、D$_2$、α、M 及 H$_1$ 受体。并选择性抑制中脑边缘系统多巴胺能神经功能，对纹状体多巴胺能神经功能的影响较小。本药对阴性症状的疗效优于氟哌啶醇。与经典抗精神病药相比，奥氮平疗效好、有效率高、作用持久、不良反应少，因此能更大程度地改善患者生命质量。

舒必利

舒必利（Sulpiride）为苯甲酰胺类药物，可选择性拮抗中脑 – 边缘系统 D$_2$ 受体。对紧张型精神分裂症的幻觉、妄想及情绪低落、抑郁等症状有较好疗效，对兴奋躁动作用较弱。镇吐作用强，可用于顽固性恶心呕吐。对纹状体亲和力较低，因此其锥体外系反应轻微。

利培酮

利培酮（Risperidone）为第二代非经典抗精神病药，锥体外系反应较轻，目前已成为治疗精神分裂症的一线药物。对 D$_2$ 受体和 5 – HT 受体有较强阻断作用，而对 α 受体、组胺 H$_1$ 受体和 M 受体作用弱。适用于急性和慢性精神分裂症，对阳性症状和阴性症状均有效，同时对患者的认知功能障碍和继发性抑郁也有治疗作用。

常用抗精神病药作用特点，见表 14 – 1。

表 14 – 1 常用抗精神病药作用特点比较

药物	治疗剂量（mg/d）	降压	镇静	锥体外系反应
氯丙嗪	25 ~ 300	＋＋＋（口服）＋＋（肌注）	＋＋＋	＋＋
奋乃静	8 ~ 32	＋	＋＋	＋＋＋
氟奋乃静	2 ~ 20	＋＋	＋	＋＋＋
三氟拉嗪	5 ~ 20	＋	＋	＋＋＋
硫利达嗪	150 ~ 300	＋＋＋	＋＋＋	＋

续表

药物	治疗剂量（mg/d）	降压	镇静	锥体外系反应
氟哌啶醇	10 ~ 80	+ +	+	+ + +
氯氮平	12.5 ~ 300	+ + +	+ +	−
奥氮平	5 ~ 20	+	+ + +	−
利培酮	1 ~ 8	+ +	+	+

注：+ + +，强；+ +，次强；+，弱；−，几乎没有。

第二节　抗躁狂症药和抗抑郁症药

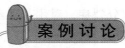

案例讨论

[案例] 患者，女，30 岁。平时性格活泼开朗，两个月前因买房与丈夫吵架后，失眠、情绪低落，精力明显减退，少言寡语，思维缓慢。病情逐渐加重，怀疑自己患上了癌症，悲观厌世，多次企图自杀，均被阻止。最后，在家人的劝导下，到医院就诊，诊断为抑郁症。服用阿米替林治疗，一次 25mg，一日 3 次。患者服用 2 周后，增加到一日 200mg，出现口干、视物模糊、排尿困难、便秘、心动过速、震颤。

[讨论] 患者为什么会出现口干、视物模糊、便秘等症状？应如何处理？服用阿米替林期间需注意什么？

一、抗狂躁症药

躁狂抑郁症是一种情感性精神病，主要特征为躁狂或抑郁症状两者之一反复发作，或躁狂症与抑郁症交替发作。其病因可能与脑内单胺类神经递质（如 5 – HT、NA、DA）改变有关，5 – HT、NA、DA 功能亢进易引起躁狂，减弱则易引起抑郁。抗精神分裂症药氯丙嗪、氟哌啶醇及抗癫痫药丙戊酸钠、卡马西平等对躁狂症也有效，但锂盐是典型的抗躁狂症药。

碳酸锂

碳酸锂（Lithium Carbonate）于 1949 年用于临床。

【体内过程】口服吸收快，血药浓度达峰时间为 2 ~ 4 小时，半衰期为 18 ~ 36 小时，不与血浆蛋白结合。从细胞外液分布到细胞内液，因通过血 – 脑屏障加入脑组织和神经细胞困难，故显效慢。碳酸锂主要经肾排泄，由肾小球滤过的锂在近曲小管与 Na^+ 竞争重吸收，故增加 Na^+ 的摄入可促进其排泄，反之则会导致体内锂潴留，引起中毒。

【药理作用和临床应用】碳酸锂治疗量对正常人精神活动没有明显影响，对躁狂症状则有显著疗效。锂盐治疗机制可能是抑制脑内 NA 和 DA 的释放，并增加其再摄取和灭活。主要用于躁狂症，缓解患者情绪高涨、烦躁不安、活动过度和思维言语不能自控的症状。对抑郁症有效，故也称之为情绪稳定药，但对抑郁的作用不如狂躁症显著。

【**不良反应和注意事项**】不良反应多，安全范围窄。用药初期有恶心、呕吐、腹泻、乏力、肢体震颤、口干、多尿等。继续用药 1~2 周后可逐渐减轻或消失。血药浓度大于 2mmol/L 即可中毒，表现为意识障碍甚至昏迷，深反射亢进、共济失调、震颤、肌张力增高及癫痫发作等中枢神经症状。应进行血锂浓度的监测，发现血锂浓度过高时，立即减量或停药，并适当补充 0.9% 氯化钠注射液以促进锂盐的排泄。此外可能出现抗甲状腺作用而致甲状腺肿大、白细胞升高等。

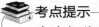

考点提示

碳酸锂的药理作用、不良反应。

二、抗抑郁症药

抑郁症是一种常见的心理疾病，女性发病率比男性高两至三倍，患者临床表现为寡言少语、情绪低落、动作迟钝、思维缓慢、自责感强、有自杀倾向或行为等。根据化学结构或作用机制可将常用抗抑郁药分为 5 类。

（一）三环类抗抑郁症药

本类药物因结构中含有 2 个苯环和 1 个杂环，故统称为三环类抗抑郁症药。

丙米嗪

丙米嗪（Imipramine）为亚胺联苄衍生物。

【**体内过程**】口服易吸收，血药浓度达高峰时间为 2~8 小时，半衰期为 10~20 小时。广泛分布于全身组织，以脑、肝、肾及心脏分布最多。主要在肝代谢，被氧化为无活性的 2-羟基化物后与葡萄糖醛酸结合，经肾排泄。

【**药理作用**】

1. 中枢神经系统 丙米嗪阻断 NA 和 5-HT 再摄取，使得突触间隙递质浓度增加，增强 NA 和 5-HT 能神经作用来发挥抗抑郁作用。正常人用药后可有困倦、疲乏、头晕、视物模糊等不适症状，继续用药症状加重，并出现注意力不集中，思维能力下降。而抑郁症患者服用后，表现精神振奋，当连续用药 2~3 周后才能引起情绪提高，抑郁症状减轻。

2. 抗胆碱作用 治疗量可明显阻断 M 胆碱受体，产生阿托品样作用。

3. 心血管系统 治疗量即可降低血压，导致心律失常。常见心电图改变，出现 T 波低平或倒置。此外，对心肌有奎尼丁样作用，故心血管病患者慎用。

【**临床应用**】主要用于各类型的抑郁症治疗，对伴有焦虑的抑郁症患者疗效显著，对恐惧症也有效。此外，对小儿遗尿症有效，这可能与其影响睡眠时相有关。

【**不良反应和注意事项**】主要是抗胆碱和对心血管作用引起口干、便秘、散瞳、眼内压升高、尿潴留、心悸、直立性低血压、心律失常等。中枢神经方面可致乏力、头晕等，少数人转为躁狂兴奋。偶见皮疹、粒细胞减少及阻塞性黄疸等过敏反应。长期用丙米嗪应定期检查白细胞和肝功能。前列腺肥大和青光眼患者禁用，心血管病患者慎用。

【**药物相互作用**】本类药物与其他药物之间的相互作用，如与中枢抑制、抗胆碱作用的药物合用可产生相加作用；与单胺氧化酶抑制药合用可互相增强药效及毒性，可引起严重高血

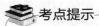

考点提示

丙米嗪的药理作用、临床应用。

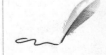

压、高热、惊厥。丙米嗪阻止可乐定等降压药进入交感神经末梢作用部位，而对抗其降压作用。

阿米替林

阿米替林（Amitriptyline）作用及临床应用与丙米嗪相似，对 5 - HT 再摄取的抑制作用明显强于对 NA 再摄取的作用，镇静和抗胆碱作用较强。采用逐渐增加剂量的方式进行服药，可睡前口服。不良反应与丙米嗪类似但更加严重，可加重糖尿病症状，禁忌证与丙米嗪相同。

知识拓展

5 - HT 综合征

5 - HT 综合征是由药物相互作用引起的十分少见但又极易导致死亡的综合征，应引起临床重视。两种或多种可增强 5 - HT 传递功能的药物联用可引起，如单胺氧化酶抑制药（MAOI）与 5 - HT 再摄取抑制药（SSRI）合用，现已绝对禁止两者联用。5 - HT 综合征初期临床症状表现为不安、激越、恶心、呕吐、腹泻，随后出现高热、强直、肌阵挛或震颤、心动过速、高血压、意识障碍，最后痉挛、昏迷，严重者甚至致死。轻度的 5 - HT 综合征症状在停用 24 ~ 48 小时后消失，一般不需支持治疗；对于严重症状，可通过服用不同种类的 5 - HT 再摄取拮抗剂如普萘洛尔等治疗，服用丹曲林能有效治疗体温过高的症状。

（二）NA 摄取抑制药

地昔帕明

地昔帕明（Desipramine）为强效 NA 再摄取抑制剂，其强度是抑制 5 - HT 再摄取的 100 倍以上，对 DA 的再摄取也有抑制作用。对 H_1 受体有较强拮抗作用，对 α 受体和 M 受体的拮抗作用则较弱。用药后可使患者的活动能力提高，但对提高情绪、减轻焦虑的作用不明显。常用于轻、中度抑郁症患者。本药不良反应少，过量可致口干、便秘、震颤、血压降低、心律失常等。老年患者应适当减量。

马普替林

马普替林（Maprotiline）为四环类选择性 NA 再摄取抑制剂，对 5 - HT 的再摄取几无影响。口服吸收缓慢但完全，经过 2 ~ 6 小时血药浓度可达峰值，$t_{1/2}$ 为 27 ~ 58 小时，故用药 2 ~ 3 周后才充分发挥疗效。主要在尿中排泄，少量经胆汁排泄。本药的镇静作用和对血压的影响与丙米嗪类似，但抗胆碱作用较弱。可用于各型抑郁症患者，尤其适用于老年抑郁症患者。不良反应常见有口干、便秘、眩晕、恶心及视物模糊等，少数患者可出现心动过速、直立性低血压、焦虑、震颤、躁狂、癫痫发作症状、过敏反应及中性粒细胞减少等。

（三）5 - HT 再摄取抑制药

氟西汀

氟西汀（Fluoxetine）为强效选择性 5 - HT 再摄取抑制药，其抑制 5 - HT 再摄取的作用强于抑制 NA 再摄取 200 倍。常用于各型抑郁症、焦虑症、强迫症及神经性厌食症。对抑郁症的疗效与三环类抗抑郁药相当，同时还有抗焦虑作用、镇静作用，对心血管的影响较小。本药安全范围较大，不良反应轻。偶有恶心、呕吐、头痛、失眠、乏力、震颤及惊厥等不良反应发生。肝功能不全者服药后半衰期延长，应注意调整给药间隔时间。妊娠期妇女、哺乳期妇女、同时服用单胺氧化酶抑制药患者及对本药过敏者禁用。

（四）单胺氧化酶抑制药

吗氯贝胺

吗氯贝胺（Moclobemide）是通过可逆性抑制脑内单胺氧化酶（MAO），从而提高脑内去甲肾上腺素、多巴胺和 5 - 羟色胺的水平，产生抗抑郁作用。具有作用快，停药后单胺氧化酶活性恢复快的特点。适用于各种抑郁症。本药与其他抗抑郁药物同时使用时，为避免引起"高 5 - 羟色胺综合征"的危险，一般需间隔 2 周以上。用药期间不宜驾驶车辆、操作机械或高空作业。

（五）其他抗抑郁药

曲唑酮

曲唑酮（Trazodone）为 5 - HT 受体阻断药和再摄取抑制药，对 5 - HT 的再摄取产生抑制作用，对 NA、DA 的再摄取和 M 受体无影响，但可通过阻断突触前膜的 α_2 受体，增加 NA 的释放。能阻断 5 - HT_1 受体和中枢 α_1 受体，有明显镇静作用。可用于各型抑郁症、伴有抑郁的焦虑症、情感障碍伴失眠等。不良反应较小，用药较安全。

文拉法辛

文拉法辛（Venlafaxine）是三种生物源性胺类（5 - 羟色胺，去甲肾上腺素和多巴胺）的再摄取抑制药，其中对 5 - 羟色胺再摄取抑制作用最强，其次是去甲肾上腺素再摄取抑制作用。而对毒蕈碱、烟碱、组胺和肾上腺素受体及单胺氧化酶无抑制作用。本药治疗抑郁症疗效显著，具有抗焦虑和抗抑郁双向作用，亦能治疗焦虑症。

米塔扎平

米塔扎平（Mirtazapine）为四环类抗抑郁药。通过阻断突触前膜 α_2 受体，促进 NA 的释放，并间接提高 5 - HT 的更新率，从而产生抗抑郁作用。对 H_1 受体、外周 α_1 受体及 M 受体均有阻断作用，主要用于抑郁症的治疗。可出现食欲增加及嗜睡等不良反应。

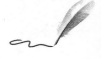

第三节　抗焦虑药

焦虑症是多种精神病的常见症状，临床表现为紧张、忧虑、恐惧、心痛、心悸、失眠多梦等。常采用抗焦虑药苯二氮䓬类和巴比妥类（详见第十一章镇静催眠药）、三环类抗抑郁药等。

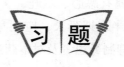

扫码"看小结"

一、选择题

1. 氯丙嗪体内过程特点，错误的是
   A. 口服吸收慢而不规则，个体差异大
   B. 易透过血 – 脑屏障
   C. 易蓄积于脂肪组织
   D. 迅速经肾排泄
   E. 几乎不与血浆蛋白结合

2. 氯丙嗪引起锥体外系反应的机制是
   A. 阻断大脑 – 边缘系统的 DA 受体
   B. 阻断黑质 – 纹状体的 DA 受体
   C. 阻断中脑 – 皮质的 DA 受体
   D. 阻断结节 – 漏斗通路的 DA 受体
   E. 阻断脑内 M 受体

3. 氯丙嗪对下列何种原因引起的呕吐无效
   A. 晕动病　　　　　　B. 妊娠　　　　　　C. 药物
   D. 胃肠炎　　　　　　E. 放射病

4. 氯丙嗪降温作用最强的情况是
   A. 配合物理降温　　　B. 合用阿司匹林　　C. 合用哌替啶
   D. 合用地塞米松　　　E. 合用异丙嗪

5. 氯丙嗪对下列病症最好的是
   A. 躁狂症　　　　　　B. 精神分裂症　　　C. 抑郁症
   D. 焦虑症　　　　　　E. 神经官能症

6. 丙米嗪抗抑郁机制是
   A. 抑制突触前膜 NA 的释放
   B. 抑制突触前膜 NA 和 5 – HT 再摄取
   C. 使脑内单胺类递质减少
   D. 使脑内儿茶酚胺类耗竭
   E. 使脑内 5 – HT 缺乏

7. 不是氯丙嗪的禁忌证的是

A. 昏迷   B. 癫痫   C. 青光眼

D. 尿毒症   E. 高血压

8. 用于纠正氯丙嗪引起的直立性低血压的是

A. 肾上腺素   B. 去甲肾上腺素   C. 异丙肾上腺素

D. 多巴胺   E. 氯氮平

9. 碳酸锂主要用于

A. 焦虑症   B. 躁狂症   C. 抑郁症

D. 精神分裂症   E. 失眠症

10. 下列抗抑郁症药，属于 5 – HT 再摄取抑制剂的是

A. 地昔帕明   B. 丙米嗪   C. 氟西汀

D. 吗氯贝胺   E. 马普替林

11. 对丙米嗪作用的叙述错误的是

A. 明显抗抑郁作用   B. 阻断 M 受体   C. 降低血压

D. 升高血糖   E. 奎尼丁样作用

【A3 型题】

(12 ~ 13 题共用题干)

患者，女，20 岁。经常情绪低落，运动迟缓，睡眠障碍，有自杀倾向，确诊为抑郁症。

12. 该患者应选用的治疗药物是

A. 碳酸锂   B. 丙米嗪   C. 氯丙嗪

D. 五氟利多   E. 舒必利

13. 该药物最常见的不良反应是

A. 过敏反应   B. 自主神经功能紊乱   C. 口干、视物模糊

D. 镇吐，降温   E. 凝血障碍

二、思考题

1. 氯丙嗪的药理作用、临床应用及不良反应有哪些？

2. 长期大量服用氯丙嗪最常见的不良反应是什么？临床表现包括哪些？

扫码"练一练"

（刘 韬）

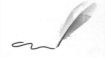

第十五章 镇 痛 药

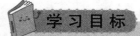 **学习目标**

1. **掌握** 吗啡、哌替啶的药理作用、临床应用、不良反应和注意事项。
2. **熟悉** 可待因、芬太尼、曲马多的作用特点和临床应用。
3. **了解** 吗啡的作用机制和其他镇痛药的作用特点和临床应用。

疼痛是机体受到伤害性刺激所引起的一种不愉快感觉和情感体验，是一种复杂的生理心理活动，它包括伤害性刺激作用于机体所引起的痛感觉，以及机体对伤害性刺激的痛反应。虽然疼痛是机体防御性保护反应之一，但作为报警有其局限性，剧痛不仅伴有紧张、焦虑、恐慌等情绪，还可引起生理功能紊乱，甚至休克。因此，适当应用镇痛药缓解剧痛、改善不良情绪、预防休克等是必要的。

镇痛药是一类通过激动中枢神经系统特定部位的阿片受体而产生镇痛作用，减轻疼痛所致的恐惧紧张和不安情绪的药物。因其作用机制与激动阿片受体有关，且反复用药易成瘾，因此又被称之为阿片类镇痛药或麻醉性镇痛药，属于麻醉药品管理范畴，应按照相关规定严格控制使用。此外，疼痛也是临床许多疾病的常见症状，是医生诊断疾病的重要依据，在诊断未明的情况下，应慎用镇痛药，以免掩盖病情，影响治疗。

目前，临床上常用的镇痛药可以分为阿片生物碱类、人工合成镇痛药和其他镇痛药三类。

案例讨论

[案例] 某女，45岁。间歇发作上腹绞痛数年。入院前40天，发作后有持续性钝痛，放射至右肩及腹部，并有恶心呕吐、腹泻等症，诊断为胆石症、慢性胆囊炎。入院前曾因疼痛注射过吗啡，用药后呕吐加剧，疼痛不止，呼吸变慢，腹泻得到控制。入院后用抗生素控制症状并肌内注射哌替啶50mg、阿托品0.5mg，每3~4小时一次，并行手术治疗。术后及出院后因伤口疼痛继续用哌替啶50mg。患者渴望用药，停药则四肢怕冷、情绪不安、手脚发麻、气急、说话含糊、用药后安静舒服。现每天要注射哌替啶4次，300~400mg，晚上还需加服巴比妥类方能安静入睡。

[讨论]

1. 本案例患者使用了哪些镇痛药？其有何药理作用、临床应用、不良反应及用药注意事项？

2. 本案例患者用药后机体发生了什么变化？为何出现此变化？在岗位工作中如何使患者避免此现象？

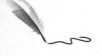

第一节 阿片生物碱类

阿片（Opium）是罂粟科植物罂粟未成熟蒴果浆汁的干燥物，现已知阿片含有 20 余种生物碱，其中吗啡、可待因和罂粟碱具有药用价值。吗啡和可待因属于阿朴菲类生物碱，吗啡占总生物碱的 1/10，为主要有效成分，可待因镇痛作用弱，主要用于干咳。罂粟碱为异喹啉类生物碱，具有舒张血管平滑肌作用。

吗啡

吗啡（Morphine）是 1806 年德国学者 Sertüner 首先分离出一种阿片生物碱，注射后发现有梦幻般飘飘然的感觉，因此以希腊神话中 Morphus（梦神）的名字将其命名，到 19 世纪中叶已广泛用于医学界。

【体内过程】口服易吸收，但首关消除明显，生物利用度较低约 25%，故常注射给药。约 1/3 与血浆蛋白结合。未结合型吗啡迅速分布于全身，仅有少量通过血 – 脑屏障，但已足以发挥中枢性药理作用。半衰期 2 ~ 3 小时。经肝代谢，主要经肾排泄，也可由乳汁和胆汁排泄。一次给药，镇痛作用持续 4 ~ 6 小时。

扫码"看一看"

【药理作用】吗啡及其他阿片受体激动剂通过激动不同脑区的阿片受体，阻断疼痛的传导而发挥作用，对中枢神经系统、平滑肌、心血管系统产生广泛的作用。

1. 中枢神经系统

（1）镇痛镇静　吗啡选择性激活脊髓胶质区、丘脑内侧、脑室及导水管周围灰质的阿片受体，产生强大的镇痛作用。

吗啡可有效缓解各种疼痛，对持续性慢性钝痛的效力大于间断性锐痛。吗啡还有明显的镇静作用。吗啡激动边缘系统和蓝斑核的阿片受体，改善疼痛所引起的焦虑、紧张、恐惧等情绪反应，伴有欣快感并出现嗜睡、精神朦胧、神志障碍等，安静时易诱导入睡，但易唤醒。

（2）镇咳　直接抑制咳嗽中枢，使咳嗽反射减轻或消失。

（3）抑制呼吸　治疗量吗啡可降低呼吸中枢对 CO_2 的敏感性和抑制呼吸中枢，使呼吸频率减慢，潮气量降低。随着吗啡剂量增大，呼吸抑制作用增强。急性中毒时呼吸频率可减至 3 ~ 4 次/分，甚至呼吸停止，这是吗啡急性中毒致死的主要原因。

（4）缩瞳　吗啡主要通过兴奋支配瞳孔的副交感神经引起瞳孔缩小。阿片类药物过量时瞳孔缩小，针尖样瞳孔为其中毒特征。吗啡过量呼吸抑制导致严重的低氧血症时可以出现显著的瞳孔散大。

（5）催吐　吗啡直接兴奋延髓催吐化学感受器导致恶心、呕吐。

（6）致欣快　吗啡初用可能有因较强的恶心、呕吐等症状，而掩盖其致欣快作用，但重复用药则致欣快作用增强。

2. 平滑肌

（1）胃肠道平滑肌　吗啡兴奋胃肠平滑肌，提高其肌张力，减缓推进性蠕动，使内容物通过延缓和水分吸收增加；尚可提高肛门括约肌张力，使肠内容物通过受阻。同时还通

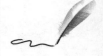

过中枢抑制作用，减弱便意和排便反射，引起便秘，用于止泻。

（2）胆道平滑肌　吗啡收缩胆道括约肌，使胆道排空受阻，导致上腹部不适甚至引起胆绞痛（阿托品可部分缓解）。

（3）支气管平滑肌　大剂量吗啡可收缩支气管平滑肌，导致支气管管腔狭窄，CO_2 潴留从而诱发和加重哮喘。

（4）膀胱平滑肌　吗啡提高膀胱括约肌的张力，导致排尿困难，尿潴留。

（5）子宫平滑肌　吗啡降低子宫张力，对抗缩宫素对子宫的收缩作用，延长产程，故产妇禁用。

3. 心血管系统

（1）扩张血管及降低外周血管阻力　这与吗啡抑制血管运动中枢、促进组胺释放有关。

（2）间接扩张脑血管　吗啡引起的呼吸抑制，CO_2 潴留可使使脑血管扩张，导致颅内压升高。

4. 其他　吗啡对免疫系统有抑制作用，可抑制淋巴细胞增殖，减少细胞因子的分泌，减弱自然杀伤细胞的细胞毒作用，还可抑制人类免疫缺陷病毒蛋白诱导的免疫反应。

【临床应用】

1. 镇痛　主要用于各种原因导致的中、重度急性疼痛和慢性癌痛。可有效缓解或消除严重创伤、烧伤、手术、心肌梗死等引起的剧痛；目前不主张作为缓解胆绞痛（需加用解痉药如阿托品）一线药。吗啡长期使用仅限于缓解癌痛。原则上从小剂量开始，最好在 24~72 小时内滴定至较理想止痛用药剂量。

2. 心源性哮喘　心源性哮喘为急性左心衰竭引起的急性肺水肿并导致呼吸困难。吗啡可通过如下作用机制产生治疗作用：①镇静作用，可消除患者焦虑恐惧的情绪；②扩张动脉降低外周阻力，可减轻心脏后负荷，扩张静脉减少回心血量，可减轻心脏前负荷；③降低呼吸中枢对 CO_2 的敏感性，抑制呼吸，使呼吸由浅快变为深慢，潮气量增加。

3. 镇咳、止泻　由于阿片类药物种类繁多，一般很少直接使用吗啡，止咳常使用可待因或右丙氧芬制剂，止泻则常用阿片碱或阿片酊。

【不良反应和注意事项】

1. 副反应　常见的有嗜睡、眩晕、恶心、呕吐、呼吸抑制、便秘、排尿困难等，呼吸抑制是最严重的副反应。少见震颤、共济失调、颅内压升高、口干、直立性低血压，尿潴留、水肿、出汗等。

2. 耐受性和依赖性　连续反复多次应用可产生耐受性和依赖性，一旦停药，即出现戒断症状，表现为兴奋、失眠、流泪、流涕、出汗、震颤、呕吐、腹泻，甚至虚脱、意识丧失等。给予治疗量吗啡，则症状立即消失。

3. 急性中毒　用量过大可致昏迷、呼吸深度抑制、针尖样瞳孔和血压下降等症状，严重可致呼吸麻痹。应立即人工呼吸，持续低浓度吸氧，输液补充血容量，可注射呼吸兴奋药尼可刹米和特异性拮抗剂阿片受体阻断药纳洛酮。

扫码"看一看"

纳洛酮

纳洛酮（Naloxone）可与吗啡竞争性结合阿片受体，是阿片受体的拮抗剂，可快速缓解呼吸抑制、颅内高压和血压下降等中毒症状，从而解救吗啡及其他镇痛药的急性中毒。纳洛酮亦可用于急性乙醇中毒、一氧化碳中毒、脑卒中及各种原因引起的休克。

分娩止痛、哺乳妇女止痛、对心源性哮喘伴休克昏迷和严重肺功能不全者、支气管哮喘、颅脑损伤所致颅内压升高、肝功能减退及新生儿和婴儿等禁用。

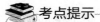 **考点提示**
　吗啡及纳洛酮的药理作用、临床应用及不良反应。

第二节　人工合成镇痛药

哌替啶

哌替啶（Pethidine）是临床常用的人工合成镇痛药，能与阿片受体结合，作用与吗啡相似，是常用的吗啡代用品。

【体内过程】 口服易吸收，但生物利用度低，皮下或肌内注射后吸收更迅速，起效更快，故临床常用注射给药。血浆蛋白结合率约60%，$t_{1/2}$约3小时，主要在肝代谢为哌替啶酸及去甲哌替啶，再以结合型或游离型经肾排泄。去甲哌替啶有中枢兴奋作用，中毒时发生惊厥可能与此有关。

【药理作用】

1. 中枢神经系统　哌替啶镇痛作用较吗啡弱（为吗啡的1/10），作用维持时间较吗啡短（2～4小时）；具有镇静作用明显；具有抑制呼吸和引起恶心、呕吐作用。久用亦可产生依赖性，但依赖性发生较慢，戒断症状持续时间短。与吗啡不同之处在于哌替啶无明显镇咳作用，也不引起缩瞳。

2. 平滑肌　哌替啶对胃肠道平滑肌的作用类似吗啡，但较弱，持续时间也较短，无明显止泻和引起便秘作用。能引起胆道括约肌痉挛，提高胆道内压力，但较吗啡弱。治疗量对支气管平滑肌无明显影响，大剂量可引起收缩。无对抗缩宫素兴奋子宫的作用，不延缓产程。

3. 心血管系统　治疗量哌替啶可引起直立性低血压和晕厥，这与其抑制血管运动中枢、释放组胺及直接扩张血管有关。哌替啶也能升高颅内压。

【临床应用】

1. 镇痛　代替吗啡用于创伤、术后和晚期癌症等各种剧痛；与阿托品合用治疗内脏痉挛痛，如胆绞痛、肾结石疼痛。分娩止痛时产前2～4小时不用。

2. 心源性哮喘　作用机制与吗啡相同，可替代吗啡辅助治疗心源性哮喘。

3. 麻醉前给药及人工冬眠　镇静作用可消除患者术前紧张、恐慌情绪，镇痛作用可减少麻醉药用量。利用其镇静、镇痛作用与异丙嗪、氯丙嗪合用进行人工冬眠，可降低机体

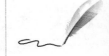

对各种病理刺激的反应，提高各组织对缺氧的耐受力。

【不良反应和注意事项】可引起恶心、呕吐、困倦、直立性低血压、眩晕和抑制呼吸等；长期用药易产生耐受性和依赖性；去甲哌替啶有药理活性，可致中枢兴奋、忧虑、不安、震颤、肌阵挛和惊厥。禁忌证同吗啡。

考点提示

哌替啶的药理作用、临床应用及不良反应。

芬太尼

芬太尼（Fentanyl）为强效麻醉性镇痛药。可产生剂量依赖的止痛、呼吸抑制、镇静等作用。镇痛强度为吗啡的 100 倍，作用快而短，副作用比吗啡小。适用于各种疼痛及外科、妇科等手术后和手术过程中的镇痛；也用于防止或减轻手术后出现的谵妄；还可与麻醉药合用，作为麻醉辅助用药；与氟哌利多配伍制成"安定镇痛剂"，用于大面积换药及进行小手术。芬太尼透皮贴剂和患者自控型电离子透入芬太尼给药系统也是慢性疼痛、癌痛以及手术后镇痛的重要工具。

芬太尼衍生物舒芬太尼（Sulfentanil）、阿芬太尼（Alfentanil）是现今临床麻醉中使用最广泛的镇痛药。

美沙酮

美沙酮（Methadone）口服吸收好，为强效镇痛药，镇痛效力与吗啡相等或稍强，镇静、欣快、对胃肠道和胆道平滑肌及缩瞳等作用较吗啡弱。耐受性与依赖性发生较慢，戒断症状较吗啡轻。用于创伤或手术后疼痛、癌症剧痛、胆绞痛及其他原因引起的剧痛。口服美沙酮后再注射吗啡不能引起原有的欣快感，也不出现戒断症状，因而也用于阿片、吗啡及海洛因成瘾者的脱毒治疗。因有呼吸抑制作用，对呼吸中枢功能不全者、婴儿和临产妇均禁用。

第三节　其他镇痛药

本类药物具有较弱的阿片受体激动作用，或者兼有阿片受体激动和拮抗作用，单用或小剂量使用可激动阿片受体，与阿片受体激动药联用或剂量增大可阻断阿片受体。

曲马多

曲马多（Tramadol）口服、注射均易吸收，且镇痛功效相同。口服后约 20~30 分钟起效，作用维持 4~8 小时。镇痛强度为吗啡的 1/10~1/8，镇咳强度为可待因 1/2，无明显呼吸抑制及致平滑肌痉挛作用，不产生便秘，也不影响心血管功能。用于中、重度急慢性疼痛、术后痛、创伤痛、癌性痛、心脏病突发性痛等。药物依赖性小，但长期用药亦可产生药物依赖性。

布桂嗪

布桂嗪（Bucinnarizine）为中等强度速效镇痛药，镇痛作用为吗啡的 1/3，成瘾性较吗啡弱，但有不同程度的耐受性。对皮肤、黏膜和运动器官的疼痛有明显的抑制作用，对内脏器官疼痛的镇痛效果较差。布桂嗪主要用于偏头痛、三叉神经痛、炎症性及外伤性疼痛、

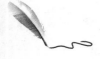

关节痛、痛经、术后疼痛及癌症引起的疼痛等。

丁丙诺啡

丁丙诺啡（Buprenorphin，BPN）是一阿片受体部分激动药，镇痛作用是吗啡的 30 倍。起效慢，维持时间长，约 6~8 小时。药物依赖性近似吗啡，对呼吸有抑制作用。主要用于各种术后痛、癌性痛及心肌梗死等镇痛，亦可作阿片类成瘾者的脱毒治疗。常见不良反应有头晕、嗜睡、恶心、呕吐等。

喷他佐辛

喷他佐辛（Pentazocine）口服、注射吸收良好。口服 1 小时显效，维持 4~5 小时。肌内注射后 15~60 分钟血药浓度达峰值。本药是吗啡受体的部分激动剂，为一强效镇痛药，等剂量镇痛效力为吗啡的 1/3，但较哌替啶强，作用可维持 3~4 天，镇咳作用较吗啡弱，呼吸抑制作用约为吗啡的 1/2；可显著延长胃排空时间，但对胆道括约肌作用不明显。本药成瘾性很小，属非麻醉药品管理范畴，用于各种慢性钝痛。常见不良反应有恶心、出汗、眩晕。剂量大时可致血压上升，心率加快，呼吸抑制等。

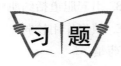
习 题

扫码"看小结"

一、选择题

【A1 型题】

1. 吗啡禁用于分娩止痛是由于
   A. 抑制新生儿呼吸作用明显
   B. 用药后易产生成瘾性
   C. 新生儿代谢功能低易蓄积
   D. 镇痛效果不佳
   E. 易中毒

2. 吗啡可用于
   A. 支气管哮喘　　　　　B. 阿司匹林诱发的哮喘　　　C. 肺源性心脏病
   D. 心源性哮喘　　　　　E. 分娩痛

3. 吗啡不具有的作用是
   A. 诱发哮喘　　　　　　B. 抑制呼吸　　　　　　　　C. 抑制咳嗽中枢
   D. 外周血管扩张　　　　E. 引起腹泻症状

4. 骨折引起剧痛应选用
   A. 吲哚美辛　　　　　　B. 阿司匹林　　　　　　　　C. 纳洛酮
   D. 哌替啶　　　　　　　E. 保泰松

5. 胆绞痛止痛应选用
   A. 哌替啶 + 阿托品　　　B. 吗啡　　　　　　　　　　C. 哌替啶
   D. 可待因　　　　　　　E. 烯丙吗啡 + 阿托品

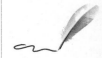

6. 下列药物中成瘾性最小的是
   A. 美沙酮 B. 纳洛酮 C. 芬太尼
   D. 哌替啶 E. 喷他佐辛

7. 吗啡中毒的特征表现是
   A. 循环衰竭 B. 瞳孔缩小 C. 恶心呕吐
   D. 中枢兴奋 E. 便秘

8. 吗啡的禁忌证不包括
   A. 颅内压升高 B. 分娩止痛 C. 严重肝功能不全
   D. 呼吸衰竭 E. 癌症晚期剧痛

9. 哌替啶比吗啡应用多的原因是
   A. 镇痛作用强
   B. 不引起便秘
   C. 对胃肠平滑肌有解痉作用
   D. 成瘾性及呼吸抑制作用比吗啡轻
   E. 作用慢，维持时间长

10. 哌替啶不能单独治疗胆绞痛的原因是
    A. 对胆道平滑肌无作用 B. 引起胆道括约肌痉挛 C. 易成瘾
    D. 抑制呼吸 E. 镇痛作用较弱

11. 吗啡急性中毒时的特效拮抗药是
    A. 阿托品 B. 地西泮 C. 纳洛酮
    D. 苯巴比妥 E. 氯丙嗪

12. 术前应用哌替啶的主要目的是
    A. 减少腺体分泌 B. 镇静镇痛 C. 兴奋平滑肌
    D. 诱导麻醉 E. 防止血压下降

【A3 型题】

（13 ~ 14 题共用题干）

患者，男，55 岁。突发呼吸困难，咳粉红色泡沫样痰，X 射线示心脏增大，诊断为心源性哮喘。

13. 该患者可选用
    A. 哌替啶 B. 阿托品 C. 肾上腺素
    D. 氯丙嗪 E. 喷他佐辛

14. 该药禁用于
    A. 分娩止痛 B. 癌症晚期剧痛 C. 人工冬眠
    D. 支气管哮喘 E. 胆绞痛

二、思考题

1. 吗啡为何可以用于治疗心源性哮喘？主要不良反应有哪些？
2. 哌替啶的药理作用和临床应用有哪些？

扫码"练一练"

（郑　彬）

第十六章 解热镇痛抗炎药和抗痛风药

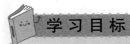
第一节 解热镇痛抗炎药

案例讨论

[案例] 患者，女，46岁。患者在5年前的某一天感觉全身不适、乏力、低烧，认为是普通的感冒，没在意。2个月后出现了膝关节、髋关节肿胀和疼痛，逐渐影响正常生活和工作。在家人带领下去医院就诊。诊断为：风湿性关节炎。医生给其开了阿司匹林片，嘱咐一日3次，1g/次。患者服用5天后，虽然症状减轻了，但出现了食欲减退、恶心、呕吐和上腹部不适。

[讨论] 该患者为什么会出现上述不良反应？服药期间应注意什么？

解热镇痛抗炎药是一类具有解热、镇痛，且大多数还有抗炎、抗风湿作用的药物，因其化学结构及抗炎作用特点与甾体类抗炎药糖皮质激素不同，故亦称为非甾体抗炎药（non‐steroidal anti‐inflammatory drugs，NSAIDs）。本类药物具有共同的作用机制：通过抑制环氧合酶（cycloxygenase，COX，前列腺素合成酶），减少前列腺素（prostaglandin，PG）的合成而发挥药理作用（图16-1）。本类药物会产生消化道、皮肤和心血管的反应，及肾脏、肝脏损害等不良反应。NSAIDs根据对环氧合酶选择性的不同，分为非选择性环氧合酶抑制剂和选择性环氧合酶抑制剂。

一、非选择性环氧合酶抑制药

本类药物可根据化学结构的不同将其分为4类：①水杨酸类（阿司匹林）、②苯胺类（对乙酰氨基酚）、③吡唑酮类（保泰松、非普拉宗）、④其他有机酸类（吲哚美辛、布洛芬、吡罗昔康等）。本类药作用机制是通过抑制COX-2而发挥解热、镇痛、抗炎作用，因其能抑制COX-1会导致胃肠道等不良反应。

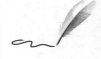

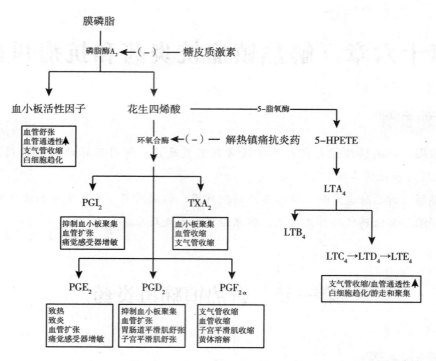

图 16 - 1　花生四烯酸的代谢过程

5 - HPETE：5 - 氢过氧化二十碳四烯酸；PGI$_2$：前列环素；PG：前列腺素；TXA$_2$：血栓素；LT：白三烯

（一）水杨酸类

阿司匹林

扫码"学一学"

阿司匹林（Aspirin，乙酰水杨酸）为非选择性环氧合酶抑制药的代表药。

【体内过程】口服吸收迅速，大部分在小肠、小部分在胃吸收，经 1~2 小时血药浓度可达峰值。可迅速被酯酶水解为水杨酸，分布于全身各组织，故此血浆 $t_{1/2}$ 短，约为 15 分钟。亦能进入关节腔、乳汁、通过血 - 脑屏障和胎盘屏障。血浆蛋白结合率为 80%~90%，增加剂量易与其他药物竞争蛋白结合位点，发生药物相互作用。经肝氧化代谢，其代谢物与甘氨酸或葡萄糖醛酸结合后经肾排泄。口服剂量不同，消除方式不同：①按一级动力学消除，小剂量（<1g）时，$t_{1/2}$ 为 3~6 小时；②按零级动力学消除，大剂量（>1g）时，$t_{1/2}$ 延长为 15~30 小时，若增大剂量，血中游离水杨酸蓄积，可出现中毒症状。碱化尿液可促进阿司匹林解离，减少肾小管的重吸收而促进排泄，故水杨酸类药物中毒时，可用碳酸氢钠碱化尿液以加速其排泄。

【药理作用和临床应用】

1. 解热镇痛和抗炎、抗风湿作用　阿司匹林作用较强，常用于头痛、牙痛、肌肉痛、神经痛、关节痛、感冒发热及痛经等慢性钝痛，能缓解炎症引起的红、肿、热、痛等症状。因急性风湿热患者服药后 24~48 小时症状有明显好转，亦可作为鉴别诊断该病的依据；能迅速控制类风湿关节炎症状，目前仍为治疗风湿和类风湿关节炎的首选药。

2. 抑制血小板聚集、抗血栓形成作用　主要通过抑制血小板中 COX 减少 TXA$_2$ 的产生而抗血小板聚集，而高浓度阿司匹林也能抑制血管壁中 COX 减少 PGI$_2$ 的合成，后者为

TXA$_2$的生理对抗剂，可能促进血栓的形成。临床常用小剂量阿司匹林（50～100mg/d）防止脑血栓及心肌梗死。亦能应用于防止血管成形术及旁路移植术中的血栓形成。

3. 其他作用 可治疗胆道蛔虫病、小儿皮肤黏膜淋巴结综合征、痛风等。

【不良反应和注意事项】

1. 胃肠道反应 最为常见。口服可直接刺激胃黏膜和延髓催吐化学感受器引起上腹不适、恶心、呕吐等；因其抑制了具有保护胃黏膜作用的PGs合成，故较大剂量或长期服用易加重或诱发胃溃疡和胃出血。

2. 凝血障碍 小剂量可抑制血小板聚集而延长出血时间；大剂量（>5g/d）或长期服用可抑制凝血酶原合成，引起凝血障碍，加重出血倾向，可用维生素K防治。严重肝损伤、血友病患者、妊娠期妇女和产妇禁用。手术前一周应停用阿司匹林。

3. 过敏反应 少数患者可见血管舒张性鼻炎、荨麻疹、血管神经性水肿和过敏性休克等。阿司匹林可诱发支气管哮喘，称"阿司匹林哮喘"，严重者可致死。故哮喘、鼻息肉和慢性荨麻疹患者禁用。

知识拓展

阿司匹林哮喘的发生机制

正常情况下，细胞内花生四烯酸（AA）可经两条途径代谢。一是经环氧合酶（COX）催化生成前列腺素（PG）；二是经脂氧酶（LO）催化生成白三烯（LT）。阿司匹林抑制COX使PG合成受阻，AA通过LO途径生成LT及其他LO代谢产物增多，内源性支气管收缩物质占优势，导致支气管痉挛而诱发哮喘。

---

4. 水杨酸反应 剂量过大（5g/d）可出现头痛、眩晕、恶心、呕吐、耳鸣、视力和听力减退，严重者出现高热、精神错乱甚至昏迷、惊厥，总称为水杨酸反应。一旦出现应立即停药，加服或静脉滴注碳酸氢钠，碱化尿液以加速药物排出。

5. 瑞夷综合征 病毒感染（如流感、水痘、麻疹等）伴发热的儿童或青少年应用阿司匹林退热时，可引起肝功能损害和致死性脑病。此病虽少见，但致死率较高。其表现为短期发热，继而出现惊厥、颅内压升高、谵妄与昏迷等。儿童或青少年病毒感染发热者不宜使用本药退热。

【药物相互作用】阿司匹林可从血浆蛋白结合部位置换出合用的药物，增加合用药的游离性血药浓度。与香豆素类口服抗凝药合用时易致出血；与磺酰脲类降血糖药合用时易致低血糖反应；与糖皮质激素合用时易诱发溃疡及出血。其次，可竞争呋塞米、青霉素、甲氨蝶呤从肾小管分泌，增加各自浓度。

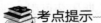
考点提示

阿司匹林的药理作用、临床应用及不良反应。

（二）苯胺类

对乙酰氨基酚

对乙酰氨基酚（Acetaminophen）是非那西丁的体内代谢产物。

【体内过程】口服易吸收且完全，经30～60分钟血药浓度可达峰值，$t_{1/2}$为2～4小时。

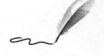

常用临床剂量下，约有 95% 的药物在肝脏中与葡萄糖醛酸结合而失活；较大剂量时，约 5% 的药物在肝代谢为有毒的乙酰苯醌亚胺，可导致肝细胞、肾小管细胞损伤。代谢产物均经肾排泄。

【药理作用和临床应用】 对乙酰氨基酚解热镇痛作用强而持久，镇痛作用弱，几乎没有抗炎、抗风湿作用。主要用于发热、头痛、痛经、肌肉痛、神经痛和关节痛等慢性钝痛，尤其适用于对阿司匹林不能耐受或过敏的患者。儿童或青少年退热可选用本药。

【不良反应和注意事项】 常规剂量下，不良反应很少，偶见过敏反应，如皮疹、药热等。大剂量或较长时间服用，则可发生严重的肾毒性反应，如慢性肾炎和肾乳头坏死。对乙酰氨基酚肝炎发生于用药后 2～3 日内，表现为恶心、呕吐、发热及不适、黄疸等，严重者产生肝衰竭。

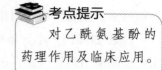

考点提示

对乙酰氨基酚的药理作用及临床应用。

（三）吡唑酮类

保泰松

保泰松（Phenylbutazone）为吡唑酮类衍生物。抗炎抗风湿作用较强，解热镇痛作用较弱。临床可用于风湿性及类风湿关节炎、强直性脊柱炎，对急性进展期疗效较好。较大剂量可减少肾小管对尿酸盐的重吸收，促进尿酸排泄，可用于急性痛风。因不良反应多而严重，现已少用。

（四）其他有机酸类

布洛芬

布洛芬（Ibuprofen）是第一个应用到临床的丙酸类的 NSAIDs。

【体内过程】 口服吸收快而完全，经 3 小时血药浓度达峰值，$t_{1/2}$ 为 2 小时。血浆蛋白结合率高，能蓄积于滑膜液中。主要在肝代谢，经肾排泄。

【药理作用和临床应用】 布洛芬具有较强的解热、镇痛及抗炎抗风湿作用。主要用于风湿性及类风湿关节炎、骨关节炎、强直性脊柱炎，能缓解症状，增强运动能力；还可用于缓解肌肉、骨骼疼痛、头疼、牙疼、手术后疼痛。

【不良反应和注意事项】 较少发生胃肠道反应，患者较易耐受，但长期用药可引起消化性溃疡和出血等症状。偶见有发生皮疹、眩晕、视物模糊及视色变化等反应，若出现以上症状应立即停药。阿司匹林过敏、凝血障碍、应用抗凝血药治疗患者、

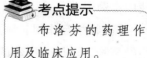

考点提示

布洛芬的药理作用及临床应用。

活动性溃疡、心力衰竭、肝硬化、利尿药导致的血容量降低或肾血流量不足患者禁用；妊娠期和哺乳期妇女慎用。

吲哚美辛

吲哚美辛（Indomethacin）为人工合成的吲哚衍生物。对 COX 有强大的抑制作用，可抑制前列腺素的合成。故抗炎抗风湿作用则强于阿司匹林，解热镇痛作用和阿司匹林相似。但因不良反应多，仅用于其他药物不耐受或疗效较差的患者。对阿司匹林过敏者、妊娠期

及哺乳期妇女、儿童、抑郁症患者、消化性溃疡病、癫痫、帕金森病及肾病患者禁用。长期使用应定期检查眼、血常规和肝肾功能，并注意剂量个体化。

舒林酸

舒林酸（Sulindac）为吲哚衍生物，临床应用与吲哚美辛相似，作用强于阿司匹林，而弱于吲哚美辛。血浆 $t_{1/2}$ 为 7 小时，其活性代谢产物的 $t_{1/2}$ 为 8 小时，作用持续时间较久且不良反应少。

吡罗昔康

吡罗昔康（Piroxicam）为烯醇酸类衍生物。口服易吸收，作用维持时间长，每日口服一次即可产生较好疗效。大部分药物经肝代谢与葡萄糖醛酸结合后经肾排泄，不足 10% 以原型排出。在体外抑制 COX 的效力与吲哚美辛相当。对风湿性及类风湿关节炎的疗效与阿司匹林和吲哚美辛类似。不良反应较少发生，偶见头晕、水肿、中性粒细胞减少等，停药后可自行消失。剂量过大或长期服用可致消化性溃疡，甚至穿孔、出血，应予注意。

二、选择性环氧合酶抑制药

由于非选择性 COX 抑制药，在抑制 COX-2 产生治疗作用的同时，抑制了 COX-1，可引起较多的不良反应。为此，近年来选择性 COX-2 抑制药陆续问世。

塞来昔布

塞来昔布（Celecoxib）是全球第一个选择性 COX-2 抑制药。

【体内过程】口服吸收较好，生物利用度高，食物可以影响其吸收。血药浓度达峰时间为 3 小时，血浆蛋白结合率高，血浆 $t_{1/2}$ 为 11~12 小时。主要经肝代谢，与葡萄糖醛酸结合后由肠道排泄，少量以原形经肾排泄。

【药理作用和临床应用】塞来昔布抑制 COX-2 作用是抑制 COX-1 作用的 375 倍，抗炎镇痛作用强。临床主要用于治疗骨关节炎和风湿性及类风湿关节炎，特别适用于有胃肠道损伤风险存在的患者或不耐受传统非甾体抗炎药的患者。

【不良反应和注意事项】胃肠道不良反应低于传统的非甾体抗炎药，但有可能导致用药者出现水肿、多尿和肾损伤，增加心血管病的危险性，故有心脏病危险因素存在者（如高血压、高血脂、糖尿病、吸烟者）慎用；阿司匹林和磺胺药过敏患者禁用。

尼美舒利

尼美舒利（Nimesulide）口服易吸收，达峰时间为 12 小时，持续时间为 6~8 小时，$t_{1/2}$ 为 2~3 小时。几乎全部经肾排泄，即使多次服用也不会出现蓄积现象。本药具有抗炎、镇痛和解热作用，其抗炎作用较保泰松、布洛芬强 10 倍以上；镇痛作用较阿司匹林强；退热作用与吲哚美辛和吡罗昔康相似。用于风湿性关节炎、类风湿关节炎、骨关节炎、腰腿痛、牙痛、痛经等。对胃肠道副作用很小，但有严重肝损伤，12 岁以下的儿童禁用尼美舒利的

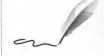

口服制剂。

第二节　抗痛风药

痛风是体内嘌呤代谢紊乱所引起的一种代谢性疾病，由于尿酸生成过多，尿酸盐在关节、结缔组织及肾组织中析出结晶，引起粒细胞浸润，造成局部炎症和疼痛。若不及时治疗可发展成痛风性关节炎和肾结石等。根据作用机制的不同，可将常用抗痛风药分为3类：①抑制尿酸生成药，如别嘌呤；②促进尿酸排泄药，如丙磺舒；③抑制痛风炎症药，如秋水仙碱。

一、抑制尿酸生成药

别嘌呤

别嘌呤（Allopurinol）口服易吸收，血药浓度达峰时间为 30 ~ 60 分钟，$t_{1/2}$ 为 2 ~ 3 小时。可在肝代谢为活性别黄嘌呤。本药为体内次黄嘌呤的异构体，在体内次黄嘌呤与黄嘌呤可被黄嘌呤氧化酶催化生成尿酸。别嘌呤能与次黄嘌呤竞争黄嘌呤氧化酶，从而使尿酸生成减少。适用于治疗慢性高尿酸血症及预防噻嗪类利尿药、肿瘤化疗、放疗引起的高尿酸血症。不良反应发生率为 3% ~ 5%，因转氨酶升高、粒细胞减少等，故应定期检查血常规和肝功能。

二、促进尿酸排泄药

丙磺舒

丙磺舒（Probenecid）口服吸收完全，血浆蛋白结合率为 85% ~ 95%，大部分经近球肾小管分泌入原尿。其作用机制为可竞争性抑制尿酸从肾小管重吸收，促进尿酸排泄，降低血中尿酸浓度，减少或防止尿酸盐结晶的生成、促进已形成尿酸盐的溶解，减少关节的损伤。本药虽无镇痛及抗炎作用，但可用于慢性痛风治疗，是目前较安全有效的药物。治疗初期，由于尿酸盐自关节转移入血可使症状加重，故不宜用于急性期。为防止大量尿酸排出时在泌尿道沉积形成结石，应大量饮水并加服碳酸氢钠碱化尿液，以促进尿酸排泄。禁止合用水杨酸类药物，如阿司匹林。

三、抑制痛风炎症药

秋水仙碱

秋水仙碱（Colchicine）口服易吸收，血药浓度达峰时间为 0.5 ~ 2 小时。本药作用机制是抑制急性发作时的粒细胞浸润，可迅速解除急性痛风发作症状，一般服药数小时即可使关节红、肿、热、痛消退。对一般性疼痛及其他类型关节炎无用。不影响血中尿酸浓度及尿酸排泄。常见不良反应有胃肠道反应及肾损害、骨髓抑制，中毒时出现水样腹泻及血便、脱水甚至休克。

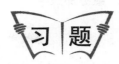

扫码"看小结"

一、选择题

【A1 型题】

1. 解热镇痛药的退热作用机制是

　　A. 抑制中枢 PG 合成　　　　B. 抑制外周 PG 合成　　　　C. 抑制中枢 PG 降解

　　D. 抑制外周 PG 降解　　　　E. 增加中枢 PG 释放

2. 解热镇痛药镇痛的主要作用部位在

　　A. 导水管周围灰质　　　　B. 脊髓　　　　C. 丘脑

　　D. 脑干　　　　E. 外周

3. 解热镇痛药的镇痛作用机制是

　　A. 阻断传入神经的冲动传导

　　B. 降低感觉纤维感受器的敏感性

　　C. 阻止炎症时 PG 的合成

　　D. 激动阿片受体

　　E. 激动炎症时 PG 的合成

4. 可防止脑血栓形成的药物是

　　A. 水杨酸钠　　　　B. 阿司匹林　　　　C. 保泰松

　　D. 吲哚美辛　　　　E. 布洛芬

5. 丙磺舒增加青霉素疗效的机制是

　　A. 减慢其在肝代谢

　　B. 增加其对细菌膜的通透性

　　C. 减少其在皮肤腺体分泌排泄

　　D. 对细菌起双重杀菌作用

　　E. 增加其与细菌蛋白结合力

6. 秋水仙碱治疗痛风的机制是

　　A. 减少尿酸的生成

　　B. 促进尿酸的排泄

　　C. 抑制肾小管对尿酸的再吸收

　　D. 抑制黄嘌呤氧化酶

　　E. 选择性消炎作用

7. 支气管哮喘患者禁用的药物是

　　A. 吡罗昔康　　　　B. 阿司匹林　　　　C. 丙磺舒

　　D. 布洛芬　　　　E. 氯芬那酸

8. 支气管哮喘患者禁用的药物是

　　A. 吡罗昔康　　　　B. 阿司匹林　　　　C. 丙磺舒

D. 布洛芬 　　　　　　E. 氯芬那酸

【A3 型题】

(9～10 题共用题干)

患者，女，45 岁。患者风湿性关节炎，膝关节疼痛已数年，时轻时重，行走不便。

9. 应首选下列哪种药物

A. 对乙酰氨基酚 　　　B. 阿司匹林 　　　　　C. 哌替啶

D. 布洛芬 　　　　　　E. 美沙酮

10. 该药的主要不良反应不包括

A. 水钠潴留 　　　　　B. 凝血障碍 　　　　　C. 变态反应

D. 水杨酸反应 　　　　E. 瑞夷综合征

二、思考题

1. 阿司匹林的药理作用、临床应用、不良反应和注意事项有哪些？

2. 阿司匹林通过什么机制防止血栓形成？有何意义？

（刘 韬）

扫码"练一练"

第十七章 中枢兴奋药和改善脑代谢药

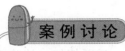

学习目标

1. **掌握** 尼可刹米、洛贝林的药理作用、临床应用、不良反应和注意事项。
2. **熟悉** 咖啡因、多沙普仑的作用特点和临床应用。
3. **了解** 其他中枢兴奋药和改善脑代谢药的作用特点和临床应用。

第一节 中枢兴奋药

案例讨论

[案例] 患者，男，65 岁，癌症。因用吗啡镇痛剂量过大导致中毒，入院时有针尖样瞳孔。查体：体温 36℃，脉搏 56 次/分，呼吸 4 次/分，血压 98/50mmHg。医生给予吸氧、去甲肾上腺素和尼可刹米静脉滴注治疗。在静脉滴注尼可刹米期间出现出汗、肌肉僵直和躁动症状。

[讨论] 患者使用尼可刹米后出现了哪些不良反应？应做何处理？

中枢兴奋药是能提高中枢神经系统功能活动的药物，主要作用于大脑和延髓，对中枢神经不同部位有不同的选择性。其选择性一般不高，安全范围小，如使用剂量过大可引起惊厥、中枢神经抑制及昏迷，严重者可致死，而所引起的昏迷状态不能用中枢兴奋药解救。为防止用药过量引起中毒，一般应交替使用几种中枢兴奋药，严格控制剂量及用药间隔时间，并应密切观察病情，一旦出现烦躁不安、反射亢进、面部、肢体、肌肉抽搐应立即减量或停药或改用其他药。临床主要作为综合治疗措施的一部分，宜限于短时即可纠正的呼吸衰竭患者。按照药物的作用部位，中枢兴奋药可分为：①主要兴奋大脑皮层的药物；②主要兴奋呼吸中枢的药物。

一、主要兴奋大脑皮层的药物

咖啡因

咖啡因（Caffeine）为甲基黄嘌呤类。

【体内过程】 口服吸收快而完全，生物利用度接近 100%。由于本药脂溶性高，主要以简单扩散方式透过血-脑屏障，通过肝代谢。

【药理作用】

1. 中枢神经系统 小剂量咖啡因兴奋大脑皮质，提高对外界的反应能力，振奋精神，

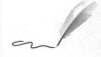

使思维敏捷，提高工作效率；较大剂量时则直接兴奋延髓呼吸中枢和血管运动中枢，使呼吸加深加快，血压升高。

2. 心血管系统 能直接增强心肌收缩力，增加心排出量，同时使心率加快；扩张冠状动脉和肾动脉血管，但对脑血管有收缩作用。

3. 其他 有较弱松弛胆道和支气管平滑肌的作用；可促进胃酸分泌，使溃疡加重或诱发溃疡；有增加基础代谢和利尿作用。

【临床应用】咖啡因用于严重传染病、镇静催眠药过量引起昏睡和呼吸抑制等；与麦角胺配伍，两者均可使脑血管收缩，减少脑动脉搏动治疗偏头痛；与解热镇痛药合用治疗一般头痛。

【不良反应和注意事项】可见中枢兴奋、躁动不安、呼吸加快、肌肉抽搐、心动过速等；长期饮用含咖啡因的饮料，可产生依赖性，一旦停用20小时后可出现头痛等戒断症状。大量饮用咖啡可产生类似焦虑状态综合征和慢性中毒。咖啡因是国际奥委会规定禁止使用的兴奋剂。

哌甲酯

哌甲酯（Methylphenidate）的中枢兴奋作用较温和，可兴奋精神、活跃情绪、消除睡意、减轻疲劳、解除抑制。较大剂量可兴奋呼吸中枢。可促进脑内去甲肾上腺素、多巴胺、5-HT等递质的释放。临床用于发作性睡病、儿童多动症、小儿遗尿症及中枢抑制药如巴比妥类药物过量中毒引起的昏迷、呼吸抑制。治疗量时不良反应少，偶有失眠焦虑、心悸、厌食等，大剂量可使血压升高、眩晕、头痛，甚至惊厥。可影响儿童生长发育。高血压、癫痫患者禁用。

二、主要兴奋呼吸中枢的药物

尼可刹米

尼可刹米（Nikethamide）为烟酰胺衍生物。

【体内过程】口服或注射均易吸收。作用时间短暂，一次静注仅维持5~10分钟，可能因药物再分布到全身组织。在体内部分转变为烟酰胺，再甲基化后经肾排泄。

【药理作用和临床应用】尼可刹米主要直接兴奋延髓呼吸中枢，也可刺激颈动脉体和主动脉体化学感受器，反射性兴奋呼吸中枢，可提高呼吸中枢对 CO_2 的敏感性，使呼吸加深加快。选择性较高，对大脑和脊髓的兴奋作用较弱，比其他中枢兴奋药安全，不易引起惊厥。对血管运动中枢也有较弱的兴奋作用。

主要用于中枢性呼吸及循环衰竭、麻醉药及其他中枢抑制药所致的中毒。对阿片类药物中毒的解救效果较好，对吸入麻醉药中毒次之，对巴比妥类药中毒疗效差。对呼吸肌麻痹所引起的外周性呼吸抑制无效。

【不良反应和注意事项】治疗量不良反应少，安全范围较大。大剂量可引起血压升高、心动过速、出汗、呕吐、肌肉震颤等。中毒时可出现惊厥。

知 识 拓 展

中枢兴奋药的合理应用

中枢兴奋药主要用于严重传染病、中枢抑制药过量中毒所致的呼吸衰竭，但其选择性不高，安全范围较小，随剂量增加，作用强度逐渐增强，作用范围也相应扩大，使中枢神经系统出现广泛而强烈的兴奋，引起惊厥。由于兴奋呼吸中枢的剂量与致惊厥剂量很接近，且作用维持时间短，需反复用药，一般每 2~4 小时用药 1 次，故须严格掌握剂量和给药间隔，并严密观察病情。目前临床抢救呼吸衰竭主要采用人工呼吸机维持呼吸，中枢兴奋药仅为综合治疗措施之一，应用限于短时间即可缓解的呼吸衰竭。中枢兴奋药对心搏骤停、循环衰竭所致的呼吸衰竭疗效不佳或无效，对呼吸机麻痹所致的外周性呼吸衰竭无效。

洛贝林

洛贝林（Lobeline）通过刺激颈动脉体和主动脉体的化学感受器，反射性地兴奋呼吸中枢。作用快、弱、短暂，仅维持数分钟，但安全范围大，不易引起惊厥。用于新生儿窒息、小儿感染性疾病所致的呼吸衰竭、一氧化碳中毒引起的窒息及其他中枢抑制药引起呼吸衰竭的急救。大剂量可兴奋迷走神经中枢而致心动过缓、传导阻滞，中毒量可兴奋交感神经节及肾上腺髓质而致心动过速，也可引起惊厥。

二甲弗林

二甲弗林（Dimefline）可直接兴奋呼吸中枢，对呼吸中枢作用比尼可刹米强，起效快，维持时间短。能显著改善呼吸，使呼吸加深加快。用于治疗各种原因引起的中枢性呼吸抑制，对肺性脑病有较好的促苏醒作用。安全范围小，过量易致惊厥，小儿尤易发生。静脉给药需用葡萄糖稀释后缓慢注射。妊娠期妇女禁用。

贝美格

贝美格（Bemegreide）中枢兴奋作用迅速，维持时间短，主要兴奋脑干，对呼吸中枢的兴奋强而迅速，但维持时间较短。其作用与多沙普仑相似。对所有中枢抑制药，包括巴比妥类及其他催眠药有对抗作用，亦可减轻硫喷妥钠的麻醉深度。用于解救巴比妥类、格鲁米特、水合氯醛等药物中毒。还用于加速硫喷妥钠麻醉后的苏醒，也可用作其他静脉全麻药的催醒药。可用作巴比妥类中毒解救的辅助用药。

多沙普仑

多沙普仑（Doxapram）为一新型呼吸兴奋药，作用机制是小剂量刺激颈动脉体化学感受器，反射性兴奋呼吸中枢，较大剂量直接兴奋呼吸中枢。作用强、起效快、疗效好及安全范围大。主要用于早产儿窒息及其他原因引起的呼吸抑制和呼吸衰竭。用药期间注意观察血压、脉搏和肌腱反射，过量可致惊厥。

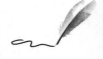

第二节　促进大脑功能恢复的药物

甲氯芬酯

甲氯芬酯（Meclofenoxate）主要兴奋大脑皮质，促进脑细胞代谢，恢复中枢神经功能。临床用于颅脑外伤后昏迷、脑动脉硬化及中毒所致的意识障碍、阿尔茨海默病、儿童精神迟钝及小儿遗尿症等。作用出现缓慢，需反复用药。

茴拉西坦

茴拉西坦（Aniracetam）为 γ-内酰胺类脑功能改善药，有较强的促进记忆力的功能及抗脑组织缺氧功能，其作用主要通过对谷氨酸受体通道的调节作用实现，此外，能促进海马部位乙酰胆碱的释放，增加胆碱能传递。临床主要用于阿尔茨海默病、脑动脉硬化、脑外伤及一氧化碳中毒等引起的记忆、思维障碍。对儿童智能低下有一定的疗效。

胞磷胆碱

胞磷胆碱（Citicoline）为脑代谢激活剂，能够促进脑细胞呼吸，改善脑功能，增强上行网状结构激活系统的功能，促进苏醒，降低脑血管阻力。主要用于急性颅脑外伤、脑手术后和脑梗死急性期的意识障碍。

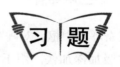

习 题

扫码"看小结"

一、选择题

【A1 型题】

1. 中枢性呼吸衰竭可选用

　　A. 间羟胺　　　　　　　B. 尼可刹米　　　　　　C. 酚妥拉明

　　D. 阿托品　　　　　　　E. 新斯的明

2. 吗啡急性中毒引起的呼吸抑制应用

　　A. 咖啡因　　　　　　　B. 贝美格　　　　　　　C. 哌甲酯

　　D. 尼可刹米　　　　　　E. 二甲弗林

3. 新生儿呼吸抑制首选

　　A. 洛贝林　　　　　　　B. 二甲弗林　　　　　　C. 戊四氮

　　D. 尼可刹米　　　　　　E. 去氧肾上腺素

4. 中枢兴奋药剂量过大共有的不良反应是

　　A. 心动过缓　　　　　　B. 血压升高　　　　　　C. 肌张力增强

　　D. 惊厥　　　　　　　　E. 头痛眩晕

5. 常用于感冒复方制剂，缓解头痛和振奋精神的药物是

A. 尼可刹米　　　　　B. 洛贝林　　　　　C. 二甲弗林

D. 戊四氮　　　　　　E. 咖啡因

6. 中枢兴奋药的临床用途主要是

A. 解除疼痛

B. 抢救呼吸抑制和呼吸衰弱

C. 控制癫痫发作

D. 抑制心脏

E. 使感觉迟钝

【A3 型题】

(7~8 题共用题干)

患者，女，22 岁。因受凉感冒去药店买抗感冒药，为了缓解头痛，药师推荐了含有下列药物的复方制剂

7. 该复方制剂中含有下列哪个药物具有缓解头痛的作用

A. 洛贝林　　　　　　B. 尼可刹米　　　　C. 咖啡因

D. 甲氯芬酯　　　　　E. 哌甲酯

8. 该药的作用不包括

A. 兴奋心脏　　　　　B. 扩张脑血管　　　C. 升高血压

D. 兴奋呼吸　　　　　E. 促进胃酸分泌

二、思考题

咖啡因的药理作用和临床应用有哪些？

（郑　彬）

扫码"练一练"

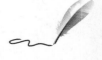

第十八章 抗心律失常药

📖 **学习目标**

1. **掌握** 利多卡因、胺碘酮的药理作用、临床应用、不良反应和注意事项。
2. **熟悉** 其他抗心律失常药的药理作用和临床应用。
3. **了解** 抗心律失常药的基本作用和分类。

心律失常（arrhythmia）是指由各种原因所致的心脏跳动节律和（或）频率的异常。根据心律失常时心搏频率不同可分为缓慢型和快速型心律失常两大类，本章主要介绍抗快速型心律失常药。

案例讨论

[案例] 患者，女，55 岁。经常因情绪波动出现胸闷、心慌心跳等症状，稍事休息后可缓解。1 天前因与家人发生口角，再次出现心慌心跳、呼吸困难、多汗等不适感。随来院就诊：患者神志清楚，面色苍白，体型肥胖。查体：体温37 度，脉搏160 次/分，呼吸 22 次/分，血压 140/92mmHg，心率 160 次/分，腹部柔软，肝脾未触及，四肢及神经系统正常。心电图显示：窦性心律不齐、三联律。诊断：室上性心动过速。

[讨论] 该患者可选用何种药物治疗？用药基础是什么？

第一节 心肌电生理学基础和心律失常产生的原因

快速型心律失常产生的原因主要是心肌细胞膜上 Na^+、K^+、Ca^{2+} 等离子跨膜转运异常导致心脏冲动形成异常和传导异常。抗心律失常药则通过影响心肌细胞膜上 Na^+、K^+、Ca^{2+} 等离子的跨膜转运过程，纠正心脏跳动节律和（或）频率的异常。

一、心肌电生理学基础

心肌细胞分为自律细胞和工作细胞，前者包括窦房结细胞、房室结细胞和浦肯野细胞，后者包括心房肌细胞和心室肌细胞。心脏正常功能的维持有赖于正常的心电活动，而正常心电活动的基础是组成心脏的每一个细胞动作电位的整体协调平衡，同时每一个细胞的动作电位又取决于细胞的各种跨膜离子电流。不同的心肌细胞其动作电位特征不完全相同，按照心肌细胞动作电位特征，可分为快反应细胞和慢反应细胞。快反应细胞包括心房肌细胞、心室肌细胞和浦肯野纤维等，其静息膜电位（resting potential，RP）大，为 $-80 \sim -95mv$。动作电位分为 5 个时相（18 – 1），0 相为快速除极，是 Na^+ 快速内流所致，振幅大、速度快；2 相平台期为缓慢复极，由 Ca^{2+} 缓慢内流、Na^+ 少量内流和 K^+ 外流所致；3

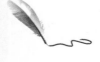

相为快速复极末期，由 K^+ 外流所致。从 0 相开始到 3 相复极过程是动作电位时程（action potential duration，APD），其中从 0 相除极开始到 $-55mV$ 时段为有效不应期（effective refractive period，ERP）；4 相为静息期，一般仅有离子交换，无电位变化。慢反应细胞包括窦房结细胞、房室结细胞等，其静息膜电位小，为 $-40 \sim -70mV$。动作电位分为 3 个时相，0 相除极由 Ca^{2+} 缓慢内流引起，上升速率缓慢，兴奋传导速度慢。因静息膜电位不稳定、易除极，因此其自律性高。

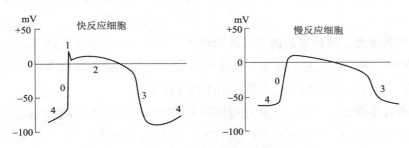

图 18 - 1　心肌细胞动作电位示意图

二、心律失常产生的原因

1. 自律性增高　心肌自律细胞 4 相自动除极加快、最大舒张电位负值减小、阈电位负值增大（下降），都会使自律细胞自律性增高；非自律细胞，在缺血缺氧状况下会出现异常自律性，这种异常冲动向周围扩布，就会发生心律失常。

2. 后除极产生　后除极（after depolarization）是指心肌细胞膜在复极过程中提前产生的初极化过程。产生的生理学基础是 4 相 Na^+ 内流或 Ca^{2+} 内流多于 K^+ 外流，致使某些自律细胞如房室结、浦肯野等自动发放冲动引起继 0 相除极之后提前再次发生的心肌细胞除极化。当后除极膜电位达阈电位水平时即可引发一连串异常冲动的发放，从而引起触发活动。

3. 折返激动形成　折返激动是指一个冲动沿环形通路折回原点通过单向阻滞病变区时出现的反复激动现象。其形成过程见图 18 - 2 所示。产生的生理学基础是解剖或功能性环路存在。产生的前提是环路中各部位不应期不均一，并且存在于传导性降低的部位。正常心脏传导系浦肯野纤维末梢细微分支 A 支和 B 支与心室肌纤维可组成环型通路，其中若 B 支不应期不一致时，或者冲动传导减慢时，可形成单向传导阻滞，导致冲动不能下传而引发折返激动。

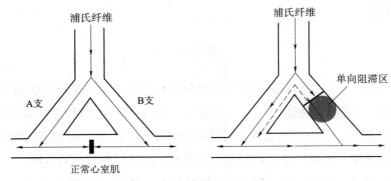

图 18 - 2　折返激动形成机制示意图

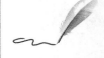

第二节 抗心律失常药的基本作用和药物分类

一、抗心律失常药的基本作用

1. 降低自律性、减少后除极及触发活动 作用于 4 相通过抑制 Na^+ 内流或 Ca^{2+} 内流，亦或促进 3 相 K^+ 外流，增加最大舒张电位（负值增大），而降低自律性，减少后除极及触发活动。

2. 改变传导速度，消除单向阻滞和折返激动 作用于 0 相通过促进 Na^+ 内流或者 Ca^{2+} 内流而加快传导，从而消除单向阻滞、消除折返激动；甚或抑制 0 相 Na^+ 内流或者 Ca^{2+} 内流而减慢传导，变单向阻滞为双向阻滞、消除折返激动。

3. 延长有效不应期 作用于 3 相通过抑制 K^+ 外流而延长动作电位时程（APD）和有效不应期（ERP），从而消除折返激动。

> **考点提示**
> 抗心律失常药的分类。

二、抗心律失常药的分类

分类	药物
Ⅰ类 钠通道阻滞药	
Ⅰa 适度阻滞钠通道，抑制钾外流	奎尼丁、普鲁卡因胺、丙吡胺等
Ⅰb 轻度阻滞钠通道，促进钾外流	利多卡因、苯妥英钠、美西律等
Ⅰc 重度阻滞钠通道	普罗帕酮等
Ⅱ类 β 受体阻断药	普萘洛尔、阿替洛尔等
Ⅲ类 延长动作电位时程（APD）药	胺碘酮、索他洛尔等
Ⅳ类 钙通道阻滞药	维拉帕米、地尔硫䓬等

第三节 常用的抗心律失常药物

一、Ⅰ类——钠通道阻滞药

（一）Ⅰa 类药物

适度阻滞钠通道，抑制 Na^+ 内流，并有一定程度的抑制 K^+ 外流作用。常用药物有奎尼丁、普鲁卡因胺等。

奎尼丁

奎尼丁（Quinidine）为茜草科植物金鸡纳树皮所含生物碱，是抗疟疾药奎宁的右旋体。

【体内过程】 口服吸收良好，1～2 小时血药达峰浓度。生物利用度为 70%～80%。血浆蛋白结合率约 80%，组织中药物浓度可达血药浓度的 10～20 倍，心肌中浓度更高。主要在肝中代谢成羟化物，羟化代谢产物仍有一定活性。20% 以原型经肾排泄。

【药理作用和临床应用】 奎尼丁治疗量时可抑制 4 相 Na^+ 内流和后除极 Ca^{2+} 内流，降低自律性；抑制心房、心室和浦肯野 0 相 Na^+ 内流，减慢传导；抑制 3 相 K^+ 外流，延长

ERP 和 APD；还具有抗胆碱及阻断 α 受体的作用。本药可用于心房颤动、心房扑动、室上性心动过速、室性心动过速、室性期前收缩的预防与治疗。临床上常用于心房纤颤和心房扑动电复律术，可提高成功率、巩固疗效、防止复发。

【不良反应和注意事项】常见不良反应是恶心、呕吐、腹痛、腹泻等胃肠道反应；还可出现窦性心动过缓、房室传导阻滞、室性心动过速、低血压等心血管反应；给药剂量过大、速度过快可引起奎尼丁晕厥，即患者意识丧失、四肢抽搐，呼吸停止，甚或猝死；也可引起金鸡纳反应：即患者出现耳鸣、听力下降，甚或耳聋等，故本药禁与阿司匹林、依他尼酸、氨基糖苷类抗生素等损害听力的药物合用。心功能不全、低血压、肝功能不全、肾衰竭患者、重度房室传导阻滞、严重心肌损害、强心苷中毒和高血钾等患者慎用。

普鲁卡因胺

普鲁卡因胺（Procainamide），抗心律失常作用类似于奎尼丁，但较弱，而且无明显的抗胆碱作用和 α 受体阻断作用。主要用于治疗频发性室性期前收缩、房性和室性心动过速、预激综合征并发心房纤颤和心房扑动等。常见不良反应是胃肠道反应和过敏反应；静脉注射可引起低血压，速度过快也可引起室性心律失常；久用可出现红斑狼疮样反应，停药后症状可缓解或者消失。

（二）Ⅰb 类药物

轻度阻滞钠通道，促进 K^+ 外流。常用药物有：利多卡因、苯妥英钠、美西律等。

利多卡因

利多卡因（Lidocaine）为酰胺类的局部麻醉药，兼具有抗心律失常作用。

【体内过程】口服首关消除明显，常注射给药。代谢较快，$t_{1/2}$ 约 2 小时，作用持续时间短。

【药理作用】

1. 降低自律性　选择性作用于浦肯野，通过抑制 0 相 Na^+ 内流，促进 3 相 K^+ 外流，降低自律性，提高心室的致颤阈。

2. 改变传导速度　治疗量时对心肌传导系统无明显影响；当 K^+ 浓度较高及血液偏酸时，通过抑制 0 相 Na^+ 内流而使传导减慢，变单向阻滞为双向阻滞、消除折返激动；当 K^+ 浓度较低或心肌部分除极化时，通过促进 K^+ 外流，使膜电位下移，传导加快，消除单向阻滞、消除折返激动。

3. 相对延长有效不应期　促进 3 相 K^+ 外流，缩短动作电位时程（APD）和有效不应期（ERP）比值，因缩短 APD 显著，故相对延长 ERP。

【临床应用】常用于各种原因所致的室性心律失常。对于急性心肌梗死及强心苷中毒引起的室性期前收缩，心导管术引起的室性心动过速及心室纤颤等可作为首选治疗药物。

【不良反应和注意事项】常见不良反应有嗜睡、眩晕、语言障碍等中枢神经系统反应；大剂量可引起呼吸抑制、惊厥、昏迷等，也可出现窦性心动过缓、房室传导阻滞、血压下降等心血管反应；偶见过敏反应。

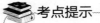
考点提示
　利多卡因的药理作用、临床应用。

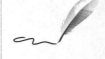

苯妥英钠

苯妥英钠（Phenytoin Sodium）对心脏的作用与利多卡因相似。对于强心苷中毒引起的室性期前收缩疗效好，还有一定解除强心苷毒性的作用。对于其他原因所致的室性心律失常也有疗效。可口服或静脉给药。但静注过快可引起心律失常、血压下降、甚或呼吸抑制等反应。严重心功能不全、心动过缓、贫血、血细胞减少患者禁用；妊娠、二度房室传导阻滞患者慎用。

美西律

美西律（Mexiletine）作用与利多卡因相似。口服生物利用度较利多卡因高，$t_{1/2}$长。可用于治疗各种室性心律失常，包括急性心肌梗死、心脏术后及强心苷中毒所致的室性心律失常。不良反应较多，常见有胃肠道反应、心血管反应、中枢神经系统反应等。

（三）Ⅰc类药物

重度阻滞钠通道。常用药物有：普罗帕酮、恩卡尼、氟卡尼。

普罗帕酮

普罗帕酮（Propafenone）属新型结构的Ⅰ类抗心律失常药。

【体内过程】口服吸收慢，24小时达峰浓度，体内维持时间6～8小时，生物利用度呈剂量依赖性，有明显首过消除现象；血浆蛋白结合率达95%以上，主要经肝代谢，99%以代谢产物形式经肾排泄。

【药理作用】具有明显的膜稳定作用，通过抑制Na^+内流和K^+外流而降低自律性、减慢传导、延长APD和ERP。还有一定的阻断β受体和轻度抑制Ca^{2+}内流的作用，故对心脏呈现轻度抑制作用。

【临床应用】为广谱抗心律失常药。可用于房性、室性或室上性心律失常。

【不良反应和注意事项】常见不良反应有恶心、呕吐等胃肠道反应；偶见粒细胞减少，红斑狼疮样反应等。严重者可致心律失常，如心动过缓、房室传导阻滞等。二度及以上房室传导阻滞患者和心动过缓患者禁用；病窦综合征、低血压患者以及特殊人群慎用。

恩卡尼

恩卡尼（Encainide）口服吸收快而全，1～2小时达峰浓度，分布容积为4.0L/kg，消除$t_{1/2}$为3～4小时。本药在肝脏几乎全部代谢，但代谢产物仍具有药理活性。其通过抑制浦肯野4相Na^+内流而降低自律性；通过抑制其0期Na^+内流减慢传导、消除折返激动。故临床上主要用于室性心律失常，不良反应少。

氟卡尼

氟卡尼（Flecainide）为广谱抗快速型心律失常药。口服吸收快而全，$t_{1/2}$为13～16小时，蛋白结合率为40%。本药能明显抑制Na^+内流，减慢传导，降低心房和心室肌的自律性和延长心房、心室的APD，还具有一定的负性肌力作用，对心率影响小。临床上主要用于室上性和室性心律失常。不良反应有头痛、头昏、恶心、乏力、视物模糊等。

二、Ⅱ类——β受体阻断药

常用药物有普萘洛尔、艾司洛尔、美托洛尔等，疗效较好，不良反应少。

普萘洛尔

普萘洛尔（Propranolol）通过阻断心肌细胞膜上的β受体，降低自律性，减慢传导；通过减少去甲肾上腺素释放降低交感神经张力，故适用于交感神经功能亢进有关的窦性心动过速，其他快速型心律失常的控制心率，以及转复律用药。主要不良反应是撤药反应、心动过缓等（详见第二十章抗高血压药）。

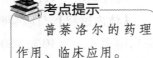
考点提示
普萘洛尔的药理作用、临床应用。

三、Ⅲ类——延长动作电位时程药

胺碘酮

胺碘酮（Amiodarone）化学结构与甲状腺素相似，分子中含有 2 个碘原子，是广谱抗心律失常药。

【体内过程】 口服吸收慢，静脉注射 10 分钟起效；主要在肝代谢，代谢产物经胆汁排泄；$t_{1/2}$ 与用药时间呈正相关。

【药理作用】 可抑制钠、钾、钙通道，明显抑制心肌复极过程；对α受体和β受体有非竞争阻断作用。

1. 降低自律性 通过抑制 4 相 Na^+ 或 Ca^{2+} 内流，降低窦房结和浦肯野纤维的自律性。

2. 减慢传导 通过抑制 0 相 Na^+ 或 Ca^{2+} 内流，减慢房室结及浦肯野纤维的传导速度，对心室内传导作用弱、对心房肌的传导几乎无作用。

3. 明显延长 ERP 通过抑制 3 相 K^+ 外流，明显延长心肌细胞的 APD 和 ERP。

4. 降低心肌耗氧量 通过阻断α受体呈现扩张血管，降低心脏负荷，降低室壁肌张力作用；阻断β受体呈现减慢心率和负性肌力作用，降低心肌耗氧量。

【临床应用】 为广谱抗心律失常药。常用于房性期前收缩、室性期前收缩、心房纤颤、心房扑动、室上性心动过速及心室纤颤等。

【不良反应和注意事项】 常见不良反应有胃肠道反应；偶见肺纤维化，角膜微粒沉积；少数患者可出现甲状腺功能紊乱。静脉注射时可出现心动过缓、房室传导阻滞、室性心动过速、心功能不全、低血压等心血管反应。碘制剂过敏者、甲状腺功能紊乱患者、心动过缓及房室传导阻滞患者等禁用。

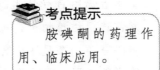
考点提示
胺碘酮的药理作用、临床应用。

索他洛尔

索他洛尔（Sotalol）为β受体阻断药，兼有钙通道阻滞作用。可降低窦房结和浦肯野纤维的自律性，减慢房室结传导并延长心肌的 ERP。用于各种快速型心律失常。不良反应发生率较普萘洛尔低。

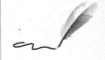

四、Ⅳ类——钙通道阻滞药

钙通道阻滞药在心血管疾病治疗中应用广泛，主要通过抑制 Ca^{2+} 进入细胞内防止钙超载加重的缺血再灌注损伤，保护缺血性心肌。常用的药物维拉帕米、地尔硫䓬等。

维拉帕米

维拉帕米（Verapamil）为愈创木酚合成物。

【体内过程】 口服吸收快而完全，2～3小时血药浓度达峰值，由于首过消除效应，生物利用度低，为10%～30%。血浆蛋白结合率为90%。主要在肝代谢，经肾排泄。代谢产物中去甲维拉帕米仍有活性，口服1～2小时起效，3～4小时达最大作用，$t_{1/2}$ 为3～7小时，持续约6小时。

【药理作用和临床应用】 维拉帕米通过阻滞心肌细胞膜钙通道，抑制细胞外 Ca^{2+} 内流，以及抑制 K^+ 通道等作用，降低窦房结和房室结的自律性，减慢传导，延长ERP，有利于消除经房室结折返所引起的室上性心动过速，也利于防止心房扑动、心房颤动所引起的心室率过快。本药是治疗阵发性室上性心动过速的首选药，静脉注射后数分钟可终止发作，恢复窦性节律。对心房纤颤与心房扑动可减慢心室率。对室性心律失常疗效差。

【不良反应和注意事项】 静注过快或剂量过大可引起血压下降、心动过缓、房室传导阻滞及诱发心衰等心血管反应。病窦综合征、二度及以上房室传导阻滞以及心力衰竭所致的心源性休克等患者禁用，老年人及心、肾功能不良患者慎用。

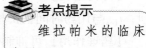

考点提示

维拉帕米的临床应用。

知识拓展

抗心律失常药的临床选药

窦性心动过速宜选用β受体阻断药或钙通道阻滞药，有心功能不全者首选洋地黄制剂；偶发房性期前收缩一般不需要治疗，但若发作频繁，并引起阵发性房性心动过速，可选用β受体阻断药、钙通道阻滞药或轻度钠通道阻滞药；心房扑动和心房纤颤，转复律者在使用强心苷前提下选用奎尼丁、普鲁卡因胺、胺碘酮；减慢心室率者选用β受体阻断药、钙通道阻滞药、强心苷类；阵发性室上性心动过速急性发作选用维拉帕米，也可选用强心苷类、β受体阻断药等；慢性或预防用药可选用强心苷类、奎尼丁、普鲁卡因胺等；室性期前收缩首选普鲁卡因胺、丙吡胺、美西律或胺碘酮、钠通道阻滞药；阵发性室性心动过速转复律用利多卡因、丙吡胺、普鲁卡因胺、美西律、胺碘酮、奎尼丁等；心室纤颤转复律可选用利多卡因、普鲁卡因胺和胺碘酮等。

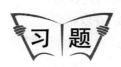

一、选择题

【A1 型题】

1. 下列药物中不属于 I 类抗心律失常药的是
   A. 胺碘酮　　　　　　　B. 美西律　　　　　　　C. 利多卡因
   D. 普鲁卡因胺　　　　　E. 奎尼丁

2. 下列药物中属于钠通道阻滞药的是
   A. 维拉帕米　　　　　　B. 苯妥英钠　　　　　　C. 胺碘酮
   D. 普萘洛尔　　　　　　E. 阿替洛尔

3. 常用于交感神经功能亢进的窦性心动过速的是
   A. 普萘洛尔　　　　　　B. 苯妥英钠　　　　　　C. 普鲁卡因胺
   D. 胺碘酮　　　　　　　E. 利多卡因

4. 下列药物中属于延长动作电位时程药的是
   A. 奎尼丁　　　　　　　B. 胺碘酮　　　　　　　C. 维拉帕米
   D. 普萘洛尔　　　　　　E. 利多卡因

5. 阵发性室上性心动过速的首选药物为
   A. 普萘洛尔　　　　　　B. 胺碘酮　　　　　　　C. 维拉帕米
   D. 奎尼丁　　　　　　　E. 利多卡因

6. 胺碘酮抗心律失常的药理作用是
   A. 提高窦房结和浦肯野的自律性
   B. 加快窦房结和浦肯野的传导速度
   C. 缩短心房和浦肯野的 APD 和 ERP
   D. 延长心肌细胞 APD 和 ERP
   E. 增加心肌耗氧量

7. 胺碘酮的临床应用不包括
   A. 房性期前收缩　　　　B. 室性期前收缩　　　　C. 心房纤颤
   D. 心房扑动　　　　　　E. 强心苷中毒

8. 关于奎尼丁的叙述，错误的是
   A. 抑制 Na^+ 内流和 K^+ 外流
   B. 可用于治疗心房扑动和心房纤颤
   C. 具有抗胆碱和 α 受体阻断作用
   D. 可用于强心苷中毒
   E. 常见胃肠道反应、金鸡纳反应及心脏毒性

9. 用于心肌梗死引起的心律失常的药物是
   A. 奎尼丁　　　　　　　B. 利多卡因　　　　　　C. 普罗帕酮
   D. 胺碘酮　　　　　　　E. 普萘洛尔

10. 不能用于治疗室上性心律失常的药物是

    A. 胺碘酮   B. 普罗帕酮   C. 维拉帕米

    D. 利多卡因   E. 普萘洛尔

【A3 型题】

（11 ~ 12 题共用题干）

患者，男，60 岁。因风湿性心脏病服用地高辛治疗，期间出现恶心、呕吐、胸闷、头痛、眩晕、失眠、疲倦等症状，心电图显示二度房室传导阻滞，医生诊断为：强心苷中毒引起房室传导阻滞。

11. 该患者的治疗宜选用

    A. 普萘洛尔   B. 美西律   C. 苯妥英钠

    D. 维拉帕米   E. 普鲁卡因胺

12. 该药物属于

    A. β 受体阻断药

    B. 延长动作电位时程药

    C. 血管紧张素转化酶抑制药

    D. 钙通道阻滞药

    E. 钠通道阻滞药

二、思考题

1. 简述利多卡因的药理作用和临床应用。

2. 抗心律失常药物分哪几类？各列举一代表药。

（杜海凤）

扫码"练一练"

第十九章 利尿药和脱水药

学习目标

1. **掌握** 呋塞米、氢氯噻嗪、甘露醇的药理作用、临床应用、不良反应和注意事项。
2. **熟悉** 螺内酯、氨苯蝶啶、阿米洛利的药理作用、临床应用、不良反应和注意事项。
3. **了解** 其他利尿药和脱水药的作用特点和临床应用。

第一节 利尿药

案例讨论

[**案例**] 患者，男，62岁，有慢性心功能不全病史。2天前因着凉感冒，感觉胸闷。今晨患者出现呼吸困难，不能平卧，频繁咳嗽并咳出粉红色泡沫痰。医嘱：呋塞米20mg静脉滴注；去乙酰毛花苷0.8mg静脉滴注。

[**讨论**] 请问该医嘱中呋塞米用药是否合理？药理学基础是什么？

利尿药是一类作用于肾脏，减少肾小管对 Na^+、Cl^- 等电解质的重吸收，同时增加水分的排除而消除水肿的药物。临床上主要用于治疗心、肾、肝等脏器病变所导致的水肿和非水肿性疾病的治疗。按利尿作用的效能和作用部位不同，分为高效能利尿药、中效能利尿药、低效能利尿药三类。

知识链接

肾脏泌尿与利尿药的关系

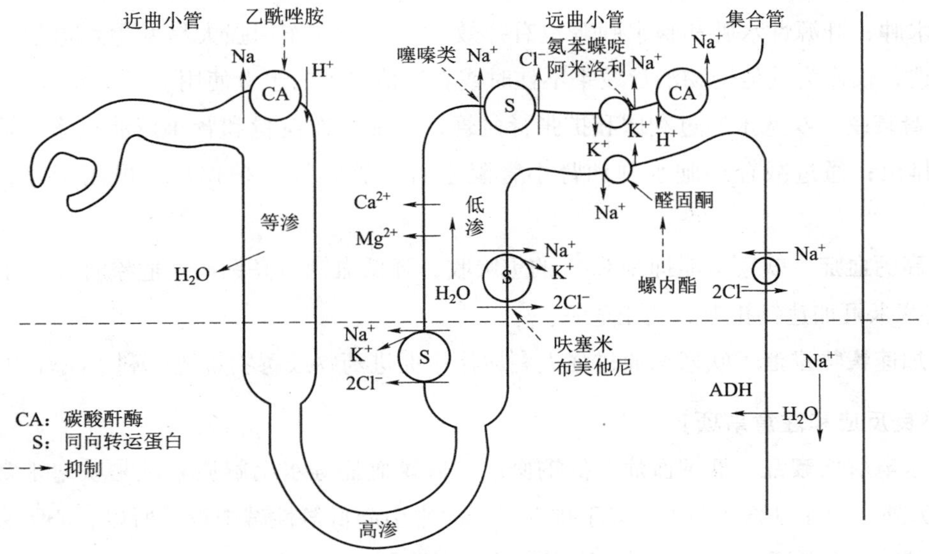

图 19-1 肾脏泌尿功能示意图

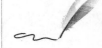

135

尿的生成过程包括肾小球的滤过作用、肾小管与集合管的重吸收作用、肾小管与集合管的分泌与排泌三个环节。基于解剖结构和生理功能，原尿中约99%的电解质和水在肾小管被重吸收。所以利尿药作用于肾小管不同部位通过影响其对电解质和水的重吸收，尤其影响尿液的浓缩与稀释机制而发挥利尿作用。

一、高效能利尿药

常用的高效能利尿药有呋塞米（Furosemide）、布美他尼（Bumetanide）、托拉塞米（Torasemide）等。

呋塞米

呋塞米（Furosemide）为袢利尿药，是磺胺的衍生物。

【体内过程】口服易吸收，生物利用度约为60%。服用后30分钟起效，作用维持2～3小时，血浆蛋白结合率达95%以上；药物大部分以原型经肾排泄，少部分经胆汁排泄。

【药理作用】

1. 利尿作用　呋塞米作用于髓袢升支粗段，通过抑制 $Na^+ - K^+ - 2Cl^-$ 同向转运系统导致 NaCl 重吸收减少，并干扰尿液的浓缩与稀释机制而产生迅速、强大的利尿作用，成人24小时可排出50～60L的等渗尿。

2. 扩张血管　呋塞米还可以增加前列腺素合成，抑制其分解而产生扩张血管的作用。扩张肾血管增加肾血流量，改善肾功能；扩张外周血管，降低心脏负荷，尤其降低左心室充盈压，缓解肺水肿症状。

【临床应用】

1. 水肿　呋塞米通过扩张小血管，降低外周阻力，减少回心血量，减轻左心负荷而缓解症状，通过利尿作用消除肺水肿，常作为治疗急性肺水肿首选药物。对于心源性水肿、肾源性水肿、肝源性水肿和脑水肿等也有疗效，但由于其作用强大易发生水电解质紊乱故不作首选，仅作为其他药物治疗效果不佳时或者病情严重的患者使用。

2. 肾衰竭　呋塞米通过利尿和扩张肾血管，增加肾血流量和肾小球滤过率，促进代谢产物的排出；通过减轻细胞水肿和肾小管阻塞对肾脏发挥保护作用，可用于急、慢性肾衰竭。

3. 高钙血症　呋塞米能抑制 Ca^{2+} 的重吸收，降低血钙。高钙血症危象时静脉注射40～80mg呋塞米可加速钙排泄，纠正危象。

4. 加速毒物排泄　呋塞米通过强大利尿作用促进药物或毒物排泄，利于减轻中毒。

【不良反应和注意事项】

1. 水电解质紊乱　低钾血症、低钠血症、低氯血症等水电解质紊乱是呋塞米常见不良反应；另外，由于呋塞米排 Cl^- 多于排 Na^+，故常引起低氯性碱中毒。所以，心力衰竭患者使用强心苷时或者肝昏迷患者合并使用高效能利尿药时，必须补充钾盐。

2. 耳毒性　可能与药物引起内耳淋巴液电解质成分改变损伤耳蜗管基底膜毛细胞有关，

呈剂量依赖性，应避免和其他具有耳毒性的药物合用。

3. 其他 常见的有恶心、呕吐、上腹部不适等胃肠道反应；大剂量还可引起胃肠道出血；呋塞米与尿酸可竞争有机酸的分泌，使尿酸排泄减少，引发高尿酸血症。

> **考点提示**
> 呋塞米的药理作用、临床应用及不良反应。

布美他尼

布美他尼（Bumetanide）的利尿作用、临床应用和呋塞米相似。作用强度为呋塞米的40~60倍，且比呋塞米持久。口服后生物利用度达80%以上，血浆蛋白结合率达95%以上。不良反应与呋塞米相似但较轻，大剂量可出现肌痛和痉挛。

托拉塞米

托拉塞米（Torasemide）为吡啶磺酰脲类祥利尿药，其药理作用与呋塞米、布美他尼相似。利尿作用强大而持久，但排钾、排钙作用比呋塞米弱，具有明显的降压作用。临床上主要用于治疗急、慢性肾衰竭、原发性高血压病、心力衰竭和肝硬化等。最常见的不良反应有直立性低血压、疲倦、紧张、胃肠道不适、关节痛和肌肉痉挛等。

二、中效能利尿药

常用的中效能利尿药有噻嗪类、氯噻酮等。

噻嗪类

常用的噻嗪类利尿药有氢氯噻嗪（Hydrochlorothiazide）、氢氟噻嗪（Hydroflumethiazide）、环戊噻嗪（Cyclopenthiazide）、苄氟噻嗪（Bendroflumethiazide）等。

【体内过程】 口服吸收较快，2小时达峰值，维持时间6~12小时。药物分布主要在肾脏，其次在肝脏和中枢神经系统。多数药物以原型经肾排泄。

【药理作用和临床应用】

1. 利尿作用 作用温和、持久，主要作用部位在远曲小管近段，抑制 Na^+ - Cl^- 同向转运系统，减少 Na^+、Cl^- 重吸收，增加尿量。此外，可轻度抑制碳酸酐酶，使 H^+ 分泌减少，H^+ - Na^+ 交换减少，K^+ - Na^+ 交换增加，K^+ 排出增多。同时尿中 Mg^{2+}、HCO_3^- 排出也增多。

2. 降压作用 早期应用，通过利尿，减少血容量而降压；长期用药，通过扩张外周血管而降压。

3. 抗利尿作用 噻嗪类利尿药能明显减少尿崩症患者的尿量。作用机制尚未完全阐明，可能与其促进 Na^+ 排泄，降低血浆渗透压，改善烦渴，减少饮水量有关。

【不良反应和注意事项】

1. 水电解质紊乱 低钾血症、低钠血症、低镁血症、低氯性碱血症、高钙血症等水、电解质紊乱是常见不良反应，长期应用注意补钾，也可与保钾利尿药合用。

> **考点提示**
> 噻嗪类利尿药的药理作用、临床应用及不良反应。

2. 代谢障碍 还可引起高尿酸血症、高血糖及高血脂等，痛风、糖尿病及高脂血症患者慎用。

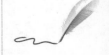

3. 过敏反应 因具有磺胺结构可出现过敏反应，与磺胺类抗菌药有交叉过敏反应。

氯噻酮

氯噻酮（Chlortaliton）虽无噻嗪环但有磺胺结构，所以其利尿作用、作用机制以及利尿效能等均与噻嗪类相似。但其吸收与排泄速度较噻嗪类缓慢，故体内维持时间较长，并且对 K^+ 影响小。

三、低效能利尿药

常用的低效能利尿药有螺内酯（Spironolactone）、氨苯蝶啶（Triamterene）、阿米洛利（Amiloride）等。

螺内酯

螺内酯（Spironolactone）是人工合成的甾体化合物。

【体内过程】 口服吸收迅速，但起效较慢，维持时间较长。用药后 1 天起效，2~3 天达高峰，维持 5~6 天。

【药理作用和临床应用】

1. 利尿 螺内酯作用于远曲小管和集合管，通过竞争性拮抗醛固酮受体，抑制 $Na^+ - K^+$ 交换，呈现保 K^+ 排 Na^+ 利尿作用。单用效果较差，常与噻嗪类排钾利尿药合用，治疗伴有醛固酮水平增高的顽固性水肿，对肝硬化腹水、肾病综合征水肿患者有效。

2. 逆转心室重构 本药通过对抗醛固酮，减少血管紧张素 Ⅱ 生成而减缓心力衰竭患者的心室重构病理变化，临床可用于治疗充血性心力衰竭。

3. 其他 常作为治疗高血压的辅助药物。

【不良反应和注意事项】

1. 电解质紊乱 高钾血症最为常见，用药期间必须密切注意血钾和心电图的变化。严重肾功能不全者禁用。

2. 性激素样作用 女性可致面部多毛、月经紊乱、乳房触痛、性功能下降等，男性可致乳房女性化、阳痿等，停药后可消失。

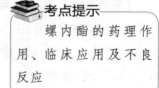
考点提示
螺内酯的药理作用、临床应用及不良反应

氨苯蝶啶和阿米洛利

氨苯蝶啶（Triamterene）和阿米洛利（Amiloride）均作用于远曲小管和集合管，阻滞钠通道抑制 $Na^+ - K^+$ 交换，减少 Na^+ 的重吸收，呈现排钠、排水、保钾作用，其利尿作用和体内醛固酮的浓度无关。临床上常与排钾利尿药合用治疗心力衰竭、肝硬化和肾炎等引起的顽固性水肿。不良反应少。长期应用可引起高钾血症，肾功能不全等，糖尿病患者及老年人较易发生。另外，还会出现恶心、呕吐、腹痛、腹泻等胃肠道反应，以及尿液呈蓝色荧光尿。

乙酰唑胺

乙酰唑胺（Acetazolamide）作用于近曲小管，主要通过抑制碳酸酐酶影响 HCO_3^- 依赖式转运的 $H^+ - Na^+$ 交换，呈现较弱的利尿作用，临床常用于预防急性高山病（主要是缓解急性脑水肿或急性肺水肿症状）。本药可抑制睫状体向房水中分泌 HCO_3^- 的转运，减少房水生成而降低眼内压，可用于治疗原发性青光眼。其还可以通过碱化尿液促进尿酸、胱氨酸、酸性药物的排泄，可用于纠正代谢性碱中毒。

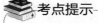

考点提示

乙酰唑胺的药理作用、临床应用及不良反应。

第二节　脱　水　药

脱水药又称渗透性利尿药，主要通过提高血浆渗透压，产生组织细胞脱水作用。这类药物具有静脉注射后不易通过毛细血管进入组织；易经肾小球滤过；不易被肾小管重吸收；在体内不被代谢等特点。临床常用药物有甘露醇（Mannitol）、山梨醇（Sorbital）、葡萄糖等。

甘露醇

甘露醇（Mannitol）是一种己六醇，临床常用其 20% 的高渗溶液。口服基本不吸收，只产生泻下作用。

【药理作用】

1. 脱水作用　甘露醇静脉给药后能迅速提高血浆渗透压，使组织间水分向血浆转移，引起组织脱水，注射 100g 甘露醇可使 2000ml 细胞内水转移至细胞外。用药后 30 分钟生效，2~3 小时达高峰，维持 6 小时左右。

2. 利尿作用　甘露醇通过渗透性脱水增加血容量，提高肾小球滤过率，药物从肾小球滤过后，不被肾小管重吸收，在肾小管腔内形成高渗，减少 Na^+ 和 H_2O 的重吸收，K^+ 排出也增加，从而产生渗透性利尿作用。

【临床应用】

1. 脑水肿及青光眼　静脉给药后通过其脱水作用可降低颅内压，是各种原因引起的脑水肿（脑瘤、颅脑外伤、缺氧等）的首选药。也可降低眼内压，用于青光眼手术前降眼压。

2. 预防急性肾衰竭　急性肾衰竭早期及时应用甘露醇，通过其脱水、利尿及增加肾血流量作用，可迅速消除水肿和加速有毒物质排出，从而防止肾小管萎缩、坏死及改善肾缺血等。

【不良反应和注意事项】不良反应轻微。注射过快可引起一过性头痛、头晕和视物模糊等。慢性心功能不全、活动性颅内出血者禁用。

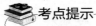

考点提示

甘露醇的药理作用及临床应用。

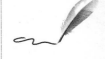

山梨醇

山梨醇（Sorbitol）水溶性较大，可制成 25% 的高渗溶液使用。山梨醇为甘露醇的同分异构体，临床应用、不良反应与甘露醇相似。但在体内有部分转化为果糖而失去高渗作用，故作用弱于甘露醇。心功能不全患者慎用。

高渗葡萄糖

葡萄糖（Glucose）作为脱水药临床常用其 50% 的高渗溶液。静脉注射可产生脱水和渗透性利尿作用。因部分葡萄糖可从血管扩散到组织中，且易被代谢利用，故作用较弱，持续时间较短。单用于脑水肿时可有"反跳"现象，常与甘露醇交替使用，以巩固疗效。

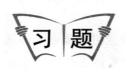

习 题

扫码"看小结"

一、选择题

【A1 型题】

1. 治疗急性肺水肿常选用
   A. 螺内酯　　　　　　　　B. 氯噻酮　　　　　　　　C. 呋噻咪
   D. 氨苯蝶啶　　　　　　　E. 氢氯噻嗪

2. 不宜与氨基糖苷类抗生素合用的利尿药是
   A. 呋噻咪　　　　　　　　B. 氢氯噻嗪　　　　　　　C. 螺内酯
   D. 氨苯蝶啶　　　　　　　E. 乙酰唑胺

3. 可导致高血钾升高的利尿药是
   A. 乙酰唑胺　　　　　　　B. 氢氯噻嗪　　　　　　　C. 呋噻咪
   D. 氨苯蝶啶　　　　　　　E. 氯噻酮

4. 依他尼酸可导致的严重不良反应是
   A. 耳毒性　　　　　　　　B. 肾毒性　　　　　　　　C. 神经毒性
   D. 过敏反应　　　　　　　E. 瑞夷综合征

5. 治疗脑水肿的首选药物是
   A. 乙酰唑胺　　　　　　　B. 螺内酯　　　　　　　　C. 氨苯蝶啶
   D. 氢氯噻嗪　　　　　　　E. 甘露醇

6. 急性肾衰竭可选用
   A. 呋塞米　　　　　　　　B. 氢氯噻嗪　　　　　　　C. 乙酰唑胺
   D. 螺内酯　　　　　　　　E. 氨苯蝶啶

7. 治疗尿崩症可选用
   A. 呋塞米　　　　　　　　B. 甘露醇　　　　　　　　C. 氢氯噻嗪
   D. 氨苯蝶啶　　　　　　　E. 依他尼酸

8. 减少房水生成，治疗青光眼可选用

    A. 依他尼酸   B. 乙酰唑胺   C. 布美他尼

    D. 螺内酯   E. 氨苯蝶啶

9. 螺内酯临床常用于

    A. 脑水肿   B. 急性肾衰竭   C. 尿崩症

    D. 肝硬化腹水   E. 心绞痛

【A3 型题】

(11～12 题共用题干)

患者，男，59 岁。患风湿性心脏病二尖瓣狭窄，心房颤动 11 年，近来体力活动后心慌、气短、下肢浮肿，诊断为慢性心功能不全。

11. 为缓解水肿常选用

    A. 布美他尼   B. 乙酰唑胺   C. 螺内酯

    D. 甘露醇   E. 氢氯噻嗪

12. 应用该药时应特别注意防止出现

    A. 低钾血症   B. 高钾血症   C. 低钠血症

    D. 高钠血症   E. 低镁血症

二、思考题

利尿药的分类、作用特点、临床应用、不良反应和注意事项分别是什么？

（杜海凤）

扫码"练一练"

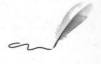

第二十章 抗高血压药

目前认为在未服用抗高血压药的情况下，成人非同日三次测量收缩压≥140mmHg 和（或）舒张压≥90mmHg，可诊断为高血压。根据血压增高的水平，进一步分为1、2、3级高血压（表19-1）。绝大多数高血压病的发病机制不明，称为原发性高血压，占患者总数的90%~95%，主要采用抗高血压药物治疗；少数高血压由原发病因如肾动脉狭窄、肾实质病变、嗜铬细胞瘤、妊娠或因药物等所致，称为继发性高血压，在积极消除原发病因时可适当应用抗高血压药。

表19-1 血压水平的划分和高血压的分级

血压级别	收缩压（mmHg）		舒张压（mmHg）
正常血压	<120	和	<80
正常高值	120~139	和（或）	80~89
高血压	≥140	和（或）	≥90
高血压1级	140~159	和（或）	90~99
高血压2级	160~179	和（或）	100~109
高血压3级	≥180	和（或）	≥110
单纯收缩期高血压（ISH）	≥140	和	<90

注：当收缩压和舒张压分属于不同级别时，以较高的分级为准。

体内许多系统与血压的调节有关，其中交感神经-肾上腺素系统和肾素-血管紧张素-醛固酮系统（rennin-angiotensin-aldosterone system，RAAS）起着重要作用。除循环中的 RAAS 外，在许多组织如肾脏、心脏、血管和脑等局部组织中也存在 RAAS。血压调节系统中任何一个或多个环节都可以被抗高血压药物影响而致血压降低。

知识链接

高血压发病的主要危险因素

高血压发病的主要危险因素有：①高钠、低钾膳食，钠盐摄入量与血压水平和高血压患病率呈正相关，而钾盐摄入量与血压水平呈负相关；②超重和肥胖，身体脂肪含量与血压水平呈正相关；③年龄，平均血压随着年龄增长而增高；④过量饮酒、吸烟；⑤长期精神过度紧张；高血压家族史、缺乏体力活动等。

第一节　常用抗高血压药

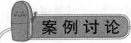

案例讨论

[**案例**] 患者，男，57 岁，因间断头晕、头痛2年，加重1个月就诊。患者于2年前发现劳累或生气后常有头晕（非旋转性）、头痛，无恶心和呕吐，休息后则完全恢复正常，不影响日常工作和生活，因此从未就诊。1年前体检时测血压 144/92mmHg。既往体健，无高血压、糖尿病和心、肾、脑疾病史，无药物过敏史。吸烟30余年，嗜酒，母亲50岁时死于高血压脑出血。查体：血压 150/98mmHg，其余检查未见异常。辅助检查尚无阳性发现。诊断：高血压病，1级，高危组。

[**讨论**]

1. 对该患者可以采取什么治疗方案？

2. 首选药物有哪些？

目前常用降压药物包括利尿剂、钙通道阻滞药、血管紧张素转化酶抑制药（angiotensin - converting enzyme inhibitors，ACEI）、血管紧张素 II 受体阻断药和β受体阻断药五类，以及由上述药物组成的固定配比复方制剂。

一、利尿药

利尿药是治疗高血压病的基础药物，临床上常用的是中效能利尿药。

氢氯噻嗪

氢氯噻嗪（Hydrochlorothiazide）是含有苯噻嗪环的常用中效能利尿药。

【**药理作用**】氢氯噻嗪降压作用缓慢、温和、持久，无水钠潴留现象，不易产生耐受性，不引起直立性低血压，钠盐摄入的多少可影响降压效果。用药初期降压与排钠利尿、减少血容量有关；长期用药血容量恢复正常，其降压作用为排 Na^+ 增多，使得 $Na^+ - Ca^{2+}$ 交换减少，细胞内 Ca^{2+} 减少，从而使血管扩张，血压下降。常与其他降压药合用，既可增强降压效果又可减轻不良反应。

【**临床应用**】单独使用可治疗轻度高血压，与其他抗高血压药合用可治疗中、重度高血压，是抗高血压联合用药方案中重要的药物之一，对钠敏感型高血压、老年收缩期高血压疗效显著。

【**不良反应和注意事项**】长期应用利尿药降压可降低血钾、血钠、血镁，增加血液中总胆固醇、三酰甘油及低密度脂蛋白胆固醇含量，增加尿酸及血浆肾素活性。大剂量可加剧高脂血症，降低糖耐量等，故剂量不宜大。高肾素血症可合用 β 受体阻断药。

吲达帕胺

吲达帕胺（Indapamide）为非噻嗪类吲哚啉衍生物，具中等程度排钠利尿作用，但利尿作用较氢氯噻嗪强，作用时间较长；可直接扩张小动脉、降低血管壁张力和血管对缩血管物质的反

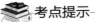**考点提示**

利尿药的药理作用、作用机制及临床应用。

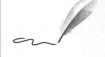

应性，从而使外周阻力下降，其扩血管作用与其阻滞 Ca^{2+} 内流有关；促进血管内皮产生一氧化氮（NO），有抗心肌肥厚作用；不影响脂质代谢。用于轻、中度高血压，尤其对伴有水肿及高脂血症者更适宜。不良反应较轻，有上腹不适、恶心，食欲减退、腹泻及头痛、嗜睡，皮疹等，可致血糖及血尿酸轻度升高，长期使用可使血 K^+ 降低，但较氢氯噻嗪轻。

二、β 受体阻断药

β 受体阻断药有良好的抗高血压作用，广泛应用于各种程度的高血压。长期应用一般不引起水钠潴留，亦无明显的耐受性。不具有内在拟交感活性的 β 受体阻断药如普萘洛尔、阿替洛尔可增加血浆三酰甘油浓度，降低 HDL 胆固醇；而有内在拟交感活性的药物如吲哚洛尔、醋丁洛尔对血脂影响很小或无影响。

普萘洛尔

普萘洛尔（Propranolol）为非选择性 β 受体阻断药，对 β_1 和 β_2 受体具有相同的亲和力，缺乏内在拟交感活性。

【体内过程】普萘洛尔为高度亲脂性化合物，口服吸收完全，容易通过血 - 脑屏障和胎盘屏障，肝脏首关消除显著，生物利用度约为25%，且个体差异较大。$t_{1/2}$ 约 2 ~ 5 小时，但降压作用持续时间较长。

【药理作用】

1. 减少心排出量 普萘洛尔阻断心脏 β_1 受体，抑制心肌收缩性并减慢心率，使心排出量减少，血压降低。

2. 抑制肾素分泌 交感神经通过 β_1 受体促使肾近球细胞分泌并释放肾素，普萘洛尔能阻断肾交感神经 β_1 受体，抑制肾素释放，降低血压。

3. 降低外周交感神经活性 普萘洛尔也能阻断支配血管的去甲肾上腺素能神经突触前膜的 β_2 受体，抑制其正反馈作用而减少去甲肾上腺素的释放，降低血压。

4. 中枢降压作用 已知下丘脑、延髓等部位有 β 受体，中枢给予微量普萘洛尔能降低血压，同量静脉注射却无效。提示中枢作用可能是可透过血 - 脑屏障的 β 受体阻断药降压作用的另一机制。

【临床应用】用于治疗各种程度的原发性高血压。可单独使用，也可与其他抗高血压药合用。对高血压伴心绞痛者还可减少心绞痛发作，对伴有心排出量及肾素活性偏高者、伴脑血管病变者疗效也较好。

【不良反应和注意事项】一般不良反应有恶心、呕吐、轻度腹泻等消化道症状，偶见皮疹和血小板减少等。严重的不良反应常与应用不当有关，主要包括心血管反应、诱发或加剧支气管哮喘、反跳现象等。其用量个体差异大，宜从小剂量开始，逐渐增量。用药期间注意监测心率、血压、心电图等。严重左室心功能不全、窦性心动过缓、重度房室传导阻滞和支气管哮喘患者禁用，心肌梗死患者和肝功能不全患者慎用。

阿替洛尔

阿替洛尔（Atenolol）降压机制与普萘洛尔相同，但对心脏的 β_1 受体有较大的选择性，对血管及支气管的 β_2 受体的影响较小。但较大剂量时对血管及支气管的 β_2 受体也有作用。无膜稳定作用，无内在拟交感活性。口服用于治疗各种程度高血压。降压作用持续时间较长。

拉贝洛尔

拉贝洛尔（Labetalol）的降压作用强，起效快；伴有心率减慢，心排出量减少。拉贝洛尔同时阻断 α_1 受体和 β 受体，具有双重降压作用。适用于各型高血压，对常规治疗无效的高血压也有效。静注可用于高血压危象。因立位降压作用强于卧位，因而容易发生直立性低血压。少数患者可产生头痛和无力等症状。

卡维地洛

卡维地洛（Carvedilol）在阻断 β 受体的同时也阻断 α 受体。其中阻断 β_1 和 β_2 受体的作用强度相似，对 α_1 受体作用较弱，对 α_2 受体则无作用。本药适用于各种程度的高血压及高血压急症、妊娠高血压、嗜铬细胞瘤、麻醉或手术时高血压。合用利尿剂可增强其降压效果。静脉注射或静脉滴注用于高血压急症，如妊娠高血压综合征。大剂量可致直立性低血压。

> **考点提示**
> β 受体阻断药的抗高血压的作用及作用机制。

三、钙通道阻滞药

钙通道阻滞药是一类选择性阻滞钙通道，抑制细胞外 Ca^{2+} 内流，降低细胞内 Ca^{2+} 浓度的药物。细胞内 Ca^{2+} 浓度降低，可使血管平滑肌松弛，还可影响其他 Ca^{2+} 参与的病理过程等。本类药广泛用于防治心血管系统疾病，近年来也试用于其他系统疾病。常用于抗高血压的药物有硝苯地平、氨氯地平、尼群地平等。

硝苯地平

硝苯地平（Nifedipine）为短效二氢吡啶类钙通道阻滞药。

【体内过程】 口服 5~20 分钟起效，30~40 分钟达最大效应，持续 3 小时。舌下给药 5~15 分钟明显降压，灌肠 30 分钟后明显见效。血浆 $t_{1/2}$ 为 3~4 小时。

【药理作用】 硝苯地平对高血压降压作用显著，对正常血压无影响。口服起效快，降压作用持续时间较短，血压下降急剧，波动较大，对心、脑、肾等靶器官的血流量影响较大。本药对血管的选择性高，降压时伴有反射性心率加快、心排出量增多、肾素活性增高，与 β 受体阻断药合用可减弱此反应，并可加强降压作用。

【临床应用】 适用于轻中重度高血压。可单用，血压不能控制者可加用利尿药或 β 受体阻断药。因其普通制剂疗效持续时间短，所致血压波动较大，不利于靶器官保护，故主张用硝苯地平缓释或控释制剂。这两种制剂起效缓慢，降压平稳，效果优于普通制剂。

【不良反应和注意事项】 不良反应多见踝、足与小腿的水肿。一般卧床休息或停药 12 天后可消退。还可引起眩晕、头痛、颜面潮红、心悸及乏力等反应。短效制剂可能加重心肌缺血。

氨氯地平

氨氯地平（Amlodipine）为长效二氢吡啶类钙通道阻滞药。

【体内过程】 口服吸收良好，且不受摄入食物的影响。给药后 6~12 小时血药浓度达到

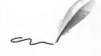

峰值，绝对生物利用度为 64% ~80% ，$t_{1/2}$约为 35 ~50 小时，每日一次即可平稳降压。

【药理作用】 氨氯地平能阻断钙离子进入心肌和血管平滑肌细胞，直接松弛血管平滑肌，减少总血管外周阻力，而降低血压；可扩张外周小动脉和冠状动脉，解除冠脉痉挛，降低心脏的后负荷，减少心肌能量消耗和对氧的需求，从而缓解心绞痛。

【临床应用】 可单独使用或与其他药合用治疗各型高血压，亦可用于慢性稳定型心绞痛及变异型心绞痛。对血管平滑肌有较高的选择性，对心率、房室传导、心肌收缩力均无明显影响。与 β 受体阻断药、血管紧张素Ⅰ转化酶抑制药合用效果更佳。

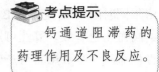

考点提示

钙通道阻滞药的药理作用及不良反应。

【不良反应和注意事项】 常见不良反应有头痛、眩晕、心悸、恶心、腹痛及水肿等，偶见皮疹、呼吸困难、肌肉痉挛和消化不良。

四、血管紧张素转化酶抑制药

肾素－血管紧张素－醛固酮系统（RAAS）在心血管功能调节及高血压发病中有重要作用。血管紧张素Ⅰ（AngⅠ）经血管紧张素转化酶（ACE）作用，转化为血管紧张素Ⅱ（AngⅡ），AngⅡ通过激动 Ang Ⅱ受体，可产生多种作用：①使血管收缩，促进醛固酮分泌，促进 NA 释放；②促生长作用，Ang Ⅱ是一种细胞生长因子，可诱导并促进心肌肥大、心肌及血管胶原含量增加、心肌间质成纤维细胞及血管壁细胞增生而致心肌及血管的重构，参与高血压、缺血性心脏病、心衰等心血管疾病的病理生理过程，加重加快疾病进程（20－1）。

本类药物的作用是通过不同途径减弱或拮抗病理情况下 Ang Ⅱ 所产生的一系列作用。用于高血压等心血管疾病，最大的特点是可逆转心肌、血管壁重构。

扫码"看一看"

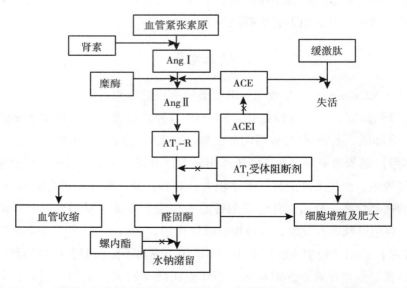

图 20－1　肾素－血管紧张素原系统及肾素－血管紧张素系统抑制药的作用位点

卡托普利

卡托普利（Captopril）是第一个口服有效并用于临床的血管紧张素转化酶抑制药（ACEI）。

【体内过程】 口服易吸收，食物可减少其 30% ~40% 的吸收。部分在肝代谢，40% ~

50% 以原型经肾排泄，肾功能不全时可致药物蓄积。

【药理作用】 卡托普利具有轻至中等强度的降压作用，起效快，持续时间较短；同时增加肾血流量，不伴有反射性心率加快。本药通过抑制 ACE，使 Ang Ⅱ 生成减少，从而使血管舒张；减少醛固酮分泌，有利于排钠；扩张肾血管也可加强排钠作用；也可减少缓激肽的降解，使缓激肽增多，加强血管舒张；还可抑制交感神经系统的活性。因抑制 ACE，使 Ang Ⅱ 减少，可防止和逆转心血管疾病时出现的心肌、血管壁的肥厚，具有器官保护作用。

【临床应用】 用于各型高血压。对肾素活性高的患者降压作用较强，对伴有慢性心功能不全、慢性肾功能不全、冠心病患者有较好疗效。尤其适用于并发糖尿病及胰岛素抵抗、左心室肥厚、急性心肌梗死的高血压。与其他一线降压药合用可提高疗效。本类药也是目前治疗慢性心功能不全的主要药物之一。

【不良反应和注意事项】 发生率较低，轻微。

1. 首剂低血压　见于开始剂量过大时，应小量开始试用。

2. 咳嗽　为刺激性干咳，可能与肺血管床内的缓激肽、前列腺素、P 物质等聚积有关。

3. 其他　尚可发生高血钾、低血糖、血管神经性水肿。可造成肾功能受损，对肾血管狭窄者更甚。久用可致血锌降低而引起皮疹、味觉及嗅觉缺损、脱发等，补充 Zn^{2+} 可在一定程度缓解。

【药物相互作用】 合用利尿药可增强降压效果，并减少 Zn^{2+} 的排泄；吲哚美辛可减弱卡托普利的降压效果，与吲哚美辛抑制前列腺素的合成有关；与地高辛合用，可增加地高辛的血药浓度。

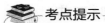 **考点提示**
血管紧张素转化酶抑制药的药理作用、作用机制、临床应用、不良反应、代表药物。

依那普利

依那普利（Enalapril）为第二代血管紧张素转化酶抑制药（ACEI），药理作用及临床应用与卡托普利相似，其特点为：吸收受食物影响小，持续时间较长，可达 24 小时，主要经肾排泄，肾功能不全可致蓄积。降压作用较强，不良反应较少。

其他 ACEI 还有赖诺普利（Lisinopril）、贝那普利（Benazepril）、福辛普利（Fosinopril）、喹那普利（Quinapril）、雷米普利（Ramipril）、培哚普利（Perindopril）和西拉普利（Cilazapril）等。它们的共同特点是长效，每天只服用 1 次。除了赖诺普利外，其余均为前体药。药理作用及临床应用同依那普利。

五、血管紧张素 Ⅱ 受体阻断药

血管紧张素 Ⅱ 受体有 AT_1 和 TA_2 两种，AT_1 受体兴奋可引起血管收缩、血管增生、细胞增殖、心肌纤维化、醛固酮分泌等效应。血管紧张素 Ⅱ 受体阻断药能选择性阻断 AT_1 受体，抑制血管紧张素 Ⅱ 使血管收缩和促醛固酮分泌的效应，降低血压。与 ACEI 比较，AT_1 受体阻断药作用更直接、专一，选择性更强，不影响 ACE 介导的激肽的降解；对血管紧张素 Ⅱ 效应的拮抗作用更完全。

氯沙坦

氯沙坦（Losartan）为第一个应用于临床的强效选择性 AT_1 受体阻断药。

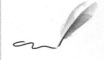

扫码"看一看"

【体内过程】口服易吸收，生物利用度为 33%，1 小时血药浓度达峰值，血浆 $t_{1/2}$ 为 2 小时。给药后 3~6 小时达最大降压作用，可维持 24 小时。因口服后约 14% 在肝脏转化为 5-羧酸活性代谢产物 EXP-3174，为非竞争性 AT_1 受体拮抗药，其作用较原药强 10~40 倍，且 $t_{1/2}$ 长，为 6~9 小时。

【药理作用和临床应用】氯沙坦及其活性代谢物 EXP-3174 能有效地阻断血管紧张素 Ⅱ 与 AT_1 受体的结合，降低外周阻力及血容量，使血压下降。本药尚能促进尿酸排泄。用于各型高血压，若 3~6 周血压下降不理想，可合用利尿药。

【不良反应和注意事项】本药很少引起咳嗽、血管神经性水肿，不影响血脂、血糖水平，也不引起直立性低血压，其余不良反应与 ACEI 相似。妊娠期、哺乳期妇女和肾动脉狭窄者禁用；低血压及严重肾功能不全、肝病患者慎用。应避免与补钾药或留钾利尿药合用。

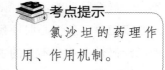

考点提示

氯沙坦的药理作用、作用机制。

同类药物还有缬沙坦（Valsartan）、替米沙坦（Telmisartan）、厄贝沙坦（Irbesartan）等。

第二节　其他抗高血压药

一、中枢性降压药

中枢性降压药主要通过作用于孤束核 α_2 肾上腺素受体和咪唑啉受体。可乐定的降压作用是以上两种受体共同作用的结果，而莫索尼定主要作用于咪唑啉受体。

可乐定

可乐定（Clonidine）为第一代中枢性降压药，很少单独用于高血压，常与其他药物合用（复方制剂）。

【体内过程】口服吸收快而完全，生物利用度约 75%，口服 0.5 小时后起效，2~4 小时作用达高峰，持续 6~8 小时。在体内分布均匀，易透过血-脑屏障。$t_{1/2}$ 为 9 小时。30%~50% 在肝代谢，其余以原形经肾排泄。

【药理作用】可乐定为咪唑啉衍生物二氯苯胺咪唑啉，对中枢神经系统有明显的抑制作用，降压作用中等偏强，并可抑制消化道的分泌和运动。以往认为可乐定的降压作用是通过兴奋延髓背侧孤束核（抑制性神经元）突触后膜的 α_2 受体，抑制交感神经中枢的传出冲动，使外周血管扩张，血压下降。后来证明可乐定主要激动延髓腹外侧的 I_1 咪唑啉受体，降低外周交感张力而致血压下降；另外，可乐定激动外周交感神经突触前膜的 α_2 受体及其相邻的咪唑啉受体，通过负反馈而减少交感神经递质去甲肾上腺素的释放。

【临床应用】本药用于治疗中度高血压，常应用于其他药物无效时，不影响肾血流量及肾小球滤过率。此外，口服可用于预防偏头痛，也可用于吗啡类镇痛药成瘾者的戒毒治疗。

【不良反应和注意事项】因抑制消化道分泌和运动，常见口干、便秘。此外还有镇静、嗜睡、眩晕、血管神经性水肿、腮腺痛、恶心、心动过缓和食欲不振等。可乐定不宜用于从事高空作业或驾驶机动车辆的患者，以免因精力不集中和嗜睡而导致事故发生。本药能加强其他中枢神经系统抑制药的作用，合用时应慎重。三环类化合物如丙米嗪等药物在中枢与可乐定发生竞争性拮抗，可影响可乐定的降压作用，不宜合用。

莫索尼定

莫索尼定（Moxonidine）为第二代中枢性降压药，主要通过激动延髓腹外侧核的 I_1 咪唑啉受体而发挥降压作用，因对 α_2 受体作用弱，效能略低于可乐定。口服易吸收，血浆 $t_{1/2}$ 为 2 小时，但因与 I_1 咪唑啉受体结合牢固，$t_{1/2}$ 较长，可一日给药一次。用于治疗轻、中度高血压。由于莫索尼定选择性高，对中枢及外周 α_2 受体作用较弱，嗜睡、口干等不良反应较少见。

二、扩张血管药

扩张血管药通过松弛血管平滑肌而产生降压作用。由于扩张血管药物不良反应较多，一般不单独用于治疗高血压，仅在利尿药、β 受体阻断药和其他降压药无效时才加用该类药物。

硝普钠

硝普钠（Sodium Nitroprusside）为硝基扩张血管药，可松弛小动脉和静脉平滑肌。口服不吸收，静脉滴入 1~2 分钟起效，停药后作用只维持不到 5 分钟。其在血管平滑肌代谢释放 NO，产生迅速而强大的扩血管作用，其对小动脉、小静脉均有扩张作用。具有强效、速效、短效的特点，降压时不减少冠脉和肾血流量。用于高血压危象、高血压脑病，也可用于麻醉时控制性降压和难治性心功能不全。本药因过度降压，可出现恶心、出汗、不安、头痛、心悸等不良反应，长期使用引起血浆氰化物蓄积而中毒，可用硫代硫酸钠防治。肝肾功能不全、甲状腺功能减退、严重贫血、妊娠期妇女禁用。本药遇光易被破坏，静脉滴注时应避光，溶液应新鲜配制。

肼屈嗪

肼屈嗪（Hydralazine）为主要扩张小动脉的降压药，对肾、冠状动脉及内脏血管的扩张作用大于骨骼肌血管。口服吸收好，生物利用度为 65%~90%，给药后 1 小时作用达峰值，维持约 6 小时。用于中度高血压，极少单用，常与其他降压药合用。其不良反应有头痛、鼻充血、心悸、腹泻等。较严重时表现为心肌缺血和心衰，大剂量使用时可引起全身性红斑狼疮样综合征。

三、α_1 受体阻断药

α_1 受体阻断药可降低动脉血管阻力，增加静脉容量，增加血浆肾素活性，不易引起反射性心率增加。

哌唑嗪

哌唑嗪（Prazosin）是人工合成的喹唑啉类衍生物。

【体内过程】口服易吸收，生物利用度为 60%，2 小时内血药浓度达峰值，与血浆蛋白结合率达 90% 以上。其主要代谢方式是在肝脱甲基后与葡萄糖醛酸结合而随胆汁排泄，仅 5%~10% 以原型经肾排泄。$t_{1/2}$ 为 2.5~4 小时。

【药理作用】哌唑嗪能选择性地阻断突触后膜 α_1 受体，竞争性拮抗 α_1 受体激动后发生

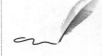

的血管收缩、血压升高的作用，发挥中等偏强的降压效应。降压时对心率、心排出量、肾血流量和肾小球滤过率无明显影响，对血脂代谢有利，可降低血清总胆固醇、低密度脂蛋白和极低密度脂蛋白，升高高密度脂蛋白。

【临床应用】用于各型高血压，单用治疗轻、中度高血压，重度高血压可合用β受体阻断药及利尿药以增强降压效果。

【不良反应和注意事项】主要不良反应为部分患者首次给药后30～90分钟出现严重的直立性低血压、眩晕、晕厥、心悸等，称"首剂现象"，在直立体位、饥饿时较易发生。将首次用量减为0.5mg，并在临睡前服用，可避免发生。

特拉唑嗪（Terazosin）、多沙唑嗪（Doxazosin）亦为选择性 α_1 受体阻断药，药理作用和临床应用同哌唑嗪，但 $t_{1/2}$ 长，每日给药1次即可。

四、去甲肾上腺素能神经末梢阻断药

去甲肾上腺素能神经末梢阻断药主要通过影响儿茶酚胺的贮存、释放而产生降压作用，如利血平（Reserpine）、胍乙啶（Guanethidine）。利血平是印度萝芙木所含的一种生物碱，降压作用弱，不良反应较多，现已不单独使用，可与利尿药等合用。胍乙啶作用较强，但因不良反应多而少用，人工合成的胍乙啶类似物，如倍他尼定（Bethanidine）等作用与胍乙啶相似，可作为胍乙啶的替代品，但较少用。

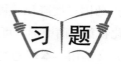

习 题

扫码"看小结"

一、选择题

【A1型题】

1. 高血压合并支气管哮喘的患者不宜用
    A. β受体阻断药 　　　　B. α_1受体阻断药 　　　　C. 利尿药
    D. 扩血管药 　　　　　　E. 钙通道阻滞药

2. 通过阻断血管紧张素Ⅱ受体而降压的药物是
    A. 哌唑嗪 　　　　　　　B. 硝苯地平 　　　　　　C. 卡托普利
    D. 特拉唑嗪 　　　　　　E. 氯沙坦

3. 使血浆肾素水平明显降低的降压药是
    A. 氢氯噻嗪 　　　　　　B. 哌唑嗪 　　　　　　　C. 普萘洛尔
    D. 硝苯地平 　　　　　　E. 肼屈嗪

4. 对高血压伴有心绞痛的患者宜选用
    A. 氢氯噻嗪 　　　　　　B. 普萘洛尔 　　　　　　C. 哌唑嗪
    D. 肼屈嗪 　　　　　　　E. 硝普钠

5. 对α、β受体均有阻断作用的降压药是
    A. 普萘洛尔 　　　　　　B. 哌唑嗪 　　　　　　　C. 美托洛尔
    D. 特拉唑嗪 　　　　　　E. 拉贝洛尔

6. 关于卡托普利的叙述，错误的是

A. 用于各型高血压

B. 能降低外周血管阻力

C. 易引起低血钾

D. 是肾性高血压的首选药物之一

E. 预防和逆转血管平滑肌增殖和心室肥厚

7. 可引起刺激性干咳的抗高血压药是

A. 氢氯噻嗪　　　　　　B. 卡托普利　　　　　　C. 肼屈嗪

D. 硝苯地平　　　　　　E. 普萘洛尔

8. 高血压伴有下肢浮肿和窦性心动过速应选用

A. 氢氯噻嗪＋普萘洛尔　　B. 氢氯噻嗪＋可乐定　　C. 硝苯地平＋哌唑嗪

D. 硝苯地平＋卡托普利　　E. 硝苯地平＋氯沙坦

9. 可改善血脂代谢的药物是

A. 氢氯噻嗪　　　　　　B. 可乐定　　　　　　C. 哌唑嗪

D. 硝苯地平　　　　　　E. 利血平

10. 伴有糖尿病的高血压不宜使用

A. 维拉帕米　　　　　　B. 硝苯地平　　　　　　C. 卡托普利

D. 氢氯噻嗪　　　　　　E. 氯沙坦

【A3 型题】

（11～12 题共用题干）

患者，女，55 岁。有支气管哮喘病史 30 余年，近半年头晕、失眠，后就诊，测量血压为 160/96mmHg，诊断为高血压。

11. 该患者不宜选用的降压药物是

A. 氢氯噻嗪　　　　　　B. 普萘洛尔　　　　　　C. 氨氯地平

D. 氯沙坦　　　　　　　E. 卡托普利

12. 该药物宜用于高血压伴有

A. 脑水肿　　　　　　　B. 房室传导阻滞　　　　C. 肾衰竭

D. 心绞痛　　　　　　　E. 心动过缓

二、思考题

1. 试述普萘洛尔和卡托普利的降压机制和优缺点。

2. 简述抗高血压药物的分类，各举一个代表药物。

扫码"练一练"

（曾　慧）

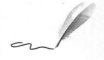

第二十一章 抗充血性心力衰竭药

充血性心力衰竭（congestive heart failure，CHF），也称慢性心功能不全，是指心脏病发展到心功能不全的失代偿阶段，因心脏的收缩和（或）舒张功能障碍，导致心脏泵血功能下降，因而患者出现静脉系统以淤血为主和动脉系统以缺血为主等症候群的临床病症。CHF的治疗原则是：强心、利尿、减轻心脏负荷、改善心功能。治疗目标是：逆转心室重构，改善淤血、缺血症候群，提高患者生命质量。

第一节 肾素－血管紧张素－醛固酮系统抑制药

CHF的发病机制目前认为是心室重构及神经内分泌的激活所致。肾素－血管紧张素－醛固酮系统（RAAS）的过度激活是加重心肌损伤、心室重构、促进心力衰竭病理变化的重要因素。肾素－血管紧张素－醛固酮系统抑制药可起到延缓左心室肥厚、防止心室重构的作用，对CHF的远期疗效更具有临床意义。

一、血管紧张素转化酶抑制药

肾素－血管紧张素－醛固酮系统（RAAS）在心血管活动调节、缺血性心肌病、心力衰竭和高血压等疾病的病因学方面有着重要的病理学意义。常见的血管紧张素转化酶抑制药（ACEI）有短效类卡托普利（Captopril）和长效类依那普利（Enalapril）等（详见第二十章抗高血压药）。

卡托普利

卡托普利（Captopril）是第一个用于临床的口服有效的含有巯基ACEI抑制药。

【药理作用】

1. 扩血管降低心脏负荷 通过抑制血管紧张素转化酶，减少血管紧张素Ⅱ（AngⅡ）的生成，以及通过抑制缓激肽降解而扩张阻力血管和容量血管，降低心脏负荷，进而降低室壁肌张力，改善心功能。

2. 延缓或逆转心室重构 AngⅡ和醛固酮可以促进心肌细胞增生、胶原含量增加、心肌纤维化。小剂量ACEI可有效延缓或逆转心室重构、减轻心肌和血管肥厚，提高心肌和血管的顺应性。

3. 减少醛固酮的生成 通过减少 Ang Ⅱ 生成和醛固酮的释放，减少回心血量，降低心脏前负荷，改善心功能。

4. 对血流动力学的影响 通过降低外周血管阻力，增加心排出量，从而降低左心室充盈压和左心室舒张末压，降低室壁肌张力、改善心脏的舒张功能。

5. 对自主神经的影响 ACEI 通过减少 Ang Ⅱ 生成，减少突触前膜释放去甲肾上腺素，降低交感神经张力。

【临床应用】用于消除、缓解 CHF 患者症状，有效防止和逆转心室重构，降低病死率，对各级心力衰竭患者均有效。可与利尿药、强心苷类合用治疗 CHF，为治疗 CHF 的基础药物，尤其是舒张性心力衰竭患者疗效优于强心苷。

【不良反应和注意事项】见第二十章抗高血压药。

二、血管紧张素 Ⅱ 受体阻断药

血管紧张素 Ⅱ 受体有两种亚型，即 AT_1 和 AT_2，其中与心血管功能调节有关的受体为 AT_1，主要分布在血管平滑肌、心肌、脑、肾及肾上腺皮质等部位。血管紧张素 Ⅱ 受体阻断药通过阻断 AT_1 受体，拮抗血管紧张素 Ⅱ 的缩血管和心室重构等效应。常用药物有氯沙坦（Losartan）、缬沙坦（Valsartan）、替米沙坦（Telmisartan）、厄贝沙坦（Irbesartan）等。本类药物抗 CHF 的作用与 ACEI 相似，但不良反应少（详见第二十章抗高血压药）。

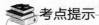

考点提示

血管紧张素转化酶抑制药的抗心衰的作用机制。

第二节 正性肌力药

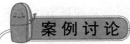

案例讨论

[案例] 一心衰患者连续使用 2 周地高辛及氢氯噻嗪，患者心电图出现偶发性室性期前收缩，伴有绿视障碍。

[讨论] 该患者应如何处理？用药依据是什么？

一、强心苷类

强心苷是一类选择性作用于心脏，具有正性肌力作用的苷类化合物。可供使用的制剂有地高辛（Digoxin）、洋地黄毒苷（Digitoxin）、毛花苷 C（Cedilanid）、毒毛花苷 K（Strophanth K）等，临床常用的为地高辛。

【药理作用】强心苷可抑制心肌细胞膜上的 Na^+，K^+-ATP 酶的活性，减少 Na^+-K^+ 交换，增加 Na^+-Ca^{2+} 交换，致使心肌细胞内 Ca^{2+} 增多，通过调节蛋白和收缩蛋白的作用，从而加强心肌收缩力。

1. 正性肌力作用（增强心肌收缩力） 治疗量时可选择性作用于心脏使其收缩力加强，心排出量增多。其特点是：提高心肌收缩速率，相对延长心室舒张期，从而增加冠脉充盈度，改善心肌缺血；增加心排出量；降低心肌耗氧量，通过窦弓反射兴奋迷走神经而减慢

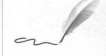

心率；通过增加心排出量而减少心室容积，降低室壁肌张力进而降低心肌耗氧量。

2. 负性频率作用（减慢心率） 治疗量时可通过加强心肌收缩力，增加心排出量，通过窦弓减压反射而减慢心率，进一步降低心肌耗氧量，减轻心力衰竭患者的心肌损害。

3. 对心肌电生理的影响 强心苷可通过抑制 Na^+，K^+ – ATP 酶的活性，影响 Na^+ – K^+ 交换。通过促进 K^+ 外流，增加最大舒张电位，降低 4 相除极速率，而降低窦房结的自律性；由于 Na^+ – K^+ 交换障碍，Na^+ – Ca^{2+} 交换增加，造成心肌细胞内失 K^+，减少最大舒张电位，致使浦肯野自律性提高。通过增加迷走神经张力而减慢 Ca^{2+} 内流，减慢传导。

4. 对心电图的影响 治疗量时通过增加迷走神经张力而减慢 Ca^{2+} 内流，减慢传导，造成不同程度房室传导阻滞。表现为 T 波低平，甚至倒置，ST 段下移呈鱼钩状，P – R 间期延长等。

5. 改善心功能 治疗量时能降低 CHF 患者血浆中的肾素活性，减少血管紧张素 Ⅱ 及醛固酮含量，对心力衰竭时过度激活的 RAAS 产生抑制作用。

6. 利尿作用 治疗量时增加心肌收缩力而增加肾血流量和肾小球滤过率，通过抑制肾小管 Na^+，K^+ – ATP 酶，减少 Na^+ 的重吸收，产生一定的利尿作用。

【临床应用】

1. 充血性心力衰竭 主要用于治疗伴有心房纤颤和心室率加快的心力衰竭患者；适用于高血压心脏病、风湿性心脏病、先天性心脏病、冠心病等心力衰竭患者；对甲亢、严重贫血和维生素 B_1 缺乏症、心肌炎、肺源性心脏病等引起的心力衰竭患者疗效差；对缩窄性心包炎、重度二尖瓣狭窄、心包积液等引起的心力衰竭患者无效。

2. 某些心律失常

（1）心房纤颤 心房纤颤的主要危害在于心房过多冲动可能下传到心室引起心室自主心率加快，致使心室不能有效地泵出血液，所以强心苷利用减慢房室结传导和减慢心率作用，以及提高心室射血分数改善心室泵血功能。其治疗心房纤颤的药理学基础是负性频率、负性传导。

（2）心房扑动 心房扑动的冲动虽然较少，但较强，易传入心室，致使心室率快且难以控制。强心苷可通过缩短心房肌的不应期，使心房扑动转为心房纤颤，并发挥其治疗心房纤颤的作用。

（3）阵发性室上性心动过速 强心苷通过增强迷走神经的张力，减慢传导而控制房室率。

【不良反应和注意事项】 本药安全范围小，治疗量时 60% 患者可出现中毒症状，但在小剂量维持时，不良反应较少。

1. 消化系统毒性反应 表现为恶心、呕吐、食欲不振等，出现较早。

2. 神经系统毒性反应 眩晕、头痛、乏力、失眠等。黄、绿视障碍为中毒的特征性表现，为停药指征，但出现概率低。

3. 心脏毒性反应 是最严重、最危险的毒性反应，可出现各种心律失常。

（1）快速型心律失常 表现为室性期前收缩，也可出现二联律、三联律，房性、房室结性、室性心动过速，甚至心室纤颤。频发室性期前收缩，是诊断强心苷中毒的可靠依据，二联律、三联律为停药指征。应酌情补钾预防，必要时可口服或注射苯妥英钠，也可静注

扫码"看一看"

利多卡因治疗。严重中毒时，需应用地高辛抗体 Fab 片段，其具有良好的解除中毒作用，起效快、疗效肯定。

（2）房室传导阻滞 强心苷可引起不同程度的房室传导阻滞，可选用阿托品等药物治疗，但禁忌补钾。

（3）窦性心动过缓 与强心苷降低窦房结自律性有关。若心率低于 60 次／分，为停药指征。

【用法】

1. 先全效量后维持量 根据病情需要，为了尽快发挥疗效又不致产生中毒，可分两步用药：先给予全效量，然后给予维持量。全效量是指在短期内（24 小时）给予能充分发挥疗效又不致中毒的最大耐受量（饱和量）。维持量是指每日消除量，以维持疗效。此法显效快，但中毒发生率高，临床已少用。

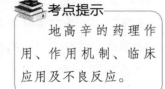

考点提示
地高辛的药理作用、作用机制、临床应用及不良反应。

2. 每日维持量法 对病情不急、两周内未用过强心苷者，可用地高辛以每日维持量给药，疗效显著，而且中毒发生率显著降低。

二、β 受体激动药

多巴酚丁胺

多巴酚丁胺（Dobutamine）主要激动心脏的 β_1 受体，增强心肌收缩力和心排出量，但不影响心室率。对 β_2 受体也有一定激动作用，能扩张冠脉，改善心肌缺血。用于对强心苷效果不佳的慢性心功能不全急性发作患者。剂量过大可引起血压升高，心率加快，甚至诱发心绞痛和心律失常。

扎莫特罗

扎莫特罗（Xamoterol）口服生物利用度低，通常为注射给药。其通过激动心脏的 β_1 受体而呈现正性肌力作用，但在交感张力增高时则呈现负性肌力作用，可能与窦弓减压反射有关。主要用于轻度慢性心功能不全患者。不良反应主要有胃肠道反应、头痛、胸痛、心悸、低血压、肌肉痛和哮喘等。

三、磷酸二酯酶抑制药

磷酸二酯酶抑制药是新型正性肌力药，其兼具正性肌力和扩张血管的作用。主要是通过抑制磷酸二酯酶Ⅲ（PDEⅢ），减少细胞内环磷酸腺苷（cAMP）降解，增加细胞内环磷酸腺苷（cAMP）含量，使细胞内 Ca^{2+} 浓度增加而呈现正性肌力作用及扩血管作用，主要用于强心苷、利尿药及扩血管药无效的心力衰竭患者。

氨力农和米力农

氨力农（Amrinone）和米力农（Milrinone）能选择性抑制磷酸二酯酶Ⅲ，阻止环磷酸腺苷（cAMP）降解，使心肌细胞内 cAMP 含量增加。cAMP 可促使 Ca^{2+} 从肌浆网及钙池中游离，提高细胞内 Ca^{2+} 浓度，使心肌收缩力加强。临床短期用于其他药物治疗无效的急慢

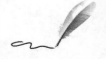

性难治性心力衰竭。主要不良反应有心律失常、低血压、过敏反应、胃肠道刺激症状、注射部位烧灼痛等。静脉注射时不宜与含葡萄糖或右旋糖酐的溶液配伍使用。

知识拓展

钙增敏剂

钙增敏剂是一类新开发的正性肌力药物，现有药物有匹莫苯（Pimobendan）。其能提高心肌收缩成分对细胞内 Ca^{2+} 的敏感性，使心肌收缩力加强。此作用可在不增加 Ca^{2+} 量的前提下，增加心肌收缩力，避免钙超载所致的心肌损伤和钙负荷引起的心律失常，对缺血心肌有保护作用。另外，本药还可抑制 PDEⅢ。临床试验表明本药可增加患者的运动耐力，减轻心衰症状，减少发作次数，对中、重度心衰患者有效。不良反应较轻。

第三节　减轻心脏负荷药

一、利尿药

利尿药促进钠、水的排出，减少血容量，减少回心血量，降低心脏前负荷而利于改善心力衰竭患者的淤血症状。长期应用可减少血管壁的 Na^+ 含量，减少 $Na^+ - Ca^{2+}$ 交换，扩张小动脉而降低心脏后负荷，改善心脏泵血功能，改善机体缺血症状。故对伴有水肿、明显缺血和淤血的心力衰竭患者疗效好。常用药物有呋塞米、螺内酯、氢氯噻嗪等。

> **考点提示**
> 呋塞米、螺内酯抗心力衰竭的药理作用、临床应用。

二、血管扩张药

本类药物通过扩张容量血管、阻力血管来降低心脏前、后负荷，减轻静脉淤血和增加组织供血，改善心脏泵血功能。临床上常配合强心苷、利尿药用于Ⅱ、Ⅲ级心功能不全和难治性 CHF 患者的治疗。常用药物有钙通道阻滞药、直接松弛血管平滑肌药、ACEI、硝酸酯类等。

【药理作用和临床应用】

1. 扩张小动脉　降低外周阻力、降低心脏后负荷，增加心排出量。主要用于外周阻力高、心排出量明显减少的 CHF 患者。

2. 扩张小静脉　降低容量血管阻力、减少回心血量，降低左心室舒张末压而减轻心脏前负荷。主要用于肺静脉淤血明显的 CHF 患者。

3. 扩张动、静脉　降低阻力血管和容量血管阻力、降低心脏负荷，降低左心室舒张末期充盈压而改善左心室顺应性。主要用于心排出量低、肺静脉淤血和肺动脉高压的 CHF 患者。

【不良反应和注意事项】扩血管药常见不良反应是直立性低血压，故治疗时应密切观察血压、心率变化，避免因血压下降导致冠脉供血不足，影响心肌供血而加重 CHF 时的心肌缺血、缺氧及能量代谢障碍等病理变化。

第四节　β受体阻断药

常用于治疗 CHF 的 β 受体阻断药常用药物有卡维地洛（Carvedilol）、比索洛尔（Bisoprolol）和美托洛尔（Metoprolol）等。

【药理作用】

1. 降低交感神经张力　通过阻断突触前膜上 β₂受体减少去甲肾上腺素的释放而降低交感神经张力，并拮抗儿茶酚胺类对心脏的毒性作用。

2. 抑制 RAAS　通过阻断球旁器上 β₁受体减少肾素释放而抑制 RAAS，延缓或逆转心室重构。

3. 降低心肌耗氧量　通过阻断心肌细胞膜上 β₁受体减慢心率，降低心肌耗氧量，改善心肌缺血及能量代谢障碍。

4. 其他　通过减轻钙超载，减少氧自由基对心脏的损害。

【临床应用】　用于心功能为 Ⅱ～Ⅲ 级的 CHF 患者。对高血压心脏病、缺血性心脏病、扩张型心脏病及舒张功能障碍所致的 CHF 患者疗效好。在配合强心、利尿、扩血管等措施下，应用 β 受体阻断药既可以改善 CHF 患者的症状，还可以提高患者的生活质量，降低死亡率，本类药物对 CHF 具有远期治疗意义。

【不良反应和注意事项】　不良反应详见第九章抗肾上腺素药。注意事项主要有：①掌握适应证，以扩张型心肌病 CHF 疗效最佳；②平均奏效时间为 3 个月，故需较长时间用药；③从小剂量开始，逐渐增至治疗量；④应与其他抗 CHF 的药物联合用药；⑤加强随访和监测，根据病情及时调整用药剂量；⑥严重心功能不全、严重左室功能减退、明显房室传导阻滞、低血压及支气管哮喘者慎用或禁用。

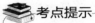 **考点提示**
　卡维地洛、美托洛尔抗心力衰竭的药理作用和作用机制。

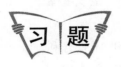 习题

扫码"看小结"

一、选择题

【A1 型题】

1. 可以延缓或逆转心室重构的药物是
   A. 地高辛　　　　　　B. 氢氯噻嗪　　　　　　C. 毛花苷 C
   D. 卡托普利　　　　　E. 多巴酚丁胺

2. 血管扩张药治疗心力衰竭的主要药理学基础是
   A. 减少心肌耗氧量
   B. 降低心排出量
   C. 降低心脏前后负荷
   D. 扩张冠脉、增加心肌供氧
   E. 增强心肌收缩力

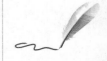

3. 强心苷中毒最早出现的症状是

    A. 色视障碍

    B. 厌食、恶心和呕吐

    C. 眩晕、乏力和视物模糊

    D. 房室传导阻滞

    E. 神经痛

4. 强心苷不用于治疗

    A. 心房扑动   B. 心房纤颤   C. 充血性心力衰竭

    D. 室性期前收缩   E. 阵发性室上性心动过速

5. 强心苷中毒处理方法不当的是

    A. 使用大剂量呋塞米促进强心苷排泄

    B. 使用地高辛抗体 Fab 片段

    C. 房室传导阻滞可选用阿托品

    D. 房室传导阻滞禁忌补钾

    E. 快速型心律失常应补钾

6. 地高辛对心脏的作用不包括

    A. 加强心肌收缩力   B. 减慢心率   C. 减慢传导

    D. 降低窦房结自律性   E. 降低浦肯野细胞自律性

7. 治疗心房纤颤可选用

    A. 卡托普利   B. 阿托品   C. 多巴酚丁胺

    D. 氨力农   E. 地高辛

8. 地高辛中毒引起的传导阻滞应选用

    A. 氯化钾   B. 肾上腺素   C. 异丙肾上腺素

    D. 阿托品   E. 氢氯噻嗪

9. 正性肌力药不包括

    A. 多巴酚丁胺   B. 卡托普利   C. 地高辛

    D. 毛花苷 C   E. 氨力农

【A3 型题】

(10 ~ 11 题共用题干)

患者,女,56 岁,半年前出现胸闷、气短症状,1 个月前心脏彩超检查提示:风湿性心脏病,重度二尖瓣狭窄。心电图示:心房纤颤,心率加快,ST - T 改变。1 周前行二尖瓣心脏瓣膜置换术。术后恢复良好。诊断:风湿性心脏病、心房纤颤。医嘱:

地高辛	0.25mg	1 次／日	口服
呋塞米	20mg	1 次／日	口服
螺内酯	20mg	1 次／日	口服
卡托普利	12.5mg	3 次／日	口服
华法林	3mg	1 次／日	口服

10. 患者所使用药物中需要监测血浆药物浓度的是
   A. 地高辛　　　　　B. 呋塞米　　　　　C. 螺内酯
   D. 卡托普利　　　　E. 华法林
11. 可增加地高辛血药浓度的药物是
   A. 华法林　　　　　B. 呋塞米　　　　　C. 螺内酯
   D. 卡托普利　　　　E. 阿托品

二、思考题

1. 描述地高辛的作用特点、临床应用和毒性反应及其防治。
2. 比较强心苷类常用药的体内过程特点。

扫码"练一练"

（杜海凤）

第二十二章　抗心绞痛药

心绞痛是由于冠状动脉粥样硬化、狭窄和（或）痉挛，导致冠状动脉供血不足，心肌发生急剧短暂的缺血、缺氧，代谢产物堆积而引起的一种临床综合征。临床上依据病情不同将心绞痛分三种类型。①劳累性心绞痛，在冠状动脉狭窄的基础上，因劳累或情绪激动，使心肌耗氧量增加、供血减少而诱发心绞痛。经休息或含服硝酸甘油可缓解。分为：初发型心绞痛、稳定型心绞痛和恶化型心绞痛。②自发性心绞痛，是由于冠状动脉痉挛使心肌供氧明显减少所致，与心肌耗氧量增加无关，常在安静状态或睡眠休息时发生，疼痛的特点是持续时间较长、程度较重、不易被硝酸甘油所缓解。包括卧位型、变异型、中间综合征和梗死后心绞痛。③混合性心绞痛，为劳累性心绞痛和自发性心绞痛混合出现，是在冠状动脉狭窄的基础上，同时出现短暂的再损伤所致。

三种类型心绞痛的发作机制都是心肌供氧和耗氧之间平衡失调，冠脉血流量不能满足心肌代谢的需要，缺氧代谢导致酸性代谢产物增多，刺激神经致疼痛发作。血栓形成及能量代谢障碍也是心绞痛的重要病理生理机制。为此抗心绞痛药可以通过增加心肌供氧和（或）降低心肌耗氧，使心肌供氧和耗氧恢复平衡，改善心肌缺血及改善能量代谢、抑制血栓形成等措施来发挥治疗作用。

临床常用的抗心绞痛药有硝酸酯类、β受体阻断药、钙通道阻断药及改善心肌能量代谢的药物等。

知识拓展

心绞痛的介入治疗与手术治疗

心绞痛的介入治疗中经皮冠状动脉腔内成形术（PTCA）＋冠脉支架术是目前应用最普遍的一种。PTCA是通过股动脉或桡动脉穿刺，应用指引导管和导引钢丝将带有球囊的导管放入血管，将球囊送到冠状动脉狭窄病变合适位置后，加大球囊内压力，使其扩张并压迫动脉壁上的粥样硬化斑块。经PTCA预扩张后，将金属支架送到病变处，精确定位后以适当的压力释放支架，这样金属支架便支撑在冠状动脉内的狭窄的病变处，使狭窄或塌陷的血管向外扩张，达到血管重建的目的。外科手术治疗则主要是施行主动脉－冠状动脉旁路移植手术，取患者自身的大隐静脉作为旁路移植材料。一端吻合在主动脉，另一端吻合在有病变的冠状动脉段的远端，或游离主动脉远端吻合，引主动脉的血流以改善该冠状动脉所供血心肌的血流供应。

第一节　硝酸酯类

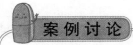

[**案例**] 患者，男，60岁，心前区痛1周，加重2天。1周前开始在骑车上坡时感心前区痛，并向左肩放射，经休息可缓解，2天来走路快时亦有类似情况发作，每次持续3~5分钟，含硝酸甘油迅速缓解。诊断：冠心病，不稳定型心绞痛（初发劳力型），心功能Ⅰ级。

[**讨论**] 该患者含服硝酸甘油后缓解的药理学基础是什么？还可采取哪些药物治疗措施？

硝酸甘油

硝酸甘油（Nitroglycerin）是防治心绞痛最常用的药物。

【**体内过程**】口服首关消除明显，舌下含服易经黏膜吸收，生物利用度约80%，含服后2~5分钟起效，作用持续20~30分钟。经肝迅速转化，经肾排泄。主要以舌下途径给药，静脉给药起效更快，也可经皮肤给药。

【**药理作用**】硝酸甘油基本的药理作用是松弛平滑肌，尤以松弛血管平滑肌最显著。

1. 扩张动静脉，降低心肌耗氧量　治疗量时可扩张全身血管，以小静脉及容量血管更为明显。容量血管扩张，回心血量减少，心脏前负荷降低，心室壁张力降低；扩张动脉，降低心脏后负荷；前后负荷均降低，故心肌耗氧量降低。

2. 扩张冠状动脉，增加缺血心肌的供血　心绞痛时，缺血区心肌的微循环处于扩张状态，血流阻力相对低于非缺血区。硝酸甘油可扩张较大冠脉及其侧支血管，增加冠脉血流量，使血流较多地流向缺血区，从而改善缺血心肌的供血（图22-1）。

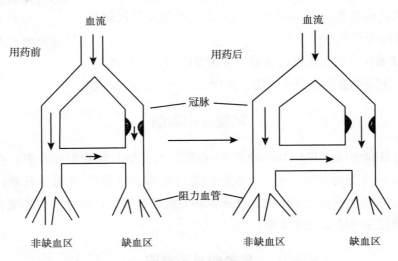

图22-1　硝酸甘油对冠脉血管血流分布影响的示意图

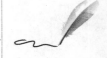

3. 降低心室内压，使冠脉血流重新分配 舒张期冠脉灌注压主要取决于主动脉压和左心室压力差。硝酸甘油扩张容量血管，减少回心血量，降低舒张末期左室内压，使心内膜下血管的压力减轻，冠脉灌注压增加，有利于血液从心外膜血管流向缺血的心内膜，增加心内膜下层供血。

4. 保护缺血心肌，减轻缺血损害 硝酸甘油能直接保护心肌，缩小心肌梗死范围，改善左心室重构，还能增强心肌的电稳定性，减少心肌缺血并发症。

【临床应用】

1. 防治各型心绞痛 舌下含服可迅速缓解心绞痛症状，能有效终止发作，也可预防发作。与 β 受体阻断药合用可减少用量、提高疗效、减轻不良反应。

2. 急性心肌梗死 用于急性心肌梗死早期，可通过降低心脏负荷，增加缺血心肌供血而防止梗死面积的扩大。但剂量不宜过大，否则降低冠脉灌注压会加重心肌缺血。

3. 心功能不全 作为扩血管药用于心功能不全，可降低心脏负荷，有利于改善心脏功能。

4. 高血压危象 静脉给药可用于因血管阻力突然上升所致血压急剧升高而出现的高血压危象。

【不良反应和注意事项】

1. 一般不良反应与扩张血管作用有关，如面颊部血管扩张引起皮肤潮红；颅内血管扩张引起搏动性头痛或颅内压升高，故活动性颅内出血、颅脑外伤患者禁用；眼内血管扩张可升高眼内压，故青光眼患者禁用。严重者出现直立性低血压或晕厥，应嘱患者取坐位或半卧位含服，不宜站立服药。

2. 剂量过大时，使血压过度下降，反射性兴奋交感神经，心率加快，心肌收缩力增强，导致心肌耗氧量增加，加重心绞痛，合用 β 受体阻断药可纠正。

3. 长期大剂量使用可引起高铁血红蛋白血症，表现为呕吐，口唇和指甲发绀，呼吸困难，意识丧失等，可用亚甲蓝治疗。

4. 连续服用长期制剂数天或连续静脉滴注数小时可产生耐受性，疗效减弱或消失，采用减少用药次数、小剂量以及间歇给药方法可预防耐受性的产生。

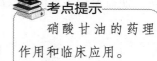
考点提示

硝酸甘油的药理作用和临床应用。

5. 硝酸甘油应存放在棕色玻璃瓶或金属容器内，避免潮热、光照而失效。注意检查药物的有效期，药物应每六个月更换一次。

硝酸异山梨酯

硝酸异山梨酯（Isosorbide Dinitrate）药理作用与硝酸甘油相似而较弱，但持续时间较长。舌下含服 2~5 分钟显效，用于心绞痛的急性发作。口服后 30 分钟显效，作用时间持续 2~4 小时，属长效硝酸酯类药物，用于预防心绞痛发作。硝酸异山梨酯缓释片作用持续 20 小时，主要用于预防心绞痛发作。

单硝酸异山梨酯

单硝酸异山梨酯（Isosorbide Mononitrate）药理作用与硝酸异山梨醇酯相似，口服吸收迅速，作用持续 8 小时。主要用于冠心病的长期治疗、预防心绞痛发作及心肌梗死后的治疗。

第二节 β 受体阻断药

常用的 β 受体阻断药有普萘洛尔、吲哚洛尔、噻吗洛尔、美托洛尔等，均可发挥抗心绞痛作用，其中以普萘洛尔为代表。

普萘洛尔

普萘洛尔（Propranolol）为非选择性 β 受体阻断药，对 β_1 和 β_2 受体具有相同的亲和力，缺乏内在拟交感活性。

【药理作用】

1. 降低心肌耗氧量 心绞痛发作时，交感神经兴奋性增高，心率加快，心肌收缩力加强，使心肌耗氧量进一步加强。本类药可阻断 β 受体，抑制交感神经，使心率减慢，心肌收缩力减弱，心肌耗氧量降低。

2. 改善缺血心肌的供血 心率减慢，延长舒张期，冠脉供血时间延长，使血液易从心外膜向缺血的心内膜下输送；同时，耗氧量降低使非缺血区血管阻力增加，缺血区血管阻力减小，使血液向缺血区分布，因而增加缺血区供血。

3. 改善能量代谢 改善缺血心肌对葡萄糖的摄取和利用，改善糖代谢，减少耗氧；促进组织中氧合血红蛋白的分离，增加组织供氧。

此外，还具有抑制血小板聚集的作用，有利于缓解心绞痛。

【临床应用】普萘洛尔用于稳定型心绞痛，尤其适用于伴有高血压、心律失常的患者。用于心肌梗死可缩小梗死面积。本类药不宜用于变异型心绞痛。

本药宜与硝酸酯类合用，因为 β 受体阻断药可以纠正硝酸酯类因降压引起的反射性心率加快而不利于降低心肌耗氧量的缺点；同时硝酸酯类可改善 β 受体阻断药抑制心肌收缩力而引起的心室容积扩大，以及冠脉收缩倾向不利于心肌供血、供氧的缺点，二者相互取长补短。

【不良反应和注意事项】

1. 一般不良反应 恶心、呕吐、轻度腹泻等消化道症状及眩晕或头晕等神经系统症状，偶见过敏性皮疹和血小板减少。

2. 心血管系统反应 阻断 β 受体可引起窦性心动过缓、房室传导阻滞及心肌收缩力减弱，严重心动过缓、重度或急性心力衰竭禁用。可致外周血管收缩，引起四肢冰冷、指趾麻木、异常疲乏等，故外周血管痉挛性疾病禁用。

3. 个体差异 一般宜从小量开始，1 次 10mg，3 次/日，每隔数日增加 10～20mg，用量可达 100～200mg/d。

4. 反跳现象 长期用药者突然停药，可产生反跳现象，使原发病症加剧，引起心绞痛的发作、心肌梗死或突然死亡，应逐渐减小剂量至停药。

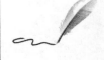

考点提示

普萘洛尔的药理作用和临床应用。

第三节　钙通道阻滞药

常用于抗心绞痛的钙通道阻滞药有硝苯地平（Nifedipine）、维拉帕米（Verapamil）、地尔硫䓬（Diltiazem）等。

【药理作用】

1. 降低心肌耗氧量　本类药通过阻滞 Ca^{2+} 内流而扩张外周血管，抑制心肌收缩力，减轻心脏负荷，降低心肌耗氧量。

2. 增加缺血心肌的供血　减少 Ca^{2+} 内流，扩张冠脉，解除冠脉痉挛，从而增加冠脉供血，改善心肌的缺血。

3. 保护缺血心肌　心肌缺血、缺氧时，能量代谢障碍可致细胞内 Ca^{2+} 超负荷，细胞内 Ca^{2+} 过多会诱导细胞损伤、坏死。本类药可通过阻断钙通道，减轻因细胞内 Ca^{2+} 超负荷所致的细胞损伤。

4. 抑制血栓形成　本类药可抑制血小板聚集，抑制心肌缺血时血栓的形成。

【临床应用】本类药有较强扩张冠脉血管的作用，是治疗变异型心绞痛的首选药物。对伴有外周血管痉挛性疾病或支气管哮喘患者尤为适用。硝苯地平扩张冠状动脉和外周小动脉明显，对变异型心绞痛最有效，伴高血压或窦性心动过缓的患者尤为适合。维拉帕米适用于稳定型心绞痛和不稳定型心绞痛，伴心房扑动、心房颤动或阵发性心动过速患者尤其适合，因扩张冠状动脉的作用较弱，不宜单独用于变异型心绞痛。维拉帕米与 β 受体阻断药合用，可加重房室传导阻滞、心动过缓和心力衰竭，故不宜合用。地尔硫䓬的作用介于硝苯地平和维拉帕米之间，适用于变异型心绞痛和劳累性心绞痛的预防和治疗。

【不良反应和注意事项】硝苯地平可引起心率加快，又增加心肌缺血的危险，应慎用。遇不稳定型心绞痛，选用维拉帕米与地尔硫䓬安全性较高。同时钙通道阻滞药可引起患者踝关节水肿；可引起直立性低血压，用药时注意体位变化。

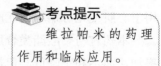

考点提示

维拉帕米的药理作用和临床应用。

第四节　改善心肌能量代谢药

环磷腺苷

环磷腺苷（Adenosine Cyclophosphate）为蛋白激酶致活剂，系核苷酸的衍生物。能使心肌收缩力增强，引起血压升高，心排出量增高。并能舒张平滑肌、扩张冠状动脉血管、改善心肌缺氧等。可用于心绞痛、心肌梗死、心肌炎及心源性休克。偶见发热和皮疹。大剂量静脉注射时，可引起腹痛、头痛、肌痛、睾丸痛、背痛、四肢无力、恶心、手脚麻木、高热等。

细胞色素 C

细胞色素 C（Cytochrome C）为生物氧化过程中的电子传递体。通常外源性细胞色素 C

不能进入健康细胞，但在缺氧时，细胞膜的通透性增加，细胞色素 C 便有可能进入细胞及线粒体内，增强细胞氧化，能提高氧的利用。用于急救或辅助治疗各种原因引起的组织缺氧，如一氧化碳中毒、安眠药中毒、新生儿窒息、严重休克缺氧、麻醉前处理及肺部疾病引起的呼吸困难、高山缺氧等，亦可用于脑缺氧、中毒性心肌损害、心肌炎、心肌代偿不全、心绞痛、心肌梗死、肝炎、肾炎等。

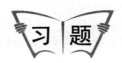

习 题

扫码"看小结"

一、选择题

【A1 型题】

1. 硝酸甘油通过下列哪项作用而产生抗心绞痛作用

    A. 心肌收缩力减弱

    B. 心率减慢，心脏舒张期相对延长

    C. 扩张小动脉，小静脉和较大的冠状血管

    D. 扩张小静脉，外周阻力降低

    E. 扩张小动脉，回心血量减少，心室容积减少，心肌耗氧量降低

2. 不宜用于变异型心绞痛的药物是

    A. 硝酸甘油   B. 硝苯地平   C. 维拉帕米

    D. 普萘洛尔   E. 硝酸异山梨酯

3. 硝酸甘油、普萘洛尔、硝苯地平治疗心绞痛的共同药理基础是

    A. 减慢心率   B. 抑制心肌收缩力   C. 降低心肌耗氧量

    D. 缩小心室容积   E. 缩短射血时间

4. 硝酸酯类药物舒张血管的作用机制是

    A. 阻断 β 受体   B. 直接作用于血管平滑肌   C. 促进前列环素的生成

    D. 释放一氧化氮   E. 阻滞 Ca^{2+} 通道

5. 对伴有高血压的心绞痛患者最好选用

    A. 硝酸甘油   B. 普萘洛尔   C. 硝酸异山梨酯

    D. 单硝酸异山梨酯   E. 硝苯地平

6. β 受体阻断剂抗心绞痛的作用机制不包括

    A. 心率减慢

    B. 心肌收缩力减弱

    C. 心肌耗氧量减少

    D. 舒张期延长，冠脉灌流时间增加

    E. 心室容积缩小

7. 硝酸甘油控制心绞痛最常用的给药途径是

    A. 静脉注射   B. 肌内注射   C. 口服

    D. 舌下含服   E. 雾化吸入

8. 心绞痛伴有支气管哮喘不宜选用

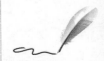

A. 普萘洛尔　　　　　　B. 硝苯地平　　　　　　C. 硝酸异山梨酯

D. 维拉帕米　　　　　　E. 硝酸甘油

9. 对各型心绞痛有效且最常用的药物是

A. 硝苯地平　　　　　　B. 硝酸甘油　　　　　　C. 环磷腺苷

D. 地尔硫䓬　　　　　　E. 硝苯地平

【A3 型题】

（10 ~ 11 题共用题干）

10. 患者，女，67 岁，与丈夫发生口角时突感心前区闷痛不适，经休息 3 分钟后不能缓解，该患者应立即舌下含服

A. 硝酸甘油　　　　　　B. 普萘洛尔　　　　　　C. 维拉帕米

D. 硝苯地平　　　　　　E. 地尔硫䓬

11. 对抗该药引起的心率加快可选用

A. 硝苯地平　　　　　　B. 地尔硫䓬　　　　　　C. 普萘洛尔

D. 硝酸异山梨酯　　　　E. 阿托品

二、思考题

1. 硝酸甘油与普萘洛尔合用治疗心绞痛是否合理，为什么？

2. 钙通道阻滞药有哪些？分别适应于哪种类型的心绞痛？

扫码"练一练"

（曾　慧）

第二十三章　调血脂药和抗动脉粥样硬化药

学习目标

1. **掌握**　他汀类药物、考来烯胺和普罗布考的药理作用、临床应用、不良反应和注意事项。
2. **熟悉**　贝特类、烟酸及多烯脂肪酸类药物的药理作用特点。
3. **了解**　血管内皮保护药的药理作用特点。

动脉粥样硬化（atherosclerosis，AS）是指动脉内膜的脂质、血液成分的沉积，平滑肌细胞及胶原纤维增生伴有坏死及钙化等不同程度病变的一类慢性进行性病理过程，由于在动脉内膜积聚的脂质外观呈黄色粥样而得名。目前认为引起动脉粥样硬化的主要原因是各种因素所致的高脂蛋白血症。

血脂是指血浆中所含脂类的总称，包括：胆固醇（Ch）、三酰甘油（TG）、磷脂（PL）和游离脂肪酸（FFA）等。胆固醇又可分为胆固醇酯（CE）和游离胆固醇（FC），两者合称为总胆固醇（TC）。血脂不溶于水，与载脂蛋白（Apo）结合后成为亲水性脂蛋白而溶解于血浆，并随血液循环转运至全身。脂蛋白依密度不同而分为乳糜微粒（CM）、极低密度脂蛋白（VLDL）、中密度脂蛋白（IDL）、低密度脂蛋白（LDL）、高密度脂蛋白（HDL）和脂蛋白（a）〔LP（a）〕，血浆中各种脂蛋白浓度保持相对恒定并维持相对比例。Apo 不仅在结合、转运脂质和稳定脂蛋白结构方面发挥重要作用，还可以调节脂蛋白代谢关键酶的活性，参与脂蛋白受体的识别，介导脂蛋白与细胞表面受体的结合。Apo 分为 A、B、C、D 和 E 五类，每类又分为若干亚组分，其中 ApoAⅠ能激活卵磷脂胆固醇酯酰转移酶，识别 HDL 受体；ApoAⅡ可激活肝脂肪酶，稳定 HDL 的结构；ApoB100 识别 LDL 受体；ApoCⅠ激活卵磷脂胆固醇脂酰转移酶；ApoCⅡ为脂蛋白脂肪酶（LPL）的激活剂，可促进 CM 和 VLDL 分解；ApoD 促进 Ch 及 TG 在 VLDL、LDL 与 HDL 间的转运；ApoE 参与识别 LDL 受体。血脂代谢异常主要表现为易致 AS 的脂蛋白（如 VLDL、IDL、LDL）及其载脂蛋白（如 ApoB）含量过高，称为高脂血症或高脂蛋白血症，也可表现为抗 AS 的脂蛋白（如 HDL）及其载脂蛋白（如 ApoA）含量过低。凡能降低 LDL、VLDL、TC（总胆固醇）、TG、ApoB 或升高 HDL、ApoA 的药物，都有抗动脉粥样硬化作用。高脂血症依据发病原因的不同可分为原发性和继发性两类，前者病因尚不清楚，可能与调控脂蛋白的基因突变有关，后者多由高血压、糖尿病和甲状腺功能低下等疾病引起，某些药物如利尿剂、β 受体阻断药、糖皮质激素等也可引起继发性血脂升高。

WHO 将高脂血症分型如下，见表 23 - 1。

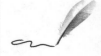

表 23－1　原发性高脂蛋白血症类型（WHO 分型法）

类型	血浆4℃过夜外观	TC	TG	CM	VLDL	LDL	备注
I	上层奶油样，下层清	↑→	↑↑	↑↑	↑↑	↓→	临床罕见，易发胰腺炎
IIa	透明或轻度混浊	↑↑	→	→	→	↑↑	临床常见，易发冠心病
IIb	透明或轻度混浊	↑↑	↑↑	→	↑	↑	临床相当常见，易发冠心病
III	上层奶油样，下层浊	↑↑	↑↑	↑	↑	↓	很少见，易发冠心病
IV	奶油样混浊	↑→	↑↑	→	↑↑	→	易发冠心病
V	上层奶油样，下层浊	↑→	↑↑	↑↑	↑	↓→	易发胰腺炎

注：↑表示浓度升高；→表示浓度正常；↓表示浓度降低。

知识拓展

血浆脂蛋白的代谢

1. 外源性代谢途径　包括将食物中的 TC、脂肪等在血浆中合成 CM，转运至肝脏、肌肉和脂肪组织，经脂蛋白脂肪酶水解生成 FFA 被利用等过程。

2. 内源性途径　肝脏合成 TG 和 TC 等以 VLDL 形式转运并参与代谢，其中生成的 LDL 主要与肝脏 LDL 受体结合后，被胞饮入溶酶体水解为氨基酸、FFA 和 FC 等被利用。由肝脏和小肠合成的 HDL 可将组织中多余的胆固醇以胆固醇酯的形式进行转运，因而，HDL 具有抗动脉粥样硬化形成的作用。病理情况下，LDL 生成增多和（或）HDL 减少，均易诱发动脉粥样硬化的发生。过多的 LDL 在体内极易被氧化，形成氧化修饰型 LDL（ox－LDL），研究表明：ox－LDL 可损伤血管内皮细胞，促进细胞因子的释放，导致单核细胞与内皮细胞黏附并转化为巨噬细胞，L 促进血管平滑肌细胞增殖和迁移，促进血小板聚集、血栓形成。巨噬细胞无限量摄取 ox－LDL 后成为泡沫细胞，最终因泡沫细胞脂质的积聚，形成脂质条纹和粥样硬化斑块。

对血脂代谢紊乱最基本的防治策略是饮食治疗和改善生活方式，饮食治疗即选用低热卡、低饱和脂肪酸、低胆固醇类食品等，坚持适当的体育锻炼、控制体重及戒烟等。根据血脂异常的类型及治疗目的，选择合适的调脂药物，常用药物有胆固醇合成抑制剂（他汀类药物）、胆汁酸螯合剂（胆酸结合树脂）、胆固醇吸收抑制剂等。胆固醇合成抑制剂能够有效降低心血管疾病的发病率和死亡率，是疗效肯定、最主要的一类调血脂药。其他药物如贝特类、烟酸类和抗氧化药普罗布考、多烯脂肪酸类等也具有重要的辅助治疗动脉粥样硬化的效果。

第一节　调血脂药

 案例讨论

[**案例**] 患者王某，男，近日因四肢发麻而就诊。查体：面色红润、体态偏胖、全身体格检查未见异常。辅助检查：血生化检验示 TC 3.1 mmol/L，TG 5.6 mmol/L，血液黏稠度＋＋。

[**讨论**] 依据实验室检查请为该患者推荐合适治疗药物？说明推荐理由。

一、他汀类

羟甲基戊二酰辅酶 A（3 - hydroxy - 3 - methylglutaryl - coenzyme A，HMG - CoA）还原酶是肝脏合成胆固醇（Ch）过程中的限速酶，因此抑制 HMG - CoA 还原酶可显著减少内源性 Ch 合成。他汀类药物具有二羟基庚酸结构（或为内酯环，或为开环羟基酸），是抑制 HMG - CoA 还原酶所必需基团，可竞争性抑制 HMG - CoA 还原酶，有显著的降胆固醇作用。自 1976 年第一个他汀类药物美伐他汀（Mevastatin）问世以来，他汀类药物已发展至第三代，目前常用的 HMG - CoA 还原酶抑制剂有辛伐他汀（Simvastatin）、洛伐他汀（Lovastatin）、普伐他汀（Pravastatin）、氟伐他汀（Fluvastatin）、阿托伐他汀（Atorvastatin）、色伐他汀（Cerivastatin）等。

【体内过程】　本类药物均能被肠道吸收，氟伐他汀吸收迅速而完全，但首过消除明显。其余的他汀类吸收率在 30% ~ 75% 之间。内酯型者如辛伐他汀和洛伐他汀本身无活性，吸收后在肝代谢成活性的羟基酸型。除普伐他汀外，大多与血浆蛋白结合率较高，用药后 1 ~ 4 小时血药浓度达到高峰。主要分布在肝脏，肝脏的药物浓度明显高于其他非靶性组织。多数药物在肝代谢，随胆汁由肠道排出，5% ~ 20% 经肾排泄。

【药理作用】

1. 调血脂作用　他汀类药物有明显的调血脂作用。能显著降低 TC、LDL 和 ApoB，也能降低 TG，并轻度升高 HDL 水平。约 2 周出现疗效，4 ~ 6 周达高峰，长期应用可保持疗效。他汀类药物结构与 HMG - CoA 相似，且与 HMG - CoA 还原酶的亲和力比 HMG - CoA 高数千倍，可竞争性抑制 HMG - CoA 还原酶，使 Ch 合成受阻。他汀类药物除降低血浆 Ch 浓度外，还可通过负反馈调节作用导致肝细胞表面 LDL 受体代偿性增加、活性增强，致使血浆 LDL 降低，继而导致 VLDL 代谢加快，并因肝脏合成及释放 VLDL 减少，导致血浆 VLDL 及 TG 下降。HDL 的升高可能是由于 VLDL 减少的间接结果。

2. 非血脂调节作用　他汀类尚有多种对 AS 患者有利的非血脂调节作用：①改善血管内皮功能，提高血管内皮对扩血管物质的反应性；②抑制血管平滑肌细胞（VSMCs）的增殖和迁移，促进 VSMCs 凋亡；③减少动脉壁巨噬细胞及泡沫细胞的形成，稳定和缩小 AS 斑块；④降低血浆 C 反应蛋白，减轻 AS 过程的炎性反应；⑤抑制单核 - 巨噬细胞的黏附功能；⑥抑制血小板聚集和提高纤溶酶活性；⑦抑制活性氧产生酶 NAD（P）H 氧化酶的表达并抑制酶活性，使活性氧和 ox - LDL 产生减少。

【临床应用】

1. 调血脂　他汀类药物是当前防治高胆固醇血症和动脉粥样硬化性疾病非常重要的药物。能显著降低血胆固醇（TC）、甘油三酯（TG）和低密度脂蛋白（LDL）的水平，使 TC、TG、LDL 分别下降 20% ~ 40%，7% ~ 35%，30% ~ 45%，也可降低极低密度脂蛋白（VLDL）水平。阿托伐他汀是新一代他汀类降血脂药，作用比辛伐他汀、普伐他汀、氟伐他汀和洛伐他汀强。国产中药血脂康胶囊含有多种天然他汀成分（主要是洛伐他汀），可使 LDL - C 降低 28.5%。

2. 预防心脑血管急性事件　他汀类能通过增加 AS 斑块的稳定性或使斑块缩小而减少脑卒中或心肌梗死的发生。

3. 治疗多发性硬化　他汀类可通过抑制白细胞向中枢神经系统的迁移、减少 T 淋巴细

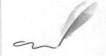

胞介导的炎症介质的表达、减少炎症介质在中枢神经系统的表达而发挥治疗作用。研究证实：他汀类治疗多发性硬化呈剂量依赖性，辛伐他汀作用最强，洛伐他汀和普伐他汀次之。他汀类与干扰素联合应用可增强疗效。

4. 在肾病治疗中的应用 他汀类通过抑制肾小球膜细胞的细胞增殖、延缓肾动脉硬化、抗炎作用、免疫调节作用等发挥对肾脏的保护作用。目前用于糖尿病肾病、肾移植以及提高血液透析和腹膜透析等终末期肾病患者的生存率。

5. 治疗骨质疏松症 他汀类药物能够促进骨的形成、抑制骨的吸收，而影响骨的代谢，可用于治疗骨质疏松症。

【不良反应和注意事项】不良反应轻，严重不良反应发生率低于 0.1%。大剂量应用时约有 2%～9% 的患者出现胃肠道反应、皮肤潮红、头痛、肌痛等暂时性反应，1%～2% 的患者发生无症状性转氨酶升高，极少数患者（<0.1%）有肌酸磷酸激酶（CPK）升高，停药后即恢复正常，偶有骨骼肌坏死症。用药期间应定期检测肝功能，有肌痛者应检测 CPK，必要时停药。妊娠期妇女及有活动性肝病（或转氨酶持续升高）者禁用。原有肝脏疾患者慎用。

【药物相互作用】他汀类与胆酸结合树脂联用，可增强降低血清 TC 及 LDL－C 的效应。若与贝特类或烟酸联用可增强降血清 TG 的效应，但也可能提高肌病的发生率。与免疫抑制药环孢素或大环内酯类抗生素等配伍使用，也能增加肌病的危险性。与香豆素类抗凝药同时应用，有可能使凝血酶原时间延长，应注意检测凝血酶原时间，及时调整抗凝血药的剂量。

> **考点提示**
>
> 他汀类的药理作用、临床应用、不良反应和常用药物名称。

二、贝特类

贝特类（苯氧芳酸衍生物）作为常用的调血脂药，能显著降低 TG，中度降低 TC 和低密度脂蛋白胆固醇（LDL－C）和极低密度脂蛋白（VLDL）水平，并能升高 HDL－C；抗 AS 机制与过氧化物酶体增生物激活受体 α（peroxisome proliferator activated receptor－α，PPAR－α）的激活密切相关。氯贝丁酯是第一个用于临床的贝特类药物，口服吸收缓慢，不良反应较多。目前常用药物为：苯扎贝特（Bezafibrate）、非诺贝特（Fenofibrate）、环丙贝特（Ciprofibrate）吉非贝齐（Gemfibrozil）等。

【体内过程】口服后容易被肠道吸收，服药数小时达血药浓度高峰，与血浆蛋白结合率 92%～96%。以原型药或葡萄糖醛酸结合物形式经尿排出，无药物蓄积作用，$t_{1/2}$ 为 17 小时。主要肝内代谢，24 小时内大部分以代谢物、少量以原型随尿及粪便排出，苯扎贝特半衰期为 1.5～2.0 小时，在肾病腹膜透析患者可长达 20 小时。非诺贝特、环丙贝特半衰期分别为 22～26 小时和 17 小时，每日 1 次。吉非贝齐为氯贝丁酸衍生物，约 66% 经尿液排出体外，半衰期约 1.5 小时。

【药理作用】贝特类降脂药既有调血脂作用也有非调脂作用。这类药物的突出作用是显著降低甘油三酯，除了主要通过纠正血脂异常发挥抗动脉粥样硬化作用之外，还能通过防止血液凝固、促进血栓溶解等调脂外的途径来共同发挥抗 AS 效应。调血脂作用的主要机制为：①抑制乙酰辅酶 A 羧化酶，减少脂肪酸从脂肪组织进入肝脏，合成 TG 及 VLDL；②增强脂蛋白脂酶 LPL 的活性，加速 CM 和 VLDL 的分解代谢；③增加 HDL 的合成，减少 HDL 的清除，促进 Ch 逆向转运；④促进 LDL 颗粒的清除；⑤激活类固醇激素受体类的核受体

PPAR − α，调节 LPL、ApoCⅢ、ApoAI 等基因的表达，增加 LPL 和 ApoAI 的生成。

【临床应用】治疗高脂血症，用于严重Ⅳ型或Ⅴ型高脂蛋白血症、冠心病危险性大而饮食控制、减轻体重等治疗无效者。也适用于Ⅱb 型高脂蛋白血症、冠心病危险性大而饮食控制、减轻体重及其他血脂调节药物治疗无效者。

【不良反应和注意事项】较轻，发生率约 5% ~ 10%。主要为消化道反应，如轻度腹痛、腹泻、恶心等。偶有头痛、乏力、失眠、皮疹、脱发、肌痛、尿素氮增加、转氨酶升高等。氯贝丁酯不良反应较多且严重，可致心律失常、胆囊炎和胆石症等，长期大量使用氯贝丁酯可导致良性或恶性肿瘤的发生。有肝胆疾病、肾功能不全者及妊娠期妇女、儿童禁用。

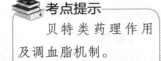
考点提示
贝特类药理作用及调血脂机制。

三、胆汁酸结合树脂类

胆酸是胆汁的主要成分，胆酸在肝脏是以胆固醇为原料进行合成，机体胆酸的合成为胆固醇代谢提供重要排泄途径，也是胆道内胆固醇吸收所必需的。本类药物为大分子碱性阴离子交换树脂，不溶于水，在肠道不被吸收，与带正电荷的胆酸牢固结合阻止胆酸的肝肠循环和反复利用，从而减少胆固醇的吸收并大量消耗 Ch，使血浆 TC 和 LDL 水平降低，主要药物有考来烯胺和考来替泊。

考来烯胺

考来烯胺（Cholestyramine）为苯乙烯型强碱性阴离子交换树脂类，不溶于水，不易被消化酶破坏。

【药理作用】考来烯胺能明显降低血浆 TC 和 LDL − C 浓度，其作用强度与剂量有关。ApoB 也相应降低，HDL 几乎无改变，对 TG、VLDL 的影响轻微而不恒定。作用机制：①主要作用是在肠道通过离子交换与胆酸结合（1.6g 考来烯胺能结合胆酸约 100mg），被结合的胆酸失去活性，可减少食物中脂类的吸收；②由于大量胆酸丢失，肝内 Ch 经 7 − α 羟化酶的作用转化为胆酸；③阻止胆酸在肠道的重吸收；④由于肝细胞中 Ch 减少，导致肝细胞表面 LDL 受体增加和活性增强；⑤大量含 Ch 的 LDL 经受体进入肝细胞，使血浆 TC、LDL 水平降低。因 HMG − CoA 还原酶可有反馈性增加，所以胆酸结合树脂类与 HMG − CoA 还原酶抑制药联用有协同降脂作用。

【临床应用】用于Ⅱ型高脂血症、动脉粥样硬化以及肝硬化、胆石症引起的瘙痒等。

【不良反应和注意事项】常见恶心、腹胀、便秘等胃肠道反应。长期服用可使肠内结合胆盐减少，引起脂肪吸收不良，应适当补充维生素 A、维生素 D、维生素 K 等脂溶性维生素及钙盐。本药味道难闻，可用调味剂伴服。因可妨碍噻嗪类、香豆素类、洋地黄类药物吸收，应在用药前 1 小时或用后 4 小时服用上述药物。

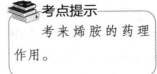
考点提示
考来烯胺的药理作用。

考来替泊

考来替泊（Colestipol）为四乙烯戊胺和环氧氯丙烷的聚合物，是弱碱性阴离子交换树脂，其药理作用、临床应用和不良反应与考来烯胺基本相同。

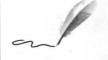

四、烟酸类

烟酸

烟酸（Nicotinic Acid，维生素PP）是机体许多重要代谢过程的必需物质。在剂量以克数量级应用时有调血脂作用，对多种高脂血症有效。

【体内过程】口服后吸收迅速而完全，生物利用度95%，$t_{1/2}$30~60分钟。很少与血浆蛋白结合，迅速被肝、肾和脂肪组织摄取，大部分经甲基化从尿中排出，$t_{1/2}$为20~45分钟。用量超过3g，以原型自尿中排出的量增加。

【药理作用】烟酸经氨基转移作用生成烟酰胺，烟酰胺与磷酸核糖焦磷酸反应形成烟酰胺单核苷酸，后者与ATP结合成烟酰胺腺嘌呤二核苷酸（NAD）又称辅酶Ⅰ（CoⅠ）。NAD与三磷酸腺苷（ATP）结合成烟酰胺腺嘌呤二核苷酸磷酸（NADP）又称辅酶Ⅱ（CoⅡ）。NAD是糖酵解和三羧酸循环的主要氢受体，生成的还原型烟酰胺腺嘌呤二核苷酸（NADH）通过呼吸电子传递链被O_2氧化，再生为NAD，NAD（H）参与了细胞内超过300种不同的氧化还原反应。大剂量烟酸能使VLDL和TG浓度下降，1~4天生效，血浆TG浓度可下降20%~50%，降脂作用程度和原VLDL水平有关。5~7天后，LDL-C下降。降脂作用可能与抑制脂肪组织中的脂肪分解，抑制肝脏TG酯化等因素有关。本药能使细胞cAMP浓度降低，有抑制血小板聚集和扩张血管作用，也可使HDL-C浓度增高。与考来烯胺合用后降LDL-C作用加强。

【临床应用】烟酯为广谱调血脂药，对多种高脂血症均有效，对Ⅱb和Ⅳ型高脂血症最好。与他汀类和贝特类药物合用，可产生协同作用。

【不良反应和注意事项】一般不良反应有皮肤发红（特别在颜面和颈部）、头痛等血管扩张反应；大剂量用药可导致腹泻、头晕、乏力、皮肤干燥、瘙痒、眼干燥、恶心、呕吐、胃痛及高血糖、高尿酸、心律失常、肝毒性反应。一般服药2周后，血管扩张及胃肠道不适可渐适应，逐渐增加用量可避免上述反应。糖尿病、青光眼、痛风、高尿酸血症、肝病等患者慎用。溃疡病患者禁用。

阿昔莫司

阿昔莫司（Acipimox）的化学结构"5-甲氧吡嗪-2-羧酸-4-氧化物"，类似烟酸。口服吸收快而全，半衰期2小时，不与血浆蛋白结合，原型由尿排出，可使血浆TG明显降低，HDL升高，与胆汁酸结合树脂配伍使用可加强其降LDL-C作用和降低极低密度脂蛋白（VLDL）水平的作用，作用较强而持久，不良反应少而轻。除用于Ⅱb、Ⅲ和Ⅳ型高脂血症外，也适用于高LP（a）血症及2型糖尿病伴高脂血症患者。

第二节　抗氧化剂

氧化修饰型低密度脂蛋白（ox-LDL）可以通过以下途径促进动脉粥样硬化的发生、发展。①ox-LDL是泡沫细胞形成的关键，巨噬细胞无限制地摄取ox-LDL而成为泡沫细胞；②损伤血管内皮，诱导单核细胞向内皮细胞黏附和向内皮下的趋化；③刺激巨噬细胞分泌产生巨噬细胞集落刺激因子（M – CSF）。M – CSF介导巨噬细胞的激活、分泌、增殖、聚集、退化，并进一步凋亡为泡沫细胞；④促进内皮细胞释放血小板衍生生长因子等，导致血管平滑肌细胞增殖、迁移；⑤泡沫细胞的脂质积累形成脂质条纹和斑块，加剧动脉粥样硬化的炎症反应。新近研究表明，LP（a）和VLDL也可被氧化而增强致动脉粥样硬化作用；具抗动脉粥样硬化效应的HDL也可被氧化，转化为致动脉粥样硬化因素。因此，防止氧自由基脂蛋白的氧化修饰已成为阻止动脉粥样硬化发生和发展的重要措施。

普罗布考

普罗布考（Probucol）是1977年首先在美国上市的调血脂药，由于其在降低胆固醇的同时降低了HDL而淡出市场。后来发现，普罗布考虽然降低了HDL，但动脉粥样硬化不但没有加重，相反显示了强大的抗动脉粥样硬化作用。

【体内过程】 经胃肠道吸收有限且不规则，食物可增加其口服吸收率。半衰期约18小时，不与血浆蛋白结合，吸收后主要蓄积于脂肪组织和肾上腺。每天服药后血药浓度逐渐增高，3~4个月达稳态血药浓度。84%以原型从粪便排出，2%以代谢产物从尿中排出。半衰期为52~60小时。

【药理作用】 抗动脉粥样硬化作用可能是抗氧化和调血脂作用的综合结果，普罗布考为强亲脂性抗氧化剂，可抑制致炎因子、致动脉粥样硬化因子的基因表达和自由基介导的炎症，改善内皮舒张功能，从而抑制泡沫细胞和动脉粥样硬化斑块的形成、消退或减小动脉粥样硬化斑块。同时能抑制HMG – CoA还原酶，使Ch合成减少，并能通过受体及非受体途径增加LDL的清除，血浆LDL – C水平降低；通过提高CE转移蛋白和ApoE的血浆浓度，使HDL颗粒中Ch减少，HDL颗粒变小，提高HDL数量和活性，增加HDL的转运效率，使Ch逆转运清除加快。普罗布考调血脂作用可使血浆TC和LDL – C下降，而HDL – C及ApoA I 同时明显下降，对血浆TG和VLDL一般无影响。若与他汀类或胆酸结合树脂合用，可增强调血脂作用。

【临床应用】

1. 在心血管疾病方面的应用

（1）降血脂 普罗布考可用于各型高胆固醇血症，对家族性高胆固醇血症有特效。短期用药（小于3个月）降低总胆固醇10%~20%，降低LDL – C 10%~20%，长期用药可降低总胆固醇20%~25%，降低HDL – C约30%。普罗布考有可能通过减低HDL的颗粒大小而显著消除黄瘤。对继发于肾病综合征或糖尿病的Ⅱ型脂蛋白血症也有效，可用于糖尿病或肾病综合征所致的继发性高脂血症。与胆酸结合树脂或他汀类合用可增强降血清胆固醇作用，并可部分减少HDL – C的降低。

（2）防治PTCA后再狭窄 研究发现，冠脉狭窄患者在经皮腔内冠状动脉成形术（PTCA）前先用普罗布考治疗1月，之后进行PTCA，术后继续治疗6个月，可有效防治PTCA后再狭窄。

（3）抗动脉粥样硬化 预防冠心病，治疗心绞痛，治疗肺动脉高压，延缓和治疗心力衰竭，提高急性心肌梗死后的生存率。为抗动脉粥样硬化的一线用药。

普罗布考在降低胆固醇方面稍差于他汀类，但在消除黄瘤和防治PTCA术后再狭窄的

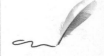

作用是其他调血脂药不可比拟的。

2. 在非心血管疾病方面的应用

（1）抗衰老，延长寿命　普罗布考具有降脂和抗氧化作用，可以逆转心脏的异常改变，防止早期冠心病和死亡，普罗布考可延缓心力衰竭的发生，甚至在已经出现了冠心病的情况下也具有同样的效果。

（2）降低转氨酶，治疗脂肪肝　普罗布考具有良好的降血脂和护肝的双重作用，让伴有转氨酶升高的高脂血症患者看到了希望。

（3）治疗系统性硬化和减轻雷诺氏病的症状　普罗布考治疗 12 周后可明显减轻系统性硬化病、原发性和自身免疫性雷诺氏病的临床症状和发作的频率，可能是普罗布考的抗氧化作用抑制了氧化的脂蛋白介导的血管损伤过程。

【不良反应和注意事项】不良反应少而轻，以胃肠道反应腹泻、腹胀、腹痛、恶心等为主，偶有嗜酸性粒细胞增多、肝功能异常、高尿酸血症、高血糖、血小板减少、肌病、感觉异常等。本药能延长 Q-T 间期，用药期间注意心电图的变化，Q-T 间期延长者慎用，不宜与延长 Q-T 间期的药物配伍使用，如奎尼丁、胺碘酮等，同时禁用于近期有心肌损伤者。妊娠期妇女及小儿禁用。

维生素 E

维生素 E（Vitamin E）包括生育酚（Tocopherol）和生育三烯酚（Tocotrienol）两类，每类又分为 α、β、γ、δ 四种，自然界以 α-生育酚分布最广，活性最强。维生素 E 是体内最重要的脂溶性抗氧化物质和自由基清除剂，维生素 E 中的生育酚和人体自由基结合生成生育酚自由基，而生育酚自由基进一步氧化生成安全稳定的生育醌，同时把自由基清除。生育醌又可被维生素 C 或氧化还原系统复原，继续发挥作用。维生素 E 对抗自由基脂质过氧化作用的效率很高，其苯环的羟基失去电子以清除氧自由基和过氧化物或抑制磷脂酶 A_2 和脂氧酶，以减少氧自由基的生成，中断脂质过氧化物丙二醛的生成。维生素 E 能防止脂蛋白的氧化修饰及其所引起的一系列动脉粥样硬化病变过程，如抑制 VSMCs 增殖和迁移，抑制血小板黏附和聚集，抑制黏附分子的表达和功能，减少白三烯的合成，增加 PGI_2 的释放等，从而抑制动脉粥样硬化发展，降低缺血性心脏病的发生率和死亡率。

第三节　多烯脂肪酸类

多烯脂肪酸是指有 2 个或 2 个以上不饱和键结构的脂肪酸，也称多不饱和脂肪酸（polyunsaturated fatty acids，PUFAs）。根据第一个不饱和键的位置 PUFAs 可分 n-3（或 ω-3）型及 n-6（或 ω-6）型二大类。

一、n-3 型多烯脂肪酸

n-3 型多烯脂肪酸包括二十碳五烯酸（eicosapentaenoic acid，EPA）、二十二碳六烯酸（docosahexaenoic acid，DHA）和 α-亚麻酸（α-linolenic acid，α-LNA）等长链多烯脂肪酸。二十碳五烯酸（EPA）和二十二碳六烯酸（DHA）主要存在于海洋生物藻、鱼及贝壳类中，α-亚麻酸在亚麻籽油、沙棘籽油、菜籽油、豆油中分别占 55%、32%、10% 和

8%。α-亚麻酸在体内可转化为 EPA 和 DHA。

【药理作用】

1. 调血脂作用　EPA 和 DHA 有明显的调血脂作用，降低 TG 及 VLDL-TG 的作用较强，能分别下降 20%~28% 和 42%~52%；HDL-C 有所升高；ApoA I/ApoA II 比值明显加大，其机制可能与抑制肝脏 TG 和 ApoB 合成、提高 LPL 活性或促进 VLDL 分解有关。

2. 非调血脂作用　由于 EPA 和 DHA 广泛分布于细胞膜磷脂，可取代花生四烯酸（AA），作为前列腺素 PG 和白三烯的前体，产生相应的活性物质，呈多方面的作用；①分别在血小板和血管壁取代 AA 形成 TXA_3 和 PGI_3，使血栓素 TXA_2 形成减少，从而产生较强的抗血小板聚集、抗血栓形成和扩张血管的作用；②由于抗血小板作用抑制了血小板衍生生长因子（PDGF）的释放，可抑制血管平滑肌细胞的增殖和迁移；③红细胞膜的 EPA 和 DHA 可增加红细胞的可塑性，改善微循环；④EPA 在白细胞可转化为五烯白三烯 LTB_5 等，从而减弱了四烯白三烯 LTB_4 促白细胞向血管内皮的黏附和趋化性；EPA 还能使血中多种致炎因子如 IL-1β、TNF 浓度降低，抑制黏附分子的活性；对 AS 早期白细胞-内皮细胞炎性反应的多种细胞因子表达呈明显的抑制作用。

【临床应用】EPA 和 DHA 抗 AS 而防治心脑血管病，适用于高三酰甘油型高脂血症，与他汀类合用可增强疗效。可明显改善心肌梗死患者的预后。亦可适用糖尿病并发高脂血症等。

【不良反应和注意事项】长期或大剂量应用，可使出血时间延长，免疫反应降低。PUFAs 制剂易被氧化产生过氧化物使毒性增加，因此制剂中应加适量维生素 E 以防氧化。

二、n-6 型多烯脂肪酸

n-6 型多烯脂肪酸包括亚油酸（linoleic acid，LA）、γ-亚麻油酸（γ-linolenic acid，γ-LNA），主要含于玉米油、葵花子油、红花油、亚麻子油等植物油中，降脂作用较弱，临床应用疗效不定。

第四节　血管内皮保护药

在动脉粥样硬化的发病过程中，血管内皮损伤有重要意义。机械、化学、细菌毒素因素都可损伤血管内皮，改变其通透性，引起白细胞和血小板黏附、聚集形成血栓，并释放各种活性因子导致内皮进一步损伤，最终促使动脉粥样硬化斑块形成。所以保护血管内皮免受各种因子损伤，是抗动脉粥样硬化的重要措施。

目前常用的药物有黏多糖和多糖类，如肝素、硫酸乙酰肝素（Heparin Sulfate）、硫酸软骨素 A（Chondroitine Sulfate A）、藻酸双酯钠、右旋糖酐硫酸酯钠等。

肝素

肝素（Heparin）具有降低 TC、LDL、TG、VLDL，升高 HDL 的作用。肝素还能保护血管内皮、抗血栓形成，抑制血管平滑肌细胞增生和迁移等抗 AS 效应。但因其抗凝血活性太强，且口服无效，故不便应用。而低分子质量肝素（low molecular heparin，LMWH）因分子

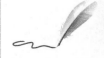

质量低，生物利用度高，与血浆、血小板、血管壁蛋白结合的亲和力较低，抗凝血因子Ⅹa活力大于抗凝血因子Ⅱa活力，而抗凝血作用弱，抗血栓形成作用强，可用于不稳定型心绞痛、急性心肌梗死等。

藻酸双酯钠

藻酸双酯钠为酸性多糖类药物，是以藻酸为基础原料，用化学方法引入有效基团合成而得。

【药理作用】

1. 藻酸双酯钠具有强分散乳化性能，且不易受外界因子影响，因其具有阴离子聚电解质纤维结构的特点，沿链电荷集中，在其电斥力的作用下，能使富含负电荷的细胞表面增强相互间的排斥力，故能阻抗红细胞之间和红细胞与血管壁之间的黏附，具有改善血液流变学的黏弹性的作用。

2. 藻酸双酯钠可使凝血酶失活，其抗凝血效力相当于肝素的1/3～1/2，能阻止血小板对胶原蛋白的黏附，抑制由于血管内膜受损、腺苷二磷酸（ADP）凝血酶激活，以及释放反应等所致的血小板聚集，因而具有抗血栓、降血黏度、微动静脉解痉、红细胞及血小板解聚等前列腺环素（PGI_2）样作用。

3. 藻酸双酯钠还有明显降低血脂的作用，应用后不仅能使血浆中胆固醇、三酰甘油、低密度脂蛋白（LDL）、极低密度脂蛋白（VLDL）等迅速下降，同时又能升高血清高密度脂蛋白（HDL）的水平，能抑制动脉粥样硬化病变的发生和发展。

【临床应用】 主要用于缺血性脑血管病如脑血栓、脑栓塞、短暂性脑缺血发作及心血管疾病如高脂蛋白血症、冠心病等疾病的防治。也可用于治疗弥散性血管内凝血、慢性肾小球肾炎及出血热等。

【不良反应和用药注意事项】 可有发热、白细胞及血小板减少、血压降低，肝功能及心电图异常、子宫或眼结合膜下出血，过敏反应、头痛、心悸、烦躁、乏力、嗜睡等。

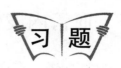

习 题

一、选择题

【A1 型题】

1. 下列药物中不属于调血脂的药物是

　　A. 瑞舒伐他汀　　　　　　B. 非诺贝特　　　　　　　C. 考来烯胺

　　D. 烟酸　　　　　　　　　E. 他克莫司

2. 男，55岁，1年前诊断为冠心病。实验室检查：血 LDC – C 4.0 mmol/L，TG 2.3 mmol/L。该患者最适宜的治疗药物是

　　A. 辛伐他汀　　　　　　　B. 华法林　　　　　　　　C. 硝苯地平

　　D. 非诺贝特　　　　　　　E. 氢氯噻嗪

3. 下列需要睡前服用的调血脂药是

A. 辛伐他汀　　　　　　　B. 烟酸　　　　　　　　C. 考来烯胺

D. 非诺贝特　　　　　　　E. 普罗布考

4. 下列主要清晨服用的调血脂药是

A. 辛伐他汀　　　　　　　B. 烟酸　　　　　　　　C. 考来烯胺

D. 非诺贝特　　　　　　　E. 瑞舒伐他汀

5. 能增加 HDL – C 水平并与他汀类有协同作用的调血脂药是

A. 辛伐他汀　　　　　　　B. 烟酸　　　　　　　　C. 考来烯胺

D. 普罗布考　　　　　　　E. 瑞舒伐他汀

6. 下列属于抗氧化剂的维生素是

A. 维生素 A　　　　　　　B. 维生素 B　　　　　　C. 维生素 C

D. 维生素 D　　　　　　　E. 维生素 E

7. 下列首过消除明显的他汀类药物是

A. 普伐他汀　　　　　　　B. 洛伐他汀　　　　　　C. 辛伐他汀

D. 氟伐他汀　　　　　　　E. 阿托伐他汀

8. 属于胆汁酸结合树脂类的药物是

A. 普伐他汀　　　　　　　B. 非诺贝特　　　　　　C. 考来烯胺

D. 他克莫司　　　　　　　E. 烟酸

【A3 型题】

（9～10 题共用题干）

患者，女，65 岁，因头晕、乏力医院就诊，血脂检查诊断为高脂蛋白血症，经调整饮食习惯复查血脂仍高于正常。医生给予 HMG – CoA 还原酶抑制剂和胆汁酸结合树脂类药治疗。

9. 如长期用药，需要补充

A. 维生素 C　　　　　　　B. 维生素 D　　　　　　C. 钾盐

D. 钠盐　　　　　　　　　E. 铁剂

10. 如用药过程中出现肌痛应检查

A. 转氨酶　　　　　　　　B. 胆碱酯酶　　　　　　C. 肌酸磷酸激酶

D. HMG – CoA 还原酶　　　E. 单胺氧化酶

二、思考题

调血脂药分哪几类？各类列举一代表药并简述其临床应用。

（曾　慧）

扫码"练一练"

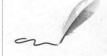

第二十四章 肾上腺皮质激素类药物

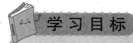

学习目标

1. **掌握** 糖皮质激素药理作用、临床应用、不良反应和注意事项。
2. **熟悉** 糖皮质激素的生理作用；常用糖皮质激素药物的特点。
3. **了解** 盐皮质激素、促皮质激素与皮质激素抑制药的药理作用、临床应用。

肾上腺皮质激素（adrenocortical hormones）是由肾上腺皮质细胞分泌的一类具有甾体母核结构的生物活性物质的总称，分可分三类。①盐皮质激素，由肾上腺皮质球状带细胞合成与分泌，包括醛固酮、去氧皮质酮和皮质酮。主要影响水盐代谢，对糖代谢影响小。②糖皮质激素，由肾上腺皮质束状带细胞合成与分泌，包括可的松和氢化可的松。生理剂量主要影响糖、蛋白质及脂肪代谢，对水盐代谢影响较小。超生理剂量时，产生多方面的药理作用，临床应用广泛。③性激素，由肾上腺皮质网状带细胞合成与分泌，包括雄激素和雌激素。

肾上腺皮质激素类药是指结构和功能与内源性皮质激素相似的一类药物，包括由动物肾上腺皮质提取的天然类和人工合成或半合成类。其中糖皮质激素类药作用广泛而复杂，临床应用的皮质激素类药主要指糖皮质激素类。

第一节　糖皮质激素类药

案例讨论

[案例] 患者，女，25岁。因双肩、肘关节疼痛1月就诊。诊断：风湿性关节炎。医生给其开了下列处方。

泼尼松片10 mg，一日3次，口服

吲哚美辛片25 mg，一日3次，口服

[讨论] 以上用药是否合理？为什么？

糖皮质激素作用随剂量不同而异。在生理情况下所分泌的糖皮质激素主要影响正常物质代谢过程，超生理剂量的糖皮质激素则可有抗炎、抗免疫、抗毒素、抗休克等广泛的药理作用。其临床应用广泛，但长期大剂量应用可引起多种不良反应，甚至危及生命。

【体内过程】口服、注射均可吸收。口服可的松或氢化可的松后1~2小时血药浓度达高峰，一次给药作用持续8~12小时。氢化可的松进入血液后有90%以上与血浆蛋白结合，仅约10%的游离型激素具有活性。肝、肾病时血浆蛋白合成减少，可使游离型激素增多。糖皮质激素主要在肝中代谢，与葡萄糖醛酸或硫酸结合，经肾排泄。可的松和泼尼松须在肝内分别转化为氢化可的松和泼尼松龙而发挥作用，严重肝功能不全时只宜应用氢化可的松或泼尼松龙。

根据体内作用持续时间糖皮质激素类药物可分为短效、中效和长效三类，常用糖皮质激素的比较见表24－1。

表24－1 常用糖皮质激素类药物的比较

分类	药物	水盐代谢（比值）	糖代谢（比值）	抗炎作用（比值）	等效剂量（mg）	半衰期（h）	持续时间（h）
短效类	氢化可的松（Hydrocortisone）	1	1	1	20	1.5	8～12
	可的松（Cortisone）	0.8	0.8	0.8	25	0.5	8～12
中效类	泼尼松（Prednisone）	0.8	4	3.5	5	1	12～36
	泼尼松龙（Prednisolone）	0.8	4	4	5	3.3	12～36
	甲泼尼龙（Methylprednisolone）	0.5	5	5	4	3	12～36
	曲安西龙（Triamcinolone）	0	5	5	4	>3.3	12～36
长效类	地塞米松（Dexamethasone）	0	20～30	30	0.75	1.5～5.0	36～54
	倍他米松（Betamethasone）	0	20～30	25～35	0.6	1.5～5.0	36～54

【生理作用】

1. 对糖代谢的影响 糖皮质激素能使血糖升高。可促进糖原异生，减慢葡萄糖分解过程进而有利于中间产物在肝、肾等部位合成葡萄糖，减少外周组织对葡萄糖的摄取及利用。

2. 对蛋白质代谢的影响 糖皮质激素能加速皮肤、肌肉、骨骼等组织的蛋白质分解，抑制蛋白质合成，导致负氮平衡。长期大量应用可使儿童生长减慢、皮肤变薄、肌肉萎缩、创伤难以愈合、骨质疏松、淋巴组织萎缩等。

3. 对脂肪代谢的影响 短期应用对脂质代谢无明显影响。大剂量长期应用可增高血胆固醇含量，并激活四肢皮下脂酶，促进皮下脂肪分解并重新分布于面部、上胸部、背部及臀部，形成向心性肥胖。

4. 对水盐代谢的影响 糖皮质激素类药，尤其是人工合成品的保钠排钾作用较弱，但长期应用可造成钠潴留和细胞外液增多，导致高血压、水肿等；此外，它能增加肾小球的滤过率和拮抗抗利尿激素的作用，减少肾小管对水的重吸收，故有利尿作用，肾上腺皮质功能不足患者，排水能力明显下降，严重时可出现"水中毒"，如补充适量的糖皮质激素即可得到缓解。还可减少小肠对钙的吸收、抑制肾小管对钙的重吸收，导致骨质脱钙。

5. 允许作用 糖皮质激素对有些组织细胞无直接效应，但可给其他激素作用发挥创造有利条件，称为允许作用。如糖皮质激素可增强儿茶酚胺的血管收缩作用和增强胰高血糖素的升血糖作用。

【药理作用】

1. 抗炎作用 糖皮质激素具有强大的抗炎作用，对各种原因（物理性，如烧伤、射线；化学性，如酸、碱损害；生物性，如细菌、病毒；免疫性，如过敏反应等）所致的炎症反应的各个阶段均有抑制作用。在炎症初期，能增高血管的紧张性、减轻充血、降低毛

扫码"看一看"

细血管的通透性，抑制白细胞浸润及吞噬反应，减少各种炎症因子的释放，减轻炎症初期红、肿、热、痛症状；在炎症后期，糖皮质激素通过抑制毛细血管和成纤维细胞的增生，抑制胶原蛋白、黏多糖的合成及延缓肉芽组织增生，防止粘连及瘢痕形成，减轻后遗症。但须注意，炎症反应是机体的一种防御反应，炎症后期的反应更是组织修复的重要过程，加上糖皮质激素抗炎不抗菌，因此，糖皮质激素使用不当可致感染扩散、创口愈合延迟。

糖皮质激素的抗炎作用机制可能有以下几个方面。

（1）抑制炎症介质的产生和释放，抑制磷脂酶 A_2（PLA_2），使白三烯（LT）、前列腺素（PG）等炎症介质合成和释放减少，缓解红、肿、热、痛等炎症反应。

（2）稳定肥大细胞膜和溶酶体膜，使肥大细胞膜脱颗粒反应降低，减少组胺的释放，从而减轻组胺引起的血管通透性升高。减少溶酶体内蛋白水解酶的释放，减轻炎症过程。

（3）抑制成纤维细胞 DNA 的合成，抑制肉芽组织的形成。

（4）抑制一氧化氮的生成，因为各种细胞因子均可诱导一氧化氮合酶（NO synthase, NOS），使 NO 生成增多而增加炎性部位的血浆渗出、水肿形成及组织损伤，加重炎症症状。糖皮质激素通过抑制 NOS 的基因表达，减少 NO 生成而发挥抗炎作用。

（5）提高血管对儿茶酚胺的敏感性，使血管收缩。

2. 免疫抑制与抗过敏作用

（1）对免疫系统的抑制作用　糖皮质激素对免疫过程的多个环节具有抑制作用，包括抑制巨噬细胞对抗原的吞噬、处理；促进致敏淋巴细胞解体，使血液中的淋巴细胞重新分布，减少血中淋巴细胞；抑制 B 细胞转化为浆细胞，使抗体生成减少，从而抑制组织器官的移植排斥反应和皮肤迟发型过敏反应，对自身免疫性疾病有一定的近期疗效。治疗量糖皮质激素仅能抑制细胞免疫，大剂量糖皮质激素还可抑制体液免疫。但应注意糖皮质激素在抗免疫的同时，也降低了机体的正常免疫功能。

（2）抗过敏作用　糖皮质激素能抑制抗原－抗体反应引起的肥大细胞脱颗粒，减少组胺、5－羟色胺、慢反应物质、缓激肽等过敏介质释放，抑制因过敏反应而产生的病理变化，减轻过敏症状。

3. 抗内毒素作用　糖皮质激素能提高机体对细菌内毒素的耐受力，缓和机体对内毒素的反应，减轻细胞损伤，缓解毒血症症状。但不能中和、破坏内毒素，对细菌外毒素无效。

4. 抗休克作用　超大剂量的糖皮质激素类药物常用于严重休克的抢救，对中毒性休克疗效尤好，对过敏性休克、低血容量休克和心源性休克有效。其作用机制可能是：①抗炎、抗免疫及抗内毒素的综合效应；②稳定溶酶体膜，减少心肌抑制因子的形成；③增强心肌收缩力，增加心排出量；④解除小动脉痉挛，改善微循环，改善休克状态。

5. 其他作用

（1）血液与造血系统　糖皮质激素能刺激骨髓造血功能，使红细胞、血红蛋白含量增加；血小板数量增多；提高纤维蛋白原浓度，缩短凝血时间；提高中性粒细胞数量但吞噬能力下降，因而减弱中性粒细胞对炎症区的浸润与吞噬活动；抑制淋巴细胞增生，使淋巴细胞、嗜酸性粒细胞数量减少。

（2）中枢神经系统　提高中枢兴奋性，有些患者大量长期应用后出现欣快、激动、失眠等，偶可诱发精神失常，能降低癫痫发作阈值，促使癫痫发作，故精神病和癫痫病患者慎用。大剂量对儿童能致惊厥。

（3）促进消化　促进胃酸、胃蛋白酶分泌，提高食欲，促进消化，大剂量可诱发或加重溃疡。

（4）雄激素样作用　长期用药可引起痤疮、多毛、女性患者男性化。

（5）退热　机制与其稳定溶酶体膜、减少内热源释放、抑制前列腺素生成或降低体温调节中枢对内热源的敏感性有关。注意在发热诊断未明前，不可滥用糖皮质激素，以免掩盖症状而影响诊断。

【临床应用】

1. 严重感染或预防炎症后遗症

（1）严重急性感染　主要用于中毒性感染或同时伴有休克者，如中毒性菌痢、暴发性流行性脑膜炎及败血症等，在应用有效抗菌药物治疗感染的同时，可使用糖皮质激素作为辅助治疗，其通过抗炎、抗毒、抗休克等作用，迅速缓解症状，帮助患者度过危险期，为病因治疗争取时间。达到目的后停药时，应先停糖皮质激素，后停抗菌药。目前缺乏有效抗病毒药物，因此，病毒性感染一般不用激素，但重症肝炎、麻疹、乙型脑炎等伴严重毒血症状者除外。

扫码"看一看"

（2）抗炎治疗及防止某些炎症后遗症　如果炎症发生在人体重要器官如结核性脑膜炎、胸膜炎、腹膜炎、心包炎或由于炎症损害或恢复时产生粘连和瘢痕，引起严重功能障碍，如风湿性心瓣膜炎、睾丸炎及烧伤后瘢痕挛缩等，早期应用糖皮质激素可减少炎性渗出，减轻愈合过程中纤维组织过度增生及粘连或瘢痕形成，防止后遗症的发生。对眼科疾病如虹膜炎、角膜炎、视网膜炎和视神经炎等非特异性眼炎，应用后可迅速消炎止痛、防止角膜浑浊和瘢痕、粘连的发生。但角膜溃疡和青光眼禁用。

2. 自身免疫性疾病、器官移植排斥反应和过敏性疾病

（1）自身免疫性疾病　糖皮质激素对风湿热、风湿性心肌炎、风湿性及类风湿关节炎、全身性红斑狼疮及肾病综合征、多发性肌炎等疾病可缓解症状，但不能根治。

（2）过敏性疾病　如荨麻疹、支气管哮喘、过敏性鼻炎、血管神经性水肿、过敏性休克、输血反应等，主要应用肾上腺素受体激动药和抗组胺药，严重病例或其他药物无效时，可考虑使用糖皮质激素，以抑制抗原-抗体反应所引起的组织损害和炎症过程。

（3）器官移植排斥反应　对异体器官移植术后产生的排斥反应，可使用糖皮质激素预防，与环孢素等免疫抑制剂合用疗效更好，并可减少两药的剂量。

3. 抗休克治疗　大剂量的糖皮质激素适用于各种休克。对感染性休克，在足量、有效抗菌药治疗前提下，可及早、大剂量、短时间突击使用；对过敏性休克，应首选肾上腺素，次选糖皮质激素；对低血容量性休克和心源性休克对因治疗后效果不佳者，可合用超大剂量的糖皮质激素。

4. 血液病　对急性淋巴细胞性白血病、再生障碍性贫血、粒细胞减少症、血小板减少症、过敏性紫癜有一定疗效，停药后易复发。

5. 局部应用　对接触性皮炎、湿疹、肛门瘙痒、牛皮癣等都有疗效，多采用氢化可的松、泼尼松龙或氟轻松等软膏、霜剂或洗剂局部用药。

6. 替代疗法　用于脑垂体前叶功能减退症，急、慢性肾上腺皮质功能不全及肾上腺次全切术后。

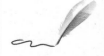

扫码"看一看"

【不良反应和注意事项】

1. 长期大剂量应用引起的不良反应

（1）医源性肾上腺皮质功能亢进　过量激素引起机体糖、蛋白质、脂肪及水盐代谢紊乱，表现为皮肤变薄、肌肉萎缩、满月脸、高血压、多毛、低血钾、糖尿病、痤疮等。停药后症状可自行消失，用药期间可采取低盐、低糖、高蛋白饮食及适量补钾，必要时应用降压药、降血糖药等对症治疗。

（2）诱发或加重感染　可诱发感染或使体内潜在的感染灶扩散，特别是在原有疾病已使抵抗力降低的白血病、再生障碍性贫血、肾病综合征等患者尤易发生。结核病患者应合用抗结核药。

（3）消化系统并发症　诱发或加重胃、十二指肠溃疡，甚至引起出血或穿孔，与水杨酸类合用更易发生，少数患者可诱发胰腺炎或脂肪肝。

（4）心血管系统并发症　长期应用，由于钠、水潴留，血脂升高，可诱发或加重高血压和动脉粥样硬化。

（5）其他　①诱发骨质疏松、肌肉萎缩及伤口愈合延缓，宜补充维生素 D、钙盐和蛋白食品；②抑制儿童生长发育，不宜久用；③导致胎儿畸形，妊娠早期不宜使用；④诱发或加重精神失常和癫痫，儿童大剂量可致惊厥。

2. 停药反应

（1）医源性肾上腺皮质功能不全　长期应用减量过快或突然停药，特别是当遇到感染、创伤、手术等严重应激情况时，可引起肾上腺皮质功能不全甚至肾上腺危象，表现为恶心、呕吐、无力、低血压，甚至休克，需及时抢救。这是由于长期大剂量使用糖皮质激素，反馈性抑制垂体－肾上腺皮质轴致肾上腺皮质萎缩所致。因此，长期用药者如需停药需经缓慢的减量过程，不可突然停药，或在停药过程中加用 ACTH；在停药 1 年内如遇应激情况（如感染或手术等），应及时给予足量糖皮质激素。

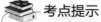

知识链接

肾上腺皮质激素分泌与调节

　　糖皮质激素的分泌受下丘脑－腺垂体－肾上腺皮质轴的调控，由下丘脑分泌促肾上腺皮质激素释放激素（CRH）进入腺垂体，促进分泌促肾上腺皮质激素（ACTH），ACTH 促进肾上腺皮质分泌糖皮质激素。同时糖皮质激素对下丘脑和腺垂体也有负反馈作用，保证体内糖皮质激素含量的平衡。

　　内源性糖皮质激素分泌具有昼夜节律性，每日上午 8～10 时为分泌高峰，随后逐渐下降，午夜 12 时最低。在机体应激情况下，内源性糖皮质激素的分泌量会激增到平时的 10 倍左右。

（2）反跳现象　可能是患者对激素产生了依赖或长期用药疾病症状未完全控制，减量太快或突然停药，使原有疾病复发或恶化。需加大剂量重新治疗，待症状缓解后再逐渐减量直至停药。

考点提示

　　糖皮质激素类药的临床药物及药理作用、临床应用、不良反应、代表药物。

【禁忌证】

一般来说，病情危急的适应证，虽有禁忌证存在，仍不得不用，待危急情况过去后，尽早停药或减量。糖皮质激素的禁忌证有：抗菌药不能控制的严重感染（如水痘、麻疹、真菌感染等）、活动性消化性溃疡、严重高血压、动脉硬化、糖尿病、角膜溃疡、骨质疏松、妊娠期妇女、创伤或手术修复期、骨折、肾上腺皮质功能亢进症、严重精神病和癫痫等。

【用法和疗程】

1. 大剂量冲击疗法　用于严重中毒性感染及各种休克。常用氢化可的松静脉滴注，首次剂量 200～300mg，一日量可达 1g 以上，疗程 3～5 天。

2. 一般剂量长期疗法　用于结缔组织病、肾病综合征、顽固性支气管哮喘、淋巴细胞性白血病等。开始时用泼尼松口服 10～30mg，每日 3 次，产生临床疗效后，逐渐减量至最小维持量。

3. 小剂量替代疗法　用于垂体前叶功能减退、艾迪生病及肾上腺皮质次全切除术后。一般维持量，可的松每日 12.5～25mg，或氢化可的松每日 10～20mg。

4. 隔日疗法　皮质激素的分泌具有昼夜节律性，每日上午 8～10 时为分泌高峰，随后逐渐下降，午夜 12 时为低潮，这是由 ACTH 昼夜节律所引起，临床用药可随这种节律进行，以减小对肾上腺皮质功能的影响。对需长期用糖皮质激素药治疗的患者，可将两日总药量在隔日的清晨一次给予，对肾上腺皮质功能的抑制相对较小，可减轻长期用药引起的不良反应。

第二节　盐皮质激素类药

盐皮质激素主要有醛固酮（Aldosterone）和去氧皮质酮（Desoxycortone），为肾上腺皮质球状带合成并分泌，具有明显的保钠排钾作用，维持机体水、电解质代谢平衡。临床常与氢化可的松等合用作为替代疗法，治疗慢性肾上腺皮质功能减退症。替代疗法的同时，每日需补充食盐 6～10g，更好地纠正患者失钠、失水和钾潴留等，恢复水和电解质的平衡。

第三节　促皮质激素与皮质激素抑制药

一、促肾上腺皮质激素

促肾上腺皮质激素（ACTH）由垂体前叶嗜碱细胞合成分泌，受到下丘脑促皮质激素释放激素的调节，其作用主要是维持肾上腺正常形态和功能。ACTH 口服后在胃内被胃蛋白酶破坏而失效，只能注射应用，临床上用于诊断脑垂体前叶－肾上腺皮质功能水平状态及长期使用糖皮质激素停药前后的皮质功能水平，以防因停药而发生皮质功能不全。

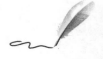

二、皮质激素抑制药

抗醛固酮类药物中的螺内酯等详见相应章节。皮质激素抑制药可代替外科的肾上腺皮质切除术，临床常用的有米托坦和美替拉酮等。

米托坦

米托坦（Mitotan）能选择性使肾上腺皮质束状带及网状带细胞萎缩坏死，但不影响分泌醛固酮的球状带，主要用于不可手术的皮质癌、切除复发癌以及皮质癌术后辅助治疗。

美替拉酮

美替拉酮（Metyrapone）能抑制合成皮质激素的 11β - 羟化酶，导致糖皮质激素减少，临床用于治疗肾上腺皮质肿瘤所致的肾上腺皮质功能亢进症等。

氨鲁米特

氨鲁米特（Aminoglutethimide）能抑制胆固醇转变成 $20-\alpha-$ 羟胆固醇，而阻断类胆固醇生物合成的第一步反应，从而对氢化可的松和醛固酮的合成产生抑制作用。治疗由垂体所致 ACTH 过度分泌诱发的库欣综合征。

酮康唑

酮康唑（Ketoconazole）是一种抗真菌药，其机制是阻断真菌类固醇的合成。但由于哺乳类动物组织对其敏感性远较真菌为低，因此对人体类固醇合成影响小。主要用于库欣综合征和前列腺癌的治疗。

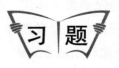

习 题

扫码"看小结"

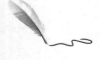

一、选择题

【A1 型题】

1. 糖皮质激素抗毒作用的主要机制是

    A. 抗外毒素   B. 中和内毒素   C. 加速内毒素排泄

    D. 减少毒素的生成   E. 提高机体对内毒素的耐受力

2. 糖皮质激素诱发或加重感染的主要原因是

    A. 激素用量不足，无法控制症状

    B. 患者对激素不敏感

    C. 激素促使病原体繁殖

    D. 增强病原体入侵机体的能力

    E. 因抗炎抗免疫作用使机体防疫功能降低

3. 糖皮质激素隔日疗法的给药时间最好在隔日的

    A. 早上 3 ~ 5 点　　　　　B. 上午 6 ~ 8 点　　　　　C. 中午 12 点

    D. 下午 4 ~ 5 点　　　　　E. 凌晨 1 ~ 2 点

4. 糖皮质激素用于严重感染必须

    A. 与有效足量的抗菌药合用

    B. 加用促激素

    C. 防止诱发溃疡

    D. 加用解热镇痛药

    E. 逐渐加大剂量

5. 糖皮质激素治疗严重感染是因为

    A. 抗菌作用

    B. 抗病毒作用

    C. 提高机体应激能力

    D. 通过抗炎、抗毒、抗休克等作用缓解症状

    E. 提高机体免疫力

6. 长期应用糖皮质激素的患者不应食用

    A. 高蛋白饮食　　　　　B. 高钾饮食　　　　　C. 高糖饮食

    D. 低盐饮食　　　　　　E. 低脂肪饮食

7. 肝功能不良患者不宜使用的糖皮质激素是

    A. 可的松　　　　　　　B. 氢化可的松　　　　　C. 泼尼松龙

    D. 地塞米松　　　　　　E. 甲泼尼龙

8. 糖皮质激素对血液和造血系统的作用是

    A. 刺激骨髓造血机能

    B. 使红细胞与血红蛋白减少

    C. 使中性粒细胞减少

    D. 使血小板减少

    E. 使淋巴细胞增加

9. 长期使用糖皮质激素突然停药可导致

    A. 诱发感染

    B. 肾上腺皮质萎缩和机能不全

    C. 诱发消化性溃疡

    D. 骨质疏松

    E. 诱发癫痫

10. 急性严重中毒性感染时，糖皮质激素治疗采用

    A. 小剂量多次给药　　　B. 大剂量肌内注射　　　C. 大剂量突击静脉给药

    D. 隔日疗法　　　　　　E. 一次负荷量，然后给予维持量

【A3 型题】

（11 ~ 12 题共用题干）

患者发热、咳嗽、咳痰，血压 80/50mmHg，临床诊断为中毒性肺炎。

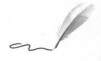

11. 首选以下方式处理

    A. 大量输液   B. 冬眠疗法   C. 肾上腺素

    D. 足量有效抗感染药物   E. 肾上腺皮质激素

12. 症状未见好转，应及早使用

    A. 氢化可的松   B. 输血   C. 补充维生素

    D. 脂肪乳剂   E. 抗病毒药物

二、思考题

1. 简述糖皮质激素的药理作用和临床应用。

2. 糖皮质激素长期应用为什么不能突然停药？

（邓凤君）

扫码"练一练"

第二十五章　甲状腺激素和抗甲状腺药

学习目标

1. **掌握**　硫脲类药物的药理作用、临床应用、不良反应和注意事项。

2. **熟悉**　甲状腺激素的药理作用、临床应用、不良反应和注意事项；大剂量碘抗甲状腺作用的药理作用、临床应用、不良反应和注意事项。

3. **了解**　放射性碘、β受体阻断药的抗甲状腺作用和临床应用。

甲状腺激素（thyroid hormone，TH）是由甲状腺分泌，维持机体正常代谢、促进生长发育所必需的激素。分泌过少，可引起呆小病或黏液性水肿，需用甲状腺激素治疗。甲状腺激素分泌过多可引起甲状腺功能亢进症，简称甲亢，需用抗甲状腺药治疗。

第一节　甲状腺激素类药

甲状腺激素包括甲状腺素（thyroxin，T_4，四碘甲状腺原氨酸）和三碘甲状腺原氨酸（triiodothyronine，T_3）。其中 T_3 是甲状腺激素的主要生理活性物质，其活性约为 T_4 的 4 倍，但 T_4 的含量较高。

知识链接

甲状腺激素的合成、储存、分泌与调节

1. 碘的摄取甲状腺腺泡细胞膜碘泵主动摄取血液中的碘，其碘化物的浓度在正常时为血浆中浓度的 25 倍，甲亢时可达 250 倍。故摄碘率是甲状腺功能指标之一。

2. 甲状腺激素的合成：①碘的活化进入腺细胞的碘离子在过氧化物酶的作用下被氧化成活化碘；②酪氨酸碘化活化碘与甲状腺球蛋白（thyroglobulin，TG）中的酪氨酸结合，形成单碘酪氨酸（monoiodotyrosine，MIT）和双碘酪氨酸（diiodotyrosine，DIT）；③耦联在过氧化物酶的作用下，两分子 DIT 缩合成 T_4，一分子 DIT 和一分子 MIT 缩合成 T_3。

3. 储存与释放合成的 T_4 和 T_3 结合在 TG 分子上，储存在腺泡腔内胶质中，经蛋白水解酶水解释出 T_4、T_3 入血。

4. 调节下丘脑分泌的促甲状腺激素释放激素（TRH），可促进腺垂体分泌促甲状腺激素（TSH），后者可促进甲状腺合成分泌 T_3 和 T_4。当血中 T_3 和 T_4 浓度增高时，又能反馈抑制 TRH 和 TSH 的合成和分泌。

【药理作用】

1. 维持生长发育　甲状腺激素能促进蛋白质合成，促进骨骼和神经系统的生长发育。

扫码"看一看"

婴幼儿甲状腺功能不足时，躯体与智力发育均受影响，表现为身材矮小、肢体短粗、智力低下，称呆小病（克汀病，cretinism）；成人甲状腺功能不全时，组织功能蛋白合成减少，黏液蛋白合成增加，引起黏液性水肿，表现为中枢神经兴奋性降低、组织间隙水肿、记忆力减退等。

2. 促进代谢和产热 甲状腺激素能促进物质氧化，增加氧耗，提高基础代谢率，使产热增多。甲状腺功能亢进时基础代谢率升高，产生易饥多食、怕热多汗等症状。

3. 提高交感 – 肾上腺系统的兴奋性 维持中枢神经和交感神经的兴奋性，提高机体对儿茶酚胺的敏感性，因而甲状腺功能亢进时出现神经过敏、急躁、震颤、心率加快、心排出量增加等现象。

【临床应用】
主要用于甲状腺功能低下的替代疗法。

1. 呆小病 对婴幼儿的治疗越早越好，若治疗过晚，虽发育正常，但智力仍低下，须终身治疗，妊娠期妇女摄取足量的碘化物可预防婴幼儿患呆小病。

2. 黏液性水肿 一般服用甲状腺片，从小量开始，逐渐增大至足量，2～3周后如基础代谢率恢复正常，水肿、缓脉、体温低、困倦等症状消除，改为维持量。

3. 单纯性甲状腺肿 其治疗取决于病因。由于缺碘所致者应补碘。未发现明显原因者可给予适量甲状腺激素，以补充内源性激素的不足，并可抑制促甲状腺激素（TSH）过多分泌，以缓解甲状腺组织代偿性增生肥大。

【不良反应和注意事项】过量可引起甲状腺功能亢进的症状，老人和心脏病患者可发生心绞痛和心肌梗死，宜用β受体阻断药对抗，停用甲状腺激素一周后再从小剂量开始应用。垂体功能低下的患者宜先用皮质激素再给予甲状腺激素。

第二节　抗甲状腺药

案例讨论

[案例] 患者，女，36岁。长期工作压力大，近半年来消瘦明显，多汗多食，心悸，常烦躁易怒，双手常不由自主颤抖，颈部肿大。诊断：甲状腺功能亢进。医生给其开了下列处方：

丙硫氧嘧啶片　100 mg×90

用法：口服，100 mg，一日3次。

盐酸普萘洛尔片　10 mg×30

用法：口服，10 mg，一日3次。

[讨论] 以上用药是否合理？为什么？

抗甲状腺药是一类能干扰甲状腺激素合成和释放，或阻断β受体，或破坏甲状腺组织，用于治疗甲状腺功能亢进（甲亢）的药物。目前常用的药物分为硫脲类、碘及碘化物、放射性碘及β受体阻断药等四类。

一、硫脲类

硫脲类药是最常用的抗甲状腺药。可分为：①硫氧嘧啶类，包括甲硫氧嘧啶（Methyl-thiouracil，MTU），丙硫氧嘧啶（Propylthiouracil）；②咪唑类，包括甲巯咪唑（Thiamazole），卡比马唑（Carbimazole）。

【体内过程】 硫氧嘧啶类药物口服后吸收迅速，2 小时血药浓度可达峰值，生物利用度约 80%。血浆蛋白结合率约 75%，分布于全身各组织，以甲状腺浓集较多。主要在肝内代谢，$t_{1/2}$ 为 2 小时，经肾排泄，易通过胎盘，也能进入乳汁。

【药理作用】

1. 抑制甲状腺激素的合成 硫脲类的基本作用是抑制甲状腺过氧化物酶所介导的酪氨酸的碘化及偶联，从而抑制甲状腺激素的生物合成。硫脲类药物对已合成的甲状腺激素无效，须待已合成的激素被消耗后才能完全生效。一般用药 2~3 周甲亢症状开始改善，1~3 个月基础代谢率才恢复正常。本类药物长期应用后，可使血清甲状腺激素水平显著下降，反馈性增加 TSH 分泌而引起腺体代偿性增生，腺体增大、充血，重者可产生压迫症状。

2. 抑制外周组织的 T_4 转化为 T_3 丙硫氧嘧啶能迅速控制血清中生物活性较强的 T_3 水平，故在重症甲亢、甲亢危象时本药可列为首选。

3. 免疫抑制作用 能轻度抑制免疫球蛋白的生成，使血液循环中甲状腺刺激免疫球蛋白下降，因此对甲亢患者除能控制高代谢症状外，对病因也有一定的治疗作用。

【临床应用】 主要用于甲状腺功能亢进。

1. 甲亢的内科治疗 适用于轻症和不宜手术、^{131}I 治疗者。开始治疗给大剂量以对甲状腺激素合成产生最大抑制作用。经 1~3 个月后症状明显减轻，当基础代谢率接近正常时，药量即可递减，直至维持量，疗程 1~2 年。

2. 手术前准备 为减少甲状腺次全切除手术患者在麻醉和手术后的并发症，防止术后发生甲状腺危象。在手术前应先服用硫脲类药物，使甲状腺功能恢复或接近正常。但用药后 TSH 分泌增多，使腺体增生，组织脆而充血，增加手术难度，须在术前两周加服大剂量碘剂，使腺体缩小变韧，以利手术进行及减少出血。

3. 甲状腺危象的治疗 感染、外伤、手术、情绪激动等诱因，可致大量甲状腺激素突然释放入血，使患者发生高热、虚脱、心力衰竭、肺水肿、水和电解质紊乱等，严重时可导致死亡，称为甲状腺危象。此时除消除诱因、对症治疗外，主要应用大剂量碘剂抑制甲状腺激素释放并立即应用硫脲类（治疗量的两倍），阻断甲状腺激素的合成。

【不良反应和注意事项】 常见的不良反应有瘙痒、药疹等过敏反应，多数情况下不需停药。严重不良反应有粒细胞缺乏症，一般发生在治疗后的 2~3 个月内，故应定期检查血常规，若用药后出现咽痛或发热，应立即停药。也可引起头痛、眩晕、关节痛、淋巴结肿大、腹痛、呕吐等，但均较轻，停药后可消失。长期用药后，可出现甲状腺肿或甲状腺功能减退，此时血清甲状腺激素水平呈显著下降，反馈性增加 TSH 分泌而引起腺体代偿性增生，甲状腺功能减退，及时发现并停药常可自愈。本类药物能通过胎盘，妊娠期妇女禁用；乳汁浓度高，可能引起婴儿甲状腺功能减退，哺乳妇女慎用。可促进甲状腺癌的发展，故甲状腺癌患者禁用。

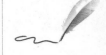

【药物相互作用】磺胺类、对氨基水杨酸、对氨苯甲酸、保泰松、巴比妥类、酚妥拉明、磺酰脲类、维生素 B_{12} 等都能不同程度地抑制甲状腺功能，如与硫脲类合用，可增强其抗甲状腺效应。碘剂可明显延缓硫脲类起效时间，一般不应同用。

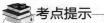
二、碘及碘化物

常用的有复方碘溶液，含碘 5%，碘化钾 10%。也可单用碘化钾或碘化钠。

【药理作用和临床应用】 不同剂量的碘化物对甲状腺功能可产生不同的作用。

1. 小剂量碘参与甲状腺激素合成 小剂量碘是合成甲状腺激素的原料，碘不足可导致甲状腺激素合成减少。小剂量碘可预防单纯性甲状腺肿，缺碘地区在食盐中加入一定比例的碘化钾或碘化钠，可有效地防止单纯性甲状腺肿发病。

2. 大剂量碘抗甲状腺作用 大剂量碘主要是抑制蛋白水解酶，使 T_3、T_4 不能和甲状腺球蛋白解离而释放减少。此外，大剂量碘还可抑制过氧化物酶而影响甲状腺激素的合成。抗甲状腺作用快而强，用药 1~2 天起效，10~15 天达最大效应。此时若继续用药，反使碘的摄取受抑制、胞内碘离子浓度下降，因此失去抑制甲状腺激素合成的效应，甲亢的症状又可复发，故大剂量碘剂不能用于甲亢的常规治疗。

大剂量碘可用于：①甲状腺功能亢进的手术前准备，一般在术前 2 周给予复方碘溶液，抑制 TSH 使腺体增生的作用，以使甲状腺组织退化、血管减少，腺体缩小变韧、利于手术进行及减少出血；②甲状腺危象的治疗，可将碘化物加到 10% 葡萄糖溶液中静脉滴注，也可服用复方碘溶液，并在二周内逐渐停服，需同时配合服用硫脲类药物。

【不良反应和注意事项】

1. 过敏反应 可于用药后立即或几小时后发生，主要表现为血管神经性水肿，上呼吸道水肿及严重喉头水肿引起窒息。一般停药可消退，也可通过加服食盐和增加饮水量促进碘排泄。必要时采取抗过敏措施。碘过敏者禁用。

2. 诱发甲状腺功能紊乱 长期服用碘化物可诱发甲亢。碘还可进入乳汁并通过胎盘引起新生儿甲状腺肿，故妊娠期及哺乳期妇女慎用。

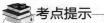
三、放射性碘

临床应用的放射性碘是 ^{131}I，其 $t_{1/2}$ 为 8 天。

【药理作用】

利用甲状腺高度摄碘能力，^{131}I 可被甲状腺摄取。^{131}I 可产生 β 射线（占 99%），在组织内的射程仅约 2mm，因此其辐射作用只限于甲状腺内，破坏甲状腺实质，而很少波及周围组织，疗效类似手术切除，具有简便、安全、疗效明显等优点。^{131}I 还产生 γ 射线（占 1%），射程远，可在体外测得，可用作甲状腺摄碘功能的测定。

【临床应用】

1. 甲状腺功能亢进的治疗 ^{131}I 适用于不宜手术或手术后复发及硫脲类无效或过敏者，^{131}I 能使腺泡上皮破坏、萎缩、减少分泌。同时可降低腺泡内淋巴细胞从而减少抗体产生。一般用药后一个月见效，3~4 个月后甲状腺功能恢复正常。

2. 甲状腺摄碘功能检查　口服小量^{131}I后测定甲状腺放射性，可用于检查甲状腺功能。甲状腺功能亢进时，摄碘率高，摄碘高峰时间前移。反之，摄碘率低，摄碘高峰时间后延。

【不良反应和注意事项】剂量过大易致甲状腺功能低下，故应严格掌握剂量和密切观察有无不良反应，一旦发生甲状腺功能低下可补充甲状腺激素对抗之。放射性碘是否有致癌和诱发白血病作用尚待确定。

四、β受体阻断药

普萘洛尔等也是甲亢及甲状腺危象时有价值的辅助治疗药，适用于不宜用抗甲状腺药、不宜手术及放射性碘治疗的甲亢患者。主要通过其阻断β受体的作用而改善甲亢的交感神经活性增强的症状，还能抑制外周T_4脱碘成为T_3。

β受体阻断药不干扰硫脲类药物对甲状腺的作用，且作用迅速，对甲亢所致的心率加快、交感神经活动增强的症状有良好疗效。但单用时其控制症状的作用有限，与硫脲类药物合用则疗效迅速而显著。

知识拓展

甲状腺危象

甲状腺危象是甲状腺功能亢进症的一种少见而极严重的并发症，是甲亢的病理生理改变发生了致命性加重。其多见于重症而未经适当治疗的患者，又因感染、手术等各种应激刺激而诱发本病。本病各种年龄的男女均可发生，但儿童少见，成人及老年人较多见。患病率虽然不高，但如诊治不及时，死亡率很高。其突出表现为发热，高热是甲状腺危象的特征之一，常伴有严重的神经系统、循环系统、消化系统的功能紊乱。甲状腺危象的诊断主要依据临床表现，甲状腺功能检查无助于诊断，因为发生甲状腺危象时患者血中的甲状腺激素水平多无明显升高，而血清蛋白结合碘值常较高。对疑有甲状腺危象的患者，可做血清蛋白结合碘、T_3与T_4测定及甲状腺2小时吸碘率以供参考，一旦临床诊断成立，立即开始治疗，以免丧失时机。其死亡原因常为高热、心力衰竭、肺水肿、水和电解质紊乱等。

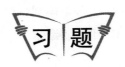

习　题

扫码"看小结"

一、选择题

【A1型题】

1. 硫脲类药物抗甲亢的作用是

 A. 抑制促甲状腺激素的分泌　　　　　B. 抑制甲状腺激素释放

 C. 抑制甲状腺对碘的摄取　　　　　　D. 抑制甲状腺激素的合成

 E. 促进甲状腺激素的代谢

2. 治疗甲状腺危象宜选用

 A. 大剂量碘剂 + 硫脲类　　　B. 大剂量碘剂单用　　　C. 硫脲类单用

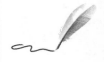

D. 小剂量碘剂单用　　　　　E. β 受体阻断药单用

3. 甲亢手术治疗的术前准备宜选用

　　A. 大剂量碘剂单用　　　　B. 小剂量碘剂单用　　　　C. 大剂量碘剂 + 硫脲类

　　D. 硫脲类单用　　　　　　E. 小剂量碘剂与 ^{131}I 合用

4. 易引起粒细胞减少的药物是

　　A. 碘制剂　　　　　　　　B. 甲状腺激素　　　　　　C. β 受体阻断药

　　D. 胰岛素　　　　　　　　E. 硫脲类

5. 宜选用大剂量碘制剂治疗的疾病是

　　A. 弥漫性甲状腺肿　　　　B. 结节性甲状腺肿　　　　C. 黏液性水肿

　　D. 甲状腺危象　　　　　　E. 呆小症

6. 甲状腺素的合成需要

　　A. 碳酸酐酶　　　　　　　B. 过氧化物酶　　　　　　C. 环氧化酶

　　D. 蛋白水解酶　　　　　　E. 单胺氧化酶

7. 甲亢患者术前服用丙硫氧嘧啶，出现甲状腺肿大时应

　　A. 停服硫脲类药物　　　　B. 减量加服甲状腺素　　　C. 停药改用甲巯咪唑

　　D. 加服大剂量碘剂　　　　E. 加用放射性碘

8. 下列抗甲状腺药中能诱发甲亢的是

　　A. 甲硫氧嘧啶　　　　　　B. 甲巯咪唑　　　　　　　C. 卡比马唑

　　D. 大剂量碘化钾　　　　　E. 普萘洛尔

【A3 型题】

(9 ~ 10 题共用题干)

　　患者，女，30 岁。近半年来消瘦明显，多汗多食，心悸，常烦躁易怒，双手常不由自主颤抖，颈部肿大。经检查诊断为甲状腺功能亢进。

9. 治疗药物应首选

　　A. 小剂量碘剂　　　　　　B. 大剂量碘剂　　　　　　C. β 受体阻断药

　　D. 甲状腺素　　　　　　　E. 丙硫氧嘧啶

10. 该药物用于甲亢手术治疗及甲状腺危象的治疗时，应合用

　　A. 小剂量碘制剂　　　　　B. 大剂量碘剂　　　　　　C. β 受体阻断药

　　D. 胰岛素　　　　　　　　E. 甲状腺激素

二、思考题

1. 甲状腺素的药理作用和临床应用有哪些？

2. 简述硫脲类药物临床应用和不良反应。

扫码"练一练"

（邓凤君）

第二十六章 降血糖药

糖尿病是由于胰岛素分泌绝对或相对不足，或拮抗胰岛素所致的代谢紊乱性疾病。临床一般分为两种类型：1型即胰岛素依赖性糖尿病（insulin – dependent diabetes mellitus，IDDM），2型即非胰岛素依赖性糖尿病（non – insulin – dependent diabetes mellitus，NID-DM）。其中2型糖尿病至少占患者总数的90%以上。

糖尿病的治疗措施除饮食控制、体育锻炼外，主要采用胰岛素和口服降糖药。近年胰岛素增敏药及餐时血糖调节药等新型药物的上市，为2型糖尿病的治疗提供了崭新的用药选择。1型糖尿病的常规治疗是定期注射胰岛素。吸入性胰岛素的成功研制，克服了用药的不便。近来胰岛细胞移植，为糖尿病的治疗开辟了新的途径。

案例讨论

[**案例**] 患者，女，58岁，2型糖尿病14年，先后服用二甲双胍和格列本脲治疗。因为血糖控制得一直不理想，改为注射预混胰岛素治疗，换用胰岛素的第20天，患者出现皮肤瘙痒、药疹。换了几种胰岛素之后，症状没有缓解，且空腹血糖波动在16.0mmol/L。1个月前，患者换用了基础胰岛素，联合应用格列本脲和二甲双胍，空腹血糖20.0mmol/L，全身瘙痒的症状明显。

诊断：胰岛素过敏反应。医生给其开了下列处方

1. 停用基础胰岛素。
2. 继续服用格列本脲和二甲双胍，加用胰岛素增敏剂及α-葡萄糖苷酶抑制剂。
3. 口服氯雷他定10mg，每日1次。
4. 待药疹与瘙痒缓解，进行胰岛素泵脱敏治疗。

[**讨论**] 以上用药是否合理？为什么？

第一节 胰 岛 素

胰岛素（Insulin）是胰岛B细胞分泌的小分子蛋白质激素。药用胰岛素包括动物胰岛素和人胰岛素。动物胰岛素一般多由猪、牛胰腺提得，可引起过敏反应；人胰岛素可通过重组DNA技术或半合成法获得。

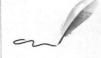

【体内过程】口服易被消化酶破坏，须注射给药，多采用皮下注射。为延长胰岛素的作用时间，可在正规胰岛素中加入碱性蛋白质，再加入微量锌使之稳定。这类制剂溶解度降低，稳定性增加，经皮下及肌内注射后，在注射部位发生沉淀，再缓慢释放、吸收，作用持续时间延长。所有中、长效制剂均为混悬剂，不可静注，如需静脉给药应给予正规胰岛素（表26-1）。

表26-1 胰岛素制剂及其作用时间

分类	药　物	注射途径	作用时间（h）			给药时间
			开始	高峰	维持	
短效	正规胰岛素 （Regular Insulin）	静脉	立即	0.5	2	急救
		皮下	0.5~1	2~3	6~8	餐前0.5h，3~4次/日
	精蛋白生物合成人胰岛素R （Isophane Protamine Biosynthetic Human Insulin Injection R）	皮下	1~2	2~3	8	餐前1h，3次/日
中效	低精蛋白锌胰岛素 （Isophane Insulin）	皮下	2~4	8~12	18~24	早餐或晚餐前1h，一日1~2次
	珠蛋白锌胰岛素 （Globin Zinc Insulin）	皮下	2~4	6~10	12~18	
	精蛋白生物合成人胰岛素N （Isophane Protamine Biosynthetic Human Insulin Injection N）	皮下	1~2	8~12	24	早餐或晚餐前1h，一日1次
长效	精蛋白锌胰岛素 （Protamine Zinc Insulin）	皮下	3~6	16~18	24~36	早餐或晚餐前1h，一日1次

【药理作用】胰岛素对代谢过程具有广泛的影响。

1. 降低血糖　胰岛素可增加葡萄糖的转运，加速葡萄糖的氧化和酵解，促进糖原的合成和贮存，抑制糖原分解和糖异生而降低血糖。

2. 脂肪代谢　促进脂肪合成，抑制其分解，减少游离脂肪酸和酮体的生成。

3. 蛋白质代谢　增加氨基酸的转运和蛋白质的合成，抑制蛋白质的分解。

4. 促进钾离子进入细胞内　胰岛素可激活 Na^+,K^+ – ATP 酶，促进 K^+ 内流，增加细胞内 K^+ 浓度，降低血钾。

【临床应用】胰岛素是治疗1型糖尿病的唯一药物，对胰岛素缺乏的各型糖尿病均有效。主要用于下列情况：①1型糖尿病；②2型糖尿病经饮食控制或用口服降血糖药未能控制者；③糖尿病发生各种急性或严重并发症者，如酮症酸中毒及非酮症高渗性昏迷；④糖尿病合并重度感染、消耗性疾病、高热、妊娠、创伤以及手术等应激状况；⑤将葡萄糖、胰岛素、氯化钾配成极化液（GIK）静脉滴注对保护缺血损伤的心肌、改善窦房和房室传导，防止心律失常均有一定作用。将葡萄糖、胰岛素静脉滴注，可促使 K^+ 内流，用于高血钾的辅助治疗。

知 识 拓 展

胰岛素泵

胰岛素泵是一种由计算机控制的胰岛素输入装置，通过持续皮下注射胰岛素，模拟人体胰岛素生理分泌模式给患者补充胰岛素，同时根据患者的血糖控制情况来调节胰岛素的输入量，最大可能减少血糖波动。胰岛素泵体积小，携带方便，可提高生活质量，减少并发症的发生。

【不良反应和注意事项】

1. 低血糖症 是最常见的不良反应，为胰岛素过量所致。早期表现为饥饿感、出汗、心跳加快、焦虑、震颤等症状，严重者引起昏迷、休克，甚至脑损伤及死亡。饮用糖水或静脉注射 50% 葡萄糖可纠正。

2. 过敏反应 一般反应轻微而短暂，偶可引起过敏性休克。可用其他种属动物的胰岛素代替，高纯度制剂或人胰岛素更好，必要时使用抗组胺药和糖皮质激素类药。

3. 胰岛素抵抗 有少数患者连续应用胰岛素后，机体出现对其敏感性降低的现象。急性抵抗常由于并发感染、创伤、手术、情绪激动等应激状态，应祛除诱因，并在短时间内增加胰岛素剂量。慢性抵抗的原因较为复杂，可能是体内产生了抗胰岛素受体抗体或靶细胞膜上葡萄糖转运系统失常。此时换用其他动物胰岛素或改用高纯度胰岛素，并适当调整剂量。

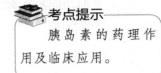

> **考点提示**
>
> 胰岛素的药理作用及临床应用。

4. 局部反应 注射部位可有皮肤发红、皮下结节和皮下脂肪萎缩，应经常更换注射部位。高纯度制剂较少发生。

第二节 口服降血糖药

口服降血糖药使用方便，但作用慢而弱，是治疗 2 型糖尿病的主要药物。目前常用的口服降血糖药包括磺酰脲类、双胍类、α-葡萄糖苷酶抑制药、餐时血糖调节药及胰岛素增敏药等。

一、磺酰脲类

第一代药物有甲苯磺丁脲（Tolbutamide）、氯磺丙脲（Chlorpropamide）；第二代药物有格列本脲（Glibenclamide）和格列吡嗪（Glipizide）；第三代药物有格列美脲（Glimepiride）和格列齐特（Gliclazide）。第二、三代不仅可降血糖，还能抑制血小板的黏附与聚集，阻止糖尿病微血管病变的发生。

【体内过程】 口服吸收迅速而完全，与血浆蛋白结合率高。起效慢，维持时间长。多数药物在肝代谢，并迅速经肾排泄。常用磺酰脲类药物的药动学特点见表 26-2。

表 26-2 磺酰脲类药物的药动学特点

药物	$t_{1/2}$（h）	维持时间（h）	血浆蛋白结合率（%）	达峰时间（h）	给药次数与时间（次/日）
甲苯磺丁脲	3~5	6~12	96	3~5	2~3（餐前）
氯磺丙脲	33~36	30~60	90	10	1（餐前）
格列本脲	10~16	16~24	99	2~6	1~2（餐前）
格列吡嗪	2~4	6~10	95	1~2	1~2（餐前）
格列喹酮	1.5	8		2~3	1~2（餐前）
格列齐特	10~12	12~24	92	2~6	1~2（餐前）

【药理作用】

1. 降血糖 该类药降低正常人血糖，对胰岛功能尚存的患者有效，但对 1 型糖尿病患者

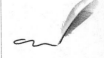

及胰岛功能完全丧失的患者无效。胰岛 B 细胞膜含有磺酰脲受体，当磺酰脲类药物与受体结合后，可阻滞钾外流，致使细胞膜去极化，增强电压依赖性钙通道开放，胞外钙内流。胞内游离钙浓度增加后，触发胞吐作用及胰岛素的释放。长期服用且胰岛素已恢复至给药前水平的情况下，其降血糖作用仍然存在，这可能与其增加靶细胞膜上胰岛素受体的数目和亲和力有关。

2. 抗利尿 氯磺丙脲通过促进抗利尿激素（ADH）分泌和增强其作用，减少水的排泄，从而产生抗利尿作用。

3. 对凝血功能的影响 这是第二、三代磺酰脲类的特点。能使血小板黏附力减弱，刺激纤溶酶原的合成。

【临床应用】

1. 糖尿病 用于胰岛功能尚存的 2 型糖尿病且单用饮食控制无效者。对胰岛素产生耐受的患者用后可刺激内源性胰岛素的分泌而减少胰岛素的用量。

2. 尿崩症 每天使用氯磺丙脲 0.125～0.5g，可使患者尿量明显减少。

【不良反应和注意事项】

1. 胃肠道反应 常见不良反应为胃肠不适、恶心、腹痛、腹泻等，饭后服可减轻；或加服抗酸剂。

2. 低血糖反应 较严重的不良反应为持久性的低血糖症，常因药物过量所致，尤以氯磺丙脲为甚。老人及肝、肾功能不良者较易发生，故老年糖尿病患者不宜用氯磺丙脲。新型磺酰脲类较少引起低血糖。

3. 过敏反应 可见皮疹、红斑、瘙痒、荨麻疹等。也可引起粒细胞减少、血小板减少及溶血性贫血等。偶见肝损害。因此，需定期检查肝功能和血常规。

4. 神经系统反应 大剂量氯磺丙脲还可引起中枢神经系统症状，如精神错乱、嗜睡、眩晕、共济失调。

【药物相互作用】由于磺酰脲类有较高的血浆蛋白结合率，能与如保泰松、水杨酸钠、吲哚美辛、青霉素、双香豆素等药物发生竞争性置换，使游离药物浓度上升而引起低血糖反应。消耗性患者血浆蛋白低，黄疸患者血浆胆红素水平高，也能竞争血浆蛋白结合部位，更易发生低血糖。氯丙嗪、糖皮质激素、噻嗪类利尿药、口服避孕药等因抑制胰岛素的释放，均可降低磺酰脲类药物的降血糖作用。

二、双胍类

常用药物有二甲双胍（Metformin）、苯乙双胍（Phenformin）。

【药理作用和临床应用】能明显降低糖尿病患者的血糖，对正常人的血糖无影响，胰岛功能完全丧失时仍然有降血糖作用。其降血糖作用主要为：①促进脂肪组织摄取葡萄糖，使肌肉组织无氧酵解增加，增加葡萄糖的利用；②拮抗抗胰岛素因子；③减少葡萄糖经消化吸收；④抑制胰高血糖素的释放。主要用于轻症糖尿病患者，尤适用于肥胖者。

【不良反应和注意事项】主要表现为食欲下降、恶心、腹部不适、腹泻等，发生率较磺酰脲类高。危及生命的不良反应为乳酸血症（因组织中葡萄糖无氧酵解增加而产生大量乳酸所致），尤以苯乙双胍的发生率高。

 考点提示
双胍类药物和磺酰脲类药物药理作用、临床应用。

三、α-葡萄糖苷酶抑制药

阿卡波糖和伏格列波糖

阿卡波糖（Acarbose）和伏格列波糖（Voglibose）在肠道内竞争性抑制 α-葡萄糖苷酶，可降低多糖及蔗糖分解生成葡萄糖，减少并延缓吸收，因此具有降低餐后血糖的作用。单独应用或与其他降糖药合用，可降低患者的餐后血糖。主要不良反应为胃肠道反应。服药期间应增加碳水化合物的比例，并限制单糖的摄入量，以提高药物的疗效。

四、餐时血糖调节药

瑞格列奈

瑞格列奈（Repaglinide）1998 年作为"第一个餐时血糖调节药"上市。它是一种促胰岛素分泌药，最大的优点是可以模仿胰岛素的生理性分泌，并对功能受损的胰岛细胞起保护作用。低血糖较磺酰脲类药物少见。餐前 15 分钟内口服，30 分钟内即出现促胰岛素分泌反应，$t_{1/2}$ 仅 0.5～1 小时，主要在肝代谢经胆汁排泄。适用于 2 型糖尿病患者，尤其是老年和肥胖患者，与双胍类合用有协同作用。因其结构中不含硫，对磺酰脲类过敏者仍可使用。

五、胰岛素增敏药

胰岛素抵抗和胰岛 B 细胞功能受损是目前临床糖尿病所面临的两大难题。噻唑烷酮类胰岛素增敏药的出现，使人们对糖尿病治疗从单纯增加胰岛素的数量转移到增加对胰岛素的敏感性上来。

噻唑烷酮类化合物包括罗格列酮（Rosiglitazone）、吡格列酮（Pioglitazone）、曲格列酮（Troglitazone）、环格列酮（Ciglitazone）、恩格列酮（Englitazone）等，是一类新型的胰岛素增敏药。主要作用是增强靶细胞对胰岛素的敏感性，提高组织细胞对葡萄糖的利用而降血糖。能显著改善胰岛素抵抗及相关代谢紊乱，改善胰岛 B 细胞功能，对 2 型糖尿病及其心血管并发症均有明显疗效，尤其适用于胰岛素抵抗的糖尿病患者。本类药物具有良好的安全性和耐受性，低血糖发生率低。主要不良反应为头痛、嗜睡、水肿、消化道症状等。

知识拓展

胰岛素剂型选择和使用的原则

1. 急需胰岛素治疗者：用短效类（正规胰岛素），如糖尿病酮症酸中毒、非酮症高渗昏迷、乳酸性酸中毒、急性严重感染、急性心肌梗死、大手术前后等病情危重者，则须采用普通胰岛素静脉给药。1 型糖尿病及 1 型中重型糖尿病，于餐前 30 分钟皮下注射，每日 3～4 次。

2. 2 型糖尿病患者：如饮食及口服降糖药治疗失败，需改用胰岛素治疗，应先用短效胰岛素试明其剂量，然后改用长效或预混胰岛素。如每天剂量在 30U 以下，可给长效胰岛素一次，如超过此量可用短效加长效混合制剂，或于早餐及午餐前加短效制剂。有时可与口服降糖药联合治疗。

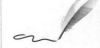

3. 重型糖尿病：1 型及 2 型糖尿病患者，一般选用中效混合剂。当剂量试好后，可选用长效胰岛素（如鱼精蛋白锌胰岛素）加短效胰岛素（普通胰岛素或结晶锌胰岛素），其比例为 1：（2～3）。如剂量较大，每日超过 40～50U 时，可分两次于早晚餐前 0.5～1 小时注射，为控制清晨高血糖（黎明现象）一般主张于早餐前给一天量的 2/3。

4. 1 型糖尿病中病情波动较大的糖尿病患者（多属幼年型）：除用中效胰岛素外（每日 2 次注射），可加用小剂量口服降糖药治疗，如血糖波动过大，病情不易控制者，可用短效类胰岛素，每日注射 4 次。

扫码"看小结"

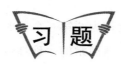

习 题

一、选择题

【A1 型题】

1. 胰岛素常用给药途径是
   A. 皮内注射
   B. 静脉注射
   C. 皮下注射
   D. 肌内注射
   E. 口服

2. 关于糖尿病患者给药胰岛素的叙述，正确的是
   A. 饭前半小时皮下注射
   B. 进餐时同服
   C. 饭后半小时皮下注射
   D. 饭前 1 小时肌内注射
   E. 饭后半小时肌内注射

3. 关于胰岛素的作用的叙述，错误的是
   A. 促进脂肪合成
   B. 促进葡萄糖利用
   C. 抑制糖原分解
   D. 减少糖原异生
   E. 抑制葡萄糖转运

4. 甲苯磺丁脲的临床适应证是
   A. 重型糖尿病
   B. 糖尿病昏迷
   C. 胰岛功能完全丧失的糖尿病
   D. 胰岛功能尚存轻、中度 2 型糖尿病
   E. 单用饮食控制有效的轻度糖尿病

5. 既可用于糖尿病治疗，又可用于尿崩症的治疗的药物是
   A. 垂体后叶素
   B. 氯磺丙脲
   C. 甲苯磺丁脲
   D. 格列本脲
   E. 氢氯噻嗪

6. 阿卡波糖的降糖作用机制是
   A. 降低糖原异生
   B. 促进组织摄取葡萄糖
   C. 抑制 α–葡萄糖苷酶
   D. 增加肌肉对胰岛素的敏感性

E. 促进胰岛素释放

7. 瑞格列奈属于

A. 双胍类   B. 餐时血糖调节药   C. 磺酰脲类

D. α-葡萄糖苷酶抑制药   E. 胰岛素增敏药

8. 下列药物中属于胰岛素增敏药的是

A. 格列本脲   B. 瑞格列奈   C. 阿卡波糖

D. 罗格列酮   E. 二甲双胍

【A3 型题】

(9~10 题共用题干)

男性患者，30 岁，肥胖。近来出现多饮多食、多尿、消瘦、尿糖阳性、血糖升高，诊断为非胰岛素依赖型糖尿病。

9. 首选治疗方法是

A. 单纯饮食控制   B. 服用二甲双胍   C. 普通胰岛素皮下注射

D. 格列本脲口服   E. 甲苯磺丁脲口服

10. 经上述治疗，尿糖仍持续阳性，血糖仍高考虑改用

A. 长效胰岛素   B. 苯乙双胍   C. 氯磺丙脲

D. 格列本脲   E. 甲苯磺丁脲

二、思考题

1. 简述胰岛素的不良反应和注意事项。

2. 比较各类口服降血糖药的降血糖作用。

扫码"练一练"

（邓凤君）

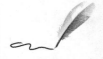

第二十七章 性激素类药和避孕药

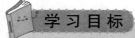

学习目标

1. **掌握** 性激素类药的药理作用与临床应用。
2. **熟悉** 避孕药的药理作用与临床应用。
3. **了解** 性激素拮抗药的药理作用。

性激素（sex hormones）为性腺所分泌的甾体类固醇激素，包括雌激素、孕激素和雄激素。临床应用的性激素主要是天然性激素的人工合成品及其衍生物。性激素的分泌受到下丘脑和腺垂体的调控，下丘脑分泌促性腺激素释放激素（GnRH），促进腺垂体分泌黄体生成素（LH）和促卵泡激素（FH），进而促进机体分泌性激素。性激素也对下丘脑和腺垂体具有反馈调节作用，常用的甾体避孕药就是根据负反馈设计的。

知识链接

性激素分泌的调节

性激素对垂体前叶的分泌具有正反馈和负反馈两方面的调节作用，称为长反馈，主要取决于药物剂量和生理周期。排卵前，高水平的雌激素可促进垂体分泌黄体生成素，导致排卵。月经末期的黄体期，雌激素和孕激素含量较高，可减少促性腺激素释放激素的分泌，抑制排卵。垂体促性腺激素水平影响下丘脑促性腺激素释放激素的释放，称为短反馈。

第一节 性激素类药

一、雌激素类药和雌激素拮抗药

（一）雌激素类药

天然的雌激素主要包括雌二醇（Estradiol，E_2）、雌三醇（Estriol，E_3）和雌酮（Estrone，E_1），其中雌二醇活性最强，雌酮次之，雌三醇最弱。临床常用的雌激素类药物多以雌二醇为母体人工合成，主要有炔雌醇（Ethinylestradiol）、炔雌醚（Quinestrol）等。己烯雌酚（Diethylstilbestrol）为全合成的非甾体类化合物，具有雌激素样作用。

【体内过程】天然雌激素口服吸收迅速，但入肝后易被破坏，生物利用度低，故一般以肌内注射给药为主。人工合成的衍生物如炔雌醇、炔雌醚等口服效果好，不易被肝脏破坏，吸收后储存在脂肪组织缓慢释放，作用持久。雌激素油溶液制剂进行肌内注射，可以延缓吸收，延长作用时间。大多数雌激素可经皮肤和黏膜吸收，故可制成贴片经皮给药，或制成栓剂用于阴道发挥局部作用。

扫码"看一看"

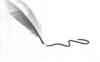

【药理作用】

1. 对未成年女性　促进女性性器官的发育和成熟，维持女性第二性征。

2. 对成熟女性　维持女性性征；与孕激素共同形成月经周期；增强子宫平滑肌对缩宫素的敏感性；刺激阴道上皮增生。

3. 对排卵的影响　小剂量促进排卵，大剂量通过下丘脑－垂体系统的负反馈机制抑制排卵。

4. 对乳腺的影响　小剂量刺激乳腺管增生，大剂量抑制乳汁分泌。

5. 对代谢的影响　具有轻度水、钠潴留作用，使血压升高；增加骨骼钙盐沉积，加速骨骺闭合，预防绝经期女性骨质丢失；降低低密度脂蛋白、升高高密度脂蛋白、降低糖耐量等。

6. 其他　增加凝血因子Ⅱ、Ⅶ、Ⅸ、Ⅹ的活性，促进血液凝固，大剂量可能发生血栓。雌激素还可以对抗雄激素。

【临床应用】

1. 绝经期综合征　更年期妇女因雌激素分泌不足易产生更年期综合征。雌激素替代疗法可反馈抑制垂体促性腺激素分泌，减轻绝经期的失眠、出汗、恶心、情绪不安、面颊红热等症状。对绝经后和老年性骨质疏松症，可用雌激素减少骨质丢失，防止骨折发生；对因雌激素缺乏引起的老年性阴道炎，局部用药有效。

2. 卵巢功能不全及闭经　雌激素替代治疗可促进子宫、外生殖器及第二性征发育，治疗原发性或继发性卵巢功能低下，也可与孕激素合用可产生人工月经周期。

3. 功能性子宫出血　由于雌激素水平低下，子宫内膜创面修复不良，引起阴道持续少量出血。雌激素可促进子宫内膜增生，利于出血创面修复而止血。

4. 乳房胀痛及回乳　部分妇女停止授乳后乳汁继续分泌致乳房胀痛，大剂量雌激素抑制泌乳，退乳消痛。

5. 癌症　大剂量雌激素能减少雌酮产生，可用于绝经期5年以上的晚期乳腺癌患者，但绝经期5年以内的患者禁用，反而促进肿瘤生长。大剂量雌激素还能使睾丸萎缩及雄激素分泌降低，对抗雄激素，用于治疗前列腺癌。

6. 其他　可用于痤疮治疗；与孕激素合用于避孕；与雄激素合用治疗老年性骨质疏松；治疗放射性引起的白细胞减少症。

【不良反应和注意事项】　常见恶心、呕吐、厌食等胃肠道反应，减少剂量或注射给药可缓解。长期大剂量使用可引起子宫出血，故子宫内膜炎症患者慎用；还可致水、钠潴留而加重高血压、心脏病、脑卒中及静脉血栓的危险性。高血压、肝功能不良者慎用。

知识拓展

绝经期综合征

部分妇女绝经引起雌激素分泌不足，在体内外其他因素的共同作用下，常出现心理和生理异常，表现出潮热、出汗、烦躁、抑郁、焦虑和紧张等症状，称为绝经期综合征，也叫更年期综合征。多发于45~55岁，持续到绝经后2~3年逐步减轻或消失。

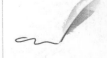

（二）雌激素拮抗药

他莫昔芬

他莫昔芬（Tamoxifen）为雌二醇竞争性拮抗药，可与乳腺癌细胞的雌激素受体结合，抑制依赖雌激素才能持续生长的肿瘤细胞。临床常用于乳腺癌术后辅助治疗、晚期乳腺癌者，对绝经后且雌激素受体阳性妇女有特效。另外也有抗骨质疏松作用。不良反应较多，长期大剂量使用可导致视力障碍、骨髓抑制等。

同类药物雷洛昔芬（Raloxifene）可选择性调节雌激素受体，主要用于预防和治疗绝经后妇女的骨质疏松症。

氯米芬

氯米芬（Clomiphene）与己烯雌酚结构相似，具有较弱的雌激素活性和中等强度的抗雌激素作用。通过干扰雌二醇的负反馈调节机制，促进促性腺激素分泌，诱发排卵。临床用于功能性不孕症、功能性子宫出血、月经不调、晚期乳腺癌等。大量持续服用可引起卵巢肿大，卵巢囊肿患者和肝功能异常者禁用。

二、孕激素类药和孕激素拮抗药

（一）孕激素类药

天然的孕激素为黄体酮（Progesterone），又称孕酮，主要由黄体所分泌，妊娠后逐渐改由胎盘分泌。临床应用的孕激素均为人工合成品及其衍生物，如甲羟孕酮（Medroxyprogesterone）、炔诺酮（Norethisterone）、炔诺孕酮（Norgestrel）等。

【体内过程】黄体酮口服易吸收，但在胃肠道和肝脏内迅速失活，故需注射或皮下给药。人工合成的甲地孕酮等可口服给药。油剂肌内注射吸收缓慢而作用持久。血浆蛋白结合率高，在肝代谢后与葡萄糖醛酸结合，经肾排泄。

【药理作用】

1. 生殖系统 月经后期促进子宫黏膜内腺体生长，内膜增厚，子宫充血，有利于受精卵植入和胚胎发育；妊娠期减少妊娠子宫兴奋性，抑制子宫收缩，起到保胎作用；与雌激素共同作用，促使乳房发育，为哺乳做准备；大剂量时负反馈抑制垂体促性腺激素分泌，抑制排卵。

2. 体温 轻度升高体温，使月经周期的基础体温高于卵泡期。

3. 代谢 竞争性对抗醛固酮，促进钠、氯离子排泄，产生利尿作用；促进蛋白分解，增加尿素氮排泄。

【临床应用】

1. 功能性子宫出血 黄体酮分泌不足可引起子宫内膜不规则成熟和脱落，造成子宫持续性出血。孕激素可使子宫内膜同步转为分泌期，有助于子宫内膜全部脱落。

2. 子宫内膜腺癌、前列腺肥大及前列腺癌 大剂量孕激素可使瘤体萎缩退化，改善症状；也可反馈性减少睾酮分泌，用于前列腺肥大和前列腺癌的治疗。

3. 痛经及子宫内膜异位症　孕激素和雌激素合用可抑制子宫痉挛收缩而缓解疼痛，使异位子宫内膜萎缩退化。

4. 先兆流产　大剂量孕激素可补充治疗因黄体酮不足引起的先兆流产。

【不良反应和注意事项】偶见头晕、头痛、恶心、抑郁、乳房胀痛等。长期应用可引起子宫内膜萎缩、月经量减少，并容易发生阴道真菌感染。

（二）孕激素拮抗药

米非司酮

米非司酮（Mifepristone）为强效孕激素拮抗药，竞争性阻断孕酮受体及糖皮质激素受体，抗孕卵着床，可作为一次性避孕措施，在事后紧急避孕中有很好的避孕效果。用于抗早孕、催经止孕、胎死宫内引产、妇科手术操作等。个别患者出现阴道流血，还有恶心、呕吐、腹痛、腹泻等不良反应。

三、雄激素类药、同化激素类药和雄激素拮抗药

（一）雄激素类药

天然雄激素为睾酮（Testosterone）具有雄激素活性，并有一定的蛋白质同化作用。临床多用人工合成的睾酮衍生物，如甲睾酮（Methyltestosterone）、丙酸睾酮（Testosterone Propionate）及苯乙酸睾酮（Testosterone Phenylacetate）等。

【体内过程】睾酮口服易被肝破坏，生物利用度低，故一般以油剂肌内注射。甲睾酮可口服或舌下含服，肝脏破坏较慢。睾酮酯化衍生物吸收缓慢，作用持久。

【药理作用】

1. 生殖系统　促进男性性器官的发育和成熟，维持男性第二性征，促进精子生成和成熟。大剂量使用负反馈抑制雌激素分泌，具有抗雌激素作用。

2. 蛋白质同化作用　促进蛋白质合成，减少蛋白质分解和尿素生成，促进生长发育，肌肉和体重增加，同时潴留水、钠、钙、磷等离子。

3. 骨髓造血功能　大剂量使用时可直接刺激骨髓造血，或促进促红细胞生成素分泌间接刺激骨髓造血。

4. 免疫作用　促进免疫球蛋白合成，增强机体免疫力。

【临床应用】

1. 睾丸功能不全　用作无睾症或类无睾症时的替代治疗。

2. 晚期乳腺癌与卵巢癌　暂时减轻症状，可能与其抗雌激素作用和负反馈抑制雌激素分泌有关。

3. 功能性子宫出血　利用其抗雌激素作用，使子宫平滑肌及其血管收缩，子宫内膜萎缩而止血，对更年期女性尤为适用。

4. 贫血　丙酸睾酮和甲睾酮可显著增强骨髓造血功能，可用于再生障碍性贫血及其他贫血治疗。

5. 虚弱　消耗性疾病、术后恢复、肌肉萎缩、生长迟缓、骨质疏松等，可应用小剂量

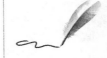

雄激素，使患者食欲增加，加快体质恢复。

【不良反应和注意事项】女性患者大剂量或长期使用可出现痤疮、多毛、乳腺退化等男性化现象。可引起胆汁淤积性黄疸，一旦出现，应立即停药。妊娠期妇女和前列腺癌患者禁用。

（二）同化激素类药

睾酮经结构改造后使雄激素活性减弱，蛋白质同化作用得以保留或加强，这些药物称为同化激素。临床应用常见苯丙酸诺龙（Nandrolone Phenylpropionate）、美雄酮（Metandienone）和司坦唑醇（Stanozolol）等。

本类药物主要用于蛋白质同化或吸收不足、分解亢进或损失过多的患者，如严重烧伤、老年性骨质疏松及恶性肿瘤晚期等。用药时应同时增加食物中蛋白质成分，属于体育竞赛的违禁药。长期使用可引起水、钠潴留，女性患者男性化，胆汁淤积性黄疸等。妊娠期妇女及前列腺癌患者禁用。

（三）雄激素拮抗药

环丙孕酮

环丙孕酮（Cyproterone）具有较强的孕激素作用，还可阻断雄激素受体。用于抑制男性严重性功能亢进；其他药物无效或患者无法耐受的前列腺癌；与雌激素合用治疗女性严重痤疮和特发性多毛症；与炔雌醇组成复方避孕片用于避孕。由于本药抑制性功能和性发育，未成年人禁用。

非那雄胺（Finasteride）可抑制睾酮转化为二氢睾酮，降低雄激素作用强度，主要用于治疗前列腺增生。

第二节 避孕药

 案例讨论

[案例] 患者，女，33岁。为避免怀孕影响工作长期服用长效避孕药，近日因工作压力较大导致失眠，去医院就诊。医生给其开了下列处方：

苯巴比妥片　30mg×6

用法：口服，30mg，一日1次，睡前服用。

[讨论] 以上用药是否合理？为什么？

避孕药是指能够阻碍受孕或防止妊娠的药物，是开展计划生育的重要措施之一。避孕药多为口服，目前主要为女性避孕药，男性较少，药物通过影响生殖过程中的不同环节，从而达到避孕和终止妊娠的目的。

一、主要抑制排卵的避孕药

本类药物通常为不同类型的雌激素和孕激素配伍组成的复方制剂。代表药物有复方炔诺酮片、复方甲地孕酮片。

【药理作用】

1. 抑制排卵　外源性雌激素和孕激素协同通过负反馈抑制下丘脑－垂体系统激素分泌而抑制排卵，避孕成功率可达99%以上。

2. 其他　改变宫颈黏液稠度，不利于精子进入宫腔；抑制子宫内膜增殖，阻碍受精卵着床；影响输卵管正常收缩和受精卵运行速度，以致受精卵不能适时到达子宫。应用本类药物不受月经周期限制，均可影响受精卵着床。

【不良反应和注意事项】

低剂量较为安全，吸烟可增加不良反应发生率。

1. 类早孕反应　少数妇女在用药初期可出现恶心、呕吐、头晕、倦怠、乳房胀痛等类早孕反应，坚持用药2~3个月后症状可减轻或消失。

2. 闭经与子宫不规则出血　原月经周期不规则的妇女用药后易发生闭经，如连续2个月闭经应停药。子宫不规则出血常发生于用药后最初几个周期，可加服炔雌醇对抗。

3. 凝血功能亢进　可引起血栓性静脉炎和血栓栓塞，吸烟者发生率增加。

4. 其他　少数人可产生面部黄褐斑，一旦出现立即停药。可引起乳汁分泌减少，经乳汁影响胎儿，哺乳期妇女不宜使用。

二、主要干扰孕卵着床的避孕药

主要是大剂量孕激素制剂，也称探亲避孕药，能使子宫内膜发生各种功能和形态变化，不利于受精卵着床。常用大剂量的炔诺酮、甲地孕酮等。本类药物的应用不受月经周期的限制，都可影响孕卵着床。

三、主要阻碍受精的避孕药

通过改变子宫黏液理化性质，使精子不易穿过宫腔而避孕，如低剂量孕激素及用于输卵管堵塞的输卵管粘堵剂。

四、主要影响精子的避孕药

大剂量孕激素如环丙孕酮，有明显抗雄激素作用，可抑制精子生成和成熟。

棉酚（Gossypol）可破坏睾丸生精上皮，使精子数量减少直至无精，连服两个月即可达节育标准，有效率达90%以上。

外用杀精子剂临床常用壬苯醇醚（Nonoxynol）、孟苯醇醚（Menfegol）、烷苯醇醚（Alfenoxynol），主要通过降低精子表面张力、改变精子渗透压而杀死精子或阻碍精子运动，减弱精子穿透卵子和宫颈能力而达到避孕的目的。

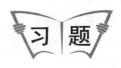

习　题

一、选择题

【A1 型题】

1. 绝经期综合征宜选用的药物是

 A. 黄体酮   B. 甲睾酮   C. 雌二醇

 D. 苯丙酸诺龙   E. 甲地孕酮

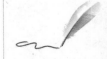

2. 下列具有同化作用的药物是
   A. 黄体酮　　　　　　　B. 甲睾酮　　　　　　　C. 雌二醇
   D. 苯丙酸诺龙　　　　　E. 甲地孕酮

3. 术后恢复期，为增加蛋白质吸收选用的药物是
   A. 黄体酮　　　　　　　B. 甲睾酮　　　　　　　C. 雌二醇
   D. 苯丙酸诺龙　　　　　E. 甲地孕酮

4. 可用于治疗再生障碍性贫血的药物是
   A. 黄体酮　　　　　　　B. 甲睾酮　　　　　　　C. 己烯雌酚
   D. 苯丙酸诺龙　　　　　E. 甲地孕酮

5. 可轻度升高体温的性激素是
   A. 雌二醇　　　　　　　B. 雌酮　　　　　　　　C. 黄体酮
   D. 睾酮　　　　　　　　E. 米非司酮

6. 大剂量使用可预防先兆流产的药物是
   A. 雌二醇　　　　　　　B. 雌酮　　　　　　　　C. 黄体酮
   D. 睾酮　　　　　　　　E. 米非司酮

7. 主要抑制排卵的避孕药是
   A. 雌激素与孕激素复方制剂
   B. 前列腺素
   C. 甲睾酮
   D. 大剂量炔诺酮
   E. 米非司酮

8. 具有利尿作用的激素是
   A. 雌二醇　　　　　　　B. 雌酮　　　　　　　　C. 黄体酮
   D. 睾酮　　　　　　　　E. 米非司酮

9. 能够刺激骨髓造血的激素是
   A. 雌二醇　　　　　　　B. 雌酮　　　　　　　　C. 黄体酮
   D. 睾酮　　　　　　　　E. 米非司酮

【A3 型题】

（10 ~ 11 题共用题干）

患者，女，28 岁。怀孕 2 周后突然阴道渗血，经检查诊断为先兆流产。

10. 治疗药物可选用
    A. 雌二醇　　　　　　　B. 雌酮　　　　　　　　C. 黄体酮
    D. 睾酮　　　　　　　　E. 米非司酮

11. 该药物一般不用于
    A. 功能性子宫出血　　　B. 痛经　　　　　　　　C. 前列腺癌
    D. 子宫内膜腺癌　　　　E. 乳腺癌

二、思考题

治疗功能性子宫出血可用什么激素？其作用机制是什么？

（黄泓轲）

扫码"练一练"

第二十八章　作用于子宫药物

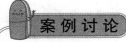

学习目标

1. **掌握**　缩宫素、麦角新碱的药理作用、临床应用、不良反应和注意事项。
2. **熟悉**　垂体后叶素、麦角胺的药理作用和临床应用。
3. **了解**　子宫平滑肌抑制药的药理作用和临床应用。

第一节　子宫平滑肌兴奋药

案例讨论

[案例] 患者，女，28岁。妊娠足月自然分娩出一女婴，因胎盘残留出现阴道大量出血。医生给其开了下列处方：

缩宫素　10U×1

用法：10U，肌内注射，立即。

马来酸麦角新碱　0.5mg×6

用法：一次0.5mg，一日3次。

[讨论] 以上用药是否合理？为什么？

子宫平滑肌兴奋药是一类能选择性地兴奋子宫平滑肌，引起子宫收缩的药物，主要用于催产、引产、产后止血或促进子宫复旧等。临床主要包括垂体后叶素类、麦角生物碱类。

一、垂体后叶素类

缩宫素

缩宫素（Oxytocin）是垂体后叶激素的主要成分之一，临床常用的为猪、牛垂体提取品或人工合成品。口服无效，临床常通过肌内注射、静脉给药或鼻黏膜给药。

【药理作用】

1. 兴奋子宫平滑肌　缩宫素直接兴奋子宫平滑肌，加强子宫收缩力，增快频率。小剂量（2~5U）时可加强子宫（尤其是妊娠末期）的节律性收缩，同时松弛子宫颈，有助于顺利分娩胎儿。大剂量（5~10U）时使子宫产生强直性收缩，不利于胎儿分娩，甚至造成胎儿窒息。雌激素可提高子宫平滑肌对缩宫素的敏感性，而孕激素反之。妊娠早期雌激素浓度低，孕激素浓度高，有利于胎儿正常发育；妊娠后期雌激素浓度升高，子宫对缩宫素的敏感性增强，小剂量缩宫素即可引起子宫强烈收缩，临产时子宫平滑肌对缩宫素最为敏感，促进胎儿分娩。

2. 其他　可收缩乳腺腺泡周围肌上皮细胞，促进泌乳；大剂量缩宫素可导致血压下降，

扫码"看一看"

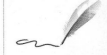

反射性加快心率，增加心排出量，还具有抗利尿作用。

【临床应用】

1. 催产和引产　对于胎位正常、无产道障碍而宫缩乏力的产妇，可使用小剂量缩宫素增加子宫收缩力，促进分娩。对于死胎、过期妊娠或患有肺结核、心脏病等病的产妇，可使用小剂量缩宫素引产，提前中断妊娠。

2. 产后止血　产后出血时，可立即皮下或肌注大剂量缩宫素，引起子宫强直性收缩，压迫子宫肌层内血管，达到止血效果。单用缩宫素作用时间短暂，可合用长效的麦角生物碱制剂。

知识拓展

药物流产

　　流产是指妊娠不足 28 周，胎儿体重不足 1kg 而终止妊娠者，分为先兆、难免、不全和完全流产。药物流产是指采用注射或口服药物的方法而终止早期妊娠，简称药流，目前常用米非司酮和米索前列腺醇序贯合并使用，可终止 7 周以内的妊娠。药流简便、有效、无创伤，痛苦小，不良反应轻，后遗症少。药流应用不当会发生严重不良反应与并发症，必须在医师监护和指导下进行，切忌自行服药流产。

【不良反应和注意事项】 偶有恶心、呕吐，过敏反应。过量易致子宫强直性收缩，造成胎儿窒息或子宫破裂。产道异常、胎位不正、前置胎盘、三次妊娠以上或有剖宫史的产妇、高血压、冠心病等禁用。

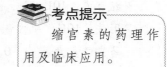

考点提示

　　缩宫素的药理作用及临床应用。

垂体后叶素

　　垂体后叶素（Pituitrin）是从牛或猪的脑垂体后叶中提取出来，内含缩宫素，具有催产、引产及产后止血的作用，但因对子宫平滑肌选择性不高，不良反应较多，故已被缩宫素取代。

二、麦角生物碱类

麦角新碱

　　麦角新碱（Ergometrine）是麦角生物碱的一种。麦角生物碱是麦角中多种生物碱的总称，现通过人工培养方式生产。

【体内过程】 麦角新碱易溶于水，口服、皮下注射或肌内注射均吸收快而完全，对子宫作用显著，但持续时间较短。

【药理作用】 麦角新碱选择性兴奋子宫平滑肌，尤其对妊娠子宫敏感。与缩宫素不同，麦角新碱作用强而持久，剂量稍大就能引起子宫强直性收缩，对子宫体和子宫颈的兴奋无明显差异，不宜用于引产和催产。

【临床应用】

1. 子宫出血　用于产后、刮宫或其他原因引起的子宫出血。

2. 产后子宫复旧　产后子宫复旧缓慢者易出血过多或感染，麦角新碱能促进子宫收缩，加速子宫复旧。

【不良反应和注意事项】注射麦角新碱可引起恶心、呕吐、血压升高，偶见过敏反应。催产、引产、高血压、动脉粥样硬化和冠心病患者禁用。

考点提示
麦角新碱的药理作用、临床应用。

同类药物麦角胺（Ergotamine）能直接作用于血管，降低脑动脉搏动幅度，用于缓解偏头痛，与咖啡因合用可产生协同作用，久用可损害血管内皮细胞。

三、前列腺素类

前列腺素对人体妊娠各期的子宫均有显著的兴奋作用，可用于妊娠中期引产和足月妊娠引产，也可用于停经 49 天的早孕者，发挥抗早孕作用。常用药物有前列酮（Dinoprostone，PGE_2）、地诺前列素（Dinoprost，$PGF_{2\alpha}$）等。

第二节　子宫平滑肌抑制药

子宫平滑肌抑制药又称抗分娩药，可抑制子宫收缩，临床用于早产、流产及痛经的治疗，主要包括 β_2 受体激动药、硫酸镁等。

利托君

利托君（Ritodrine）能兴奋子宫平滑肌的 β_2 受体，抑制子宫平滑肌收缩，减少子宫活动而延长妊娠期，有利于胎儿发育成熟。本药对妊娠和非妊娠子宫都与抑制作用，用于防治早产。一般先采用静脉滴注，取得疗效后口服维持疗效。不良反应多与激动 β 受体有关，可发生心悸、胸闷、心律失常、血压升高、血糖升高、血钾降低等，静脉注射可出现震颤、恶心、呕吐、头痛等。严重的心血管疾病及糖尿病患者禁用。

硫酸镁

硫酸镁（Magnesium sulfate）通过拮抗钙离子，松弛子宫平滑肌，降低其对缩宫素的敏感性，从而抑制子宫收缩。主要用于防止早产和妊娠高血压综合征，但不良反应较多，一般不做首选。

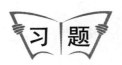

习 题

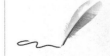

扫码"看小结"

一、选择题

【A1 型题】

1. 麦角胺治疗偏头痛的药理依据是

　　A. 强大的镇痛作用

　　B. 拮抗内源性致痛物质

C. 抑制前列腺素合成

D. 激动 α 受体，收缩血管

E. 直接收缩血管作用

2. 麦角新碱临床不宜用于催产和引产的原因是

　　A. 对子宫颈的兴奋作用明显小于子宫体

　　B. 剂量大易致子宫强直性收缩，对子宫体和子宫颈作用无差异

　　C. 口服吸收慢而不完全，难以达到有效浓度

　　D. 作用比缩宫素弱且服用不方便

　　E. 对子宫颈的兴奋作用明显大于子宫体

3. 可松弛子宫平滑肌的药物是

　　A. 麦角新碱　　　　　　　B. 利君托　　　　　　　C. 垂体后叶素

　　D. 麦角胺　　　　　　　　E. 缩宫素

4. 防治早产可选用

　　A. 麦角胺　　　　　　　　B. 缩宫素　　　　　　　C. 雌激素

　　D. 利托君　　　　　　　　E. 麦角新碱

5. 小剂量引产，大剂量产后止血的药物是

　　A. 缩宫素　　　　　　　　B. 地诺前列素　　　　　C. 垂体后叶素

　　D. 硫酸镁　　　　　　　　E. 利君托

6. 产后子宫复原一般选用的药物是

　　A. 缩宫素　　　　　　　　B. 麦角新碱　　　　　　C. 垂体后叶素

　　D. 硫酸镁　　　　　　　　E. 地诺前列酮

【A3 型题】

（7~8 题共用题干）

患者，女，30 岁。剖宫产后突然阴道出血，伴有大血块，经检查诊断为产后出血。

7. 治疗药物可选用

　　A. 麦角新碱　　　　　　　B. 特布他林　　　　　　C. 垂体后叶素

　　D. 硫酸镁　　　　　　　　E. 沙丁胺醇

8. 该药物禁用于

　　A. 催产　　　　　　　　　B. 偏头痛　　　　　　　C. 胆绞痛

　　D. 糖尿病　　　　　　　　E. 低血压

二、思考题

为什么大剂量缩宫素不能用于引产或催产？

扫码"练一练"

（黄泓轲）

第二十九章　抗过敏药

第一节　H_1 受体阻断药

案例讨论

[案例]　小芳，女性，12 岁，由于近日天气变化，加上淋雨，出现打喷嚏、流鼻涕、咳嗽等症状。早晨父母给其服用感冒药，错将"白加黑"的黑片给小芳服用。小芳在课堂上出现了精神不集中、易困现象。

[讨论]　请分析为何出现此现象？患者在选择感冒药时应注意哪些问题？

组胺（histamine）由组胺酸脱羧产生，是一种广泛存在于人体各组织的自体活性物质。通常情况下，组胺与肝素、蛋白质结合，以无活性的复合物形式储存于肥大细胞和嗜碱性粒细胞的颗粒中。在各种理化因素（炎症、变态反应、组织损伤、使用某些药物等）的刺激下，组胺以游离型的活性形式释放出来，与靶细胞膜表面组胺受体结合后，产生效应。

知识拓展

组胺受体的分布和生理作用

目前发现的组胺受体有 $H_1 \sim H_4$ 四种亚型。与过敏反应有关的 H_1 受体主要分布于支气管、胃肠、子宫平滑肌、皮肤黏膜毛细血管。组胺通过作用于受体发挥生理作用，包括：扩张小血管、降低外周阻力，使血压下降，血压下降可反射性引起心率加快；增加毛细血管的通透性，引起水肿，严重时导致休克；收缩支气管平滑肌引起呼吸困难；兴奋胃肠平滑肌引起腹泻；激活质子泵，使胃酸分泌增加；刺激感觉神经末梢，引起瘙痒和疼痛；激动中枢组胺受体，引起中枢兴奋。

H_1 受体阻断药多属乙基胺类，乙基胺与组胺侧链相似，与组胺竞争 H_1 受体而阻断组胺的作用。常用 H_1 受体阻断药作用比较，见表 29-1。

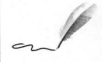

表 29 – 1　常用 H₁ 受体阻断药比较

药物	镇静催眠	抗晕止吐	维持时间（h）	临床应用
第一代				
苯海拉明（Diphenhydramine）	+ + +	+ +	4 ~ 6	皮肤黏膜过敏、晕动病、镇静催眠
异丙嗪（Promethazine）	+ + +	+ +	6 ~ 12	皮肤黏膜过敏、晕动病、镇静催眠、术后镇痛
氯苯那敏（Chlorphenamine）	+	–	4 ~ 6	皮肤黏膜过敏
赛庚啶（Cyproheptadine）	+ +	–	3	皮肤黏膜过敏
第二代				
氯雷他定（Loratadine）	–	–	12 ~ 24	皮肤黏膜过敏、过敏性鼻炎
西替利嗪（Cetirizine）	±	–	12 ~ 24	皮肤黏膜过敏、过敏性鼻炎和结膜炎
阿伐斯汀（Acrivastine）	–	–	4 ~ 6	皮肤黏膜过敏、过敏性鼻炎
依巴斯汀（Ebastine）	–	–	12 ~ 24	皮肤黏膜过敏、过敏性鼻炎
左卡巴斯汀（Levocabastine）	–	–	6	过敏性鼻炎和结膜炎

注：+ + + 强；+ + 中；+ 弱；± 极弱；– 无。

【体内过程】多数第一代 H₁ 受体阻断药口服吸收完全，在体内分布广泛，能透过血 – 脑屏障，主要在肝代谢灭活，经肾排泄。

与第一代 H₁ 受体阻断药对比，第二代 H₁ 受体阻断药具有起效快，维持时间长，药物脂溶性小，不易透过血 – 脑屏障等特点，氯雷他定、依巴斯汀等在体内的代谢产物仍具活性，作用时间延长。但部分含有哌啶和咪唑结构的 H₁ 受体阻断药有不同程度的心脏毒性，极易出现心律失常，使用时需慎重。包括特非那定（Terfenadine）和已停用的阿司咪唑（Astemizole）。

【药理作用】

1. H₁ 受体阻断作用　H₁ 受体阻断药对组胺引起的胃肠道、支气管和子宫平滑肌的痉挛性收缩均有拮抗作用。对组胺引起的血管扩张、血压下降、毛细血管通透性增加、局部水肿有部分对抗作用，对 H₂ 受体兴奋所致的胃酸分泌无拮抗作用。

2. 中枢抑制作用　多数第一代 H₁ 受体阻断药易通过血 – 脑屏障，阻断中枢的 H₁ 受体，对抗组胺引起的觉醒反应，产生镇静催眠作用。异丙嗪、苯海拉明抑制作用最强，氯苯那敏最小。苯海拉明和异丙嗪等还有防晕止吐作用，可能与其中枢抗胆碱作用有关。第二代 H₁ 受体阻断药因不易透过血 – 脑屏障，故几乎无中枢抑制作用。

3. 其他作用　多数 H₁ 受体阻断药都有抗胆碱作用，产生较弱的阿托品样作用；部分药物还有较弱的局麻作用和对心脏的奎尼丁样作用。

【临床应用】

1. 皮肤黏膜变态反应性疾病　对以组胺释放为主所致的皮肤、黏膜变态反应性疾病的疗效较好，如荨麻疹、花粉症、过敏性鼻炎、血管神经性水肿等；对昆虫咬伤、药疹、接触性皮炎及其他疾病所致的瘙痒也有较强的止痒作用；对支气管哮喘效果很差，对过敏性休克无效。

2. 晕动病和呕吐　用于晕动病、放射病等引起的呕吐，其中以苯海拉明、异丙嗪作用较强。茶苯海明（Dimenhydrinate）是苯海拉明和氨茶碱组成的复合物，抗晕动病作用较强。

3. 镇静催眠 中枢抑制作用较强的苯海拉明、异丙嗪可用于治疗失眠症，尤其是因变态反应性疾病所致瘙痒引起的失眠效果较好。

4. 人工冬眠 异丙嗪与哌替啶、氯丙嗪组成冬眠合剂用于人工冬眠。

【不良反应和注意事项】常见中枢抑制现象，表现为嗜睡、头晕、乏力和反应迟钝等，尤以苯海拉明、异丙嗪较多见；其次是胃肠道反应，可引起恶心、呕吐、腹泻等，饭后服用可减轻；还可引起视物模糊、便秘、尿潴留等。偶见兴奋失眠、烦躁不安。部分含有哌啶和咪唑结构的 H_1 受体阻断药均有不同程度的心脏毒性，极易出现心律失常。

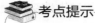 **考点提示**
氯苯那敏的药理作用及临床应用。

第二节 白三烯受体阻断药

白三烯在过敏反应的发生中起着重要作用。过敏反应发生时，肥大细胞膜上的磷脂在磷脂酶 A_2 的作用下降解为花生四烯酸，后者在 5 - 脂氧酶的作用下形成白三烯，其中以 LTC_4、LTD_4、LTE_4 最为重要。现已证明，许多过敏反应的症状与白三烯有关，如过敏性鼻炎、非甾体类抗炎药阿司匹林诱发的哮喘、运动性哮喘中的支气管痉挛都可由白三烯所致。药物通过抑制 5 - 脂氧酶或拮抗白三烯受体发挥作用。

孟鲁司特

孟鲁司特（Montelukast）是一种选择性白三烯受体阻断药，对气道的 I 型半胱氨酰白三烯受体有高度亲和力和选择性，有效抑制 LTC_4、LTD_4 与呼吸道中的半胱氨酰白三烯（$Cys-LT_1$）受体结合，有效控制哮喘症状。临床上主要用于成人和儿童慢性哮喘的预防和长期治疗、阿司匹林哮喘及预防运动诱发的支气管收缩、减轻过敏性鼻炎症状。

扎鲁司特

扎鲁司特（Zafirlukast）为白三烯受体阻断剂，能均匀拮抗人体气道平滑肌 3 个白三烯 LTC_4、LTD_4、LTE_4 多肽的收缩活性，有效地预防血管通透性增加引起的呼吸道水肿。同时抑制白三烯多肽产生的呼吸道嗜酸细胞浸润，减少气管收缩和炎症，减轻哮喘症状。临床上主要用于成人及 12 岁以上儿童支气管哮喘的长期治疗与预防。最常见不良反应有轻微头痛、胃肠道反应、咽炎，少见皮疹和氨基转移酶增高。对本药过敏者、12 岁以下儿童禁用。

第三节 肥大细胞膜稳定药

肥大细胞脱颗粒释放组胺等炎症介质是过敏反应的重要环节。肥大细胞膜稳定药在抗原抗体的反应中，可稳定肥大细胞膜，抑制肥大细胞裂解、脱粒，阻止过敏介质释放，预防哮喘的发作。

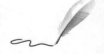

色甘酸钠

色甘酸钠（Cromoglicate Sodium）能稳定肥大细胞膜，抑制肥大细胞释放组胺、白三烯、5－羟色胺、缓激肽及慢反应物质等致敏介质，从而预防过敏反应的发生。吸入给药用于预防支气管哮喘和过敏性鼻炎，滴眼预防春季过敏性结膜炎。本药起效缓慢，一般给药数天后才显效，应在发作前2~3周用药。本药不良反应较少，偶有排尿困难，吸入可致刺激性咳嗽。

酮替芬

酮替芬（Ketotifen）为肥大细胞膜稳定剂，作用与色甘酸钠相似。本药的特点为兼有拮抗 H_1 受体及抑制过敏介质释放作用，效果优于色甘酸钠。临床用于预防各型支气管哮喘发作。吸入或滴鼻用于过敏性鼻炎，滴眼治疗过敏性结膜炎。主要不良反应为嗜睡、头晕、口干等。

第四节 其 他 类

一、钙剂

钙剂能增加毛细血管的致密度，降低通透性，从而减少渗出，减轻或缓解过敏症状。常用于荨麻疹、湿疹、接触性皮炎、血清病、血管神经性水肿等过敏性疾病的辅助治疗。主要药物有葡萄糖酸钙（Calcium Gluconate）、氯化钙（Calcium Chloride）等，需采用静脉注射，起效迅速。钙剂注射时有全身发热，注射过快可产生心律失常甚至心搏停止，还可引起呕吐、恶心和高钙血症，故应缓慢注射。

二、免疫抑制剂

免疫抑制剂主要对机体免疫功能具有非特异性的抑制作用，对各型过敏反应均有效，但主要用于治疗顽固性外源性过敏反应性疾病、自身免疫性疾病和器官移植抗排斥反应等。这类药物主要有肾上腺皮质激素泼尼松、地塞米松等，以及环孢素、硫唑嘌呤等（详见相关章节）。

三、维生素类

维生素 C（Vitamine C）有较强的抗氧化作用，能帮助人体清除自由基，保护人体组织细胞免受自由基的破坏和损伤。辅酶 Q_{10}（Coenzyme Q_{10}）为自由基清除剂，能改善线粒体呼吸功能，抑制线粒体的过氧化，从而保护细胞膜功能，减轻或避免过敏反应。

知识拓展

粉尘螨滴剂

粉尘螨滴剂是由粉尘螨的活性成分配制而成的脱敏治疗药物。该产品针对螨过敏性哮喘及过敏性鼻炎，通过舌下含服给药使患者反复接触，令患者产生特异性的阻断抗体和免疫耐受，从而使患者对粉尘螨的过敏反应减轻，是一种针对螨过敏性疾病的病因治疗。

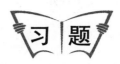 习 题

一、选择题

【A1 型题】

1. H_1 受体阻断药对下列过敏反应疗效较差的是
   A. 过敏性鼻炎　　　　B. 支气管哮喘　　　　C. 血管神经性水肿
   D. 荨麻疹　　　　　　E. 昆虫叮咬的皮肤瘙痒

2. 治疗对晕动病无效的是
   A. 苯海拉明　　　　　B. 茶苯海明　　　　　C. 异丙嗪
   D. 东莨菪碱　　　　　E. 西替利嗪

3. 氯化钙治疗过敏性疾病时，给药途径为
   A. 口服　　　　　　　B. 吸入　　　　　　　C. 稀释后静脉注射
   D. 皮下注射　　　　　E. 肌内注射

4. 抗组胺药的作用机制是
   A. 加速组胺代谢　　　　B. 抑制组胺合成
   C. 抑制组胺释放　　　　D. 与组胺结合，使组胺失去活性
   E. 竞争性阻断组胺受体

5. H_1 受体阻断药不具有的药理作用是
   A. 对抗组胺引起的血管扩张，使血管通透性降低
   B. 抑制中枢
   C. 防晕，止吐
   D. 抗胆碱作用
   E. 抑制胃酸分泌

6. 某驾驶员患有过敏性鼻炎，工作期间可使用
   A. 苯海拉明　　　　　B. 异丙嗪　　　　　　C. 氯苯那敏
   D. 西替利嗪　　　　　E. 茶苯海明

7. 能稳定肥大细胞膜，抗过敏需提前使用的药物是
   A. 苯海拉明　　　　　B. 色甘酸钠　　　　　C. 氯苯那敏
   D. 西替利嗪　　　　　E. 赛庚啶

8. 兼有拮抗 H_1 受体及抑制过敏介质释放作用的药物是
   A. 左卡巴斯汀　　　　B. 氯化钙　　　　　　C. 酮替芬
   D. 西替利嗪　　　　　E. 色甘酸钠

9. 属于免疫抑制剂类抗过敏药的是
   A. 地塞米松　　　　　B. 葡萄糖酸钙　　　　C. 酮替芬
   D. 氯苯那敏　　　　　E. 苯海拉明

10. 冬眠合剂中属于 H_1 受体阻断药的是

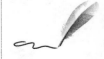

  A. 苯海拉明   B. 异丙嗪   C. 哌替啶

  D. 西替利嗪   E. 氯雷他定

【A3型题】

(11~12题共用题干)

  患者，女性，27岁。因全身瘙痒就诊，伴恶心，胸闷，气短，睡眠差，无既往病史。查体显示：全身泛发大小不等、形态各异的红色风团，部分融合成片，界限清晰，压之褪色、触之皮温高，间有较多水肿性红斑及少量抓痕。咽部充血明显。诊断为急性荨麻疹。

11. 患者可选用的药物不包括

  A. 酮替芬   B. 氯雷他定   C. 地塞米松

  D. 酚妥拉明   E. 西替利嗪

12. 可用于治疗该病的药物中最易导致嗜睡的是

  A. 西替利嗪   B. 氯雷他定   C. 左卡巴斯汀

  D. 赛庚啶   E. 地塞米松

二、思考题

H_1受体阻断药的临床应用有哪些？

扫码"练一练"

                       （林 浩）

第三十章 作用于血液和造血器官药物

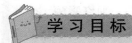 **学习目标**

1. **掌握** 铁剂的药理作用、临床应用、不良反应和注意事项；叶酸、维生素B_{12}、维生素K、肝素的药理作用和临床应用。

2. **熟悉** 氨甲苯酸、链激酶的药理作用和临床应用。

3. **了解** 抗血小板药、促白细胞增生药、血容量扩充药的药理作用和临床应用。

第一节 抗贫血药

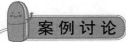 **案例讨论**

[案例] 患者，女，38岁。患有缺铁性贫血，最近因尿路感染去医院就诊。医生给其开具下列处方：

多西环素片 $0.25g×20$

用法：口服，0.25g，一日4次。

硫酸亚铁片 $0.3g×18$

用法：口服，0.3g，一日3次。

[讨论] 以上用药是否合理？为什么？

贫血是指循环血液中红细胞数目或血红蛋白含量低于正常。临床常见的三种贫血，包括缺铁性贫血、巨幼细胞贫血和再生障碍性贫血。对贫血的治疗主要采取对因治疗和补充疗法。缺铁性贫血可补充铁剂，巨幼细胞贫血可补充叶酸和维生素B_{12}，而再生障碍性贫血为骨髓造血功能抑制，治疗比较困难。

铁剂

常用的铁剂包括硫酸亚铁（Ferrous Sulfate）、枸橼酸铁铵（Ferri Ammonium Citrate）、富马酸亚铁（Ferrous Fumarate）、山梨醇铁（Iron Sorbitex）和右旋糖酐铁（Iron Dextran）等。

【体内过程】食物中的铁和口服铁剂都以Fe^{2+}在十二指肠和空肠上段吸收。铁剂的吸收率与体内储存铁的多少有关，一般情况下为10%，当发生缺铁性贫血时可提高至30%。胃酸、食物中果糖、半胱氨酸和维生素C等有助于将Fe^{3+}还原为Fe^{2+}而促进吸收。胃酸缺乏、服用抗酸药、高钙和高磷酸盐食品及四环素类药物等均可使铁沉淀或络合，妨碍铁的吸收。食物中肉类的血红素铁吸收最佳，蔬菜中的铁吸收较差。

进入血浆的Fe^{2+}被氧化成Fe^{3+}，通过转铁蛋白转运到骨髓和红细胞膜上，再与转铁蛋白受体结合，通过胞饮作用进入细胞内用于合成血红蛋白。正常情况下，机体很少排泄或丧失铁，代谢后释放出来的铁仍可被机体所利用，故正常成年男子和绝经后的妇女只需每日从食物中补偿每天所丧失的 1mg 铁即可，但对生长发育期的婴儿、儿童、青少年和妊娠期妇女，铁的需要量将相对或绝对地增加。

【药理作用】 铁是机体必需的微量元素，是组成血红蛋白、肌红蛋白、血红素酶、金属蛋白酶、过氧化氢酶等的必需元素。各种原因造成的机体缺乏铁，均可影响血红蛋白的合成而导致贫血。

【临床应用】 铁制剂常用于治疗缺铁性贫血，尤其对月经过多、痔疮出血、子宫肌瘤等慢性失血、营养不良、儿童生长发育、妊娠等所致的贫血疗效较好，用药后症状迅速改善，治疗后 10 ~ 15 日网织红细胞数量达到高峰，血红蛋白 2 ~ 4 周明显升高，4 ~ 8 周接近正常。但体内储存铁量恢复正常需要时间较长，故重度贫血患者需要连用 2 ~ 3 月方可使体内铁储存恢复正常。

【不良反应和注意事项】

1. 胃肠道反应 口服铁剂常见胃肠道反应，如恶心、呕吐、腹部不适、腹痛腹泻等，宜餐后服用。

2. 便秘和黑便 长期服用可引起便秘和黑便，可能是由于 Fe^{2+} 与肠道内产生的硫化氢结合，染黑大便，并减弱了硫化氢肠蠕动刺激作用。

3. 急性中毒 小儿误服铁剂 1g 以上可发生急性中毒，表现出恶心、呕吐、急性循环衰竭、休克、胃黏膜凝固性坏死，急救措施包括以碳酸氢钠溶液洗胃，并用特殊解毒剂去铁胺治疗。

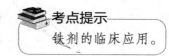
考点提示
铁剂的临床应用。

叶酸

叶酸（Folic Acid）广泛存在于动、植物中，尤其以酵母、肝脏及绿叶蔬菜中含量最多。叶酸不耐热，易氧化，食物经过烹调后可损失 50% 以上的叶酸。人体不能合成叶酸，必须从食物中获取。成人每日需摄入 200μg 叶酸，而妊娠及哺乳妇女则每日需摄入 300 ~ 400μg 叶酸方可满足生理需要。

【药理作用】 叶酸为细胞生长和分裂所必需的物质，一旦缺乏易导致巨幼细胞贫血。引起叶酸缺乏的主要原因包括：①需求量增加，如妊娠期、婴儿期及溶血性贫血；②吸收不良、胃肠道切除、胃肠功能紊乱等；③应用叶酸拮抗药，如甲氨蝶呤、甲氧苄啶等；④营养不良、偏食、饮酒。

叶酸被吸收后在体内被还原为四氢叶酸进入循环，四氢叶酸作为辅酶，通过传递一碳单位参与体内嘌呤、嘧啶等核苷酸的合成和氨基酸的互变。当体内缺乏叶酸时，其介导的一碳单位代谢发生障碍，影响核苷酸的合成，尤其是细胞核中的 DNA 合成减少，血细胞发育障碍，造成巨幼细胞性贫血。

【临床应用】 可用于各种原因所致的巨幼细胞贫血的补充治疗，尤其对营养不良或婴儿期、妊娠期巨幼细胞贫血疗效较好。治疗时，辅以维生素 B_{12}，两者合用疗效更好。叶酸对抗剂甲氨蝶呤、乙氨嘧啶等引起的巨幼细胞贫血，必须用亚叶酸

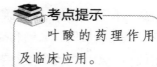
考点提示
叶酸的药理作用及临床应用。

钙治疗。对于维生素 B_{12} 缺乏导致的"恶性贫血"，单用叶酸仅能纠正异常血常规，而不能改善神经损害症状，故治疗时应以维生素 B_{12} 为主，叶酸为辅。孕期补充叶酸可预防神经管缺陷。

【不良反应和注意事项】 偶见过敏反应，长期服用部分患者可出现恶心、厌食等胃肠道反应。

维生素 B_{12}

维生素 B_{12}（Vitamin B_{12}）是一类含钴的水溶性 B 族维生素，广泛存在于动物内脏、牛奶、蛋类食品中。正常人每天需要维生素 B_{12} $1 \sim 2\mu g$。

【体内过程】 食物中或口服维生素 B_{12} 必须与胃壁细胞分泌的内因子形成复合物，方可免受胃液和肠道细菌的破坏，然后进入回肠被吸收，通过钴胺素传递蛋白到达靶器官。口服后 $8 \sim 12$ 小时维生素 B_{12} 浓度达到峰值；肌内注射 40 分钟时，约 50% 吸收入血液。维生素 B_{12} 主要经肾排泄。

【药理作用】 维生素 B_{12} 是细胞分裂发育和维持神经组织髓鞘的完整所必需的物质，参与体内多种生化代谢。维生素 B_{12} 促进四氢叶酸的利用，影响核酸的合成和某些氨基酸的互变，如果反应受阻，会导致叶酸缺乏相同的症状。维生素 B_{12} 还能促进脂肪和糖代谢。维生素 B_{12} 缺乏时会影响正常神经髓鞘磷脂的合成，造成周围神经炎。

【临床应用】 主要用于维生素 B_{12} 缺乏所致的恶性贫血和巨幼细胞贫血，也可作为神经炎、神经萎缩等神经系统疾病、肝脏疾病等的辅助治疗药物，还可作为氰化物中毒的解救药物，恶性贫血的辅助诊断药物。

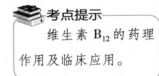
考点提示
　维生素 B_{12} 的药理作用及临床应用。

【不良反应和注意事项】 少数患者可致过敏反应，甚至过敏性休克，故不应滥用。

促红细胞生成素

促红细胞生成素（Erythropoietin）是由肾脏和肝脏分泌的一种激素样物质，能够促进红细胞生成。人体缺氧时，促红细胞生成素生成增加，并导致红细胞增生。适用于肾功能不全所致的贫血。

第二节　促凝血药

促凝血药即止血药，能激活凝血过程中的某些凝血因子而加速凝血过程，或抗纤维蛋白水解使出血停止。促凝血药主要用于某些凝血功能低下所致的出血性疾病的治疗。

一、作用于凝血通路上的药物

维生素 K

维生素 K（Vitamine K）的基本结构为甲基萘醌。天然存在的维生素 K_1、K_2 为脂溶性，维生素 K_1 主要存在于绿色植物中，维生素 K_2 由肠道细菌产生。人工合成的维生素 K_3、K_4、

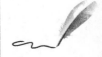

K$_5$为水溶性。

【体内过程】维生素 K$_1$、K$_2$口服吸收需要胆盐协助，而维生素 K$_3$、K$_4$、K$_5$可以直接进入血液循环，不需要胆盐协助。维生素 K 肌注吸收迅速，大部分以原型经胆汁或经肾排泄。

【药理作用】维生素 K 是肝脏谷氨酸残基 γ 羧化酶的辅酶，参与凝血因子 Ⅱ、Ⅶ、Ⅸ、Ⅹ、抗凝蛋白 C 和抗凝蛋白 S 的生物合成，并能循环再利用。当维生素 K 循环或摄取出现障碍时，可使凝血因子合成减少，导致凝血酶原时间延长而引起出血。

【临床应用】

1. 维生素 K 缺乏症　主要用于胆汁分泌不足导致的维生素 K 吸收障碍；长期应用广谱抗生素导致的维生素 K 合成障碍；早产儿、新生儿肝脏维生素 K 合成不足等原因引起的出血性疾病。

2. 抗凝药过量的解毒　可拮抗双香豆素类、水杨酸类等过量引起的出血。

【不良反应及注意事项】不良反应少见，口服维生素 K$_3$、K$_4$常致恶心、呕吐等胃肠道反应。静注过快会导致面部潮红、出汗、胸闷、支气管痉挛，甚至危及生命。葡萄糖－6－磷酸脱氢酶缺乏的患者也易诱发急性溶血性贫血。

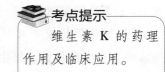

考点提示

维生素 K 的药理作用及临床应用。

二、抑制纤溶酶作用的药物

氨甲苯酸

氨甲苯酸（Aminomethylbenzoic Acid）为赖氨酸的类似物，能竞争性抑制纤溶酶原激活因子，使纤溶酶原不能激活成纤溶酶，从而抑制纤维蛋白的溶解，产生止血效果。主要用于治疗纤溶酶过度活化、纤维蛋白溶解亢进所致的各类出血，如子宫、肺、肝、前列腺、甲状腺、肾上腺等脏器外伤或手术所致的出血，以及口腔、鼻、喉的局部止血，抗慢性渗血效果较好。不良反应常见胃肠道反应，用量过大可致血栓或诱发心肌梗死，静脉注射过快可引起低血压。

三、凝血因子制剂

凝血酶

凝血酶（Thrombin）由凝血酶原转变而来，能直接激活血液中的纤维蛋白原转变为纤维蛋白，加速血液凝固而止血。从猪、牛血中提取出的无菌制剂主要用于外伤、手术等局部止血，口服或局部灌注也用于消化道止血。必须直接与创面接触才起止血作用，严禁注射，应现用现配，避免与酸、碱和重金属发生反应。

第三节　抗凝血药

抗凝血药是指能通过干扰机体凝血过程的某些环节而阻止血液凝固的药物，临床主要用于防治血栓栓塞性疾病。

一、增强抗凝血酶Ⅲ作用的药物

扫码"看一看"

肝素

肝素（Heparin）是机体嗜碱性粒细胞和肥大细胞分泌的氨基葡聚糖，因首先从肝脏中发现而得名，目前主要从牛肺或猪小肠黏膜内提取。化学结构为 D–葡糖胺、L–艾杜糖醛酸和 D–葡萄糖醛酸交替组成的氨基葡聚糖，分子量为 5～40kD，带有大量负电荷而呈强酸性。

【体内过程】肝素是带有大量负电荷的大分子物质，不易通过生物膜，口服后在肠道被破坏，皮下注射血浆浓度低，肌内注射易导致局部血肿，因此临床多采用静脉给药。静脉注射后起效迅速，主要分布于血浆，在肝经肝药酶代谢为低抗凝活性的尿肝素，少量以原型经肾排泄。$t_{1/2}$ 为 1～2 小时，可因剂量增加而延长，肺栓塞、肺气肿患者 $t_{1/2}$ 缩短，肝肾功能障碍者 $t_{1/2}$ 则明显延长。

【药理作用】

1. 抗凝血作用　肝素在体内、体外均有迅速而强大的抗凝作用，可阻止血块形成和延长形成时间，但不能溶解血栓。静脉注射后迅速起效，血液凝固时间、凝血酶时间及凝血酶原时间均明显延长，作用维持 3～4 小时。

肝素的抗凝活性主要取决于抗凝血酶Ⅲ（AT–Ⅲ）。抗凝血酶Ⅲ是一种丝氨酸蛋白酶抑制剂，能与丝氨酸蛋白酶类凝血因子Ⅱa、Ⅶa、Ⅸa、Ⅹa、Ⅺa 等发生缓慢结合，形成稳定复合物，从而使上述凝血因子失活，发挥抗凝血作用。肝素与抗凝血酶Ⅲ结合后，使抗凝血酶Ⅲ构象发生改变，可使抗凝血酶Ⅲ的反应提高 1000 倍以上。

2. 其他　肝素还有抑制血小板聚集、促进血管内皮细胞释放蛋白酯酶、抑制血管内皮细胞增生和抗炎等作用。

【临床应用】

1. 血栓栓塞性疾病　主要用于防治血栓的形成与扩大，如外周静脉血栓、肺栓塞、脑梗死及急性心肌梗死等，尤其适用于急性动、静脉血栓的形成。

2. 弥散性血管内凝血（DIC）　DIC 早期发生凝血使纤维蛋白原及其他凝血因子耗竭而发生严重的继发性出血，早期静脉注射肝素可防止凝血因子的消耗。

知识拓展

弥散性血管内凝血

弥散性血管内凝血（DIC）是以不同原因导致的凝血因子和血小板激活，凝血酶增多及微血栓广泛形成病理特征的获得性临床综合征。最初由于某些促凝物质大量入血，激活机体凝血系统，引起凝血–抗凝血功能平衡打破。在微血管内广泛形成由纤维蛋白和血小板聚集形成的微血栓，大量凝血因子和血小板被消耗，继发性纤维蛋白溶解功能增强，导致明显的出血、器官功能障碍、贫血及休克。

3. 体外抗凝　用于输血、心血管手术、血液透析、体外循环等的抗凝。

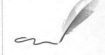

【不良反应和注意事项】

1. 自发性出血 出血是肝素最常见的不良反应，表现为各种黏膜出血、关节腔积血和伤口出血等。因此，应严格控制剂量并严密监测患者凝血时间。一旦出血应立刻停药，轻者可自行恢复。严重者需缓慢静脉注射特效解毒剂硫酸鱼精蛋白，急救注射 1mg 鱼精蛋白可对抗 100U 肝素，但每次剂量不可超过 50mg，因为硫酸鱼精蛋白剂量过大也会产生抗凝血作用。

2. 血小板减少 发生率为 5%~6%，多发生于肝素使用后 1~4 天，一般程度较轻，不需停药即可自行恢复。严重者发生在用药后 7~10 天，与机体产生抗血小板特异性抗体有关。一旦发生，应立即停药，并换用重组水蛭素、达那肝素等。应用牛肺制品时发生率较高，故在使用期间注意监测血小板计数。

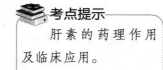

考点提示

肝素的药理作用及临床应用。

3. 其他 偶见哮喘、荨麻疹、结膜炎和发热等过敏反应。长期应用肝素可造成脱发、骨质疏松和骨折等，妊娠期妇女应用可导致早产及死胎。

低分子量肝素

低分子量肝素（Low Molecular Weight Heparins）是从普通肝素分离制备获得，分子量比肝素小，生物利用度高，$t_{1/2}$ 较长。能选择性抑制凝血因子 X 的活性，而对其他凝血因子影响较小，不影响已形成的凝血酶，抗血栓作用强，抗凝作用弱，出血发生率低。还可促进组织型纤溶酶原激活物的释放，加强组织型纤溶酶原激活剂等的纤溶作用。临床常用于预防高危患者的静脉血栓栓塞，治疗肺动脉栓塞、静脉血栓形成、不稳定心绞痛，还可作为血液透析时体外循环的抗凝剂等。目前临床常用的制剂有：依诺肝素（Enoxaparin）、弗希肝素（Fraxiparin）、洛莫肝素（Lomoparin）等。

二、拮抗维生素 K 作用的药物

香豆素类

本类药物有华法林（Warfarin）、双香豆素（Dicoumarol）、醋硝香豆素（Acenocoumarol）等。它们均具有 4–羟基香豆素的结构，口服有效，又称口服抗凝血药。

【体内过程】 华法林和醋硝香豆素吸收快而安全，双香豆素的吸收因受食物的影响慢而不规则；这 3 种药物的血浆蛋白结合率较高，双香豆素几乎全部与血浆蛋白结合，$t_{1/2}$ 为 10~60 小时，能通过胎盘屏障，双香豆素和醋硝香豆素也可见于母乳中；主要在肝代谢，经肾排泄，醋硝香豆素大部分以原型经肾排泄。

【药理作用】 本类药物的结构与维生素 K 相似，能竞争性抑制肝脏的维生素 K 环氧化物还原酶，阻止氢醌型维生素 K 的生成，妨碍维生素 K 的循环再利用，从而阻碍凝血因子 Ⅱ、Ⅶ、Ⅸ、X 及抗凝蛋白 C 和抗凝蛋白 S 前体谷氨酸残基 γ–羧化，影响其活性，产生抗凝作用。本类药物只能阻止凝血因子前体的生成过程，体外无抗凝作用，对已羧化的凝血因子无影响，需等血液循环中的凝血因子耗竭后才能产生作用，因此显效慢。口服后至少需经 12~24 小时才出现作用，1~3 天达高峰，维持 3~4 天。

【临床应用】临床主要用于防治血栓栓塞性疾病和降低凝血倾向，如心房纤颤、心脏瓣膜病所致血栓栓塞；也可用于人工瓣膜修复术、髋关节固定术后防止静脉血栓发生。优点是口服有效，作用时间较长；缺点是显效慢，作用过于持久，剂量不易控制。对于需要快速抗凝者则应先使用肝素发挥疗效后，再用香豆素类药物维持疗效。该类药与抗血小板药合用，可减少外科大手术、风湿性心脏病、人工瓣膜置换术的静脉血栓发生率。

【不良反应和注意事项】过量易发生出血，常见鼻、牙龈、皮肤黏膜瘀斑及内脏出血，最严重者为颅内出血。因此，用药期间必须注意监测凝血酶原时间，控制在 25～30 秒。剂量过大引起严重出血，应立刻停药并静脉注射维生素 K，同时输注新鲜血液。有出血倾向、血友病、血小板功能不全、血小板减少症、紫癜、严重高血压、溃疡病、颅内出血、肝肾功能不全、妊娠期妇女、先兆流产及产后、外伤及术后等患者禁用。

【药物相互作用】合用保泰松等血浆蛋白结合率高的药物会使血浆中游离香豆素类药物浓度升高，抗凝作用增强；广谱抗生素抑制肠道菌群，减少维生素 K 形成，增强其抗凝作用；与阿司匹林等血小板抑制剂合用可发生协同作用，增强抗凝的作

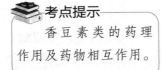

考点提示
　　香豆素类的药理作用及药物相互作用。

用；合用西咪替丁等肝药酶抑制剂可增强凝血作用，合用肝药酶诱导剂如苯巴比妥等能降低抗凝作用。

三、体外抗凝药

枸橼酸钠

枸橼酸钠（Sodium Citrate）为体外抗凝药，体内无抗凝作用。能与钙离子形成难解离的可溶性络合物枸橼酸钙，导致血中钙离子浓度降低，妨碍钙离子促凝作用，发挥抗凝血功能。仅适用于体外抗凝血，如体外血液保存、输血、血液化验等。可能引起低血钙，可使用葡萄糖酸钙等钙剂拮抗。

第四节　纤维蛋白溶解药

纤维蛋白溶解药，又称溶栓药，能将纤维蛋白溶解酶原（纤溶酶原）转变为纤维蛋白溶解酶（纤溶酶），从而迅速水解纤维蛋白和纤维蛋白原，产生溶解血栓的作用。

链激酶

链激酶（Streptokinase，SK）是由 β - 溶血性链球菌产生的一种蛋白质，近年来已可用基因重组技术制备，称为重组链激酶（Recombinant Streptokinase，r - SK）。

【药理作用】链激酶本身没有活性，与内源性纤溶酶原结合成复合物后，能促使纤溶酶原转变为纤溶酶，进而迅速水解刚形成的血栓中的纤维蛋白，使血栓溶解。

【临床应用】主要用于治疗急性血栓栓塞性疾病，静脉注射可治疗动、静脉内血栓新形成和栓塞，如急性肺栓塞、深部静脉血栓、心肌梗死早期治疗等，以血栓形成不超过 6 小

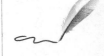

时疗效最佳，对形成时间较久的血栓难以发挥作用。

【不良反应和注意事项】主要不良反应为注射部位出现血肿，一般不需治疗，如严重出血可注射氨甲苯酸对抗。此外，链激酶具有抗原性，能引起过敏反应，出现寒战、头痛、发热等症状。出血性疾病、新创伤、伤口愈合中、消化道溃疡、严重高血压者禁用。

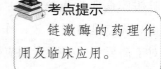

考点提示

链激酶的药理作用及临床应用。

尿激酶

尿激酶（Urokinase，UK）可直接激活纤溶酶原转变为纤溶酶，溶解血栓，还能抑制血小板聚集。适应证、不良反应及禁忌证与链激酶相似，无抗原性但价格昂贵。

人重组组织纤溶酶原激活物

人重组组织纤溶酶原激活物（tissuse – type Plasminogen Activator，t – PA）可激活内源性纤溶酶原转变为纤溶酶，溶解血栓。溶栓作用较强，对血栓具有选择性，对纤维蛋白上结合的纤溶酶原激活作用强，对血浆中纤溶酶原激活作用弱，引起出血的副作用较小，且对人无抗原性。临床上主要用于治疗肺栓塞和急性心肌梗死早期。

第五节　抗血小板药

抗血小板药（antiplatelet drug）是一类能抑制血小板黏附、聚集以及释放，防止血栓形成的药物，主要用于防治心脏或脑缺血性疾病、外周血栓栓塞性疾病。

阿司匹林

阿司匹林（Aspirin）为解热镇痛抗炎药，小剂量阿司匹林（75~150 mg/d）可抑制血小板中前列腺素合成酶，使前列腺素合成减少，抑制血小板的聚集，防止血栓形成。临床上可用于预防和治疗慢性稳定型心绞痛、急性脑卒中、心肌梗死等疾病。

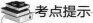

考点提示

阿司匹林、双嘧达莫的药理作用、作用机制及临床应用。

双嘧达莫

双嘧达莫（Dipyridamole）能通过多种机制发挥体内外抗凝作用，抑制血小板的聚集和黏附：①抑制磷酸二酯酶，减少 cAMP 降解，从而抑制血小板聚集；②增强 PGI_2 活性，抑制血小板聚集；③激活腺苷酸环化酶，增加血小板内 cAMP 浓度，抑制腺苷再摄取，增加腺苷含量；④轻度抑制血小板环氧合酶，减少 TXA_2 合成。单独应用作用弱，多与华法林、阿司匹林等口服抗凝药合用。不良反应有头痛、眩晕、恶心、呕吐等。

利多格雷

利多格雷（Ridogrel）抑制 TXA_2 合成酶作用强，可减少 TXA_2 合成，中度程度阻断

TXA₂受体，拮抗 TXA₂作用。主要用于心肌梗死、缺血性脑卒中及心绞痛等血栓栓塞性疾病的治疗。不良反应主要为胃肠道反应，易耐受。

水蛭素

水蛭素（Hirudin）为多肽类化合物，是目前最强的凝血酶特异性抑制药。水蛭素与凝血酶结合后，抑制凝血酶的蛋白水解功能，从而抑制纤维蛋白的凝集，也抑制凝血酶引起的血小板聚集和分泌，易于溶解纤维蛋白和交联蛋白形成的血小板聚集物，最终达到抗凝的目的。主要用于治疗 DIC、心脑血管疾病如急性冠状动脉综合征、血液透析等。主要不良反应是出血和低血压。

阿昔单抗

阿昔单抗（Abciximab）是血小板膜 GPⅡb/Ⅲa 受体阻断药，可竞争性阻断纤维蛋白原与血小板表面 GPⅡb/Ⅲa 受体结合，有效抑制各种诱导剂激发的血小板聚集。具有作用强，不良反应少的特点。临床用于不稳定型心绞痛、降低心肌梗死发生率及冠状动脉形成术后急性缺血性并发症的预防。主要不良反应是出血，特别是胃肠道出血。

第六节　促进白细胞增生药

促进白细胞增生药可兴奋骨髓造血功能，用于治疗许多疾病、药物，特别是肿瘤患者的放疗、化疗引起的白细胞减少症。

非格司亭

非格司亭（Filgrastim）又叫人粒细胞集落刺激因子（granulocyte colony stimulating factor，G－CSF），是由血管内皮细胞、单核细胞、成纤维细胞以及其他免疫细胞合成的糖蛋白。非格司亭能增加中性粒细胞的生成、趋化及吞噬等功能，增加骨髓造血干细胞动员进入外周血液。非格司亭可使某些骨髓发育不良和骨髓损伤患者中性粒细胞数目增加，对骨髓移植和高剂量化疗后的严重中性粒细胞减少有效。临床用于治疗严重白细胞或粒细胞减少症，如肿瘤放疗、化疗引起的骨髓抑制，自体骨髓移植及再生障碍性贫血等。不良反应有过敏反应、骨痛等。

沙格司亭

沙格司亭（Sargramostim）又称粒细胞－巨噬细胞集落刺激因子（granulocyte－macrophage colony stimulating factor，GM－CSF），为白细胞生产因子，是比 G－CSF 具有更广泛活性的多潜能造血生长因子。其主要作用是刺激粒细胞、单核细胞、巨噬细胞和巨核细胞等多种细胞的集落形成和增生，增强成熟中性粒细胞的吞噬功能。临床主要用于预防恶性肿瘤放疗、化疗引起的白细胞减少以及并发感染等。不良反应较 G－CSF 多而重，表现为发热、关节及肌肉痛、组织水肿和胸腔及心包积液等。

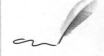

第七节　血容量扩充药

血容量扩充药又称血浆代用品，能提高血浆胶体渗透压、增加血浆容量和维持血压，阻止红细胞及血小板聚集，降低血液黏滞性，从而改善微循环。目前常用的是右旋糖酐、人血白蛋白等。

右旋糖酐

右旋糖酐（Dextran）为高分子葡萄糖聚合物，能提高血浆胶体渗透压、增加血浆容量和维持血压，降低血液黏滞性，阻止红细胞及血小板聚集，从而改善微循环。其作用强度、维持时间按分子量从大到小逐渐减弱。临床常用的血浆代用品为中分子右旋糖酐，主要用于出血性、烧伤性及创伤性休克。低、小分子右旋糖酐能改善微循环，预防或消除血管内红细胞聚集和血栓形成，也有短暂的扩充血容量作用，可用于各种休克所致的微循环障碍、心绞痛、急性心肌梗死、弥散性血管内凝血等。不良反应偶见过敏反应、出血等。

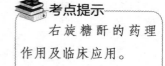

考点提示

右旋糖酐的药理作用及临床应用。

人血白蛋白

人血白蛋白可增加血容量和维持血浆胶体渗透压，临床可用于失血创伤、烧伤引起的休克；脑水肿及损伤引起的颅内压升高；肝硬化及肾病引起的水肿、腹水；新生儿高胆红素血症等。不良反应表现为寒战、发热、发疹等。

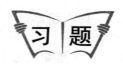

习　题

扫码"看小结"

一、选择题

【A1 型题】

1. 口服防止静脉血栓的药物是
   A. 尿激酶　　　　　　　　B. 链激酶　　　　　　　　C. 华法林
   D. 低分子量肝素　　　　　E. 氨甲苯酸

2. 肝素可用于治疗的疾病是
   A. 先兆流产　　　　　　　B. 严重高血压　　　　　　C. 肺栓塞
   D. 血小板减少性紫癜　　　E. 血友病

3. 弥散性血管内凝血（DIC）选用的药物是
   A. 维生素 K　　　　　　　B. 肝素　　　　　　　　　C. 叶酸
   D. 亚叶酸钙　　　　　　　E. 双香豆素

4. 妨碍铁剂在肠道吸收的物质是
   A. 维生素 C　　　　　　　B. 果糖　　　　　　　　　C. 食物中半胱氨酸
   D. 食物中高磷、高钙、鞣酸等　　　　　　　　　　　E. 稀盐酸

5. 抗凝血药的禁忌证不包括
   A. 消化性溃疡 　　　B. 活动性出血 　　　C. 严重高血压
   D. 有近期手术史者 　E. 冠脉急性闭塞

6. 治疗恶性贫血症应首选
   A. 维生素 B_{12} 　　B. 叶酸 　　　　　C. 铁剂
   D. 肝素 　　　　　　E. 叶酸 + 维生素 B_{12}

7. 用于香豆素类引起自发性出血的解救的药物是
   A. 阿司匹林 　　　　B. 鱼精蛋白 　　　C. 尿激酶
   D. 维生素 B_{12} 　　E. 维生素 K

8. 肝素体内抗凝最常用的给药途径为
   A. 口服 　　　　　　B. 腹腔注射 　　　C. 栓剂
   D. 皮下注射 　　　　E. 静脉注射

9. 防治新生儿出血的药物是
   A. 华法林 　　　　　B. 维生素 K 　　　C. 鱼精蛋白
   D. 氨甲苯酸 　　　　E. 枸橼酸钠

【A3 型题】

(10～11 题共用题干)

患者女性，因面色苍白、疲乏无力、厌食、消化不良、舌痛、舌乳头萎缩就诊，外周血呈大细胞性贫血，骨髓中出现巨幼红细胞。

10. 该患者的疾病诊断是
    A. 维生素 B_{12} 缺乏性贫血　B. 缺铁性贫血 　　　C. 巨幼细胞贫血
    D. 普通贫血 　　　　　　　　E. 失血性贫血

11. 若该患者的贫血由营养不良引起，则最宜选用的药物是
    A. 维生素 B_{12} 　　　　　B. 叶酸 　　　　　C. 叶酸为主，维生素 B_{12} 为辅
    D. 红细胞生成素 　　　　　E. 亚叶酸钙

二、思考题

1. 应用铁剂有何注意事项？
2. 比较肝素和香豆素类药物的不同点。

扫码"练一练"

（黄泓轲）

第三十一章　作用于呼吸系统药物

呼吸系统疾病的常伴有咳嗽、咯痰、喘息三大症状，多由感染或超敏反应引起，各种症状可单独或同时存在并相互诱发和加重。作用于呼吸系统的药物主要是针对这三种症状的对症治疗药物，包括镇咳、祛痰和平喘的药物。由于咳、痰、喘常伴随出现，因此，单用镇咳药、祛痰药或平喘药难以完全控制症状，临床多采用复方制剂或配伍用药。

第一节　平喘药

支气管哮喘是由多种细胞和细胞组分参与的气道慢性炎症性疾病，与气道高反应性相关，通常出现广泛而多变的可逆性气流受限，导致反复发作的喘息、气促、胸闷和咳嗽等症状。支气管哮喘多在夜间和清晨发作，多数患者可自行缓解或经治疗缓解。

知识链接

哮喘发作的病理变化

哮喘发作时，支气管平滑肌痉挛性收缩。此时大量炎性细胞（嗜酸性粒细胞、肥大细胞、T淋巴细胞、中性粒细胞等）释放出多种炎症介质（组胺、5-羟色胺、白三烯、前列腺素、血栓素等），引起毛细血管通透性增加、支气管黏膜水肿、腺体分泌增加，使渗出物阻塞气道，导致通气障碍和气道高反应性。同时因气道上皮受损，神经末梢暴露，受炎症介质作用后，释放神经肽、P物质等，进一步加重支气管黏膜水肿、腺体分泌和支气管平滑肌痉挛。

根据哮喘发作的病理变化，平喘药主要通过扩张支气管和抗炎抗过敏缓解或预防哮喘发作。常用的平喘药根据其作用机制分为以下三类：①支气管扩张药；②抗炎平喘药；③抗过敏平喘药。

一、支气管扩张药

支气管扩张药包括：β受体激动药、M受体阻断药、茶碱类。

（一）β受体激动药

本类药物激动支气管平滑肌 β_2 受体，松弛支气管平滑肌，使支气管扩张而产生平喘作用。根据药物激动 β 受体的选择性不同，可分为非选择性 β 受体激动药和选择性 $β_2$ 受体激动药。

非选择性 β 受体激动药以异丙肾上腺素、肾上腺素和麻黄碱为代表（详见第八章拟肾上腺素药）。本类药物可激动心脏 $β_1$ 受体，引起严重的心血管反应。故临床上使用较少。

选择性 $β_2$ 受体激动药对 $β_1$ 受体作用弱，常规剂量口服或吸入给药时很少产生心血管反应。本类药物通过激动支气管平滑肌的 $β_2$ 受体，激活腺苷酸环化酶，使细胞内的环磷腺苷（cAMP）含量增加，游离钙离子减少，从而使支气管平滑肌松弛；减少肥大细胞和嗜碱细胞脱颗粒释放过敏介质，降低毛细血管通透性；增加呼吸道上皮纤毛运动等作用缓解哮喘症状。不良反应有震颤、神经紧张、头痛、肌肉痉挛和心悸，还可引起心律失常、外周血管扩张、睡眠及行为紊乱、支气管异常痉挛、荨麻疹、血管神经性水肿等。控制哮喘急性发作采用吸入给药，预防发作则口服给药。常用的药物包括短效类的沙丁胺醇、特布他林、克伦特罗等，长效类的福莫特罗、沙美特罗、班布特罗等。

沙丁胺醇

沙丁胺醇（Salbutamol）选择性激动 $β_2$ 受体，松弛支气管平滑肌，扩张支气管作用比异丙肾上腺素强，兴奋心脏的作用仅为异丙肾上腺素的 1/10。吸入后迅速起效，作用维持 4~8 小时。主要用于防治支气管哮喘、喘息型支气管炎及伴有支气管痉挛的呼吸道疾病。

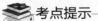
考点提示

沙丁胺醇、特布他林的药理作用和临床应用。

特布他林

特布他林（Terbutaline）的平喘作用和心脏兴奋作用均比沙丁胺醇弱。除激动 $β_2$ 受体，激活腺苷酸环化酶，使支气管平滑肌松弛外，还可抑制内源性致痉挛物质的释放及内源性介质引起的水肿，提高支气管黏膜纤毛上皮细胞廓清能力，也可松弛子宫平滑肌。适用于支气管哮喘、慢性支气管炎、肺气肿及其他伴有支气管痉挛的肺部疾病。

克伦特罗

克伦特罗（Clenbuterol）是强效选择性 $β_2$ 受体激动剂，扩张支气管作用较沙丁胺醇强。有增加纤毛运动、溶解黏痰的作用。可用于防治急、慢性哮喘和喘息型支气管炎。现已少用，仅在极少数复方平喘药中含有。

福莫特罗

福莫特罗（Formoterol）是长效 $β_2$ 受体激动药，对有气道可逆性阻塞的患者和因醋甲胆碱及运动刺激造成呼吸道痉挛的患者有明显支气管扩张作用。口服给药，用于缓解由支气管哮喘、急性支气管炎、喘息性支气管炎或肺气肿等气道阻塞性疾病引起的呼吸困难。吸入给药 1~3 分钟起效，作用持续 12 小时，用于治疗和预防可逆性气道阻塞，常与吸入糖皮质激素布地奈德合用增强疗效。

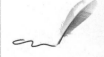

沙美特罗

沙美特罗（Salmeterol）吸入给药，扩张支气管作用持久，可持续 12 小时以上，但起效相对较慢，约 10 ~ 20 分钟起效。用于需长期接受支气管扩张治疗的哮喘和慢性阻塞性肺病（COPD）伴气道痉挛。尤其适用于防治夜间哮喘发作。由于起效较慢，不适用于缓解哮喘急性发作。常与吸入性糖皮质激素氟替卡松合用增强疗效。

班布特罗

班布特罗（Bambuterol）为特布他林的前体药物，在体内转化为特布他林发挥作用。选择性激动 β₂ 受体，舒张支气管平滑肌，改善通气功能，对运动诱发的哮喘和过敏性哮喘均有良好的预防和抑制发作的作用。临床主要采用口服给药方式，7 小时达最大血药浓度，$t_{1/2}$ 为 17 小时，生物利用度为 20%。用于支气管哮喘、慢性喘息型支气管炎、慢性阻塞性肺病和其他伴有支气管痉挛的肺部疾病。

> ### 知识拓展
>
> **瘦肉精**
>
> "瘦肉精"是一类药物的统称。在我国主要指的是盐酸克仑特罗，简称克仑特罗，又名克喘素、氨哮素，是选择性的 β₂ 受体激动剂，用于治疗支气管哮喘、慢性支气管炎等疾病。大剂量用在饲料中可以减少猪脂肪含量，提高瘦肉率，但大量食用含有瘦肉精的猪肉后，可表现为心悸，面颈、四肢肌肉颤动，头晕，乏力，口干，呕吐、腹痛等不良反应。中国农业部 1997 年发文禁止瘦肉精在饲料和畜牧生产中使用。

（二）M 受体阻断药

阿托品等 M 受体阻断药选择性低，对支气管作用弱，且全身不良反应多，故不用于平喘。目前临床应用的主要为对支气管平滑肌选择性高的阿托品衍生物，如异丙托溴胺和噻托溴铵。

异丙托溴铵

异丙托溴铵（Ipratropium Bromide）是阿托品的衍生物，以气雾剂和溶液的形式吸入给药，只作用于支气管而不作用于全身，不良反应少且起效快。通过拮抗迷走神经释放的神经递质乙酰胆碱而抑制迷走神经的反射，阻止乙酰胆碱作用于支气管平滑肌上的 M₃ 受体引起的 cGMP 升高，从而使支气管平滑肌舒张。本药用于轻、中度支气管哮喘，也用于预防和治疗慢性阻塞性气道疾病相关的呼吸困难，以及慢性支气管炎。可与 β 受体激动药合用。

同类药物还有噻托溴铵（Tiotropium Bromide），为长效抗胆碱药，作用时间比异丙托溴铵长，每天只吸入 1 次。用于慢性阻塞性肺病（COPD），包括慢性支气管炎和肺气肿及其相关呼吸困难的维持治疗，可改善患者生活质量。

（三）茶碱类

茶碱类是甲基黄嘌呤类衍生物，是临床常用的支气管扩张药。主要药物有氨茶碱、胆茶碱等。

氨茶碱

氨茶碱（Aminophylline）是茶碱和乙二胺的复合物，乙二胺可增加茶碱的水溶性、生物利用度和作用强度。

【药理作用】

1. 平喘作用　平喘机制为：①抑制磷酸二酯酶，减少 cAMP 的降解，增加细胞内 cAMP 的水平，使支气管平滑肌舒张；②阻断腺苷受体，对腺苷或腺苷受体激动药引起的哮喘有明显作用；③促进内源性肾上腺素及去甲肾上腺素的释放，激动 β_2 受体，使支气管平滑肌舒张；④增加膈肌收缩力，尤其在膈肌收缩无力时作用更显著，有益于改善呼吸；⑤抗炎及免疫调节作用

2. 其他作用　氨茶碱能舒张冠状动脉、外周血管和胆道平滑肌，还有增加心肌收缩力和利尿的作用，但都较弱。

【临床应用】用于支气管哮喘、喘息型支气管炎、慢性阻塞性肺病等，缓解喘息症状；也可用于心功能不全和心源性哮喘。

【不良反应和注意事项】茶碱的毒性常出现在血清浓度为 15～20μg/ml，可出现恶心、呕吐、易激动、失眠等；当血清浓度超过 20μg/ml，可出现心动过速、心律失常；血清中茶碱超过 40μg/ml，可有发热、失水、惊厥等症状，严重的甚至呼吸、心搏骤停致死。应定期监测血清茶碱浓度，以保证最大的疗效而不发生血药浓度过高的危险。肾功能或肝功能不全的患者、年龄超过 55 岁的男性且伴有慢性肺部疾病的患者、心力衰竭患者、持续发热患者应酌情调整用药剂量或延长用药间隔时间。

同类药物还有胆茶碱（Cholinophylline）、多索茶碱（Doxofylline）、二羟丙茶碱（Diprophylline）等。茶碱的缓释制剂如舒弗美等，其主要优点是：血药浓度稳定，作用持续时间长，对慢性反复发作性哮喘和夜间哮喘有较好的疗效；胃肠道刺激反应轻，患者易于耐受。

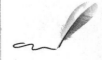

> **考点提示**
> 氨茶碱的药理作用、作用机制及临床应用。

二、抗炎平喘药

（一）白三烯受体阻断剂

白三烯受体阻断剂能均匀拮抗人体气道平滑肌 3 个白三烯 LTC_4、LTD_4、LTE_4 多肽的收缩活性，有效地预防白三烯所致血管通透性增加而引起的呼吸道水肿，同时抑制白三烯产生的呼吸道嗜酸细胞浸润，减少气管收缩和炎症，减轻哮喘症状。临床主要用于成人和儿童慢性哮喘的预防和长期治疗，阿司匹林哮喘及预防运动诱发的支气管收缩。代表药有孟鲁司特（Montelukast）和扎鲁司特（Zafirlukast）（详见第二十九章抗过敏药）。

（二）糖皮质激素

糖皮质激素类药物具有强大的抗炎作用，全身应用糖皮质激素不良反应多（详见第二十四章肾上腺皮质激素类药）。目前主要以吸入方式在呼吸道局部应用该类药物，可发挥强大的局部作用而全身不良反应轻微。如与长效 β_2 受体激动药等合用，可增强疗效和减少不良反应。常用药物有倍氯米松、布地奈德和氟替卡松。

倍氯米松

倍氯米松（Beclomethasone）为局部应用的强效糖皮质激素，治疗哮喘的机制为：①抗炎、抗过敏、止痒及减少渗出作用，能抑制支气管渗出物，消除支气管黏膜肿胀，解除支气管痉挛；②减轻和防止组织对炎症的反应，消除局部非感染性炎症引起的发热、发红及肿胀，从而减轻炎症的表现；③抑制细胞介导的免疫反应和延迟性过敏反应，并减轻原发免疫反应的扩展。本药局部应用，对钠潴留及肝糖原异生作用很弱。吸入给药对支气管哮喘的疗效比口服更有效，用于治疗和预防支气管哮喘及过敏性鼻炎。长期吸入给药，可引起口腔和咽喉部白色念珠菌感染、声音嘶哑、咽喉部不适等，每次吸入后用清水漱口，以免药液残留于咽喉部。长期大剂量吸入可出现皮肤瘀斑、骨密度降低、肾上腺皮质功能抑制、青光眼和白内障的风险增加。对儿童可影响生长发育与性格。对伴有皮肤细菌、病毒感染的湿疹、疱疹水痘、皮肤结核、化脓性感染和皮炎者原则上不得使用。儿童、妊娠期妇女、活动性肺结核患者慎用。

布地奈德

布地奈德（Budesonide）为不含卤素的糖皮质激素，口服首关消除达90%，常吸入给药。本药有抗炎和抗过敏作用，能缓解即刻过敏反应和迟发过敏反应引起的支气管阻塞，降低气道对组胺和醋甲胆碱的反应，能有效地预防运动性哮喘的发作。适用于需使用糖皮质激素维持治疗的支气管哮喘患者，也可用于慢性阻塞性肺病（COPD）患者。喷鼻可用于治疗过敏性鼻炎，预防鼻息肉切除后的再生。不良反应比倍氯米松少。2岁以下儿童应避免使用，活动性肺结核患者慎用。

同类药物还有氟替卡松（Fluticasone），对支气管哮喘的作用较布地奈德稍强，但弱于倍氯米松。吸入给药用于预防和治疗哮喘。

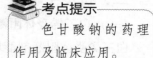

考点提示

　　糖皮质激素的药理作用及临床应用。

三、抗过敏平喘药

本类药物包括色甘酸钠和酮替芬，可抑制炎症介质释放，用于预防哮喘发作（详见第二十九章抗过敏药）。

色甘酸钠（Cromoglicate Sodium）吸入给药用于预防支气管哮喘发作。酮替芬（Ketotifen）效果优于色甘酸钠。临床用于预防各型支气管哮喘发作，对外源性哮喘的疗效比对内源性哮喘更好。

考点提示

　　色甘酸钠的药理作用及临床应用。

第二节　镇咳药

咳嗽是由各种原因引起的一种临床症状，是呼吸道受刺激时产生的一种保护性反射活动。咳嗽能排出呼吸道内积痰和异物，保持呼吸道的清洁和通畅。但剧烈频繁的咳嗽不仅影响患者休息，消耗体力，增加患者痛苦，而且可加重病情或引起并发症。因此，在对因治疗的同时，应及时给予镇咳药。

镇咳药是一类能作用于咳嗽反射弧的不同环节，缓解或消除咳嗽的药物。根据作用部位不同可分为中枢性镇咳药和外周性镇咳药两类。有些药物兼有中枢和外周双重镇咳作用。

一、中枢性镇咳药

中枢性镇咳药是一类能选择性抑制延髓咳嗽中枢的药物，镇咳作用强大。目前临床应用的有成瘾性镇咳药和非成瘾性镇咳药两大类，前者主要是阿片类生物碱及其衍生物，如可待因；后者主要有喷托维林和右美沙芬。

可待因

可待因（Codeine）为阿片生物碱类。口服易吸收。能选择性抑制延髓咳嗽中枢，产生强大而迅速镇咳作用；也有镇痛作用，其镇痛作用约为吗啡的 1/12 ~ 1/7。由于本药可抑制支气管腺体的分泌，使痰液黏稠不易咳出，故对于痰多、痰液黏稠的患者不宜使用。临床主要用于各种原因引起的剧烈干咳，尤其适用胸膜炎伴有胸痛的患者；还可用于中度以上疼痛的治疗。偶有恶心、呕吐、便秘、眩晕等不良反应，大剂量可抑制呼吸中枢，小儿用量过大可致惊厥。长期应用可产生耐受性及依赖性，按麻醉药品的管理要求严格控制使用。

右美沙芬

右美沙芬（Dextromethorphan）为人工合成的吗啡衍生物。属于非成瘾性中枢性镇咳药，通过抑制延髓咳嗽中枢而发挥中枢性镇咳作用。其镇咳强度与可待因相等或略强，但无镇痛作用，长期应用未见耐受性和成瘾性，治疗剂量不引起呼吸抑制。适用于上呼吸道感染、急性或慢性支气管炎、支气管哮喘、支气管扩张、肺炎、肺结核等引起的干咳，也可用于胸膜腔穿刺术、支气管造影术以及支气管镜检查时引起的咳嗽。除单独应用外，常用于多种复方制剂治疗感冒咳嗽。不良反应可见头晕、头痛、嗜睡、便秘、恶心等，停药后可自行消失。过量可引起神志不清，支气管痉挛，呼吸抑制。

喷托维林

喷托维林（Pentoxyverine）兼有中枢和外周性镇咳作用，其镇咳作用强度为可待因的 1/3。能选择性抑制咳嗽中枢，并有轻度的阿托品样作用，可使痉挛的支气管平滑肌松弛，减轻气道阻力。用于各种原因引起的干咳。偶有便秘、轻度头痛、头晕、嗜睡、口干、恶心、腹胀等反应。青光眼、前列腺肥大患者慎用。

二、外周性镇咳药

外周性镇咳药又称末梢镇咳药，通过抑制咳嗽反射弧中的感受器和传入神经纤维的末梢，发挥镇咳作用，临床应用较多的有左羟丙哌嗪、苯丙哌林及苯佐那酯等。

左羟丙哌嗪

左羟丙哌嗪（Levodropropizine）为外周性镇咳药，通过对气管、支气管 C – 纤维外周选择性抑制作用而发挥镇咳作用。作用强，维持时间长。由于与 β 肾上腺素受体、M 胆碱受体和阿片受体均无作用，因此中枢抑制的不良反应较少，是一种高效安全的镇咳药物。用于急性上呼吸道感染和急性支气管炎引起的干咳和持续性咳嗽。

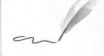

苯丙哌林

苯丙哌林（Benproperine）属非麻醉性镇咳药，兼有中枢和外周双重镇咳作用，主要阻断肺及胸膜感受器的传入感觉神经冲动，同时也直接对咳嗽中枢产生抑制作用。并具有罂粟碱样平滑肌解痉作用。用于治疗急、慢性支气管炎及各种刺激引起的咳嗽。本药服用后可出现一过性口咽发麻，此外尚有乏力、头晕、上腹不适、食欲缺乏、皮疹等不良反应。

苯佐那酯

苯佐那酯（Benzonatate）为丁卡因的衍生物，具有较强的局部麻醉作用，能选择性抑制肺牵张感受器及神经感受末梢，阻断咳嗽反射传入冲动而产生镇咳作用，作用弱于可待因。临床用于治疗急性上呼吸道感染引起的干咳、阵咳，也可用于预防支气管、镜喉镜检查或支气管造影引起的咳嗽。不良反应有轻度嗜睡、头晕、恶心、鼻塞等，偶见过敏性皮疹。服药时勿将药丸咬碎，以免出现口腔麻木感。痰多者禁用。

第三节 祛 痰 药

 案例讨论

[案例] 患者，女，41 岁。因咳嗽、咳痰 1 周就诊。初步诊断：急性支气管炎。医生开了如下处方：

乙酰半胱氨酸片 0.2g×30

用法：0.2g　3 次/天　口服

头孢氨苄胶囊　0.5g×30

用法：0.5g　3 次/天　口服

[讨论] 分析该处方是否合理？

祛痰药是指能使痰液变稀、黏稠度降低而易于咳出的药物。按其作用机制不同可分为痰液稀释药和黏痰溶解药两类。

一、痰液稀释药

本类药物口服后可刺激胃黏膜，引起轻微的恶心，反射性促进呼吸道腺体分泌增加，使痰液稀释，易于咳出，常用的如氯化铵、愈创甘油醚等。

氯化铵

氯化铵（Ammonium Chloride）口服后可刺激胃黏膜，引起轻微的恶心，反射性促进呼吸道腺体分泌增加，使痰液稀释，易于咳出。主要用于痰黏稠不易咳出者，常与其他镇咳药组成复方制剂，如喷托维林氯化铵片，由喷托维林和氯化铵组成。本药被吸收后，氯离子进入血液和细胞外液使尿液酸化，可在泌尿系统感染需酸化尿液时使用。服用后有恶心、呕吐。

愈创甘油醚

愈创甘油醚（Guaifenesin）口服后可刺激胃黏膜反射性引起支气管黏膜腺体分泌增加，降低痰的黏性，使黏痰易于咳出。主要用于呼吸道感染引起的咳嗽、多痰，常与其他镇咳平喘药组成复方制剂使用，如愈酚维林片，由愈创甘油醚和喷托维林组成。不良反应可见胃肠道反应、头晕、嗜睡等。

二、黏痰溶解药

本类药物可分解痰液中的黏性成分黏多糖和黏蛋白，使痰液黏滞度降低易于咳出，常用的有溴己新、氨溴索、乙酰半胱氨酸、羧甲司坦等。

乙酰半胱氨酸

乙酰半胱氨酸（Acetylcysteine）具有较强的黏痰溶解作用，其结构中的巯基可使黏痰中的二硫键断裂从而降低痰的黏滞度，使痰易于咳出。治疗浓稠黏液分泌物过多的呼吸道疾病，如急性支气管炎、慢性支气管炎、肺气肿、黏稠物阻塞症以及支气管扩张症。对呼吸道黏膜有刺激作用，可引起呛咳或支气管痉挛，水溶液中有硫化氢的臭味，部分患者可引起恶心、呕吐、胃炎等。

羧甲司坦

羧甲司坦（Carbocisteine）为黏液调节剂，主要作用于支气管腺体的分泌，使低黏度的唾液黏蛋白分泌增加，高黏度的岩藻黏蛋白产生减少，因而使痰液的黏稠性降低而易于咳出。口服起效快，服用4小时可见明显疗效。用于治疗慢性支气管炎、支气管哮喘等疾病引起的痰液黏稠、咳痰困难和痰阻气管所致的肺通气功能不全。可见恶心、胃部不适、腹泻、轻度头痛以及皮疹等。

溴己新

溴己新（Bromhexine）为黏液调节剂，有较强的溶解黏痰作用，可使痰中的多糖纤维素裂解，稀释痰液。抑制杯状细胞和黏液腺体合成糖蛋白使痰液中唾液酸减少，减低痰黏度，便于咳出。临床用于慢性支气管炎、哮喘、支气管扩张、矽肺等有白色黏痰不易咳出的患者。不良反应有头痛、头晕、恶心、呕吐、胃部不适、腹痛、腹泻等。

氨溴索

氨溴索（Ambroxol）为溴己新在体内的活性代谢产物，具有黏液排除促进作用及溶解分泌物的特性。可促进呼吸道内黏稠分泌物的排除及减少黏液的滞留，因而显著促进排痰，改善呼吸状况。适用于伴有痰液分泌不正常及排痰功能不良的急、慢性肺部疾病。例如慢性支气管炎急性加重、喘息型支气管炎及支气管哮喘的祛痰治疗。也可用于婴儿呼吸窘迫综合征（IRDS）的治疗。不良反应较少，主要为胃部灼热、消化不良和偶尔出现的恶心、呕吐。过敏反应极少出现，主要为皮疹。

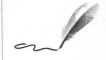

扫码"看小结"

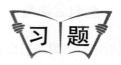

一、选择题

【A1 型题】

1. 适用于胸膜炎干咳伴胸痛的药物
    A. 氯化铵　　　　　　　　B. 苯丙哌林　　　　　　　C. 可待因
    D. 溴己新　　　　　　　　E. 氨茶碱

2. 可用于支气管哮喘，也可用于心源性哮喘的药物是
    A. 异丙肾上腺素　　　　　B. 吗啡　　　　　　　　　C. 氨茶碱
    D. 肾上腺素　　　　　　　E. 麻黄碱

3. 能使痰中糖蛋白多肽链中的二硫键断裂，使痰液黏度降低的药物为
    A. 乙酰半胱氨酸　　　　　B. 氯化铵　　　　　　　　C. 羧甲司坦
    D. 右美沙芬　　　　　　　E. 可待因

4. 口服后刺激胃黏膜，引起轻度恶心，反射性促使呼吸道分泌物增加，使痰稀释而易咳出的药物是
    A. 可待因　　　　　　　　B. 左羟丙哌嗪　　　　　　C. 氯化铵
    D. 色甘酸钠　　　　　　　E. 羧甲司坦

5. 可待因的镇咳机制是
    A. 直接抑制咳嗽中枢
    B. 直接扩张支气管
    C. 抑制外周的呼吸感受器
    C. 祛痰
    E. 平喘

6. 有酸化尿液作用的祛痰药是
    A. 氯化铵　　　　　　　　B. 溴己新　　　　　　　　C. 乙酰半胱氨酸
    D. 羧甲司坦　　　　　　　E. 沙丁胺醇

7. 选择性激动 β_2 受体而产生平喘作用的药物是
    A. 异丙托溴铵　　　　　　B. 氨茶碱　　　　　　　　C. 肾上腺素
    D. 特布他林　　　　　　　E. 异丙肾上腺素

8. 对 β_1、β_2 受体无选择性的平喘药是
    A. 特布他林　　　　　　　B. 异丙肾上腺素　　　　　C. 普萘洛尔
    D. 阿托品　　　　　　　　E. 克伦特罗

9. 对咳嗽中枢无抑制作用的是
    A. 可待因　　　　　　　　B. 复方樟脑酊　　　　　　C. 左羟丙哌嗪
    D. 喷托维林　　　　　　　E. 右美沙芬

10. 通过抑制过敏介质的释放而预防哮喘发作的药物是
    A. 异丙肾上腺素　　　　　B. 氨茶碱　　　　　　　　C. 特布他林

D. 异丙托溴铵　　　　　E. 色甘酸钠

【A3 型题】

（11 ~ 12 题共用题干）

患者，女性，20 岁。因喘息、呼吸困难就诊。查体：发绀，双肺满布哮鸣音，心率 120 次/分，律齐，无异常心音、杂音。肝肋下未触及，双下肢无水肿。血常规检查：嗜酸粒细胞增高。诊断：支气管哮喘急性发作，在当地医生指导下曾多次吸入沙丁胺醇后并未缓解。

11. 患者应选用的药物是

    A. 口服氨茶碱　　　　　B. 口服色甘酸钠　　　　　C. 静脉滴注氨茶碱

    D. 吸入特布他林　　　　E. 吸入布地奈德

12. 该药物长期使用最易出现

    A. 低血压　　　　　　　B. 低血糖　　　　　　　C. 胃溃疡

    D. 心律失常　　　　　　E. 声音沙哑

二、思考题

1. 平喘药分为哪几类？各类列举一代表药。

2. 选择性 β_2 受体激动药和非选择性 β_2 受体激动药比较，前者有哪些优点？

（林　浩）

扫码"练一练"

第三十二章 作用于消化系统药物

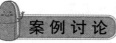

学习目标

1. **掌握** 雷尼替丁、奥美拉唑、枸橼酸铋钾的药理作用、临床应用、不良反应和注意事项。

2. **熟悉** 其他抗消化性溃疡药的药理作用和临床应用；昂丹司琼的药理作用和临床应用；多潘立酮的药理作用和临床应用；硫酸镁的药理作用和临床应用。

3. **了解** 其他药物的药理作用和临床应用。

第一节 抗消化性溃疡药

案例讨论

[**案例**] 患者，女，37岁。因周期性上腹痛，3周就诊。胃镜显示十二指肠溃疡。初步诊断：十二指肠溃疡。医生开了如下处方。

法莫替丁片　20 mg×14

用法：20 mg　2次/天　口服

硫糖铝片　0.25g×56

用法：1g　4次/天　口服

[**讨论**] 该处方是否合理？

消化性溃疡包括胃溃疡和十二指肠溃疡，是一种常见的消化道疾病。目前认为，消化性溃疡的发生是由于胃黏膜损伤因素（胃酸、胃蛋白酶和幽门螺杆菌感染）和保护因素（胃黏液、HCO_3^-的分泌、胃黏膜上皮完整性）之间的平衡失调所致。为此，抗消化性溃疡药物的主要作用是降低胃黏膜损伤因素的作用或增强胃黏膜保护因素的作用，以保持二者的平衡，减轻溃疡病症状、促进溃疡愈合、防止复发。常用的抗消化性溃疡药物分为抗酸药、抑制胃酸分泌药、胃黏膜保护药及抗幽门螺杆菌药。

一、抗酸药

抗酸药为一类弱碱性药物，口服后在胃内直接中和胃酸，降低胃液酸度和胃蛋白酶活性，部分抗酸药可在胃液中形成胶状保护膜，覆盖于溃疡面和胃黏膜表面起保护作用，可缓解胃酸和胃蛋白酶对胃及十二指肠黏膜的腐蚀和对溃疡面的刺激，从而缓解溃疡疼痛，促进溃疡愈合。

氢氧化铝

氢氧化铝（Aluminum Hydroxide）单用凝胶剂，有抗酸、保护溃疡面和局部止血等作用。作用缓慢而持久，但效力较弱。可引起便秘，长期服用可影响肠道对磷酸盐的吸收。

碳酸氢钠

碳酸氢钠（Sodium Bicarbonate）口服后可迅速中和胃酸，解除胃酸过多或胃灼热症状，但作用较弱，持续时间较短。在中和胃酸时所产生的二氧化碳可引起嗳气和继发性胃酸分泌增加。本药注射给药可碱化尿液，治疗代谢性酸中毒及解救巴比妥类药物和水杨酸类药物中毒。

三硅酸镁

三硅酸镁（Magnesium Trisilicate）单用能中和胃酸，使胃酸过多的症状得以缓解，其作用较弱。本药有轻泻作用，长期大量服用可见肾硅酸盐结石。

铝碳酸镁

铝碳酸镁（Hydrotalcite）口服不吸收，能迅速、持久的中和胃酸。还能选择性结合胆酸，持续阻止胃蛋白酶对胃的损伤，并增强胃黏膜保护因子的作用。抗酸药单用效果差。为增强疗效，常将抗酸药与其他药物配伍制成复方制剂。抗酸药在胃内容物将近排空或完全排空后才能充分发挥抗酸作用，故通常应在餐后 1~1.5 小时后或晚上临睡前服用。

> **知识拓展**
>
> **抗酸复方制剂**
>
> 维生素 U，又名碘甲基蛋氨酸，可促进肉芽组织发育和黏膜再生。从茄科植物颠茄中提取得到的颠茄流浸膏可抑制腺体分泌、解除平滑肌痉挛引起的疼痛。以上两药常与抗酸药组成复方制剂，广泛用于治疗胃酸过多引起的胃痛。如维 U 颠茄铝镁片，由颠茄流浸膏、维生素 U、氢氧化铝、三硅酸镁四个成分组成；由颠茄流浸膏、氢氧化铝、三硅酸镁三个成分组成的复方制剂商品名为"胃舒平"。

二、抑制胃酸分泌药

胃酸是由胃壁细胞分泌的。在胃壁细胞上存在的组胺 H_2 受体、M_1 胆碱受体和胃泌素（又称促胃液素）受体，与胃酸的分泌有关。当这些受体激动时，通过一系列生化过程，最终激活 H^+, K^+-ATP 酶（又称质子泵），使胃壁细胞分泌 H^+，再由质子泵泵入胃腔内而形成胃酸，同时进行 H^+-K^+ 交换，将胃内的 K^+ 转入胃壁细胞。因此，当 H_2 受体、M_1 胆碱受体和胃泌素受体被阻断及质子泵被抑制时均可减少胃酸分泌。抑制胃酸分泌的药物有以下四类。

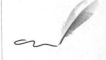

（一）H₂受体阻断药

西咪替丁

西咪替丁（Cimetidine）为第一代组胺 H₂ 受体阻断药。

【体内过程】 口服易吸收，血浆蛋白结合率约为 22%。$t_{1/2}$ 为 2 小时，仅小部分药物被肝代谢，大部分药物以原型经肾排泄。

【药理作用】 主要作用于胃壁细胞上 H₂ 受体，起竞争性抑制组胺作用。可抑制基础胃酸分泌，也可抑制由食物、组胺、五肽胃泌素、咖啡因及胰岛素等所刺激的胃酸分泌。

【临床应用】 用于治疗胃、十二指肠溃疡、反流性食管炎、应激性溃疡及卓－艾综合征。

【不良反应和注意事项】 不良反应发生率低。偶可引起腹泻、乏力、头晕、嗜睡、头痛和皮疹等。长期大量使用西咪替丁，因其有抗雄激素作用，用药剂量较大时可出现男性阳痿、精子减少、乳房发育、女性溢乳等。西咪替丁可通过血－脑屏障，有一定的神经毒性，偶见精神紊乱，多见于老年、幼儿、重病患者。妊娠期和哺乳期妇女、老年人、幼儿及肝肾功能不全者慎用。西咪替丁为肝药酶抑制剂，可减少肝脏对华法林、苯妥英钠、茶碱、苯二氮䓬类、普萘洛尔等药物的代谢，使后者的血药浓度升高。

雷尼替丁

雷尼替丁（Ranitidine）以呋喃环取代了西咪替丁的咪唑环，对 H₂ 受体具有更高的选择性，其抑制胃酸作用较西咪替丁强5～12 倍。与西咪替丁相比，对肾功能、性腺功能和中枢神经的不良反应较轻。用于治疗胃、十二指肠溃疡、反流性食管炎、卓－艾综合征及缓解胃酸过多所致的胃痛、胃灼热感（烧心）、反酸。

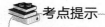
考点提示

雷尼替丁的药理作用、临床应用。

同类药物还有法莫替丁（Famotidine）、尼扎替丁（Nizatidine）、罗沙替丁（Roxatidine）等。

（二）M₁受体阻断药

哌仑西平

哌仑西平（Pirenzepine）对胃壁细胞的 M 受体有高度亲和力，而对胃肠和膀胱平滑肌、心肌、唾液腺的 M 受体的亲和力低，故应用一般治疗剂量时，仅能抑制胃酸分泌，而很少有其他抗胆碱药物对瞳孔、胃肠平滑肌、膀胱平滑肌、心脏和唾液腺的副作用。主要用于治疗胃和十二指肠溃疡，亦可用于应激性溃疡，能明显缓解患者疼痛，降低抗酸药用量。与西咪替丁合用可增强抑制胃酸分泌的效果。

（三）胃泌素受体阻断药

丙谷胺

丙谷胺（Proglumide）能和胃泌素竞争壁细胞上胃泌素受体，因而明显抑制胃泌素引起的胃酸和胃蛋白酶的分泌，对组胺和迷走神经刺激引起的胃酸分泌作用不明显。此外，丙谷胺还具有利胆作用。可用于胃和十二指肠溃疡、慢性浅表性胃炎。抑制胃酸分泌的作用较 H_2 受体阻断药弱，临床已不再单独用于治疗溃疡病。

（四）$H^+, K^+ - ATP$ 酶抑制剂

胃壁细胞上的 $H^+, K^+ - ATP$ 酶又称质子泵，其功能是将 H^+ 从壁细胞内转运到胃腔中，将 K^+ 从胃腔中转运到壁细胞内，进行 $H^+ - K^+$ 交换，形成胃酸。

奥美拉唑

奥美拉唑（Omeprazole）为弱碱性化合物，属第一代 $H^+, K^+ - ATP$ 酶抑制药。

【体内过程】 口服后迅速吸收，1～3 小时血药浓度达峰值。食物可延缓其吸收，生物利用度与剂量和胃内 pH 有关，重复给药生物利用度可达 60%～70%。血浆蛋白结合率为 95%。主要在肝代谢，大部分代谢产物经肾排泄。

【药理作用】 奥美拉唑为脂溶性弱碱性药物，易浓集于酸性环境中，口服后分布于胃黏膜壁细胞的分泌小管中，并转化为亚磺酰胺的活性形式，然后通过二硫键与质子泵的巯基不可逆性的结合，生成亚磺酰胺与质子泵的复合物，从而抑制该酶活性。阻断胃酸分泌的最后步骤，因此对各种原因引起的胃酸分泌具有强而持久的抑制作用。本药还有增加胃黏膜血流量和抗幽门螺杆菌作用。

【临床应用】 用于胃溃疡、十二指肠溃疡、应激性溃疡、反流性食管炎和卓－艾综合征。与 H_2 受体阻断药相比，本药疗效显著，治愈率高，复发率低，当 H_2 受体阻断药无效时，应用本药仍可取得较好效果。

【不良反应和注意事项】 不良反应主要有口干、恶心、腹胀、腹泻等胃肠道反应及头痛、头晕、嗜睡、外周神经炎等神经系统症状。偶有皮疹、溶血性贫血、男性乳房发育等。长期应用，可导致维生素 B_{12} 缺乏。长期治疗可发生胃黏膜细胞增生和萎缩性胃炎。本药对肝药酶有抑制作用，可减弱氯吡格雷等需要经肝药酶代谢后才有活性的药物疗效。

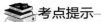 **考点提示**
奥美拉唑的药理作用、临床应用及不良反应。

临床常用的同类药物还有兰索拉唑（Lansoprazole）、泮托拉唑（Pantoprazole）、雷贝拉唑（Rabeprazole）等。

三、胃黏膜保护药

胃黏膜屏障包括细胞屏障和黏液－HCO_3^- 盐屏障。细胞屏障有抵抗胃酸和胃蛋白酶作用。黏液－HCO_3^- 盐屏障对黏膜细胞有保护作用。当胃黏膜屏障功能受损时，可导致溃疡发生。胃黏膜保护药通过增强胃黏膜的细胞屏障和黏液－HCO_3^- 盐屏障发挥抗溃疡病作用。

硫糖铝

硫糖铝（Sucralfate）是氢氧化铝与硫酸蔗糖形成的复合物。在酸性条件下能聚合成胶体直接在溃疡面或炎症处形成一层薄膜，保护溃疡或炎症黏膜，抵御胃酸的侵袭。此外，硫糖铝能吸附胃蛋白酶及中和胃酸，但作用弱。硫糖铝还能吸附唾液中的表皮生长因子，

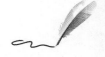

浓集于溃疡处，促进愈合。用于胃溃疡、十二指肠溃疡、急性及有症状的慢性胃炎、非甾体抗炎药引起的胃炎、食管溃疡。不良反应轻微，有口干、恶心、便秘、腹泻等。由于本药在酸性环境中发挥作用，故不宜与抗酸药及 H$_2$ 受体阻断药等合用。

枸橼酸铋钾

枸橼酸铋钾（Bismuth Potassium Citrate）在胃的酸性环境中形成弥散性的保护层覆盖于溃疡面上，阻止胃酸、酶及食物对溃疡的侵袭。还可降低胃蛋白酶活性，增加黏蛋白分泌，促进黏膜释放前列腺素，从而保护胃黏膜。对幽门螺杆菌也具有杀灭作用。主要用于胃、十二指肠溃疡，慢性浅表性胃炎及幽门螺杆菌感染。与抗菌药合用可提高幽门螺杆菌的根除率。服药期间口内可有氨味，并可使舌苔及大便呈灰黑色，停药后即自行消失。不能与牛奶、抗酸药和四环素类同服。

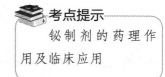

考点提示

铋制剂的药理作用及临床应用

米索前列醇

米索前列醇（Misoprostol）为前列腺素 E$_1$ 的衍生物，口服吸收良好。能促进消化性溃疡愈合或缓解症状。本药对胃、十二指肠黏膜的保护作用是通过抑制基础、刺激性及夜间胃酸的分泌，减少胃酸的分泌量，降低胃蛋白酶活性，增加碳酸氢盐和黏液的分泌。主要用于治疗胃、十二指肠溃疡。对关节炎患者服用非甾体类抗炎药引起的溃疡，起预防和治疗作用。不良反应为腹泻、腹痛、头痛、头晕、消化不良、恶心、呕吐、皮疹等，可收缩子宫，妊娠期妇女禁用。

同类药物还有恩前列醇（Enprostil），与米索前列醇相比，作用强，维持时间长，一次用药抑制胃酸分泌作用持续 12 小时。

四、抗幽门螺杆菌药

幽门螺杆菌（Hp）为革兰阴性杆菌，存在于胃上皮表面和腺体内的黏液层，可分泌酶和毒素，破坏胃黏膜。幽门螺杆菌感染已被公认是消化性溃疡和慢性胃炎发病的主要原因之一。根治此菌感染可明显提高溃疡愈合率，减少复发率。治疗药物主要有甲硝唑、阿莫西林、克拉霉素、庆大霉素、四环素、呋喃唑酮等。为提高幽门螺杆菌的根除率，降低溃疡复发率。临床常采用以质子泵抑制药为基础或以铋剂为基础的三联疗法，即在质子泵抑制剂或铋剂中任选一种，与任选的两种抗菌药物联合应用，疗程 1 ~ 2 周。如奥美拉唑 + 阿莫西林 + 克拉霉素或枸橼酸铋钾 + 克拉霉素 + 替硝唑。

第二节　止吐药和胃肠动力促进药

一、止吐药

呕吐是一个复杂的反射过程，主要由前庭器官、胃、十二指肠等内脏及延髓催吐化学感受区（CTZ）等传入神经冲动作用于延髓呕吐中枢而引起。诱发呕吐的因素很多，常见的有胃肠疾病、晕动病、内耳眩晕症、肿瘤化疗及放疗等。呕吐所涉及的受体有：5 – HT

受体、D_2受体、H_1受体、M_1胆碱受体等，阻断这些受体都有可能发挥止吐作用。常用止吐药根据作用机制不同分为四类。

（一）H_1受体阻断药

茶苯海明、异丙嗪等H_1受体阻断药有中枢镇静和止吐作用，可用防治晕动病、内耳眩晕病等（详见第二十九章抗过敏药）。

（二）M 受体阻断药

东莨菪碱阻断 M 受体，降低前庭神经及内耳功能的敏感性，并抑制胃肠道蠕动，产生镇静、镇吐和抗眩晕作用（详见第七章抗胆碱药）。

（三）多巴胺受体阻断药

甲氧氯普胺

甲氧氯普胺（Metoclopramide）为多巴胺D_2受体拮抗剂，同时激动$5-HT_4$受体。通过阻断延髓催吐化学感受区（CTZ）的多巴胺受体，具有强大的中枢性镇吐作用，亦能促进催乳素的分泌。本药促进胃及上部肠段的运动，提高静息状态胃肠道括约肌的张力，增加下食管括约肌的张力和收缩的幅度；使食管下端压力增加，阻滞胃－食管反流，并增强对食管内容物的廓清能力，促进胃排空；形成胃窦、胃体与上部小肠间的功能协调。主要用于各种病因所致恶心、呕吐、嗳气、消化不良、胃部胀满、胃酸过多等症状的对症治疗，也用于反流性食管炎、胆汁反流性胃炎和各种胃排空延迟症，但对前庭功能紊乱所致的呕吐无效。不良反应有困倦、头晕、腹泻，长期或大剂量应用可致锥体外系反应、直立性低血压等。

（四）$5-HT_3$受体阻断药

昂丹司琼

昂丹司琼（Ondansetron）是强效、高选择性的$5-HT_3$受体拮抗剂，有强镇吐作用。化疗药物和放射治疗可造成小肠释放$5-HT$，经由$5-HT_3$受体激活迷走神经的传入支，触发呕吐反射。本药通过拮抗周围和中枢神经局部神经元的$5-HT_3$受体而发挥止吐作用，但不具有锥体外系反应、过度镇静等副作用。常用于预防和治疗放疗、化疗引起的恶心呕吐。不良反应较轻，可有头痛、疲倦、便秘、腹泻。哺乳期妇女禁用。

同类药物还有托烷司琼（Tropisetron）、格拉司琼（Granisetron）、雷莫司琼（Ramose-tron）、阿扎司琼（Azasetron）等。

二、胃肠动力促进药

胃肠推进性蠕动受神经及体液因素调节，其中 ACh、DA、$5-HT$ 等神经递质起重要作用。拮抗D_2或$5-HT_3$受体及激动$5-HT_4$受体均可促进 ACh 释放，激动肠道 M 受体，引起胃肠运动加强。能增强胃肠推进性蠕动，协调胃肠运动的药物称为促胃肠动力药。

多潘立酮

多潘立酮（Domperidone）为D_2受体阻断药，能阻断胃肠壁的 DA 受体，增强食管下部

括约肌张力，防止食物反流；增强胃肠协调性运动，加速胃排空，抑制恶心、呕吐。用于胃排空延缓、反流性胃炎、慢性胃炎、反流性食管炎等引起的消化不良；也用于药物、放疗等多种原因引起的恶心、呕吐；对左旋多巴治疗帕金森病引起的恶心呕吐有特效。因不易通过血－脑屏障，故无锥体外系反应及嗜睡等中枢神经系统不良反应。偶有轻度腹痛、腹泻、头痛等。

> **知识拓展**
>
> **多潘立酮的心脏毒性**
>
> 多潘立酮于1985年在加拿大上市。2004年，FDA发布警告称，一切含多潘立酮成分的药品均为非法药品，同时拒绝相应的成品药和原料药进入美国。FDA认为，多潘立酮的严重不良反应包括心律失常、心脏骤停、猝死。2007年，加拿大卫生部发布了9例与多潘立酮相关的心律失常报告，包括心律不齐、房颤、室性心动过速、心动过缓、心悸、Q－T间期延长和扭转型室性心动过速等。2014年4月，欧洲药品管理局（EMA）发布报告，认为多潘立酮与严重心脏疾病风险相关，建议在整个欧盟范围内限制其适应证，仅用于缓解恶心和呕吐症状，不再用于治疗其他适应证如胀气或胃灼热，并建议在成人和体重超过35kg的青少年中将剂量减小至10mg，每日最多3次，使用不应超过1周。

西沙必利

西沙必利（Mosapride）选择性兴奋胃肠道胆碱能中间神经元及肌间神经丛的 $5-HT_4$ 受体，促进乙酰胆碱的释放，从而增强胃肠道平滑肌运动，改善功能性消化不良患者的胃肠道症状，不影响胃酸的分泌。主要用于功能性消化不良，也可用于胃食管反流性疾病、糖尿病性胃轻瘫及部分胃切除患者的胃功能障碍。由于其对多巴胺 D_2 受体无作用，因而几乎无锥体外系的不良反应。

同类药物还有莫沙必利（Mosapride）、伊托必利（Itopride）等。

第三节　泻药和止泻药

一、泻药

泻药是指能促进肠蠕动、增进肠内水分、软化粪便或润滑肠道，以利于肠内容物排出的药物。临床主要用于治疗功能性便秘，也可用于清洁肠道或加速肠内容物排出。按其作用机制将泻药分为容积性泻药、接触性泻药和润滑性泻药三类。

（一）容积性泻药

容积性泻药又称渗透性泻药，口服后肠道很少吸收，增加肠内容积而促进肠道蠕动，产生导泻作用。

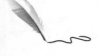

硫酸镁

硫酸镁（Magnesium Sulfate）口服不吸收，在肠腔内形成高渗而减少水分吸收，使肠内容积增大，刺激肠壁，导致肠道蠕动加快，引起导泻。临床主要用于外科手术前或结肠镜检前排空肠内容物，排除肠内毒物及辅助排出肠内寄生虫。此外，口服高浓度（33%）的硫酸镁或用导管将其直接导入十二指肠，可刺激肠黏膜，反射性引起胆总管括约肌松弛，胆囊收缩，产生利胆作用。可用于阻塞性黄疸、慢性胆囊炎。50%硫酸镁溶液外用热敷患处有消炎去肿的功效。由于硫酸镁导泻作用剧烈，可反射性引起盆腔充血和脱水，故月经期、妊娠期、肠道出血、急腹症患者禁用。

同类药物硫酸钠（Sodium Sulfate）导泻作用弱于硫酸镁。对中枢抑制药中毒者，因镁离子加重中枢抑制，可改用硫酸钠。

临床应用的容积性泻药还有乳果糖（Lactulose）等。

（二）接触性泻药

接触性泻药又称为刺激性泻药。通过刺激肠道，加速肠蠕动；也能使肠黏膜的通透性发生改变，使电解质和水分向肠腔扩散，使肠腔水分增加，引起导泻作用。

酚酞

酚酞（Phenolphthalein）主要作用于结肠，口服后在小肠碱性肠液的作用下缓慢分解，形成可溶性钠盐，从而刺激肠壁内神经丛，直接作用于肠平滑肌，使肠蠕动增加；同时又能抑制肠道内水分的吸收，使水和电解质在结肠蓄积，产生缓泻作用。其作用缓和，很少引起肠道痉挛。用于习惯性顽固性便秘。偶见皮炎、药疹、瘙痒及肠炎、出血倾向等。

吡沙可啶

吡沙可啶（Bisacodyl）主要作用于大肠，可刺激肠黏膜感觉神经末梢，引起直肠反射性蠕动增加而导致排便。直肠给药1小时内起效。适用于急、慢性便秘和习惯性便秘。不良反应小，偶可引起腹部绞痛。

（三）润滑性泻药

润滑性泻药通过局部润滑并软化粪便促进排便。

甘油（Glycerol）和山梨醇（Sorbitol）能润滑并刺激肠壁，软化大便而易于排出。常用开塞露（含52.8%～58.3%甘油或含42.5%～47.5%山梨醇）直肠给药，作用迅速、方便、安全。用于年老体弱者和儿童便秘。

二、止泻药

腹泻是消化系统疾病的常见症状，病原体感染、消化不良、肠道功能失调等均可引起腹泻。剧烈而持久的腹泻，可引起脱水和电解质紊乱，严重可导致休克。因此，在对因治疗的同时，可适当给予止泻药。止泻药通过抑制肠道蠕动或保护肠道免受刺激而达到止泻作用。根据其作用机制可分为肠蠕动抑制药、收敛止泻药和吸附止泻药和微生态制剂四类。

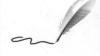

（一）肠蠕动抑制药

复方樟脑酊

复方樟脑酊（Tincture Camphor Compound）为含阿片的止泻药，能增强肠道平滑肌张力，减慢胃肠推进性蠕动，使水分吸收时间延长，粪便干燥而止泻，还具有中枢性镇咳作用。用于严重的非感染性腹泻，也用于干咳。具有依赖性，应控制使用。

地芬诺酯

地芬诺酯（Diphenoxylate）为人工合成的哌替啶衍生物，代替阿片制剂。对肠道作用类似吗啡，直接作用于肠平滑肌，通过抑制肠黏膜感受器，消除局部黏膜的蠕动反射而减弱蠕动；同时可增加肠的节段性收缩，从而延长肠内容物与肠黏膜的接触，促进肠内水分的吸收。用于急慢性功能性腹泻及慢性肠炎。过量可导致呼吸抑制和昏迷，长期应用可产生依赖性。严重溃疡性结肠炎和肝病患者禁用。

洛哌丁胺

洛哌丁胺（Loperamide）为阿片受体激动剂，通过激动肠壁的 μ-阿片受体和阻止乙酰胆碱、前列腺素的释放，拮抗平滑肌收缩，减少肠蠕动和分泌，延长肠内容物的滞留时间。还可增加肛门括约肌的张力，抑制大便失禁和便急。本药具有与肠壁的高亲和力和明显的首过效应，因此几乎不进入血液循环。用于急、慢性腹泻。不良反应轻微，主要有皮疹、瘙痒及恶心、呕吐等。

（二）收敛止泻药

鞣酸蛋白

鞣酸蛋白（Tannalbin）口服后在肠内经胰蛋白酶分解，缓慢释放出鞣酸，使肠黏膜表层内蛋白质沉淀，形成一层保护膜而减轻刺激；同时降低炎症渗透物和减少肠蠕动，起收敛止泻作用。用于消化不良性腹泻的治疗。

碱式碳酸铋

碱式碳酸铋（Bismuth Subcarbonate）中和胃酸，在胃肠道黏膜起保护性的制酸和收敛作用。此外，对幽门螺杆菌也有杀灭作用。同时可与肠腔内异常发酵产生的硫化氢结合，抑制肠蠕动，起到止泻作用。用于胃肠功能不全及吸收不良引起的腹泻、腹胀等。

（三）吸附止泻药

药用炭

药用炭（Medicinal Charcoal）具有巨大的比表面积，能有效地从胃肠道中吸附肌酐、尿酸等有毒物质，使这些毒性物质不在体内循环，而从肠道中排出体外。临床主要用于食物及生物碱引起的中毒及腹泻、胃肠胀气等。不宜与维生素、抗生素、洋地黄、生物碱类、乳酶生及其他消化酶等类药物合用，以免影响疗效。

蒙脱石

蒙脱石（Smectite）为极细粉末，对消化道内的病毒、病菌及其产生的毒素、气体等有极强的固定、抑制作用，使其失去致病作用；此外对消化道黏膜还具有很强的覆盖保护能力，修复、提高黏膜屏障对攻击因子的防御功能，具有平衡正常菌群和局部止痛作用。本药不进入血液循环，连同所固定的攻击因子随消化道自身蠕动排出体外。用于成人及儿童急、慢性腹泻；还用于食道、胃、十二指肠疾病引起的相关疼痛症状的辅助治疗。

（四）微生态制剂

微生态制剂是利用正常微生物或促进微生物生长的物质制成的活的微生物制剂，能促进正常微生物群生长繁殖及抑制致病菌生长繁殖。通过扶植正常微生物种群，排除致病菌和条件致病菌侵袭，发挥生物拮抗作用，可改善由肠道菌群失调所导致的急慢性腹泻。常用的微生态制剂有双歧杆菌三联活菌等。

双歧杆菌三联活菌

双歧杆菌三联活菌（live combined bifidobacterrium, lactobacillus and enterococcus）中所含双歧杆菌、嗜酸乳杆菌、肠球菌均为肠道正常菌群，通过重建宿主肠道菌群间的微生态平衡，抑制肠内有害菌及其产生的各种有害物质。用于肠道菌群失调引起的腹泻和便秘，也用于治疗慢性腹泻和轻中度急性腹泻，以调节肠道功能。

第四节　助消化药

助消化药多为消化液中的成分或促进消化液分泌的药物，能促进食物的消化，主要用于消化系统分泌功能减弱或消化不良。

乳酶生

乳酶生（Lactasin）为干燥的活乳酸杆菌制剂，在肠内能分解糖类产生乳酸，增加肠内酸度，从而抑制腐败菌的生长繁殖，减少蛋白质发酵、产气。主要用于消化不良、腹胀及小儿饮食失调引起的腹泻、绿便等。不宜与抗菌药、抗酸药及吸附剂合用。

胃蛋白酶

胃蛋白酶（Pepsin）在胃酸环境中能水解蛋白质和多肽。常加入稀盐酸配合使用，用于治疗慢性萎缩性胃炎和胃癌等所致的胃酸、胃蛋白酶分泌不足引起的消化不良。忌与碱性药物配伍。

胰　酶

胰酶（Pancreatin）中含胰蛋白酶、胰淀粉酶、胰脂肪酶。在酸性溶液中易被破坏，临床多制成肠溶片。可对蛋白质、淀粉和脂肪进行消化，用于治疗肝、胆、胰腺疾病所致的

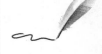

食欲不振、消化不良。常和胃蛋白酶组成多酶片（multienzyme）。

干酵母

干酵母（Dried Yeast）为啤酒酵母菌的干燥菌体。内含维生素 B_1、维生素 B_2、烟酸。适用于消化不良、食欲不振及 B 族维生素缺乏症如脚气病、糙皮病等的防治。服用过量可致腹泻。

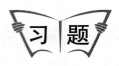

扫码"看小结"

一、选择题

【A1 型题】

1. 一女士因家庭纠纷，吃了数片安眠药后昏睡不醒。为加速肠内毒物的排出，应使用的药物是

    A. 硫酸镁   B. 硫酸钠   C. 液状石蜡

    D. 甘油   E. 酚酞

2. 抑制胃酸分泌的药物不包括

    A. 哌仑西平   B. 兰索拉唑   C. 奥美拉唑

    D. 丙谷胺   E. 氢氧化铝

3. 口服吸收后可引起碱血症的抗酸药是

    A. 氢氧化铝   B. 碳酸氢钠   C. 三硅酸镁

    D. 碳酸钙   E. 氧化镁

4. 竞争性阻断 H_2 受体使胃酸分泌减少的药物是

    A. 雷尼替丁   B. 氢氧化铝   C. 哌仑西平

    D. 丙胺太林   E. 奥美拉唑

5. 硫酸镁不具有的作用是

    A. 导泻   B. 抗惊厥   C. 镇痛

    D. 利胆   E. 降血压

6. 多潘立酮促胃动力作用的机制是

    A. 激动中枢多巴胺受体   B. 激动外周多巴胺受体   C. 阻断中枢多巴胺受体

    D. 阻断外周多巴胺受体   E. 阻断外周 M 受体

7. 为提高胃蛋白酶的疗效，宜合用

    A. 维生素 B_6 B. 稀盐酸   C. 碳酸氢钠

    D. 氢氧化铝   E. 溴丙胺太林

8. 洛哌丁胺止泻的机制是

    A. 抑制肠道平滑肌收缩，减少肠蠕动   B. 吸附肠道内有害物质

    C. 增强黏液屏障，保护肠细胞免受损害   D. 刺激肠道正常菌群生长

    E. 抑制肠道水分吸收

9. 下列属于质子泵抑制剂的是
  A. 西咪替丁   B. 雷尼替丁   C. 兰索拉唑
  D. 枸橼酸铋钾   E. 米索前列醇

10. 可吸附肠道病菌毒素的止泻药是
  A. 西咪替丁   B. 地芬诺酯   C. 洛哌丁胺
  D. 蒙脱石   E. 鞣酸蛋白

【A3 型题】

（11 ~ 12 题共用题干）

患者，男性，25 岁。因上腹痛就诊。自诉：上腹灼痛，反酸，且疼痛多出现在早上 10 点及下午 4 点左右，有时夜间痛醒，进食后缓解。X 射线钡餐检查后诊断为十二指肠溃疡。

11. 患者可选用的药物不包括
  A. 硫糖铝   B. 奥美拉唑   C. 枸橼酸铋钾
  D. 法莫替丁   E. 胰酶

12. 治疗该病的药物中，长期使用可导致维生素 B_{12} 缺乏的是
  A. 西咪替丁   B. 碳酸氢钠   C. 奥美拉唑
  D. 硫糖铝   E. 哌仑西平

二、思考题

1. 抑制胃酸分泌药分几类？分别列举代表药。
2. 简述硫酸镁的药理作用和临床应用。

扫码"练一练"

（林　浩）

第三十三章 抗菌药物概述

第一节 抗菌药物概念与术语

一、抗菌药物概念

抗菌药物（antibacterial drugs）是指能够抑制或杀灭细菌，用于防治细菌感染性疾病的一类药物，包括抗生素、人工合成抗菌药。对病原体（细菌、真菌、病毒、寄生虫）和恶性肿瘤细胞所致疾病的药物治疗称为化学治疗（chemotherapy，简称化疗），该类药物称为化疗药物，包括抗菌药、抗真菌药、抗病毒药、抗寄生虫药和抗恶性肿瘤药。

在用化疗药物治疗感染性疾病杀灭或抑制病原体的同时，对机体也有影响。因此，应注意药物、病原体和机体三者间的相互关系（图33-1）。这三者之间的关系包括：机体抗病原体感染的能力和对药物处理的体内过程（药动学）；药物对病原体的抑制或杀灭作用及对机体的不良反应；病原体对机体的致病作用和对药物的耐药性。增强机体的抗病能力，合理使用抗感染药物，避免或延缓耐药性的产生，减少药物对机体的不良反应，对彻底杀灭病原体治愈疾病极其重要。

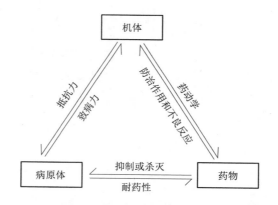

图33-1 药物、机体、病原体三者之间关系示意图

二、抗菌药物常用术语

1. 抗微生物药（antimicrobial drug） 指对病原微生物有抑制或杀灭作用，用于防治病原微生物感染性疾病的药物。

2. 抗生素（antibiotics） 指某些微生物（包括细菌、真菌、放线菌等）的代谢产物，对其他病原微生物有杀灭或抑制作用的化学物质。包括由微生物培养液中提取的天然抗生素（庆大霉素）和对天然抗生素进行化学结构改造获得的半合成抗生素（头孢菌素类）。

3. 抗菌谱（antibacterial spectrum） 指抗菌药物的抗菌范围。根据抗菌谱把抗菌药分为广谱抗菌药和窄谱抗菌药。

（1）广谱抗菌药（broa spectrum antibacterial drugs） 指对多种病原微生物（革兰阳性菌、革兰阴性菌，甚至支原体、衣原体、螺旋体及原虫等）有抑制或杀灭作用的药物，如四环素类、喹诺酮类、氯霉素等。

（2）窄谱抗菌药（narrow spectrum antibacterial drugs） 指仅对一种或一属细菌有抑制或杀灭作用，如异烟肼仅对结核分枝杆菌有杀灭作用，对其他病原菌无效。

4. 抗菌活性（antibacterial activity） 指抗菌药物抑制或杀灭病原微生物的能力。

（1）最低抑菌浓度（minimal inhibitory concentration，MIC） 指在体外抗菌实验中，能够抑制培养基中细菌生长繁殖的最低药物浓度。

（2）最低杀菌浓度（minimal bactericidal concentration，MBC） 指在体外抗菌实验中，能够杀灭培养基内细菌的最低药物浓度。

5. 抑菌药（bacterioatatic drugs） 指仅抑制病原菌生长繁殖的药物，如大环内酯类、四环素类。

6. 杀菌药（bacteriocidal drugs） 指不仅能抑制病原菌繁殖还能杀灭细菌的药物，如青霉素类、头孢菌素类、喹诺酮类等。

7. 化疗指数（chemotherapeutic index，CI） 是指化疗药物的半数致死量（LD_{50}）和治疗感染动物的半数有效量（ED_{50}）的比值（LD_{50}/ED_{50}），也可以用（LD_5/ED_{95}）之比表示。

8. 抗菌后效应（post antibiotic effect，PAE） 是指药物与细菌短暂接触后，在抗菌药物低于MIC或消除后细菌生长仍然受抑制的现象。

9. 首次接触效应（first expos effect） 指抗病原微生物药物在初次接触病原微生物时有强大的抗菌效应，再次接触或连续与病原微生物接触，并不明显增强或再次出现这种明显的效应，需要间隔相当时间以后，才会再起作用。如氨基糖苷类有明显的首次接触效应。

> **考点提示**
>
> 抗生素、抗菌谱、抗菌活性、PAE的概念。

知识拓展

CI 和 PAE 的临床意义

CI是评价化疗药物临床应用价值和安全性的重要参数。通常化疗指数愈大，药物的毒性越小、用药越安全，临床应用价值可能愈大。但CI大的抗菌药物并不是绝对安全，如对机体几乎无毒性的青霉素G的CI很高，在极少量用药时仍可引起过敏休克甚至死亡。因此，CI不能作为评价化疗药物安全性的唯一指标。

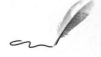

> **知识拓展**
>
> PAE 也是评价抗菌活性的重要指标之一，是设计、制定合理给药方案的重要参数。PAE 时间越长，其抗菌活性越强，可根据 PAE 适当延长给药间隔。各种抗菌药物对革兰阳性球菌均有不同程度的 PAE。对革兰阴性菌仅有氨基糖苷类和喹诺酮类有较为满意的 PAE，第四代头孢菌素和碳青霉烯类对革兰阴性杆菌有中等程度的 PAE。

第二节　抗菌药作用机制

抗菌药物主要是通过特异性地干扰病原微生物的生化代谢过程，影响其正常的结构和生理生化功能而产生抑菌或杀菌作用（图 33 – 2）。根据抗菌药物对细菌的结构和功能干扰环节不同，可将其作用机制主要分为如下几种。

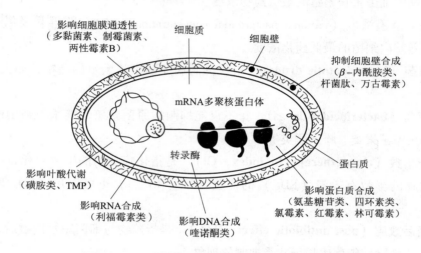

图 33 – 2　细菌结构与抗菌药物作用部位示意图

一、抑制细菌细胞壁的合成

细菌的最外层是厚而坚韧的细胞壁，是维持细菌正常形态和内环境稳定及生长发育的重要结构。革兰阳性菌细胞壁主要由胞壁黏肽组成，β – 内酰胺类、万古霉素等抗生素通过抑制细菌不同靶位上胞壁黏肽的合成使细菌细胞壁缺损，水分内渗、菌体膨胀，加之菌体自溶酶被激活，使细菌破裂溶解而死亡。

二、影响细菌胞质膜的通透性

细菌的胞质膜主要由类脂质和蛋白质分子构成的一种半透膜，具有渗透屏障和运输物质的功能。多肽类和多烯类（制霉菌素、两性霉素 B）等抗生素能选择性地与病原菌胞质膜上的类固醇类或蛋白质结合，使胞浆膜通透性增加，菌体内重要成分（蛋白质、氨基酸、核苷酸等）外漏，导致细菌缺乏营养而死亡。

三、影响细菌叶酸代谢

磺胺类与甲氧苄啶分别干扰二氢叶酸合成酶和二氢叶酸还原酶，妨碍叶酸合成从而使细菌核酸合成受阻，抑制细菌生长繁殖。

四、抑制细菌蛋白质的合成

抗菌药物对原核生物细菌核糖体（原核生物的核糖体为70S，由30S和50S亚基组成）有高度的选择性毒性，对哺乳动物（真核细胞的核糖体为80S，由40S和60S亚基组成）核糖体无影响。多种抗生素可逆性地抑制细菌核糖体合成而发挥抗菌作用，如大环内酯类（如红霉素、阿奇霉素）、氯霉素和林可霉素类与细菌核糖体50s亚基结合，影响肽链形成和延伸，抑制蛋白质合成；四环素类与细菌核糖体30s亚基结合，可逆性地抑制蛋白质合成；氨基糖苷类抗生素与核糖体30S亚基结合，影响蛋白质合成的全过程而杀灭敏感菌。

五、抑制细菌核酸的合成

喹诺酮类药物抑制DNA回旋酶，使DNA复制和mRNA转录受阻，导致细菌死亡；利福平特异性地与依赖DNA的RNA多聚酶结合，阻碍mRNA合成达到杀灭细菌的作用。

第三节　细菌耐药性

细菌耐药性（resistance，抗药性）是指病原菌与抗菌药物多次接触后对抗菌药物的敏感性降低甚至消失。对抗菌药物产生耐药的病原菌称为耐药菌或耐药菌株，一种病原菌仅对一种抗菌药物耐药者称为单药耐药；一种病原菌对两种以上抗菌药物产生耐药性称为多药耐药。

一、耐药性的分类

细菌耐药性分为固有耐药性（intrinsic resistance）和获得耐药性（acquired resistance）两类。固有耐药性又称天然耐药性，是由细菌染色体基因决定且代代相传的耐药性，与抗菌药的使用无关，如大肠埃希菌对青霉素G耐药；获得耐药性是指病原菌多次反复接触抗菌药后药效降低或消失，如金黄色葡萄球菌对青霉素G耐药是其产生β-内酰胺酶使青霉素β-内酰胺键断裂而失效。细菌的获得耐药性可由质粒将耐药基因转移到染色体而代代相传，也可因不再接触该抗生素而消失。

扫码"看一看"

二、细菌产生耐药性的机制

1. 细菌产生灭活抗菌药物的酶　如β-内酰胺酶能使含有β-内酰胺环的青霉素类和头孢菌素类抗生素水解而灭活；钝化酶能改变氨基糖苷类抗生素的化学结构，使其丧失抑制蛋白质合成而耐药。

2. 改变药物靶位结构　抗菌药物对细菌的原始作用靶点称靶位。若靶位结构或结合位点改变，药物无法与之结合而产生耐药性。如链霉素在细菌核糖体30s亚基上的作用靶位P_{10}蛋白质的构象改变、青霉素作用的靶位PBPs结构变化，均使药物无法与靶位结构结合而耐药。

3. 改变细菌胞质膜的通透性　细菌可通过多种方式阻碍抗菌药透过胞质膜进入菌体内，使药物无法发挥抗菌作用。如对四环素类、氯霉素等产生耐药的菌株是通过这种方式产生的。

4. 细菌改变代谢途径　细菌通过改变代谢途径而改变对营养物质的需求。如对磺胺类耐药的细菌可能与改变叶酸的代谢途径有关，细菌可能是产生大量对氨苯甲酸（PABA）或

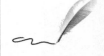

直接利用外源性叶酸或对抗二氢叶酸合成酶而耐药。

5. 细菌主动外排药物活性增强　细菌产生的药泵将胞内的药物泵到胞外，使药物出胞速度大于入胞速度，降低药物在菌体内的浓度，产生耐药性。

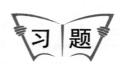

知识拓展

多药（多重）耐药菌

　　多重耐药菌（multidrug-resistant organism，MDRO）是指对临床使用的三类及以上抗菌药同时耐药的细菌，如耐甲氧西林金黄色葡萄球菌（MRSA）、耐万古霉素肠球菌（VRE）、产超广谱 β-内酰胺酶（ESBLs）细菌、耐碳青霉烯类的肠杆菌科细菌（CRE）及鲍曼不动杆菌（CR-AB）、多重耐药/泛耐药铜绿假单胞菌（MDR/PDR-PA）和多重耐药结核分枝杆菌（MDR-TB）等。产生多重耐药菌的原因是细菌基因突变和滥用抗菌药物造成的。多重耐药细菌使感染性疾病治疗困难，也污染医院环境、危及医疗安全。预防多重耐药细菌感染，须加强抗菌药物的合理应用，如规范手术期预防性用药及抗菌药物使用时间等；多重耐药菌感染主要通过接触传播，医务人员应规范操作、注意手卫生、环境清洁消毒，减少患者间的设备共用，降低交叉感染概率。

扫码"看小结"

习题

一、选择题

【A1 型题】

1. 抗菌活性是指
    A. 药物的抗菌范围　　　　B. 药物的理化性质　　　　C. 药物的抗菌能力
    D. 药物治疗指数　　　　　E. 药物的有效浓度

2. 抗菌药物的抗菌范围是指
    A. 抗菌谱　　　　　　　　B. 抗菌活性　　　　　　　C. 最低抑菌浓度
    D. 化疗指数　　　　　　　E. 最低杀菌浓度

3. 耐药性是指
    A. 连续用药后，机体对药物的敏感性降低
    B. 反复用药后，病原体对药物的敏感性降低甚至消失
    C. 患者对药物产生了生理依赖性
    D. 患者对药物产生了精神依赖性
    E. 连续用药后药物在体内蓄积的现象

4. 关于化疗指数（CI）的叙述，错误的是
    A. CI 反映药物的安全性　　　　　　　　B. CI 越大说明药物临床应用越安全
    C. CI 也可用 LD_5/ED_{95} 表示　　　　　D. CI 是衡量药物安全性的有效指标

E. CI 用 LD_{50}/ED_{50} 表示

5. 细菌对药物产生耐药性的机制不包括

    A. PBPs 增多   B. 细菌产生了水解酶

    C. 细菌产生了钝化酶   D. 细菌产生了大量 PABA（对氨基苯甲酸）

    E. 细菌细胞膜改变药物通透性

6. 关于对抗菌后效应（PAE）的叙述，错误的是

    A. 是指药物浓度降至最小有效浓度以下，仍有抑菌作用的现象

    B. 几乎所有的抗菌药物都有 PAE

    C. PAE 大小与药物浓度及接触时间长短有关

    D. 利用 PAE 可延长给药间隔，减少给药次数

    E. 只有部分抗菌药物具有 PAE

7. 抗菌药物作用机制不包括

    A. 抑制细菌细胞壁合成   B. 抑制细胞膜功能   C. 抑制或干扰蛋白质合成

    D. 影响核酸代谢   E. 抑制受体介导的信息传递

8. 抑制 DNA 回旋酶，使 DNA 复制受阻，导致 DNA 降解而细菌死亡的药物是

    A. 青霉素   B. 左氧氟沙星   C. 氯霉素

    D. 红霉素   E. 异烟肼

二、思考题

1. 简述药物、机体、病原体三者之间的关系？

2. 抗菌药物的耐药性是怎样产生的？

扫码"练一练"

（康红钰）

第三十四章 β - 内酰胺类抗生素

 学习目标

1. **掌握** 青霉素 G 和头孢菌素类的抗菌作用、临床应用、不良反应和注意事项。
2. **熟悉** 半合成青霉素类的抗菌作用特点及临床应用。
3. **了解** 其他 β - 内酰胺类抗生素的抗菌作用特点及临床应用。

β - 内酰胺类抗生素是化学结构中含有 β - 内酰胺环的一类抗生素，是临床上常用的抗感染药物，包括青霉素类、头孢菌素类、β - 内酰胺酶抑制剂及非典型 β - 内酰胺类抗生素等。

 案 例 讨 论

[案例] 患者徐某，女，26 岁。患者于 3 天前不慎被钉子刺破手指，有明显出血，自行包扎处理。1 天前出现张口困难、颈项强直胸闷、言语不清等现象，此后反复发作，次数频繁，查体肌张力明显增高。诊断为破伤风。

[讨论] 该患者考虑何种疾病？应选用哪些药物治疗？

第一节　青霉素类抗生素

青霉素类抗生素包括天然青霉素和人工半合成青霉素，是最早用于临床的高效、低毒抗生素。其基本结构是由母核 6 - 氨基青霉烷酸(6 - APA) 和侧链 （- CO - R） 两部分组成。母核 6 - APA 由噻唑环（A 环）与 β - 内酰胺环（B 环）组成（图 34 - 1），其中 β - 内酰胺环是维持抗菌活性最重要的部分，若被破坏则失去抗菌活性。其侧链经过化学结构改造被不同的基团取代可得到多种半合成青霉素。

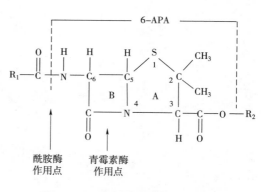

图 34 - 1　青霉素类的基本结构

◀ **知识拓展** ▶

青霉素的发现

1928 年英国细菌学家弗莱明首先发现了世界上首种抗生素——青霉素，但弗莱明没有找到提取高纯度青霉素的方法，于是就将青霉素菌种一代代培养。直到 1939 年，英国病理学家弗洛里和德国生化学家钱恩经过一年多反复试验，终于用冷冻干燥法提纯出青霉素的结晶，并于 1941 年证实了其疗效。1942 年开始大量生产并用于临床，拯救了成千上万人的生命。1945 年，弗莱明、佛罗里和钱恩因"青霉素"发现和应用上做出的杰出贡献，共同获得诺贝尔生理学或医学奖。

一、天然青霉素类

青霉素 G

青霉素（Penicillin G）是从青霉菌培养液中提取得到的最早用于临床的抗生素，常用其钠盐。其干燥粉末在室温中稳定，易溶于水，但水溶液性质极不稳定，在室温中放置 24 小时大部分降解失去抗菌活性，并产生有抗原性降解产物，引起过敏反应，须在临用前配制。酸、碱、醇、重金属离子、氧化剂及青霉素酶（β-内酰胺酶）均可使其抗菌活性消失，应避免配伍使用。

【体内过程】 青霉素 G 不耐酸，口服易被胃酸及消化酶破坏，吸收少且不规则，临床一般采用肌内注射或静脉滴注给药，吸收快而完全，$t_{1/2}$ 约为 0.5～1.0 小时。主要分布于细胞外液，且广泛分布于关节腔、浆膜腔、间质液、淋巴液、中耳液及各组织，不易透过血-脑屏障，但脑膜有炎症时药物渗入量增多，脑脊液中可达有效浓度。几乎全部以原型经肾排泄，90% 经肾小管分泌，10% 经肾小球滤过排出。丙磺舒与青霉素 G 竞争肾小管分泌，可减慢青霉素 G 的排泄，延长其作用时间。

为延长青霉素 G 的作用时间，可采用溶解度小的普鲁卡因青霉素或苄星青霉素，但这两种制剂血药浓度均很低，不适用于控制重症和急性感染，仅可用于轻症患者或预防感染。

【抗菌作用】 青霉素 G 对革兰阳性菌作用强，对革兰阴性菌（尤其是革兰阴性杆菌）作用弱或无效，对真菌、病毒、支原体、立克次体无效。是繁殖期杀菌剂。主要敏感病原体有：①大多数革兰阳性球菌，如溶血性链球菌、肺炎链球菌、草绿色链球菌、不产酶金黄色葡萄球菌及多数表皮葡萄球菌等；②革兰阳性杆菌，如白喉棒状杆菌、炭疽杆菌、产气荚膜梭菌、破伤风芽孢梭菌等；③革兰阴性球菌，如脑膜炎奈瑟菌和不耐药的淋病奈瑟菌等；④螺旋体和放线菌，如梅毒螺旋体、钩端螺旋体、鼠咬热螺旋体、回归热螺旋体、衣氏放线菌等。

青霉素 G 与细菌胞质膜上青霉素结合蛋白（PBPs）结合，抑制转肽酶活性，阻止黏肽合成，造成细胞壁缺损；加之激活细菌自溶酶，致菌体迅速膨胀、破裂、溶解而死亡。对革兰阳性菌作用强，对革兰阴性菌作用弱；对繁殖期细菌作用强，对静止期细菌作用弱；由于哺乳动物的细胞无细胞壁，对人毒性小。

青霉素 G 对 β-内酰胺酶不稳定，金黄色葡萄球菌等产酶细菌对青霉素 G 耐药。

【临床应用】 首选用于敏感革兰阳性球菌、革兰阳性杆菌、革兰阴性球菌、螺旋体等所致的感染。

1. 革兰阳性球菌感染 溶血性链球菌引起的咽炎、扁桃体炎、丹毒、猩红热、蜂窝组织炎等；草绿色链球菌引起的心内膜炎；肺炎球菌引起的大叶性肺炎、脓胸、中耳炎等。

2. 革兰阳性杆菌感染 可用于白喉、破伤风、气性坏疽等，但应加用相应抗毒血清以中和外毒素。

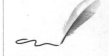

3. 革兰阴性球菌感染 脑膜炎奈瑟菌引起的流行性脑脊髓膜炎，不产酶淋病奈瑟菌引起的淋病。

4. 其他感染 螺旋体感染如钩端螺旋体病、梅毒、回归热等；放线菌感染如局部肉芽肿样炎症、脓肿、多发性瘘管及肺部感染等。

【不良反应和注意事项】

1. 过敏反应 是青霉素 G 最常见的不良反应。过敏的原因主要是青霉素的降解产物（青霉烯酸、青霉噻唑蛋白等）与体内组织蛋白结合后形成抗原物质而产生各种类型过敏反应，以皮肤过敏和血清病样反应多见，常表现为药疹、荨麻疹和药热，少数患者可出现过敏性休克，表现为心悸、胸闷、气急、呼吸困难、面色苍白、脉搏细弱、血压下降、昏迷等，若抢救不及时可致死亡。

使用青霉素时应高度重视青霉素的过敏性休克，其主要防治措施有：①详细询问患者药物过敏史，对青霉素有过敏史者禁用，对其他药物过敏者应慎用；②凡初次用药和用药期间停药 3 天以上、更换厂家、更换批号时，用药前均须进行皮试，皮试阳性者禁用，皮试阴性者方可使用，应注意，皮试过程患者也可能发生过敏反应；③尽量避免局部用药和饥饿时用药；④药液需临用现配，用药后应观察 30 分钟，无反应者方可离开；⑤作好急救准备，一旦发生过敏性休克，应及时抢救，立即给患者皮下或肌内注射 0.1% 肾上腺素 0.5 ~ 1.0ml，严重者可稀释后静脉滴注，心搏停止者，直接心内注射，并加用 H_1 受体阻断药或糖皮质激素等药物，必要时采取人工呼吸、吸氧、气管切开等综合抢救措施。

2. 青霉素脑病 静脉注射速度过快或大剂量使用青霉素时，可出现全身肌肉痉挛、抽搐、昏迷等反应，称为青霉素脑病，可能与脑脊液中药物浓度过高而干扰正常的神经功能有关。鞘内注射时更易发生。

3. 赫氏反应 治疗梅毒、钩端螺旋体病时，少数患者会出现症状加重现象，表现为全身不适、寒战、发热、肌痛、心率加快等症状，甚至危及生命。一般发生于治疗后的 6 ~ 8 小时，于 12 ~ 24 小时消失，可能是由大量病原体被杀灭后释放的物质引起的。

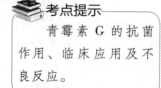

考点提示
青霉素 G 的抗菌作用、临床应用及不良反应。

4. 其他 青霉素肌内注射有一定刺激性，可出现局部红肿、疼痛、硬结等，钾盐疼痛尤剧，宜深部肌内注射；大剂量青霉素钾盐或钠盐静脉给药易致高钾血症、高钠血症。

二、半合成青霉素类

青霉素 G 具有高效、低毒等优点，但有不耐酸、不耐酶、不能口服，抗菌谱窄、易耐药、对革兰阴性杆菌无效等缺点。为弥补青霉素 G 的不足，在其母核 6 - 氨基青霉烷酸（6 - APA）上引入不同的侧链而制成具有不同特性的半合成青霉素。但这些半合成的青霉素与天然青霉素间存在完全交叉过敏反应，用药前均需做青霉素皮肤过敏试验。常用的半合成青霉素，见表 34 - 1。

考点提示
氨苄西林、阿莫西林的抗菌作用及临床应用。

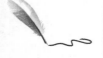

表 34-1 半合成青霉素的分类及特点

分类与常用药物	作用特点及应用
1. 耐酸不耐酶青霉素类 青霉素 V（Penicillin V，苯氧甲基青霉素） 非奈西林（Phenethicillin，苯氧乙基青霉素）	①耐酸，可口服；②不耐酶；③用于敏感菌引起的轻症感染，重症感染不用
2. 耐酸、耐酶青霉素类 苯唑西林（Oxacillin，新青霉素Ⅱ） 氯唑西林（Cloxacillin，邻氯青霉素） 双氯西林（Dicloxacillin，双氯青霉素） 氟氯西林（Flucloxacillin，氟氯青霉素）	①耐酸，可口服；②耐酶，对耐药性金黄色葡萄球菌有效；③主要用于耐青霉素酶的金黄色葡萄球菌感染
3. 广谱青霉素类 氨苄西林（Ampicillin，氨苄青霉素） 阿莫西林（Amoxicillin，羟氨苄青霉素）	①耐酸，可口服；②不耐酶；③广谱，对革兰阳性菌和革兰阴性菌均有杀灭作用；④主要用于敏感菌所致的感染。氨苄西林为肠球菌感染的首选药物
4. 抗铜绿假单胞菌广谱青霉素类 羧苄西林（Carbenicillin，羧苄青霉素） 替卡西林（Ticarcillin） 呋布西林（Furbenicillin） 哌拉西林（Piperacillin，氧哌嗪青霉素） 阿洛西林（Azlocillin） 美洛西林（Mezlocillin）	①不耐酸，需注射给药；②不耐酶；③广谱，对革兰阴性杆菌特别是对铜绿假单胞菌有强大作用；④主要用于肠杆菌科细菌及铜绿假单胞菌所致的感染
5. 抗革兰阴性杆菌青霉素类 美西林（Mecillinam） 匹莫西林（Pivmecillinam）	①对革兰阴性杆菌作用强，对革兰阳性菌作用弱，对铜绿假单胞菌无效；②用于尿路感染，对大肠埃希菌感染者疗效好

第二节 头孢菌素类抗生素

头孢菌素类又称先锋霉素类，是一类人工半合成 β-内酰胺类抗生素，20 世纪 60 年代第一个头孢菌素问世来，发展迅速，从第一代发展到第四代，目前上市品种已达 60 余种。

头孢菌素类药物以 7-氨基头孢烷酸（7-ACA）为母核，引入不同侧链而得到不同品种药物。其作用机制、耐药机制与青霉素相似，而且有抗菌谱广、抗菌作用强、耐 β-内酰胺酶、毒性低、过敏反应比青霉素少（与青霉素有部分交叉过敏反应）等优点。根据头孢菌素类抗生素的抗菌谱、抗菌活性、对 β-内酰胺酶的稳定性及对肾脏毒性的不同等特点，将其分为四代。它们的作用特点见表 34-2。

表 34-2 常用头孢菌素的分类及作用特点

分 类	常用的药物	作用特点
第一代	头孢噻吩 头孢噻啶 头孢氨苄 头孢唑啉 头孢拉啶 头孢羟氨苄	①对革兰阳性菌作用较第二、三代强，对革兰阴性菌作用弱，对铜绿假单胞菌无效；②对 β-内酰胺酶的稳定性差；③对肾脏的毒性较大
第二代	头孢克洛 头孢呋辛 头孢孟多 头孢呋辛酯	①对革兰阳性菌作用较第一代弱，对革兰阴性菌作用较第一代强，部分药物对厌氧菌有效，对铜绿假单胞菌无效；②对多种 β-内酰胺酶比较稳定；③对肾脏的毒性小，较第一代轻

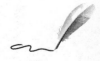

续表

分 类		常用的药物	作用特点
第三代	头孢噻肟 头孢他啶 头孢哌酮 头孢曲松 头孢克肟		①对革兰阳性菌作用不及第一、二代，对革兰阴性菌（包括铜绿假单胞菌、肠杆菌属）及厌氧菌有强大的抗菌活性；②对各种 β – 内酰胺酶有较高的稳定性；③基本无肾毒性
第四代	头孢匹罗 头孢吡肟 头孢克定 头孢噻利		①对革兰阳性菌和革兰阴性菌作用强（包括铜绿假单胞菌）；②对 β – 内酰胺酶稳定性高；③无肾毒性

【体内过程】多数头孢菌素类不耐酸，需注射给药，但头孢氨苄、头孢羟氨苄、头孢拉定、头孢克洛等耐酸可口服。头孢菌素类吸收后广泛分布全身各组织，尤其第三、四代头孢菌素类穿透力强，机体各部位包括前列腺、眼房水、脑脊液及胆汁等均可达到有效浓度。此类药物主要经肾排泄。

【临床应用】

1. 第一代头孢菌素类 主要用于敏感菌所致的呼吸道和尿路感染、皮肤及软组织感染。

2. 第二代头孢菌素类 主要用于敏感菌所致肺炎、胆道感染、菌血症、尿路感染和其他组织器官感染。

3. 第三代头孢菌素类 主要用于危及生命的败血症、脑膜炎、肺炎、骨髓炎、盆腔炎及尿路等严重感染，能有效控制严重铜绿假单胞菌所致感染。

4. 第四代头孢菌素类 主要用于治疗对第三代头孢菌素类耐药的细菌引起的重症感染。

【不良反应和注意事项】

1. 过敏反应 较青霉素少见，可表现为皮疹、荨麻疹、药热等，少数可见过敏性休克。与青霉素类药物存在部分交叉过敏反应，对青霉素有过敏史者慎用。

2. 肾毒性 大剂量或长期使用第一代头孢菌素类时，可损害肾小管细胞，出现肾小管坏死，表现为蛋白尿、血尿、血浆尿素氮升高等，应避免与氨基糖苷类抗生素或强效利尿药合用。老年人和肾功能不全者禁用第一代头孢菌素类。

3. "双硫仑样"反应 患者用本类药物期间饮酒可出现此反应，表现为脸面部潮红、头痛、恶心、呕吐、视物不清、心率加快、呼吸困难等，严重者可致呼吸抑制、心力衰竭、惊厥等，甚至危及生命。故用药期间或停药 5 天内禁酒。

4. 胃肠道反应 口服本类药物后，可出现恶心、呕吐、食欲减退、腹泻等反应。

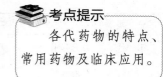

考点提示

各代药物的特点、常用药物及临床应用。

5. 其他 第三、四代头孢菌素类可致二重感染，大剂量应用头孢孟多、头孢哌酮后可出现低凝血酶原血症。

第三节　其他 β – 内酰胺类抗生素

一、碳青霉烯类

此类抗生素具有抗菌谱广、抗菌活性强、对 β – 内酰胺酶高度稳定等特点。

亚胺培南

亚胺培南（Imipenem）在体内易被肾脱氢肽酶水解失活，故需与此酶的特异性抑制剂西司他丁合用。临床主要用于多重耐药菌引起的严重感染及严重需氧菌和厌氧菌所致的混合感染。

美罗培南

美罗培南（Meropenem）为新型碳青霉烯类抗生素。其特点是对肾脱氢肽酶稳定，故可单独使用，临床应用同亚胺培南。

二、头孢霉素类

头孢西丁（Cefoxitin）、头孢美唑（Cefmetazole）是头孢霉素的衍生物，两者抗菌谱广，对革兰阴性菌产生的 β - 内酰胺酶有较高的耐受性，故对革兰阴性菌作用较强，对革兰阳性菌的作用较头孢噻吩弱，对厌氧菌包括脆弱拟杆菌有良好的作用。适用于腹腔、盆腔等需氧菌和厌氧菌混合感染。

三、单环 β - 内酰胺类

氨曲南

氨曲南（Azthreonam）是人工合成的第一个应用于临床的单环 β - 内酰胺类抗生素。抗菌谱窄，对需氧革兰阴性杆菌作用强，对革兰阳性球菌、厌氧菌无效，对革兰阴性杆菌产生的 β - 内酰胺酶高度稳定。由于其抗菌谱与氨基糖苷类药物的抗菌谱相似而无氨基糖苷类的肾毒性，可作为氨基糖苷类药物的替代药选用。本药不良反应少，毒性低，与青霉素类及头孢菌素类无交叉过敏性，因此，可用于对青霉素类严重过敏的患者。

四、氧头孢烯类

拉氧头孢、氟氧头孢

拉氧头孢（Latamoxef）、氟氧头孢（Flomoxef）是本类药物的代表药物，其抗菌谱广，对革兰阳性菌、阴性菌及厌氧菌具有强大抗菌作用，对 β - 内酰胺酶稳定。适用于厌氧菌和需氧菌混合感染，如盆腔感染、胆道感染、腹腔感染等。

五、β - 内酰胺酶抑制药

β - 内酰胺酶抑制药主要有克拉维酸（Clavulanic Acid）、舒巴坦（Sulbactam）、他唑巴坦（Tazobactam）3 种。此类药物结构中含有 β - 内酰胺环，但药物本身抗菌作用弱，抗菌谱窄，常与其他 β - 内酰胺类抗生素合用，通过抑制 β - 内酰胺酶，从而使与其配伍的 β - 内酰胺类抗生素免遭破坏。因此，临床上多与不耐酶的 β - 内酰胺类抗生素联合应用或组成复方制剂使用，以减少耐药性、提高疗效。常见的复方制剂有：阿莫西林克拉维酸、替卡西林克拉维酸、氨苄西林舒巴坦、头孢哌酮舒巴坦、哌拉西林他唑巴坦。

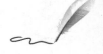

扫码"看小结"

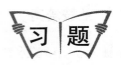

一、选择题

【A1 型题】

1. 关于青霉素 G 的叙述，错误的是
   A. 水溶液性质不稳定　　　　B. 不可口服　　　　C. 不耐酶
   D. 半衰期较长　　　　　　　E. 易致过敏反应

2. β - 内酰胺类抗生素的抗菌机制是
   A. 抑制细菌细胞壁合成　　B. 影响胞质膜的通透性　　C. 抑制菌体蛋白质合成
   D. 抑制细菌核酸合成　　　E. 影响叶酸代谢

3. 治疗流行性脑脊髓膜炎首选
   A. 羧苄西林　　　　　　　B. 青霉素　　　　　　C. 阿莫西林
   D. 亚胺培南　　　　　　　E. 头孢孟多

4. 对青霉素耐药的金黄色葡萄球菌感染宜选用
   A. 青霉素 V　　　　　　　B. 阿莫西林　　　　　C. 氨苄西林
   D. 苯唑西林　　　　　　　E. 羧苄西林

5. 青霉素最严重的不良反应是
   A. 胃肠刺激　　　　　　　B. 二重感染　　　　　C. 肾损害
   D. 赫氏反应　　　　　　　E. 过敏性休克

6. 下列药物中对铜绿假单胞菌有效的是
   A. 青霉素 G　　　　　　　B. 苯唑西林　　　　　C. 氨苄西林
   D. 羧苄西林　　　　　　　E. 青霉素 V

7. 青霉素 G 的抗菌谱不包括
   A. 革兰阴性球菌　　　　　B. 革兰阳性球菌　　　C. 革兰阴性杆菌
   D. 革兰阳性杆菌　　　　　E. 螺旋体

8. 关于头孢菌素类的叙述，错误的是
   A. 抗菌机制与青霉素类相似
   B. 第三代头孢菌素类有肾毒性
   C. 第三代头孢菌素类对 β - 内酰胺酶稳定性较高
   D. 第一代头孢菌素类对铜绿假单胞菌无效
   E. 与青霉素类有部分交叉过敏反应

【A3 型题】

（9 ~ 10 题共用题干）

患者，男，23 岁。因喉痛、咳嗽 5 天前来就诊。自诉无过敏史，青霉素皮试阴性。遵医嘱给 5% 葡萄糖注射液 250ml、青霉素 80 万 U 静脉滴注。患者在静脉滴注青霉素的第 3 天，突发气促、严重发绀以致呼吸暂停等危象。

9. 患者可能发生

A. 过敏反应   B. 二重感染   C. 赫氏反应

D. 肾毒性   E. 肝损害

10. 应首选的抢救药物是

A. 肾上腺素   B. 葡萄糖酸钙   C. 苯海拉明

D. 去甲肾上腺素   E. 泼尼松龙

二、思考题

1. 试述青霉素的抗菌谱、临床应用及主要不良反应。

2. 青霉素的主要不良反应是什么？如何防治？

（宋佳玉）

扫码"练一练"

第三十五章　大环内酯类、林可霉素类和多肽类抗生素

学习目标

1. **掌握**　大环内酯类药物抗菌作用、临床应用、不良反应和注意事项。
2. **熟悉**　林可霉素类抗生素的抗菌作用特点、临床应用。
3. **了解**　多肽类抗生素的抗菌作用特点、临床应用。

案例讨论

[**案例**]　患者王某，女，55岁。因"发热、咽痛2天"就诊。诊断：急性扁桃体炎。

处方：

罗红霉素胶囊　0.15g×14

用法：0.15g　2次/天　口服

10%葡萄糖注射液　　500ml

林可霉素注射液　　　1.8g　／静脉滴注，1次/天

[**讨论**]　该处方是否合理？并说明理由。

第一节　大环内酯类抗生素

大环内酯类抗生素是一类含有14、15和16元大内酯环结构的抗生素。包括天然品和人工半合成品。前者有红霉素、麦迪霉素、麦白霉素、螺旋霉素等；后者有罗红霉素、克拉霉素、阿奇霉素、乙酰螺旋霉素等。其特点为：①不耐酸，口服吸收少，在痰液、软组织中药物浓度较高，主要经胆汁排泄，易形成肝肠循环；②抗菌谱较窄，但较青霉素略广，主要对革兰阳性球菌、衣原体、支原体、某些厌氧菌及军团菌等有作用；③为速效抑菌剂，高浓度时也可杀菌，碱化体液可增强抗菌活性；④抗菌机制是药物与细菌核糖体50S亚基结合，抑制细菌蛋白质的合成而发挥抗菌作用；⑤易产生耐药性，但停药后仍可恢复敏感性，本类药物间存在部分或完全交叉耐药性；⑥毒性低，但胃肠道反应多见，长期用药可致肝损害。

红霉素

红霉素（Erythromycin）是从红链霉菌的培养液中提取的14元环大环内酯类抗生素，在中性溶液中稳定，在酸性（pH＜5.0）溶液中易分解。为使红霉素能稳定发挥抗菌作用，

临床上多将其制成肠溶片或酯类制剂，常用的有：红霉素肠溶片、硬脂酸红霉素、琥乙红霉素、依托红霉素（无味红霉素），供静脉滴注的制剂为乳糖酸红霉素。

【体内过程】红霉素吸收后广泛分布在扁桃体、乳汁、胸水、前列腺中，但不易透过血-脑屏障。主要在肝代谢，经胆汁排泄，易形成肝肠循环，胆汁中浓度高（约为血药浓度的 30 倍），少量药物以原型经肾排泄；$t_{1/2}$ 约 2 小时，碱化体液可增强抗菌活性。常采用口服或静脉滴注两种途径给药。

【抗菌作用】抗菌谱与青霉素相似而略广，对革兰阳性菌如金黄色葡萄球菌（包括耐药菌）、溶血性链球菌、草绿色链球菌、肺炎链球菌、多数表皮葡萄球菌、白喉棒状杆菌、炭疽杆菌、破伤风芽孢梭菌、产气荚膜梭菌等抗菌活性较强，但不如青霉素 G；对革兰阴性菌如脑膜炎奈瑟菌、淋病奈瑟菌、百日咳鲍特菌、流感杆菌、布鲁杆菌等有较强的作用；对军团菌、弯曲杆菌、支原体、衣原体有强效；对立克次体、螺旋体、放线菌等也有抑制作用。红霉素的抗菌机制是与细菌核糖体 50S 亚基结合，抑制肽酰基转移酶，阻止肽链延长，抑制蛋白质的合成。

【临床应用】主要用于轻、中度的耐青霉素类的金黄色葡萄球菌感染以及对青霉素类过敏的患者或替代青霉素类用于革兰阳性菌感染、放线菌病及梅毒等的治疗；首选用于军团菌病、支原体肺炎、沙眼衣原体所致的新生儿结膜炎或婴儿肺炎、弯曲杆菌所致的败血症以及白喉带菌者。

【不良反应和注意事项】

1. 胃肠道反应　本药主要表现为恶心、呕吐、腹痛等。

2. 肝损害　大剂量或长期应用时可损伤肝脏，引起胆汁淤积、肝肿大、肝区疼痛和转氨酶升高等，一般停药后可恢复。婴幼儿慎用，妊娠期妇女及肝病患者禁用。

3. 其他　少数患者出现药热、皮疹、假膜性肠炎、耳鸣、暂时性耳聋等反应；静脉滴注速度过快可损害心脏，引起心电图复极异常、Q-T 间期延长、室性心动过速，可出现晕厥或猝死；红霉素在氯化钠或其他盐类溶液中可产生乳白色沉淀或浑浊，故不可直接用氯化钠溶解配制，应先用注射用水溶解后再用氯化钠注射液稀释。

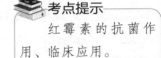
考点提示
　红霉素的抗菌作用、临床应用。

知识拓展

红霉素不宜与多种药物配伍应用

红霉素可抑制阿司咪唑、特非那定等抗组胺药的代谢，使抗组胺药的心脏毒性增强；可抑制卡马西平、丙戊酸钠等抗癫痫药的代谢，使抗癫痫药浓度增高而产生毒性作用；可减少氨茶碱在肝中清除率，使血药浓度升高出现毒性反应；可抑制洛伐他汀的代谢，增加洛伐他汀的血药浓度，可引起横纹肌溶解及肝毒性。红霉素与具有肝毒性的药物（如头孢菌素类抗生素、氧氟沙星、抗结核病药、双氯芬酸、酮康唑等）合用，可明显加重肝损害，引起急性肝衰竭；与强效利尿药、氨基糖苷类、万古霉素等药物合用，可使耳毒性增强，导致永久性耳聋；与青霉素、克林霉素、氯霉素等合用，可相互减弱抗菌作用，影响药物的治疗效果。

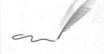

阿奇霉素

阿奇霉素（Axithromycin）是唯一半合成的 15 元大环内酯类抗生素。主要特点是口服吸收快，组织分布广，对胃酸的稳定性增强，生物利用度高。$t_{1/2}$ 为 35 ~ 48 小时，为大环内酯类中最长者，每日仅需给药一次。抗菌作用是红霉素的 2 ~ 8 倍，对肺炎支原体的作用则为大环内酯类中最强者。主要用于敏感菌所致急性支气管炎、急性扁桃体炎、咽炎、皮肤软组织感染等。不良反应轻。对大环内酯类抗生素过敏的患者禁用。

克拉霉素

克拉霉素（Clarithromycin）为半合成的 14 元大环内酯类抗生素。口服吸收好，分布广，扁桃体、肺、皮肤软组织中浓度高，代谢产物 14 - 羟克拉霉素仍有抗菌作用，主要经肾排泄，$t_{1/2}$ 约 3 ~ 5 小时。对革兰阳性菌、肺炎衣原体、军团菌的作用突出，对支原体、流感嗜血杆菌、厌氧菌的作用强于红霉素。主要用于治疗敏感菌所致呼吸系统、泌尿生殖道、皮肤软组织感染，也用于治疗幽门螺杆菌感染。多见胃肠反应，也可见皮疹、头痛等。

罗红霉素

罗红霉素（Roxithromycin）为 14 元环半合成大环内酯类抗生素。空腹服用吸收好，进食后服药则吸收减少。但若与牛奶同服，因本药的脂溶性强而吸收良好。在组织和体液中分布较红霉素明显为高。在乳汁中含量甚低。主要通过粪便和尿液排泄，以原型药物排出。抗菌谱与红霉素相近，对肺炎支原体、衣原体作用强于红霉素，对革兰阳性菌和厌氧菌作用同红霉素，对流感嗜血杆菌作用弱。临床主要用于敏感菌所致的皮肤和软组织、呼吸道、泌尿道等部位的感染。本药的不良反应发生率低，多见胃肠道反应。本药与红霉素间存在交叉耐药性。

乙酰螺旋霉素

乙酰螺旋霉素（Acetylspiramycin）为螺旋霉素的乙酰化产物，需在体内脱乙酰基后转化为螺旋霉素而发挥作用。本药口服吸收后迅速分布全身各组织。抗菌谱与红霉素相似，但作用较弱。主要用于敏感菌所致的呼吸道、软组织感染。不良反应主要为胃肠道反应。

第二节　林可霉素类抗生素

林可霉素、克林霉素

林可霉素（Lincomycin）由链丝菌产生，克林霉素（Clindamycin）是林可霉素的半合成衍生物。两药抗菌谱相同，由于克林霉素抗菌作用更强，口服吸收好且毒性较小，故临床较为常用。

【体内过程】林可霉素口服吸收差，易受食物影响；克林霉素吸收完全，受食物影响小。吸收后分布广泛，骨组织中药物浓度高，全身大多组织中均可达到有效浓度，不易透过血－脑屏障。在肝中转化成无活性产物，经肾和胆汁排泄，严重肝肾疾病者应调整剂量。可通过胎盘屏障，乳汁中浓度较高，故妊娠期和哺乳期妇女应慎用。

【抗菌作用】两药的抗菌谱与红霉素相似，对金黄色葡萄球菌（包括耐青霉素类者）、溶血性链球菌、草绿色链球菌、肺炎链球菌等革兰阳性菌及大多数厌氧菌都有良好抗菌作用，对革兰阴性菌大都无效。两药的抗菌机制相同，能与核蛋白体 50S 亚基结合，抑制肽酰基转移酶，使蛋白质肽链的延伸受阻。二者之间有完全交叉耐药性。因本类抗生素与红霉素的作用靶点相同，合用可竞争靶点而产生拮抗作用，故不宜合用。

【临床应用】用于对青霉素耐药或过敏的革兰阳性菌感染，尤适用于金黄色葡萄球菌引起的急、慢性骨髓炎及骨关节感染，也用于敏感厌氧菌引起的盆腔感染、败血症等。

【不良反应和注意事项】常见胃肠道反应，口服时较明显，表现为恶心、呕吐、胃腹部不适和腹泻等。部分患者可致假膜性肠炎，表现为发热、腹胀、腹痛、腹泻，严重者可出现水样或血样大便，主要由大量繁殖的难辨梭状芽孢杆菌产生坏死性毒素引起，可口服甲硝唑或万古霉素治疗。偶见骨髓抑制、转氨酶升高，肝、肾功能不全者慎用。

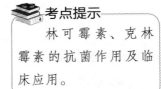

考点提示

林可霉素、克林霉素的抗菌作用及临床应用。

第三节　多肽类抗生素

一、万古霉素类

万古霉素、去甲万古霉素和替考拉宁

【抗菌作用】本类药物通过抑制细菌细胞壁的合成而呈现快速杀菌作用，对革兰阳性菌有强大杀菌作用，对耐甲氧西林金黄色葡萄球菌（MRSA）和耐甲氧西林表皮葡萄球菌（MRSE）的作用尤为显著。因本类药的结构特殊，细菌对其不易产生耐药性，与其他抗生素之间亦无交叉耐药性。

【临床应用】用于耐药革兰阳性菌所致的感染，尤其是对 MRSA、MRSE、肠球菌属及耐青霉素的肺炎链球菌所致感染，如败血症、心内膜炎、骨髓炎、呼吸道感染等；也可用于对青霉素过敏的严重革兰阳性菌感染。口服用于治疗假膜性肠炎和消化道感染。

【不良反应和注意事项】毒性大，大剂量长期应用可出现较严重的耳毒性、肾毒性，尤其是血药浓度大于 800mg/L，且持续时间数天，可引起听力减退甚至耳聋、肾小管损伤等。偶可引起斑块皮疹和过敏性休克。静脉滴注速度过快时，可出现皮肤极度潮红、荨麻疹、红斑、心动过速和低血压等症状，称为"红人综合征"。万古霉素发生率高，去甲万古霉素和替考拉宁发生率较低。

二、多黏菌素类

多黏菌素类是从多黏杆菌培养液中提取得到的一类碱性多肽类化合物，含有 A、B、C、D、E 五种成分，其中多黏菌素 E 性质稳定，毒性相对较低，故临床仍在使用，而其他药物现已被淘汰。

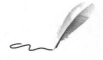

多黏菌素 E

多黏菌素 E（Polymyxin E）抗菌谱窄，对革兰阴性杆菌有强大杀菌作用，尤其对铜绿假单胞菌作用显著，细菌不易产生耐药性。抗菌机制主要是破坏细菌胞质膜，增加细胞膜通透性，菌体内重要物质（氨基酸、核苷酸等）外漏而引起死亡。口服难吸收，可用于治疗肠道感染或肠道消毒；注射给药因毒性大，主要用于对其他抗生素耐药革兰阴性杆菌或难治性铜绿假单胞菌感染；局部用于创面感染。主要不良反应是肾毒性，也可引起神经系统毒性。

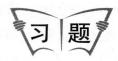

一、选择题

【A1 型题】

1. 有关红霉素的叙述，错误的是
   - A. 属速效抑菌剂
   - B. 在酸性环境中稳定性差
   - C. 对革兰阳性菌作用强
   - D. 可用于治疗军团病
   - E. 多选用生理盐水溶解配液

2. 红霉素最常见的不良反应是
   - A. 胃肠道刺激
   - B. 过敏反应
   - C. 肝损害
   - D. 肾损害
   - E. 二重感染

3. 红霉素的临床应用不包括
   - A. 耐药金黄色葡萄球菌感染
   - B. 百日咳
   - C. 军团病
   - D. 结核病
   - E. 支原体肺炎

4. 青霉素过敏的患者可选用
   - A. 红霉素
   - B. 头孢唑林
   - C. 阿莫西林
   - D. 氨苄西林
   - E. 苯唑西林

5. 属于大环内酯类抗生素的是
   - A. 青霉素
   - B. 红霉素
   - C. 四环素
   - D. 链霉素
   - E. 庆大霉素

6. 关于红霉素的叙述，正确的是
   - A. 厌氧菌对其不敏感
   - B. 在酸性条件下抗菌作用增强
   - C. 主要以原型经肾排泄
   - D. 抑制细菌蛋白质的合成而发挥抗菌作用
   - E. 为慢速抑菌药

7. 抗菌作用强生物利用度高，对肺炎支原体作用最强的大环内酯类药物是
   - A. 罗红霉素
   - B. 红霉素
   - C. 克拉霉素
   - D. 阿奇霉素
   - E. 螺旋霉素

8. 能够用于治疗骨关节感染的药物是

    A. 克林霉素   B. 克拉霉素   C. 红霉素

    D. 青霉素   E. 链霉素

【A3 型题】

（9～10 题共用题干）

患者，男，14 岁。秋游后出现低热、乏力、咳嗽、少量黏痰 2 周。X 射线胸片示两下肺网状及按小叶分布的斑片状浸润阴影，诊断为支原体肺炎。

9. 该患者治疗药物应选用

    A. 青霉素   B. 红霉素   C. 多黏菌素 E

    D. 克林霉素   E. 头孢哌酮

10. 该药物最有可能发生的不良反应是

    A. 胃肠道反应   B. 过敏反应   C. 骨髓抑制

    D. 肾损害   E. 二重感染

二、思考题

红霉素有哪些临床应用？用药时应注意哪些问题？

扫码"练一练"

（宋佳玉）

第三十六章　氨基糖苷类抗生素

学习目标

1. **掌握**　氨基糖苷类抗生素的共性；庆大霉素、阿米卡星抗菌作用特点和临床应用。
2. **熟悉**　其他氨基糖苷类抗生素的抗菌作用特点和临床应用。
3. **了解**　氨基糖苷类抗生素的抗菌作用机制和耐药性。

　　氨基糖苷类抗生素由苷元和氨基糖分子通过氧桥连接而成，故取名氨基糖苷类。本类抗生素可分为天然和半合成两类。天然来源的有链霉素、卡那霉素、新霉素、妥布霉素、大观霉素、庆大霉素、西索米星、小诺米星等；半合成有阿米卡星、奈替米星、异帕米星等。

案例讨论

　　[案例]　患者赵某，女，61岁。因"发热、咳痰10年，加重半个月"就诊。断：慢性支气管炎。

　　处方：

5%葡萄糖注射液	50ml
庆大霉素注射液	24万U ／ 静脉滴注　1次/天
呋塞米注射液	40mg

　　[讨论]　以上用药是否合理？为什么？

第一节　氨基糖苷类抗生素的共性

　　本类药物由于结构上的共性，使其在体内过程、抗菌作用、抗菌机制、耐药性和不良反应等方面具有以下共同特点。

　　【体内过程】易溶于水，性质稳定；在胃肠道吸收差，口服仅用于肠道感染。全身感染需注射给药，既可肌内注射，也可静脉滴注。吸收后，除链霉素外，血浆蛋白结合率均小于10%，主要分布于细胞外液，脑脊液、胆汁及组织中浓度很低；肾皮质和内耳淋巴液浓度很高。在体内不被代谢灭活，约90%以原型经肾排泄，尿中药物浓度高，因此，特别适于治疗敏感菌引起的尿路感染，碱化尿液可增强抗菌活性。

　　【抗菌作用】抗菌谱广，对各种需氧革兰阴性杆菌，如大肠埃希菌、克雷伯菌属、变形杆菌及肠杆菌属、志贺菌属等有强大抗菌活性；对枸橼酸菌属、沙雷菌属、不动杆菌属也有一定的抗菌活性；对革兰阴性球菌如脑膜炎奈瑟菌、淋病奈瑟菌等作用较差；对厌氧菌

扫码"看一看"

无效。庆大霉素、妥布霉素、阿米卡星、奈替米星对铜绿假单胞菌敏感，其中妥布霉素作用最强；链霉素对结核分枝杆菌敏感，阿米卡星、卡那霉素对其较敏感。

抗菌机制主要是抑制细菌蛋白质合成，并能吸附于细菌体表面，造成细胞膜缺损、通透性增加，细菌细胞内容物外漏导致细菌死亡。为静止期杀菌药，抗菌特点有：①杀菌作用呈浓度依赖性；②仅对需氧菌有效，尤其对需氧革兰阴性杆菌的抗菌作用强；③有明显的抗生素后效应；④具有首次接触效应；⑤在碱性环境中抗菌活性增强。

本类药物间存在部分或完全交叉耐药性，耐药机制主要是细菌产生系列钝化酶，使氨基糖苷类药物的氨基或羟基发生磷酸化、腺苷酰化、乙酰化反应而失去活性。

【临床应用】　用于治疗敏感需氧革兰阴性杆菌所致的全身感染，特别是大肠埃希菌、铜绿假单胞菌、克雷伯杆菌等感染，也用于呼吸道、泌尿道、胃肠道感染和烧伤、创伤后感染。链霉素、卡那霉素还可用于治疗结核病。

【不良反应和注意事项】

1. 耳毒性　包括前庭功能障碍和耳蜗听神经损伤。前者主要表现为眩晕、恶心、呕吐、眼球震颤和平衡障碍等，其发生率依次为：新霉素＞卡那霉素＞链霉素＞西索米星＞阿米卡星≥庆大霉素≥妥布霉素＞奈替米星；耳蜗听神经损伤表现为耳鸣、听力减退和永久性耳聋，其发生率依次为：新霉素＞卡那霉素＞阿米卡星＞西索米星＞庆大霉素＞妥布霉素＞奈替米星＞链霉素。为防止和减少本类药物耳毒性的发生，用药期间要经常询问患者是否有耳鸣、眩晕等先兆症状，定期检查听力。避免与有耳毒性的药物合用，如高效能利尿药、万古霉素等。因本类药物的耳毒性还能影响胎儿，故妊娠期妇女禁用。

2. 肾毒性　氨基糖苷类抗生素在肾皮质部蓄积及对肾近曲小管细胞有较高的亲和力，是诱发肾毒性的主要原因。最早表现为尿浓缩困难，随后出现蛋白尿、血尿、管型尿、肾小球滤过率减少，严重者可发生氮质血症、无尿症和肾衰。其发生率依次为新霉素＞卡那霉素＞庆大霉素＞妥布霉素＞阿米卡星＞奈替米星＞链霉素。为防止和减少本类药物肾毒性的发生，临床用药时应定期检查肾功能，发现早期症状应立即停药。避免合用有肾毒性的药物，如第一、二代头孢菌素类、万古霉素、高效能利尿药等。肾功能不良患者应禁用或慎用。

3. 过敏反应　可引起嗜酸性粒细胞增多、各种皮疹、药热、血管神经性水肿、口周发麻等症状，也可致过敏性休克。链霉素过敏反应发生率较高，其过敏性休克的发生率仅次于青霉素，但死亡率极高，使用前应做皮试。一旦发生过敏性休克，应立即皮下注射肾上腺素及缓慢静脉注射葡萄糖酸钙抢救。

4. 神经－肌肉接头阻滞作用　大剂量应用氨基糖苷类抗生素时可出现神经－肌肉接头阻滞作用，全身无力、呼吸困难，甚至呼吸停止。其主要原因是氨基糖苷类抗生素能与突触前膜上的钙结合部位结合，从而阻止乙酰胆碱释放，引起神经肌肉接头的传递障碍。一旦发生，应立即缓慢静脉注射葡萄糖酸钙或新斯的明进行抢救。避免与肌肉松弛药、全麻药等合用。重症肌无力、血钙过低者禁用或慎用。

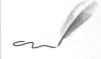
考点提示

氨基糖苷类抗生素抗菌作用、作用机制、不良反应。

妊娠期、哺乳期、新生儿、婴幼儿、老年患者应尽量避免使用本类药物。必需应用时，应监测血药浓度，依据监测结果调整给药方案。因本类药物可能引起黄斑坏死，不能用于眼内或结膜下给药。

第二节　常用氨基糖苷类抗生素

链霉素

链霉素（Streptomycin）是最早用于临床的氨基糖苷类药物，也是第一个用于临床的抗结核病药。本药对结核分枝杆菌、革兰阴性杆菌作用强大，对铜绿假单胞菌无效。目前仅用于：①兔热病与鼠疫，为首选药；②结核病，与利福平、异烟肼联合应用；③心内膜炎，可与青霉素类合用治疗细菌性心内膜炎，但常被庆大霉素替代。链霉素易产生耐药性，不良反应多且重，以耳毒性最常见（前庭损害为主）；过敏性休克发生率为同类药物中最高；亦有神经－肌肉接头阻滞作用和肾毒性，现已少用。

> **知 识 拓 展**
>
> ### 链霉素的发现
>
> 1942 年，土壤微生物专家瓦克斯曼的助手们在上百个微生物中分离出两种放线菌，一种是在仓库空地堆积废物的土壤中发现的，另一种是在鸡的喉头发现的。从这两种菌分离得到的物质称为链霉素，它能够抵抗革兰阴性病菌，更令人兴奋的是对结核分枝杆菌有很强的抵抗作用。由于青霉素类药物的成功发现，使大家热心研究链霉素，在几个月的时间内取得了突破性进展，此后仅 2 年，美国药厂就生产了近 20 吨链霉素。

庆大霉素

庆大霉素（Gentamycin）为目前最常用的氨基糖苷类药物，也是临床治疗革兰阴性杆菌感染的常用药物。本药对革兰阴性杆菌作用强，包括铜绿假单胞菌，对金黄色葡萄球菌有效，对结核分枝杆菌无效。临床主要用于：①革兰阴性杆菌所致感染如肺炎、脑膜炎、骨髓炎、心内膜炎及败血症等；②铜绿假单胞菌所致感染，常与敏感的 β－内酰胺类抗生素如羧苄西林等合用；③口服用于肠道感染及术前肠道消毒；④与青霉素合用治疗肠球菌心内膜炎；⑤局部用于皮肤、黏膜及五官的感染等。肾毒性多见，耳毒性以前庭损害为主，偶见过敏反应及神经肌肉接头阻滞作用。

卡那霉素

卡那霉素（Kanamycin）抗菌谱与链霉素相似，对结核分枝杆菌有效，对铜绿假单胞菌无效。耳毒性、肾毒性很大，仅次于新霉素，细菌易产生耐药性。由于其毒性及耐药性多见，故临床很少应用。

阿米卡星

阿米卡星（Amikacin）是卡那霉素的半合成衍生物。它是氨基糖苷类抗生素中抗菌谱最广，对结核分枝杆菌、铜绿假单胞菌均有效。对钝化酶稳定，不易产生耐药性。用于耐庆大霉素、妥布霉素的革兰阴性杆菌感染和大多数需氧革兰阴性杆菌感染，亦可作为二线抗结核病药与其他药物联合用于结核病的治疗。有耳毒性，以耳蜗损害为主；有肾毒性，较少出现神经-肌肉接头阻滞作用；偶见过敏反应，可导致二重感染。

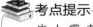 **考点提示**

庆大霉素、妥布霉素、阿米卡星的临床应用。

妥布霉素

妥布霉素（Tobramycin）抗菌作用与庆大霉素相似，但对铜绿假单胞菌作用比庆大霉素强2~5倍，且对庆大霉素耐药菌株仍有效。临床主要治疗铜绿假单胞菌引起的各种感染；也治疗其他各种革兰阴性杆菌引起的严重感染，如败血症、肺炎、心内膜炎和骨髓炎等。本药毒性较小，过敏反应发生率低，但有一定肾毒性和耳毒性，大剂量时可致神经-肌肉接头阻滞。

奈替米星

奈替米星（Netilmicin）属于新型氨基糖苷类抗生素。对革兰阴性菌包括肠杆菌科及铜绿假单胞菌等均有良好抗菌作用，对革兰阳性球菌的作用强于其他氨基糖苷类。对多种钝化酶稳定，不易产生耐药性，与其他药物无交叉耐药性。不良反应较轻，肾毒性、耳毒性发生率较低，但仍需注意。妊娠期妇女禁用，哺乳期妇女用药期间应停止哺乳。

小诺霉素

小诺霉素（Micronomicin）是小单孢菌及其变异株产生的一种氨基糖苷类抗生素，常用其硫酸盐。抗菌谱与庆大霉素相似，对中耳炎、胆道感染、呼吸系统感染和泌尿系感染疗效好。毒性小，偶见转氨酶升高。

新霉素

新霉素（Neomycin）为本类抗生素中耳毒性、肾毒性最大的一种药物，禁止全身使用，仅口服用于肠道术前消毒、肠道感染及肝性脑病患者。局部外用疗效较好，对敏感菌所致的皮肤黏膜感染如脓疮、疖、溃疡及烧伤等效果好。

大观霉素

大观霉素（Spectinomycin）是由链霉菌产生的一种氨基环醇类抗生素，因作用机制与氨基糖苷类相似而列入本类抗生素。对淋病奈瑟菌作用强，对耐青霉素的淋病奈瑟菌亦有效，但对其他细菌作用弱。主要用于治疗淋病，尤其用于耐青霉素、四环素或对青霉素过敏的淋病治疗。不良反应少，部分患者可出现头痛、头晕，偶见皮疹、药热等。

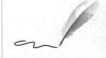

扫码"看小结"

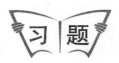

一、选择题

【A1 型题】

1. 氨基糖苷类抗生素的抗菌机制是

    A. 抑制细菌细胞壁合成   B. 抑制细菌核酸合成   C. 抑制菌体蛋白质合成

    D. 降低胞质膜的通透性   E. 抑制叶酸的合成

2. 治疗鼠疫的首选药物是

    A. 青霉素   B. 红霉素   C. 链霉素

    D. 磺胺嘧啶   E. 氯霉素

3. 链霉素主要的不良反应是

    A. 二重感染   B. 肝毒性   C. 肾毒性和耳毒性

    D. 胃肠道反应   E. 影响骨、牙生长发育

4. 对铜绿假单胞菌及耐药金黄色葡萄球菌均有效的抗生素是

    A. 庆大霉素   B. 青霉素 G   C. 红霉素

    D. 苯唑西林   E. 氨苄西林

5. 与呋塞米合用时耳毒性增强的抗生素是

    A. 青霉素 G   B. 红霉素   C. 林可霉素

    D. 阿莫西林   E. 庆大霉素

6. 对铜绿假单胞菌无效的药物是

    A. 庆大霉素   B. 链霉素   C. 妥布霉素

    D. 奈替米星   E. 阿米卡星

7. 对结核分枝杆菌有抗菌活性的氨基糖苷类药物是

    A. 妥布霉素   B. 新霉素   C. 庆大霉素

    D. 链霉素   E. 卡那霉素

8. 主要用于治疗淋病的药物是

    A. 新霉素   B. 大观霉素   C. 阿米卡星

    D. 链霉素   E. 萘替米星

【A3 型题】

（9~10 题共用题干）

患者，男，22 岁。因腹痛、腹泻 2 天就诊。门诊以急性胃肠炎给予 5% 葡萄糖氯化钠注射液 500ml 加庆大霉素 24 万 U 静脉滴注。

9. 庆大霉素一日一次给药的理论依据是

    A. 抗菌作用强   B. 抗菌谱广   C. 耳毒性轻

    D. 具有抗菌后效应   E. 肾毒性轻

10. 若用药 3 天后查尿常规，尿蛋白（＋＋），说明庆大霉素

    A. 出现肾毒性   B. 出现过敏反应   C. 用量不足

D. 影响造血功能　　　　E. 诱发溶血性贫血

二、思考题

1. 氨基糖苷类抗生素的主要不良反应有哪些？

2. 常用氨基糖苷类抗生素的临床应用有哪些？

（宋佳玉）

第三十七章 四环素类和氯霉素类抗生素

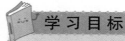

学习目标

1. **掌握** 多西环素的抗菌作用、临床应用、不良反应和注意事项。
2. **熟悉** 四环素类、氯霉素类药物的抗菌作用、临床应用、不良反应和注意事项。
3. **了解** 四环素类、氯霉素类药物的抗菌作用机制。

第一节 四环素类抗生素

案例讨论

[**案例**] 患者，男，50岁，因持续高热伴剧烈头痛7天入院，入院后给予青霉素、链霉素治疗3天，无明显效果，发病第5日于胸、肩、背等处发现直径2~4mm的圆形鲜红色丘疹，但面部无疹，住院后患者谵妄、昏迷。其内衣有蚤，医生诊断为：立克次体病，给予多西环素进行治疗。

[**讨论**] 以上用药是否合理？为什么？

四环素类是含有氢化骈四苯结构的广谱抗生素，为酸、碱两性化合物。为广谱速效抑菌药，高浓度亦呈杀菌作用。因其耐药性和不良反应众多而被其他类抗生素取代。根据来源不同可分为天然品和人工半合成品两类。天然品包括四环素（Tetracycline）、金霉素（Chlortetracycline）、土霉素（Oxytetracycline）；半合成品包括多西环素（Doxycycline）、米诺环素（Minocycline）、甘氨环素（Glycocycline）等。本类药物在酸性环境中性质稳定，抗菌活性增强，临床常用其盐酸盐。粉针剂的水溶液性质不稳定，必须临床应用前配制。

一、天然四环素类

四环素

四环素（Tetracycline）是第一代四环素类抗生素的代表药，曾广泛应用于临床，但因常见病原菌耐药性普遍升高及不良反应多见，临床应用受到很大限制。

【体内过程】口服易吸收，但易受食物、药物（抗酸药、H_2受体阻断药使其吸收减少）影响而吸收不完全，易与多价金属离子（如 Ca^{2+}、Mg^{2+}、Al^{3+}、Fe^{2+} 等）络合形成难溶物，使其吸收减少；酸性药物如维生素C、胃酸可促进其吸收。一次用量大于 0.5g 时，其血药浓度不随剂量增加而升高。广泛分布于全身各组织，易沉积于新生的骨、牙组织中，血浆蛋白结合率为 20% ~65%，易到达胸腹腔、胎儿血液循环和乳汁中，乳汁中药物浓度为血药浓度的 60% ~80%。不易透过血 - 脑屏障，但脑膜炎时可增加（约为血药浓度的 10% ~25%）。主要以原型经肾排泄，碱性尿液可促进药物排泄；部分药物从胆汁排泄，可形成肝肠循环，胆汁中约为血药浓度的 10~20 倍。其 $t_{1/2}$ 约为 6~9 小时。

【抗菌作用】　四环素抗菌谱广，对需氧和厌氧的革兰阳性和阴性细菌、幽门螺杆菌、立克次体、肺炎支原体、衣原体、螺旋体、梅毒、放线菌、阿米巴原虫均有抑制作用；对某些厌氧菌如梭杆菌、拟杆菌有抗菌活性；但对革兰阳性菌的作用不如青霉素类和头孢菌素类，对革兰阴性菌作用不如氨基糖苷类；对铜绿假单胞菌、结核分枝杆菌、伤寒沙门菌与真菌均无作用。

抗菌机制为四环素类与敏感菌核糖体 30S 亚基的 A 位结合，阻止肽链的延伸而抑制蛋白质的合成，还可使细菌胞质膜通透性增加而外漏细胞内容物而影响 DNA 的复制。

【临床应用】　可用于治疗：①治疗立克次体感染如流行性斑疹伤寒、恙虫病、鼠疫、立克次体痘和 Q 热疗效显著；②对衣原体感染所致的性病性淋巴肉芽肿、鹦鹉热、沙眼、非特异性尿道炎等有效，对支原体肺炎及泌尿生殖系统感染等疗效好；③对急性阿米巴病及螺旋体所致的回归热、霍乱等仍有显著疗效；④与胃酸分泌抑制药合用治疗幽门螺杆菌感染。临床一般用多西环素代替四环素。

【不良反应和注意事项】　四环素不良反应较多，肌内注射刺激性大，应禁用。

1. 胃肠道反应　口服可引起胃肠刺激、上腹烧灼痛、腹部不适、恶心、呕吐、腹胀、腹泻等症状，饭后或与食物同服可减轻。注射剂因局部刺激性大已很少用。

2. 二重感染　本类药物在肠道吸收不完全，肠道浓度高，导致敏感菌被抑制，而不敏感菌如白色念珠菌、肠球菌属、变形杆菌及假单胞菌属趁机过度繁殖引起二重感染，多见于免疫力低下的患者（老人、儿童及体质虚弱者）。常见的有白色念珠菌引起的鹅口疮、口腔炎、肠炎等，用抗真菌药（制霉菌素）治疗；还有难辨梭状芽孢杆菌引起的假膜性肠炎，可用甲硝唑、万古霉素等药物治疗。

3. 对骨、牙生长的影响　四环素类能与新形成的骨、牙中的钙络合，可使婴幼儿乳牙黄染及牙釉质发育不全、畸形和生长受到抑制，并可抑制婴幼儿骨骼生长。故妊娠期和哺乳期妇女及 8 岁以下儿童禁用。

4. 其他　肝肾毒性、过敏反应、头痛、眼花，俯视等颅内压增高的症状，静脉注射可发生血栓性静脉炎。

土霉素

土霉素（Oxytetracycline）的抗菌作用与四环素相似，抗菌谱广，口服吸收少，肠道中药物浓度高，对肠道感染疗效较好。曾广泛应用于肠道感染和全身感染，但由于耐药菌株日益增多，疗效不佳，临床应用已明显减少。

金霉素

金霉素（Chlortetracycline）口服吸收差，生物利用度低，抗菌活性较差，通常制成眼科制剂用于眼部感染的局部治疗。

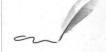

二、人工半合成四环素类

多西环素

多西环素（Doxycycline）为土霉素的脱氧衍生物。多西环素口服吸收快而完全，且不易受食物因素影响，吸收率可达90%以上。分布广泛，脑脊液中药物浓度较高；大部分药物经肝代谢后随胆汁排泄，少数药物经肾排泄，易在肾小管重吸收。$t_{1/2}$较长，可达 15～20 小时，有效血药浓度可维持 24 小时以上。抗菌谱与四环素相似，但抗菌活性更强；耐药菌株较少，与天然四环素之间无交叉耐药性。临床主要用于呼吸道感染，如老年慢性支气管炎、肺炎等；也可用于泌尿道、胆道、耳鼻喉等部位感染；还可用于前列腺炎的治疗。不良反应有恶心、呕吐、腹泻等；静脉注射时可引起舌体麻木和味觉异常。

米诺环素

米诺环素（Minocycline）抗菌谱和四环素相近，抗菌活性为四环素类中最强的，不良反应与其他四环素类基本相同。但米诺环素可引起前庭功能障碍，表现为眩晕、共济失调、恶心、呕吐等。给药后很快出现，女性多于男性，停药后 24～48 小时可消失。故一般不推荐作首选药用。临床可用于敏感菌引起的泌尿道、呼吸道、胆道、乳腺及皮肤软组织感染等。

> **考点提示**
>
> 四环素、多西环素、米诺环素的抗菌作用、临床应用、不良反应。

甘氨环素

甘氨环素（Glycocycline）的抗菌活性强于四环素和米诺环素，因其对有多药耐药的葡萄球菌、肺炎球菌等有抗菌活性，对万古霉素耐药的肠球菌仍有抗菌活性，对多数革兰阴性杆菌均有作用。其临床应用、不良反应均与四环素相似，用于治疗耐药病原菌所致的社区或医院所致的严重感染。

第二节　氯霉素类抗生素

氯霉素

氯霉素（Chloramphenicol）是由委内瑞拉链丝菌产生的一种广谱抗生素，1949 年用于临床。曾广泛治疗各种感染性疾病，但 20 世纪 50 年代后因多次发生严重不良反应，特别是引起再生障碍性贫血和灰婴综合征，极大地限制了其临床使用。目前仅限于治疗某些严重感染性疾病及局部外用于敏感菌所致的眼部感染。

【体内过程】氯霉素脂溶性较大，口服吸收快而完全，血药浓度与用药剂量呈正相关，广泛分布于全身各组织和体液中，易透过血－脑屏障进入脑脊液中和中枢神经系统，药物浓度可达血药浓度的 45%～99%。也可透过胎盘屏障进入胎儿体内，还可经乳汁分泌，亦可进入眼组织中，全身及局部用药均可在眼部达到有效浓度。体内约90%的药物在肝与葡萄糖醛酸结合后失活，代谢产物及 10% 的原型药物经肾排出，在尿中可达到有效浓度。氯霉素为药酶抑制剂。

【抗菌作用】 氯霉素抗菌谱广，低浓度抑菌，高浓度杀菌；对革兰阴性菌的作用强于革兰阳性菌，尤其对伤寒杆菌、流感杆菌、百日咳杆菌、沙门菌有特效，对厌氧菌、立克次体、支原体、衣原体也有抗菌作用，但对革兰阴性菌不如氨基糖苷类和头孢菌素类，对革兰阳性菌作用不及青霉素和四环素，对各种病毒、真菌、原虫无效。

抗菌机制是氯霉素与细菌核糖体 50S 亚基结合，抑制肽酰基转移酶，从而抑制蛋白质合成。因其作用位点与大环内酯类、克林霉素类药物接近，合用时可相互竞争结合靶点而产生拮抗作用，应避免合用。

细菌对氯霉素可产生耐药性，尤其以大肠埃希菌、变形杆菌等较常见，伤寒沙门菌多见。

【临床应用】 氯霉素曾广泛用于临床治疗敏感菌感染，但因其严重不良反应及耐药性使其应用受限，现仅限于威胁生命严重感染的治疗。

1. 耐药菌引起的严重感染，如细菌性（流感杆菌）脑膜炎或立克次体感染，氯霉素在脑脊液浓度较高，常作为其他药物疗效差的替代品，但仅作为备选药。

2. 伤寒、副伤寒，现已不作为首选药，被复发率低、速效、低毒的氟喹诺酮类或第三代头孢菌素类药物取代。

3. 立克次体感染（流行性斑疹伤寒、恙虫病、Q 热），疗效较好。

4. 其他，局部用于眼部敏感菌引起的感染，其他抗菌药联用治疗腹腔或盆腔的厌氧菌感染，也可用于布鲁菌病的治疗，尚可用于回归热、鹦鹉热、鼠疫、气性坏疽等疾病的治疗。

【不良反应和注意事项】

1. 抑制骨髓造血功能　为氯霉素最严重的毒性反应，表现为以下两种形式。

（1）血细胞可逆性的减少，包括红细胞、白细胞、血小板等减少，并可伴贫血，此反应常见，且与剂量和疗程呈正相关。一旦发现，立即停药，1~3 周可以恢复。

（2）不可逆性再生障碍性贫血，发病率低，但死亡率高。与剂量、疗程无关，一般在停药数周到数月发生。可能与氯霉素抑制骨髓造血细胞内线粒体中的 70S 核糖体有关。注意长期应用时定期检查血常规，一旦发生，立即停药。但患者恢复后发展为白血病的概率较高。

2. 灰婴综合征　是氯霉素特征性不良反应。早产儿和新生儿用药剂量过大可致呼吸困难、循环障碍、血压下降、皮肤苍白发绀等系列症状，称为"灰婴综合征"。多在用药 2~9 天发生，症状出现后 2 天内死亡率高达 40% 左右，故妊娠后期及哺乳期妇女应禁用，早产儿及新生儿不宜使用。

> **知识链接**
>
> ### 引起灰婴综合征的原因
>
> 灰婴综合征是氯霉素特征性不良反应。主要发生在早产儿和新生儿，该类人群肝脏和肾脏发育尚未成熟，肝脏产生的葡萄糖醛酸结合酶少，体内葡萄糖醛酸结合能力低下，肾脏对药物的排泄能力低下，药物易在体内蓄积中毒，干扰线粒体核糖体功能，出现腹胀、呕吐、面色苍白、发绀、微循环障碍、呼吸抑制等系列症状，因进行性苍白（呈灰褐色）、微循环障碍的临床表现突出，故称"灰婴综合征"。

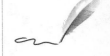

扫码"看小结"

3. 其他反应 口服后有恶心、呕吐、腹泻、舌炎等胃肠道反应；长期或大剂量用药可致二重感染；少数人可见过敏反应如皮疹、血管神经性水肿、视神经炎及视觉障碍等。对葡萄糖-6-磷酸脱氢酶缺乏者会引起溶血性贫血、肝功损害。

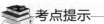

考点提示

氯霉素的抗菌作用、临床应用、不良反应。

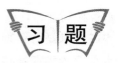

习 题

一、选择题

【A1 型题】

1. 四环素类药物的主要不良反应是
   A. 胃肠道刺激   B. 二重感染   C. 骨髓抑制
   D. 肾损害   E. 肝损害

2. 四环素类药物对下列病原体无效
   A. 立克次体   B. 衣原体   C. 细菌
   D. 真菌   E. 支原体

3. 治疗支原体肺炎可选用
   A. 庆大霉素   B. 链霉素   C. 四环素
   D. 氯霉素   E. 阿莫西林

4. 氯霉素临床应用受限的主要原因是
   A. 抗菌作用慢   B. 抑制骨髓造血功能   C. 血药浓度低
   D. 胃肠道反应重   E. 抗菌谱窄

5. 米诺环素的独有不良反应是
   A. 肾毒性   B. 肝损害   C. 过敏反应
   D. 前庭反应   E. 骨髓抑制

6. 影响牙釉质及骨骼发育的药是
   A. 氯霉素   B. 氨苄西林   C. 四环素
   D. 红霉素   E. 阿莫西林

7. 能够引起灰婴综合征的药物是
   A. 多西环素   B. 氯霉素   C. 四环素
   D. 链霉素   E. 林可霉素

8. 能够导致造血功能障碍的药物是
   A. 卡那霉素   B. 红霉素   C. 青霉素
   D. 氯霉素   E. 庆大霉素

9. 能够治疗伤寒、副伤寒的药物是
   A. 米诺环素   B. 红霉素   C. 氯霉素
   D. 阿奇霉素   E. 克拉霉素

【A3 型题】

（10～11 题共用题干）

患者，男，46 岁，因持续高热伴剧烈头痛 5 天入院，入院后给予青霉素等治疗，发病第 5 日于胸、肩、背等处发现直径 3～4mm 的圆形鲜红色丘疹，诊断为立克次体病。

10. 该患者药物治疗应该选用

    A. 四环素   B. 阿莫西林   C. 阿奇霉素

    D. 头孢哌酮   E. 克林霉素

11. 该药常见的不良反应是

    A. 心脏毒性   B. 耳毒性   C. 过敏反应

    D. 骨髓抑制   E. 二重感染

二、思考题

1. 四环素类药物有哪些临床应用和不良反应？用药时需注意哪些问题？

2. 为什么氯霉素在临床应用受到限制？

扫码"练一练"

（康红钰　宋佳玉）

第三十八章　人工合成抗菌药

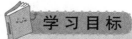

学习目标

1. **掌握**　诺氟沙星、氧氟沙星、磺胺嘧啶、磺胺甲噁唑、甲氧苄啶、甲硝唑的抗菌作用、临床应用、主要不良反应和注意事项。
2. **熟悉**　其他人工合成抗菌药的作用特点和临床应用。

第一节　喹诺酮类

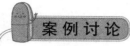

案例讨论

[案例]　患者，男，12岁，因急性尿路感染就医。医生开具下列处方：

左氧氟沙星片 0.1g，用法：p.o.，t.i.d.

3天后，患者出现了关节红肿疼痛，活动障碍，伴低热，生化检测：抗"O"、血沉等阴性。患者自述无关节炎病史。

[讨论]　患者使用左氧氟沙星片是否合理？为什么？

扫码"看一看"

喹诺酮类（quinolones）药物是一类含有 4-喹诺酮基本母核的合成抗菌药。按药物合成先后及化学结构、抗菌作用等特点可分为四代：第一代的萘啶酸已淘汰，第二代以吡哌酸为代表，对大多数革兰阴性杆菌有效，血药浓度低，尿药浓度高，可用于泌尿道和肠道感染；第三代在 4-喹诺酮基本母核的 C-6 位上引入氟原子，称氟喹诺酮类（fluoroquinolones），有抗菌谱广，抗菌活性强的特点，是目前临床常用药，包括环丙沙星、诺氟沙星、氧氟沙星、左氧氟沙星、氟罗沙星、洛美沙星、司帕沙星等；第四代新开发的有莫西沙星、加替沙星等。

一、氟喹诺酮类药物的共性

【体内过程】本类药物中多数口服吸收好，生物利用度高，但与含 Ca^{2+}、Mg^{2+}、Al^{3+}、Fe^{2+} 等多价金属阳离子的药物和食物同服可减少其吸收。本类药物血浆蛋白结合率低，组织穿透力强、分布广，各组织、器官和体液中均能达到有效治疗浓度。多数药物经肝、肾两种方式消除，少数药物以原型经肾排泄。

【抗菌作用】抗菌谱广、抗菌后效应显著。第三代氟喹诺酮类药物对大肠埃希菌、伤寒杆菌、变形杆菌、铜绿假单胞菌、沙门菌属、志贺菌属等革兰阴性菌的杀灭作用强大，对金黄色葡萄球菌、溶血性链球菌、肺炎链球菌、肠球菌等革兰阳性球菌作用良好，部分氟喹诺酮类药物对支原体、衣原体、军团菌及结核分枝杆菌亦有效。第四代的抗菌谱进一步扩大，对部分厌氧菌，革兰阳性菌、结核分枝杆菌、铜绿假单胞菌、衣原体、支原体的抗菌活性增强。治疗浓度时对哺乳类动物和人体影响较小。

　　喹诺酮类药物主要通过抑制革兰阴性菌 DNA 的螺旋酶与革兰阳性菌的拓扑酶Ⅳ，阻碍细菌 DNA 的合成而导致细菌死亡，对静止期和繁殖期的细菌均有强大的杀灭作用。

　　细菌对氟喹诺酮类几乎无天然耐药性，但随着临床大量广泛应用，获得耐药性逐年提高。本类药物间有交叉耐药性，但与其他常用抗菌药无明显交叉耐药性。

　　【临床应用】

　　1. 呼吸道感染　可用于肺炎链球菌、卡他莫拉菌、流感嗜血杆菌等引起的鼻窦炎和支气管炎，也可用于包括革兰阴性杆菌和金黄色葡萄球菌所致的肺炎和支气管感染。左氧氟沙星和环丙沙星可治疗结核分枝杆菌和非典型分枝杆菌及结核分枝杆菌引起的细胞内感染；还作为大环内酯类抗生素的替代品用于军团菌所致的感染。用左氧氟沙星治疗衣原体、支原体、克雷伯菌属所致的肺部感染。

　　2. 肠道感染　治疗敏感菌如弯曲菌属、志贺菌属、产气大肠埃希菌和沙门菌属导致的胃肠炎、腹泻和细菌性痢疾；与其他药物合用治疗腹腔感染和发热性中性粒细胞减少症。可替代氯霉素治疗伤寒、副伤寒，且对耐药菌株有效。

　　3. 泌尿生殖系统感染　治疗敏感菌如肠球菌属、肠杆菌科细菌和铜绿假单胞菌等引起的泌尿系统感染、细菌性前列腺炎、尿道炎和宫颈炎。

　　4. 骨关节感染　用于包括革兰阴性杆菌所致骨髓炎和骨关节感染疗的治疗。

　　5. 皮肤软组织感染　用于包括革兰阴性杆菌所致五官科和外科伤口感染。

　　6. 其他　可替代 β - 内酰胺类抗生素治疗全身性感染。可用于治疗化脓性脑膜炎和由克雷伯菌属、肠杆菌属、沙雷菌属所致的败血症等。

　　【不良反应和注意事项】不良反应一般较轻，且有剂量依赖性，停药后消失。

　　1. 胃肠道反应　常与剂量有关，反应一般较轻，主要表现为恶心、呕吐、食欲减退、腹痛、腹泻或便秘等。

　　2. 过敏反应　表现为光敏反应、剥脱性皮炎、血管神经性水肿、皮疹等过敏症状，严重者有过敏性休克。用药期间应避免阳光直射。

　　3. 中枢神经系统反应　常见情绪不安、眩晕、头痛、失眠、震颤、共济失调等，严重时可见视觉异常、抽搐、精神异常等症状。故有中枢神经系统疾病或病史（尤其是癫痫）的患者不宜使用。

　　4. 软骨损害　本类药物能引起幼年动物软骨组织损害，临床发现儿童用药后会出现关节疼痛和肿胀，年龄越小影响越大，故妊娠期及哺乳期妇女、婴幼儿和儿童均不宜使用。

　　5. 肝、肾损害　肝功损害为乳酸脱氢酶、碱性磷酸酶、血清转氨酶和淀粉酶升高，停药后一般可消失。本类药在尿中浓度高，而溶解度小，尤其是在碱性尿液中，更易引起结晶尿，导致肾损害，表现为血清肌酐和尿素氮升高，因此服药期间应多饮水并避免与碱性药物合用。

　　6. 心脏毒性　主要表现为 Q - T 间期延长，可引起心动过速、心室颤动等，发生率虽低，但后果严重（可引起猝死）。

　　7. 其他　少数患者有肌肉疼痛、肌腱炎、可逆性关节痛、视网膜脱离、静脉炎、血糖紊乱，加重肌无力等症状。动物实验证明本类药物可使实验动物软骨损害，并有致畸作用。

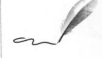

故妊娠期及哺乳期妇女、儿童均不宜使用。

二、常用喹诺酮类药物

吡哌酸

吡哌酸（Pipemidic Acid）为第二代喹诺酮类抗菌药。口服易吸收，血浆蛋白结合率较低，主要以原型经肾排泄，少部分经胆汁排泄，存在肝肠循环。尿、胆汁、粪便中药物浓度较高，临床上可用于难治性泌尿系统感染如膀胱炎、肾盂肾炎及尿道炎等，也可用于肠道感染如菌痢、肠炎等疾病的治疗。

诺氟沙星

诺氟沙星（Norfloxacin）是第一个用于临床的氟喹诺酮类药物，口服吸收率仅有35%～45%，30%以原型经肾排泄。对大多数革兰阴性菌抗菌活性强大，对金黄色葡萄球菌、溶血性链球菌、肺炎链球菌、肠球菌属等革兰阳性菌也有一定作用，对军团菌、支原体、衣原体、立克次体、结核分枝杆菌和厌氧菌等无效。临床主要用于敏感菌所致的呼吸道、肠道、泌尿生殖系统感染，亦可用于无并发症的急性淋病、皮肤、软组织及眼部感染的治疗。

环丙沙星

环丙沙星（Ciprofloxacin）口服吸收迅速但不完全，穿透性强，广泛分布于全身各组织和体液。目前是本类药中对革兰阴性杆菌包括铜绿假单胞菌、流感嗜血杆菌、肠杆菌等体外抗菌活性最强的，对肺炎链球菌、肠球菌、军团菌、葡萄球菌、淋病奈瑟菌也有较强的抗菌活性，对某些对氨基糖苷类及第三代头孢菌素类耐药的菌株仍有效，但对多数厌氧菌无效。临床主要用于敏感菌引起的眼、耳鼻喉、胃肠道、呼吸道、泌尿道、腹腔、骨关节、皮肤软组织等感染的治疗。

氧氟沙星

氧氟沙星（Ofloxacin）口服生物利用度可达85%～95%，分布广泛，痰液浓度高，胆汁浓度是血药浓度的7倍，主要经肾排泄。易透过血－脑屏障，抗菌作用除与环丙沙星相同外，还对结核分枝杆菌、支原体、衣原体及部分厌氧菌有效。临床主要治疗敏感菌引起的眼部、耳鼻喉、呼吸道、生殖系统、泌尿道、胆道和皮肤软组织感染。也可作为二线抗结核药对已耐异烟肼、链霉素、对氨基水杨酸等结核分枝杆菌进行治疗，常与其他抗结核药合用，尤适用于难治性结核病的治疗。

左氧氟沙星

左氧氟沙星（Levofloxacin）是氧氟沙星的左旋体，口服吸收快而完全，分布广，80%以原型由肾脏经尿排泄。抗菌活性是氧氟沙星的2倍，抗菌谱与氧氟沙星相似，除对临床常见的革兰阳性和革兰阴性菌活性极强外，对支原体、衣原体及军团菌也有较强的杀灭作用。临床用于呼吸系统、泌尿生殖系统和肠道等部位的感染，可作为耐青霉素肺炎球菌所致感染的首选药之一。随着左氧氟沙星的广泛应用，其注射剂日益突出的不良反应值得警惕，应根据患者的实际情况选择合适的给药途径，能口服者不建议使用注射给药方式。本药禁止与碱性药物、头孢菌素类抗生素和中药注射剂等药物混合静脉滴注。

洛美沙星

洛美沙星（Lomefloxacin）体内抗菌活性较诺氟沙星和左氧氟沙星高。主要用于治疗敏感菌所致的呼吸道、消化道、泌尿道、皮肤、软组织、骨组织和眼部感染。也可用于耐药的结核分枝杆菌所致的肺结核、风湿病并发感染。不良反应主要为胃肠道和神经系统症状。用药期间应避免阳光直射引发光敏反应。

司帕沙星

司帕沙星（Sparfloxacin）体内分布广泛，穿透力强，可迅速进入组织和体液，且组织中药物浓度高于血浆药物浓度，对革兰阴性菌的抗菌活性与环丙沙星相似，对葡萄球菌、肺炎链球菌、支原体、衣原体、军团菌、结核分枝杆菌等作用强于其他常见喹诺酮类药物。临床主要用于敏感菌所致的咽喉、扁桃体、支气管、肺、胆囊、子宫、尿道、前列腺、中耳、骨关节、皮肤、软组织感染等部位感染，也可用于脑膜炎、胸膜炎、腹腔感染及败血症的治疗，还可用于对利福平、异烟肼耐药的结核分枝杆菌所致的结核病患者的治疗。

莫西沙星

莫西沙星（Moxifloxacin）是第四代喹诺酮类广谱抗菌药物，口服吸收快，生物利用度高达91%，迅速分布于血管外间隙，且浓度高于血药浓度，可进入巨噬细胞内。与三代药物相比，对革兰阳性菌和厌氧菌的作用显著增强，对常见的呼吸道病原菌、青霉素敏感和耐药的肺炎链球菌、肺炎支原体、肺炎衣原体和肺炎军团菌等较为敏感，对耐甲氧西林金黄色葡萄球菌（MRSA）有良好的抗菌活性。临床主要用于敏感菌所致的耳鼻喉、呼吸道、消化道、泌尿生殖系统感染的治疗，包括慢性支气管炎急性发作、轻中度社区获得性肺炎、急性鼻窦炎等，特别适用于厌氧菌与需氧菌混合感染患者的治疗。本药有光敏性皮炎、血糖代谢异常、急性重症肝炎等不良反应，个别人可发生过敏性休克。过敏者禁用，糖尿病、肝功能异常患者应慎用。

考点提示

第三代喹诺酮类药物的抗菌作用、作用机制、临床应用及不良反应。

第二节　磺胺类药物

磺胺类（Sulfonamides）药物是20世纪30年代人工合成的最早用于治疗全身性细菌感染的抗菌药，但由于耐药菌株的增多，其临床治疗地位逐渐被新开发的抗生素和喹诺酮类药物取代。因其独有的特点和抗菌增效剂甲氧苄啶的问世，目前在临床上仍然用于疗效显著的某些感染性疾病如流行性脑脊髓膜类、鼠疫的治疗。

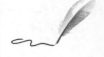

知识拓展

磺胺类药物的发现

20 世纪初，人们对细菌感染性疾病尚束手无策。1932 年德国生物化学家 Domagk 将一个名叫"百浪多息"的橘红色染料用在链球菌感染的小白鼠身上后，奇迹发生了：小白鼠痊愈了。多次试验成功后，Domagk 异常兴奋。

然而不幸的事发生了，他的女儿因手指被刺破而感染，终日高烧、昏睡。焦急如焚的他毅然决定给女儿注射百浪多息做一次试验，女儿竟意外得救，这引起了世界范围内的极大兴趣。随后，人们研究出了种类繁多的磺胺类药物，并于 1935 年用于临床，征服了细菌性疫病，开创了化学治疗的新纪元。1939 年，Domagk 被选定为诺贝尔生理学和医学奖得主，以此表彰其卓越的历史贡献。

一、磺胺类药物的分类

（一）治疗全身感染的磺胺类药物

口服肠道易吸收的磺胺类药物，根据其 $t_{1/2}$ 又分为三类。

1. 短效磺胺类 $t_{1/2}$ 小于 10 小时，如磺胺异噁唑、磺胺二甲嘧啶等。

2. 中效磺胺类 $t_{1/2}$ 为 $10 \sim 24$ 小时，如磺胺嘧啶、磺胺甲噁唑等。

3. 长效磺胺类 $t_{1/2}$ 为大于 24 小时，如磺胺间甲氧嘧啶、磺胺多辛等。

（二）肠道难以吸收磺胺类药物

口服不吸收，主要用于治疗肠道感染性疾病，如酞磺胺噻唑、柳氮磺吡啶。

（三）外用磺胺类药物

局部外用治疗外科创面、化脓感染或烧伤，如磺胺米隆、磺胺嘧啶银等。

二、磺胺类药物的共性

【体内过程】治疗全身性感染类的磺胺药物口服在胃肠道吸收快而完全，分布于全身各组织中，以血、肝、肾浓度最高，血浆蛋白结合率低，多数磺胺药能透过血-脑屏障进入脑脊液，但不易进入细胞内液。磺胺类药物主要在肝经乙酰化后失活，其代谢产物和原型主要经肾排泄，在中性或酸性尿液中易析出结晶而损伤肾脏。少量代谢产物及原型从乳汁、胆汁及粪便排出。

【抗菌作用】磺胺类药物抗菌谱广，对革兰阳性菌和革兰阴性菌均有良好抗菌活性，可显著抑制肺炎链球菌、溶血性链球菌、淋球菌、脑膜炎双球菌、沙眼衣原体、放线菌、疟原虫等，但对螺旋体、支原体、立克次体、病毒无效。磺胺嘧啶银和磺胺米隆对铜绿假单胞菌有抑制作用。

【作用机制】叶酸是细菌生长繁殖的重要参与物质，对磺胺类药物敏感的细菌不能直接利用周围环境中的叶酸，只能利用对氨基苯甲酸（PABA）和二氢蝶啶等，在二氢叶酸合成酶的催化下生成二氢叶酸，再在二氢叶酸还原酶作用下转化成四氢叶酸，后者作为一碳基团传递体参与核酸合成。磺胺类药物的化学结构与 PABA 相似，可竞争性抑制二氢叶酸合成酶，阻碍细菌二氢叶酸的合成，从而抑制细菌的生长繁殖（图 38-1）。细菌对磺胺类药物易耐药，临床上少单用，多与甲氧苄啶合用。

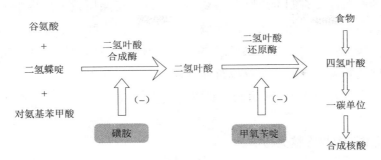

图 38 - 1　叶酸代谢过程及磺胺药和甲氧苄啶作用环节示意图

基于上述抗菌机制，临床应用磺胺类药物时应注意：①首剂须加倍，因 PABA 对二氢叶酸合成酶的亲和力远高于磺胺类药物；②用于局部感染时应先清创排脓，因脓液和坏死组织中含有的大量 PABA 可拮抗磺胺类药物的作用；③不宜与局麻药普鲁卡因同用，因后者代谢产物有 PABA；④与能抑制二氢叶酸还原酶的甲氧苄啶（TMP）合用效果明显增强，临床可与 TMP 组成复方制剂。

【不良反应和注意事项】

1. 胃肠道反应　较常见但轻微，不影响用药，表现为食欲不振、恶心、呕吐、腹泻等症状。

2. 肾损害　磺胺类药物及其乙酰化代谢物在尿液中浓度高、溶解度低，尤其在酸性尿液中极易析出结晶，阻塞肾小管，导致结晶尿、管型尿、血尿等症状，以磺胺嘧啶多见。用药时应注意同服等量的碳酸氢钠以碱化尿液，增加药物在尿液中的溶解度；大量饮水，降低尿液中的药物浓度；服药 1 周以上者，应定期检查尿液；脱水、少尿及休克患者慎用或禁用，老年人及肝、肾功能不全者慎用。

3. 过敏反应　局部用药易发生皮疹、药热、红斑和血管神经性水肿等，服用长效制剂时更常见。用药前应询问过敏史。

4. 血液系统反应　长期用药会引起粒细胞和血小板减少；葡萄糖 - 6 - 磷酸脱氢酶缺乏者易引起溶血性贫血。

5. 其他　有头晕、嗜睡中枢症状等，驾驶员和高空作业者禁用；有肝毒性，新生儿用药后易致黄疸，故肝功能不全、新生儿、2 岁以下婴儿及妊娠期妇女均不宜使用。

三、常用磺胺类药物

（一）治疗全身感染的磺胺类药物

磺胺嘧啶

磺胺嘧啶（Sulfadiazine，SD）口服易吸收，吸收后分布于全身各组织中，可透过血 - 脑屏障进入脑脊液，达到有效浓度，脑部感染时药物浓度更高，尿液中溶解度低，原型及代谢物易形成结晶尿。临床主要用于防治流行性脑脊髓膜炎和诺卡菌病，还可与乙胺嘧啶合用治疗弓形虫病，与链霉素合用治疗鼠疫。

磺胺甲噁唑

磺胺甲噁唑（Sulfamethoxazole，SMZ，又名新诺明）口服吸收完全，分布广泛，常与磺

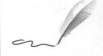

胺增效剂甲氧苄啶组成复方制剂。临床主要用于治疗敏感菌所致的急性单纯性尿路感染及星形奴卡菌病；与其他抗菌药合用，治疗敏感的流感杆菌、肺炎链球菌和其他链球菌所致的中耳炎；与乙胺嘧啶合用，治疗鼠弓形虫引起弓形虫病；作为治疗杜克雷嗜血杆菌所致软下疳、预防敏感脑膜炎奈瑟菌所致流行性脑脊髓膜炎；还可作为治疗沙眼衣原衣原体所致非特异性尿道炎（宫颈炎）、尿道炎；也可作为对氯喹耐药的脑型疟疾（恶性疟疾）治疗的辅助用药。

（三）肠道难以吸收磺胺类药物

柳氮磺吡啶

柳氮磺吡啶（Sulfasalazine，SASP）口服难吸收，本身无抗菌活性，在肠道分解释放出有活性的磺胺吡啶和 5－氨基水杨酸，具有抗菌、抗炎和抑制免疫作用。临床口服或灌肠主要用于治疗肠道感染或预防肠道手术前感染。

（二）外用磺胺类药物

磺胺嘧啶银

磺胺嘧啶银（Sulfadiazine Silver，SD－Ag）对铜绿假单胞菌活性显著强于磺胺米隆，兼有 SD 抗菌和银盐的收敛作用，有促进创面干燥、结痂及愈合作用。临床主要用于防治烧伤或烫伤创面的继发感染。

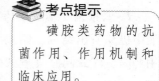

考点提示
磺胺类药物的抗菌作用、作用机制和临床应用。

磺胺醋酰

磺胺醋酰（Sulfacetamide）的钠盐溶液呈中性，几乎无刺激性，穿透力强，适用于眼科感染性疾病，如沙眼、角膜炎和结膜炎。

第三节　甲氧苄啶

甲氧苄啶（Trimethoprim，TMP）口服吸收迅速而完全，$t_{1/2}$ 约为 10 小时，与磺胺甲噁唑相近。

【抗菌作用】甲氧苄啶的抗菌机制是抑制二氢叶酸还原酶，使二氢叶酸不能转化为四氢叶酸，进而阻止核酸合成而起到抑菌作用。与磺胺类药物合用起到双重阻断细菌叶酸代谢的作用，能显著提高磺胺类药物的抗菌作用，并能减少耐药菌株的出现，被称为磺胺增效剂。TMP 还能增强其他抗生素如四环素和庆大霉素的抗菌作用。

抗菌谱与磺胺类药物相似，对多种革兰阳性菌和革兰阴性菌都有效，抗菌作用较强，但单用易产生耐药性，故很少单用。

【临床应用】常与 SMZ 或 SD 制成复方制剂（分别是复方新诺明和双嘧啶）治疗胃肠道、呼吸道、泌尿生殖道感染及败血症、脑膜炎、伤寒、副伤寒等。

【不良反应和注意事项】 常见不良反应有恶心、过敏性皮疹等。长期大剂量用药或原有叶酸缺乏者可出现白细胞和血小板减少、巨幼红细胞贫血，严重者可用亚叶酸钙治疗。长期大量用药应定期检查血常规。严重肝肾功能不全、骨髓造血功能不全者、新生儿和妊娠期妇女不宜使用。

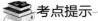

考点提示

甲氧苄啶的药理作用、作用机制及临床应用。

第四节　硝基呋喃类

硝基呋喃类（Nitrofuran）是一类人工合成抗菌药，本类药通过抑制微生物的乙酰辅酶A，干扰微生物糖类的代谢起到抑菌作用。目前临床应用较广的药物有呋喃妥因、呋喃唑酮和呋喃西林等。

呋喃妥因

呋喃妥因（Furadantin）口服后吸收迅速，血药浓度低，并很快经肾排泄，在尿液中保持较高浓度。抗菌谱广，在酸性尿液中抗菌活性强，对肠球菌、葡萄球菌、大肠埃希菌、奈瑟球菌、枯草杆菌、伤寒杆菌等均有良好抗菌作用。主要用于敏感菌所致的泌尿系统感染，如尿道炎、膀胱炎、前列腺炎、急性肾炎等。常见不良反应为胃肠道反应如厌食、恶心、呕吐、腹泻，神经系统反应如头痛、失眠等症状，服药剂量过大或时间过长易发生周围神经炎，表现为手足麻木，久之可致肌肉萎缩。严重者可出现肺间质纤维化等反应，对葡萄糖 – 6 – 磷酸脱氢酶缺乏的患者可致溶血性贫血。

呋喃唑酮

呋喃唑酮（Furazolidone）抗菌谱与呋喃妥因相似。口服不易吸收，肠道内药物浓度高，对志贺菌属、沙门菌属、弯曲菌属、肺炎杆菌、大肠埃希菌、霍乱弧菌等均有抗菌活性，且不易产生耐药菌株；对贾第鞭毛虫、毛滴虫也有抗菌活性。主要用于敏感菌所致的肠炎、菌痢、腹泻及幽门螺杆菌所致的胃炎的治疗，栓剂可用于治疗阴道滴虫病。不良反应为胃肠道和过敏反应，偶可致黄疸和溶血性贫血。

呋喃西林

呋喃西林（Furacilin）毒性大，对革兰阳性和阴性菌有抑菌作用。临床仅用作消毒防腐药，广泛用于细菌引起的皮肤、黏膜感染，如化脓性中耳炎、化脓性皮炎、急慢性鼻炎、烧伤、溃疡等感染性伤口的冲洗，清洗、清创、湿敷等消毒或预防感染，还可用于皮肤、腔道冲洗、湿敷、皮肤移植及器械临时浸泡。

第五节　硝基咪唑类

硝基咪唑类抗菌药（nitroimidazoles）对厌氧菌及原虫有独特的杀灭作用，与其他抗菌药联合用于临床各科。临床常用的药物有甲硝唑（Metronidazole）、替硝唑（Tinidazole）和

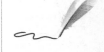

奥硝唑（Ornidazole）。

甲硝唑

甲硝唑（Metronidazole）为人工合成的 5 - 硝基咪唑类化合物。口服吸收迅速而完全，血浆蛋白结合率约 20%，体内分布较广，易透过血 - 脑屏障，主要经肝代谢，经肾排泄。

【抗菌作用】 甲硝唑有抗原虫及抗厌氧菌的作用，对梭形杆菌属、拟杆菌属、梭状芽孢菌属、部分真杆菌、幽门螺杆菌及消化链球菌等厌氧菌均有良好的抗菌作用，但对需氧菌无效；对阴道毛滴虫、贾第鞭毛虫、杜氏利什曼、溶组织内阿米巴等原虫均有杀灭作用。

【临床应用】 是目前治疗厌氧菌感染的重要药物，临床应用：①首选用于治疗阴道滴虫和阿米巴原虫感染；②厌氧菌引起的口腔、腹腔、女性生殖道、骨和关节感染；③与其他药物合用于幽门螺杆菌所致的消化性溃疡；④假膜性肠炎；⑤与破伤风抗毒素合用治疗破伤风。

【不良反应和注意事项】 详见第四十二章抗寄生虫病。

替硝唑

替硝唑（Tinidazole）为甲硝唑的衍生物，其 $t_{1/2}$ 较长，对脆弱类拟杆菌及梭杆菌属作用较甲硝唑强，为厌氧菌感染治疗的常用药物，对肠内外阿米巴感染的疗效与甲硝唑相当，也可用于阴道滴虫病。不良反应较甲硝唑少而轻微，偶见恶心、呕吐、食欲下降、皮疹等。

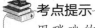
考点提示
　　甲硝唑的药理作用及临床应用。

扫码"看小结"

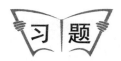
习 题

一、选择题

【A1 型题】

1. SMZ 口服用于全身感染时需加服碳酸氢钠的原因是

    A. 增强抗菌作用

    B. 减少口服时的刺激

    C. 预防代谢性酸中毒

    D. 预防在尿中析出结晶损伤肾

    E. 防止过敏反应

2. 不是氟喹诺酮类药的共同特点的是

    A. 抗菌谱广

    B. 抗菌作用强

    C. 不良反应少

    D. 口服吸收好

    E. 细菌对其不产生耐药性

3. 对喹诺酮类病无效的原体是

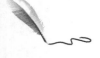

    A. 伤寒杆菌　　　　　　　　B. 结核分枝杆菌　　　　　C. 真菌

    D. 厌氧菌　　　　　　　　　E. 军团菌

4. 可能影响胎儿和婴儿软骨发育，妊娠期及哺乳期妇女不宜应用的药物是

    A. 四环素类　　　　　　　　B. 喹诺酮类　　　　　　　C. 磺胺类

    D. 硝基呋喃类　　　　　　　E. TMP

5. 流行性脑脊髓膜炎（流脑）首选的药物是

    A. 磺胺异噁唑　　　　　　　B. 磺胺嘧啶　　　　　　　C. 磺胺米隆

    D. 柳氮磺吡啶　　　　　　　E. 磺胺多辛

6. 首选甲硝唑治疗的疾病是

    A. 滴虫性阴道炎　　　　　　B. 细菌性阴道炎　　　　　C. 念珠菌阴道炎

    D. 淋病　　　　　　　　　　E. 老年性阴道炎

7. 呋喃唑酮主要用于

    A. 全身感染　　　　　　　　B. 消化道感染　　　　　　C. 阴道滴虫病

    D. 呼吸道感染　　　　　　　E. 尿路感染

8. 喹诺酮类药物抗菌机制是抑制

    A. 细菌二氢叶酸合成酶

    B. 细菌二氢叶酸还原酶

    C. 细菌细胞壁的合成

    D. 细菌依赖于 DNA 的 RNA 多聚酶

    E. 细菌 DNA 螺旋酶

9. 在酸性尿液中更易引起结晶尿，造成肾损害的药物是

    A. 呋喃妥因　　　　　　　　B. 诺氟沙星　　　　　　　C. 磺胺嘧啶

    D. 甲硝唑　　　　　　　　　E. 甲氧苄啶

【A3 型题】

（10～11 题共用题干）

患者，男，9 岁，大面积烧伤入院，入院 6 天后创面出现感染，诊断为铜绿假单胞菌感染。

10. 该患者药物治疗可以选用

    A. 替硝唑　　　　　　　　　B. 磺胺米隆　　　　　　　C. 磺胺嘧啶银

    D. 磺胺醋酰　　　　　　　　E. 甲氧苄啶

11. 除了该药外还可以选用

    A. 环丙沙星　　　　　　　　B. 甲硝唑　　　　　　　　C. 阿奇霉素

    D. 阿莫西林　　　　　　　　E. 呋喃唑酮

二、思考题

1. 简述第三代喹诺酮类药物的共同特点。

2. 简述磺胺嘧啶与甲氧苄啶合用的意义。

扫码"练一练"

（李　幸）

第三十九章 抗真菌药和抗病毒药

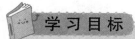

学习目标

1. **掌握** 两性霉素B、氟康唑、阿昔洛韦、利巴韦林、齐多夫定的作用特点、临床应用、不良反应和注意事项。

2. **熟悉** 制霉菌素、干扰素、阿糖腺苷和金刚烷胺的作用特点和临床应用。

3. **了解** 其他抗真菌药和抗病毒药的临床应用、不良反应。

第一节 抗真菌药

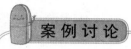

[案例] 患儿，男，5岁。其母亲诉患儿几日来一直抓挠胳膊上的一个红斑，红斑逐渐扩大。无发热等其他症状，亦无过敏史。经检查，右前臂有一五分钱硬币大小的红斑，边缘突起，中部平坦。其余体征及一般体格检查正常。初步诊断为癣菌病。

[讨论] 上述患者属于真菌浅表感染还是深部感染？请为其制定药物治疗方案，并实施用药指导。

真菌感染可分为浅部感染和深部感染。浅部感染多由各种癣菌引起，主要侵犯皮肤、毛发、指（趾）甲等，引起各种癣症，如手足癣、体癣、股癣、甲癣、头癣等，发病率高，危害性小。深部感染常由白色念珠菌、新型隐球菌、绿孢子菌、荚膜组织胞浆菌等引起，主要侵犯内脏器官和深部组织，如消化道、阴道、脑、肺等，其发病率低，但危害性大，严重时可危及生命。

抗真菌药是指具有抑制或杀灭真菌作用，用于治疗真菌感染性疾病的药物。临床常用抗真菌药可分为四类：抗生素类、唑类、丙烯胺类和嘧啶类。

一、抗生素类

两性霉素B

两性霉素B（Amphotericin B）为多烯类抗深部真菌感染药。口服和肌内注射均难吸收，且刺激性大，故临床多采用静脉滴注给药；脑脊液中浓度低，脑膜炎时需鞘内注射。

【抗菌作用和临床应用】对新型隐球菌、白色念珠菌、荚膜组织胞浆菌、粗球孢子菌等许多深部真菌有强大的抗菌作用。目前仍是治疗深部真菌感染的首选药之一，主要用于治疗真菌性肺炎、心包膜炎、脑膜炎及尿道感染等。

【不良反应和注意事项】不良反应多且严重，静脉滴注时可出现寒战、高热、头痛、恶心、呕吐等，滴速过快可引起惊厥、心律失常。故注射液应新鲜配制、稀释（<0.1mg/ml）

并限速滴注，静脉滴注前可预防性服用解热镇痛药和抗组胺药。80%用药者出现肾损害，表现为蛋白尿、管型尿、血尿素氮升高。亦可出现肝损害、听力损害、低血钾、贫血等。用药期间应定期作血钾、血常规、尿常规、肝肾功能和心电图检查，并避免与氨基糖苷类抗生素和高效能利尿药合用。

制霉菌素

制霉菌素（Nystatin）为多烯类抗真菌药，体内过程、抗菌作用与两性霉素 B 相似，并对阴道滴虫有效。本药毒性更大，故不作注射给药。口服难吸收，可用于防治消化道念珠菌病；局部用于口腔、皮肤、阴道念珠菌和滴虫感染的治疗。口服常见恶心、呕吐等胃肠道反应，阴道用药可致白带增多。

灰黄霉素

灰黄霉素（Griseofulvin）为抗浅部真菌感染的抗生素。本药脂溶性高，口服易吸收，油脂食物可促进其吸收。在皮肤、脂肪、毛发等组织中分布含量高，能渗入并储存在皮肤角质层、毛发及指（趾）甲角质内，从而抵御真菌继续入侵。对各种皮肤癣菌有较强抑制作用，但对深部真菌和细菌无效。主要口服用于治疗头癣、体癣、股癣、甲癣等癣病，其中以头癣疗效最好，对指（趾）甲癣疗效较差。因本药不能直接杀菌，必须服用数月直至被感染的皮肤、毛发或指甲脱落方可治愈。本药不易透过表皮角质层，故外用无效。常见不良反应有恶心、腹泻、皮疹、头痛等。偶见白细胞减少、黄疸等。妊娠期及哺乳期妇女禁用。

二、唑类

本类药物为人工合成的广谱抗真菌药，包括咪唑类和三唑类。前者有克霉唑、咪康唑和酮康唑等，后者有氟康唑、伊曲康唑等。

克霉唑

克霉唑（Clotrimazole）抗浅部真菌作用与灰黄霉素接近，抗深部真菌作用不及两性霉素 B。口服吸收少，不良反应多。现仅作为局部用药治疗浅部真菌病或皮肤黏膜的念珠菌感染，对头癣无效。局部用药不良反应少见。

咪康唑

咪康唑（Miconazole）是广谱类抗真菌药。口服吸收差，不易透过血－脑屏障。静脉滴注用于两性霉素 B 无效或不能耐受的深部真菌感染；局部用于治疗皮肤、黏膜真菌感染，疗效优于克霉唑。静脉滴注可致血栓性静脉炎，也可出现恶心、呕吐、发热及过敏反应等。

酮康唑

酮康唑（Ketoconazole）为口服广谱抗真菌药。可用于多种浅表和深部真菌感染，疗效类似或优于灰黄霉素、两性霉素 B。口服给药不良反应多，常见的有胃肠道反应、过敏性皮疹，还可引起内分泌失调，表现为男性乳房发育、女性月经不调等。肝毒性是其最严重的不良反应，故现在多外用。

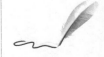

氟康唑

氟康唑（Fluconazole）为新型广谱抗真菌药。抗菌谱与酮康唑相似，但体内活性强 5～20 倍。本药可供口服和注射用，脑脊液中浓度高。主要用于各种念珠菌、隐球菌病、各种真菌引起的脑膜炎及泌尿道感染。不良反应在本类药中较低，可见轻度胃肠道反应、头疼、头晕及肝功能异常等。

伊曲康唑

伊曲康唑（Itraconazole）为口服抗真菌药。抗菌谱、抗菌作用与氟康唑相似。用于治疗浅表真菌病，包括念珠菌阴道炎、口腔、皮肤真菌感染等；对多种深部真菌病也有良好效果，是治疗组织胞浆菌、芽生菌感染的首选药。不良反应轻，常见胃肠道反应，偶见头痛、头晕、红斑、瘙痒、血管神经性水肿等。

三、丙烯胺类

特比萘芬

特比萘芬（Terbinafine）口服吸收良好，在毛囊、皮肤、毛发等处长时间维持较高的药物浓度。能阻碍真菌细胞膜麦角固醇的合成，对各种浅表真菌有杀灭作用，对白念珠菌等深部真菌有较弱抑制作用。口服和外用都有效，主要用于治疗甲癣和其他浅表真菌感染，与咪唑类、两性霉素 B 合用疗效增强。不良反应轻微。

四、嘧啶类

氟胞嘧啶

氟胞嘧啶（Flucytosine）为人工合成的广谱抗真菌药，通过阻断真菌核酸合成而起作用。适于治疗新型隐球菌、白色念珠菌等所致的深部真菌感染，疗效弱于两性霉素 B。易透过血 - 脑屏障，对隐球菌性脑膜炎疗效较好，不单用，常与两性霉素 B 合用。

第二节 抗病毒药

案例讨论

[案例] 患儿，女，8 岁。五年前在某医院做手术，术前检查一切正常（HIV 抗体检查为阴性），血小板低，输血小板 100ml，手术经过顺利。1 年前患儿出现抽搐、咳嗽、呼吸困难，体重急剧下降等症状，久治不愈。经查 HIV 抗体阳性，诊断为艾滋病。经 HAART 疗法治疗，患者病毒载量下降，病情得以控制。

[讨论]

1. 艾滋病治疗疗采用的 HAART 疗法是什么？包括哪些药物？

2. 这些治疗药物有哪些不良反应和注意事项？

病毒由核心和外面的蛋白衣壳组成，属于非细胞型微生物，包括 DNA 病毒和 RNA 病毒，利用宿主细胞的代谢系统进行增殖复制。抗病毒药物主要通过影响病毒复制周期的某一个或几个环节，起到防治病毒性感染的作用。由于病毒寄生于宿主细胞内，且依赖宿主细胞的许多功能进行增殖，因此目前临床上安全有效的抗病毒药极少。

根据抗病毒药的用途，主要分为 5 类：广谱抗病毒药、抗人类免疫缺陷病毒药、抗疱疹病毒药、抗流感病毒药、抗肝炎病毒药。

一、广谱抗病毒药

干扰素

干扰素（Interferon，IFN）是一种细胞因子，它是机体在病毒感染或其他诱导剂刺激下产生的一组结构类似、功能相近的低分子糖蛋白。根据干扰素蛋白质的氨基酸结构、抗原性和细胞来源，可将其分为：IFN-α、IFN-β、IFN-γ 三大类。由人体白细胞产生的干扰素为 IFN-α，又称人白细胞干扰素。本药具有广谱抗病毒作用，还具有免疫调节作用，小剂量对细胞免疫及体液免疫都有增强作用，大剂量则产生抑制作用；还具有抗肿瘤作用。口服无效，须注射给药，临床用于治疗各型慢性病毒性肝炎（乙、丙、丁型）、流行性腮腺炎、乙型脑炎及疱疹病毒感染；亦用于恶性肿瘤的治疗。不良反应有流感样综合征如发热、寒战、头痛、乏力、白细胞减少，可逆性骨髓抑制，低血压等。

利巴韦林

利巴韦林（Ribavirin）为人工合成的核苷类广谱抗病毒药，口服吸收良好，1~1.5 小时后血药浓度达峰值，$t_{1/2}$ 为 20 小时。能抑制病毒核酸的合成，对多种 RNA 和 DNA 病毒如甲型和丙型肝炎病毒、甲型流感病毒、腺病毒、疱疹病毒均有效。临床用于防治流行性感冒、腺病毒肺炎、甲型肝炎、疱疹、麻疹等。本药口服或静脉给药时部分患者可出现腹泻、头痛等不良反应，长期用药可致白细胞减少和可逆性贫血。有较强致畸作用，妊娠期妇女禁用。

二、抗人类免疫缺陷病毒药

人类免疫缺陷病毒（HIV），即艾滋病（获得性免疫缺陷综合征）病毒，是造成人类免疫系统缺陷的一种慢病毒，属反转录病毒。临床使用的抗 HIV 药主要包括三类：核苷类反转录酶抑制药、非核苷类反转录酶抑制药和 HIV 蛋白酶抑制药。

齐多夫定

齐多夫定（Zidovudine，AZT）为核苷类反转录酶抑制药，是第一个批准用于治疗 HIV 感染的药物。本药能竞争性抑制 HIV 反转录酶，终止病毒 DNA 链的延伸，抑制病毒的繁殖。是治疗艾滋病的首选药，临床上主要用于 HIV 早期的联合治疗。主要不良反应为骨髓抑制如白细胞减少、血小板减少和贫血等，也有恶心、头痛和肌痛等症状。

拉米夫定

拉米夫定（Lamivudine）为核苷类反转录酶抑制药。对 HIV 及乙肝病毒（HBV）均有

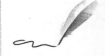

抗病毒活性。本药的抗病毒作用强而持久，且能提高机体的免疫机能，但单用易产生耐药性。常与齐多夫定合用治疗 HIV 感染，也用于慢性乙型肝炎的治疗。常见不良反应为头痛、疲倦、恶心、呕吐、腹痛和腹泻等，偶见白细胞减少和贫血。

知识拓展

艾滋病的鸡尾酒疗法

1995 年美籍华人科学家何大一首先提出将两大类（核苷反转录酶抑制剂为一类，蛋白酶抑制剂为一类）中的 2～3 种药组合在一起使用，即"高效抗反转录病毒治疗方法"（HAART），又称"鸡尾酒疗法"。HAART 基本治疗方案是齐多夫定＋扎西他滨＋印地那韦。此方法可使血浆中的病毒明显减少，甚至达难以检测水平，且可长期维持疗效，经过治疗后还可使被 HIV 破坏的免疫功能得以恢复或部分恢复。这种联合用药的方法可以有效地延缓 HIV 感染者的发病时间，延长艾滋病患者的寿命，提高生活质量。

奈韦拉平

奈韦拉平（Nevirapine）为非核苷类反转录酶抑制药，临床常与核苷类反转录酶抑制药合用治疗艾滋病和艾滋病相关综合征，单独使用可预防 HIV－1 的母婴传播。常见不良反应有发热、肌痛和消化道反应，严重者可出现肝功衰竭和过敏反应，皮疹和肝功不良者禁用。

三、抗疱疹病毒药

碘苷

碘苷（Idoxuridine，IDU）为人工合成的脱氧尿嘧啶核苷类抗病毒药，在体内磷酸化后竞争性抑制胸腺嘧啶核苷合成酶，使 DNA 合成受阻，故能抑制 DNA 病毒如单纯疱疹病毒（HSV）和牛痘病毒的生长，对 RNA 病毒无效。本药全身应用毒性大，临床仅限于局部用药，治疗眼部或皮肤疱疹病毒和牛痘病毒的感染，对急性上皮性疱疹性角膜炎疗效显著，对疱疹性虹膜炎无效。可引起局部痛痒、水肿症状，角膜炎患者长期应用可出现角膜浑浊。

阿昔洛韦

阿昔洛韦（Acyclovir）是人工合成的核苷类广谱抗 DNA 病毒药，其中对单纯疱疹病毒（HSV）的作用最强，对乙型肝炎病毒也有一定作用，对牛痘病毒作用较弱，对 RNA 病毒无效。本药是治疗 HSV 感染的首选药，适用于 HSV 所致的各种感染，对 HSV 脑炎患者应静脉给药，疗效明显；亦可与其他药物合用治疗乙型肝炎。局部滴眼治疗单纯性疱疹性角膜炎或用霜剂治疗带状疱疹疗效均佳。常见不良反应为胃肠道功能紊乱、药疹，严重不良反应为肾衰竭。

伐昔洛韦（Valaciclovir）是阿昔洛韦的前体药，口服吸收后迅速并完全转化为阿昔洛韦而呈抗病毒作用。

更昔洛韦

更昔洛韦（Ganciclovir）对单纯疱疹病毒和水痘－带状疱疹病毒的作用与阿昔洛韦相似，对巨细胞病毒作用较强。本药毒性较大，可诱发骨髓抑制，并具有潜在的致癌作用，故临床仅限于治疗严重的巨细胞病毒感染。

阿糖腺苷

阿糖腺苷（Adenine arabinoside，Ara－A）为核苷类抗 DNA 病毒药，能抑制 DNA 复制，对疱疹病毒、痘病毒和乙型肝炎病毒均有作用，对巨细胞病毒无效。临床用于治疗 HSV 脑炎、角膜炎、新生儿单纯疱疹等。有致畸、致突变作用，妊娠期妇女禁用。

四、抗流感病毒药

金刚烷胺

金刚烷胺（Amantadine）口服易吸收，在体内不被代谢，约 90% 以原型自肾脏排泄，$t_{1/2}$ 约 12～17 小时。能特异性地抑制甲型流感病毒，干扰 RNA 病毒穿入宿主细胞，它还能抑制病毒脱壳及核酸的释放。主要用于甲型流感的防治；它还能抗震颤麻痹，用于缓解帕金森病。不良反应有厌食、恶心、头痛、眩晕、失眠、共济失调等。

奥司他韦

奥司他韦（Oseltamivir）是一种作用于神经氨酸酶的特异性抑制剂，可以抑制成熟的流感病毒脱离宿主细胞，阻止甲型、乙型流感病毒的传播，是目前抗流行性感冒最常用的药物之一。临床主要用于成人、1 岁以上未成年人流行性感冒的治疗，也可用于成人和 13 岁以上青少年甲型、乙型流感的预防。主要不良反应有消化道症状，如恶心、呕吐、腹泻、腹痛等，此外还有咳嗽、眩晕、头痛、失眠、疲劳等症状。

五、抗肝炎病毒药

临床常用的抗肝炎病毒药有干扰素、拉米夫定、阿糖腺苷、利巴韦林和阿德福韦等。

阿德福韦

阿德福韦（Adefovir）可抑制 DNA 聚合酶，终止 DNA 链的合成，而使病毒的复制受到抑制，还可以诱导内生性 α－干扰素，增加自然杀伤细胞（NK）的活力和刺激机体的免疫反应，有较强的抗 HBV、HIV 及疱疹病毒的作用。临床主要用于慢性乙肝的治疗，与拉米夫定合用疗效增强。

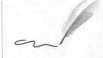

扫码"看小结"

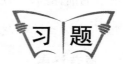

一、选择题

【A1 型题】

1. 通常只采用静脉滴注的药物是
    A. 灰黄霉素　　　　　　B. 制霉菌素　　　　　　C. 咪康唑
    D. 酮康唑　　　　　　　E. 两性霉素 B

2. 治疗深部真菌感染的首选药是
    A. 咪康唑　　　　　　　B. 酮康唑　　　　　　　C. 克霉唑
    D. 益康唑　　　　　　　E. 伊曲康唑

3. 属于广谱类抗病毒的药物是
    A. 利巴韦林　　　　　　B. 金刚烷胺　　　　　　C. 干扰素
    D. 阿昔洛韦　　　　　　E. 碘苷

4. HIV 感染的首选药是
    A. 阿糖腺苷　　　　　　B. 拉米夫定　　　　　　C. 齐多夫定
    D. 利巴韦林　　　　　　E. 伊曲康唑

5. 下列哪项不是碘苷的特点
    A. 长期应用可能出现角膜混浊　　　　　　B. 全身应用毒性大
    C. 对 DNA 和 RNA 病毒均有抑制作用　　　D. 对疱疹性虹膜炎无效
    E. 滴眼治疗疱疹性角膜炎疗效好

6. 治疗艾滋病患者隐球菌性脑膜炎的首选药是
    A. 益康唑　　　　　　　B. 伊曲康唑　　　　　　C. 氟康唑
    D. 克霉唑　　　　　　　E. 酮康唑

7. 利巴韦林不具备的特点是
    A. 可用于腺病毒、疱疹病毒、呼吸道合胞病毒感染
    B. 妊娠初期禁用
    C. 对流感病毒有效
    D. 广谱抗病毒药
    E. 对甲肝、乙肝、丙肝等均有效

8. 关于氟胞嘧啶的叙述，错误的是
    A. 因可转变为氟尿嘧啶，故对某些恶性肿瘤有效
    B. 单独使用疗效较差，与两性霉素 B 合用可提高疗效
    C. 毒性较小
    D. 为广谱抗真菌药
    E. 因易透过血 - 脑屏障，故对隐球菌性脑膜炎疗效较好

【A3 型题】

(9~10 题共用题干)

患者，女，48 岁。既往糖尿病史。近一段时间出现发热伴尿频、尿急、小腹坠痛症状，尿液培养提示白色念珠菌感染，医生初诊为真菌性尿道炎。

9. 该患者药物治疗可选用

 A. 酮康唑　　　　　B. 灰黄霉素　　　　　C. 制霉菌素

 D. 两性霉素 B　　　E. 氟胞嘧啶

10. 该药物应避免与下列哪种药物合用

 A. 青霉素　　　　　B. 阿奇霉素　　　　　C. 阿莫西林

 D. 庆大霉素　　　　E. 头孢哌酮

二、思考题

1. 简述治疗浅表和深部真菌感染药物有哪些?

2. 简述抗病毒药的分类和代表药。

扫码"练一练"

(李　幸)

第四十章 抗结核病药

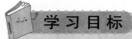
　　抗结核病药是指能够抑制或杀灭结核分枝杆菌的一类药物，目前临床将其分为一线抗结核药和二线抗结核药。一线抗结核药包括异烟肼、利福平、链霉素、乙胺丁醇、吡嗪酰胺，因疗效较高、不良反应少等特点被首选作为常规用药。二线抗结核药毒性较大或疗效较低，常与一线用药合用延缓耐药或增强疗效，包括对氨基水杨酸、乙硫异烟胺、丙硫异烟胺、卷曲霉素、卡那霉素、阿米卡星等。近年也出现了司帕沙星和利福定等疗效较好、毒副作用较小的新一代抗结核药。

知识链接

全球控制结核病发展史上的四个里程碑

　　结核病是所有传染病中在人类中存在最长久、危害最严重的，人类在与之斗争的漫长历史进程中，100多年来才发生了四件里程碑式大事。①1882年德国科学家罗泊特·科赫（Robert Koch）在肺结核患者的痰中发现了结核菌，确立了结核病的病原体。②1921年，法国医生卡美特（A. Calmette）和兽医介云（C. Guerin）将经过多年培育的减毒牛结核菌活菌苗接种于婴儿身上，至此，接种"卡介苗"成为预防结核病的一种主要手段。③1952年，异烟肼的问世为有效地治愈结核病开辟了新纪元。④20世纪70年代后期，WHO结核病专家委员会提出并创导了"国家控制结核病规划"的组织形式，使全球控制结核病工作进入了一个新纪元。

第一节 一线抗结核病药

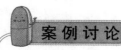

案例讨论

　　[案例] 患者，男，21岁。因自服异烟肼片100片（10g）1小时后，出现头晕、恶心、站立不稳、全身发抖，随后口吐白沫、四肢抽搐、不省人事，紧急入院。查体：脉搏116次/分，血压123/85mmHg，中度昏迷。初步诊断：异烟肼中毒。通过洗胃、吸氧并大量静脉给予维生素B_6及其他抢救措施后，患者症状缓解。

　　[讨论] 异烟肼有哪些不良反应？此患者给予大量维生素B_6的理由是什么？

异烟肼

异烟肼（Isoniazid，INH）对细胞内外的结核分枝杆菌均有效，故称为全效杀菌药。

【体内过程】口服吸收快而完全，1~2小时血药浓度达高峰。吸收后广泛分布于全身体液和组织中，易透过血–脑屏障。穿透力强，可渗入关节腔，胸、腹水以及纤维化或干酪化的结核病灶中，也易透入细胞内，作用于已被吞噬的结核分枝杆菌。异烟肼大部分经肝代谢，转化速率有明显的人种和个体差异，慢代谢型者血药浓度高，作用强，持续时间较长，不良反应较多，代谢产物和原型经肾脏排泄，当肾功能减退时，药物可能达到蓄积中毒的程度。

【抗菌作用】异烟肼对结核分枝杆菌有高度的选择性。对活动期生长旺盛的结核分枝杆菌有强大的杀灭作用，对静止期结核分枝杆菌有抑制作用。本药对细胞内外的结核分枝杆菌均有杀灭作用。单用易产生耐药性，与其他抗结核药无交叉耐药性，故临床常联合用药。

【临床应用】异烟肼是防治各种结核病的首选药之一。单用仅限于早期轻症肺结核或预防用药，规范化治疗时必须与其他抗结核药联用。治疗结核性脑膜炎和急性粟粒性结核应增大剂量和延长疗程，必要时静脉滴注给药。

【不良反应和注意事项】

1. 神经系统　周围神经炎较常见，表现为四肢乏力、麻木、步态不稳等。过量时可致中枢神经系统症状，如头痛、头晕、惊厥、精神错乱，偶见中毒性脑病或精神病。上述症状因异烟肼与维生素 B_6 结构相似，竞争了同一酶系或增加了维生素 B_6 的排泄所致，服用维生素 B_6 可以防治该不良反应的发生。癫痫或精神病患者慎用该药。

2. 肝毒性　表现为转氨酶升高、食欲减退、腹胀、黄疸等，甚至可出现肝小叶坏死或死亡。用药期间应定期检查肝功能，肝功能不良者慎用。

3. 其他　可致过敏反应，偶见粒细胞缺乏、血小板减少和再生障碍性贫血等，用药期间亦可能出现脉管炎及关节炎综合征。

【药物相互作用】异烟肼是肝药酶抑制剂，能抑制香豆素类、苯妥英钠、甲苯磺丁脲和三环类抗抑郁药的代谢，容易引起中毒反应，故合用时宜适当减量或监测血药浓度。肼屈嗪能阻碍异烟肼的代谢，合用毒性增加。饮酒或合用利福平会加重肝毒性。

> 📚 **考点提示**
> 异烟肼的药理作用、临床应用及药物相互作用。

利福平

利福平（Rifampicin，RFP）是一种半合成抗生素。

【体内过程】口服吸收快而完全，食物和对氨基水杨酸可减少其吸收，宜空腹服用。分布广泛，穿透力强，能透入全身各组织和体液中，以肝、胆汁、肾、肺等浓度较高。主要经肝代谢，经胆汁排泄，存在肝肠循环。原型及代谢产物均为橘红色，服药期间患者尿、粪、泪液、痰等均可染成橘红色，用药前应做好宣教工作。

【抗菌作用】利福平的抗菌机制是特异性抑制细菌的 RNA 多聚酶，抗菌谱广，对繁殖期和静止期的细菌均有效。对结核分枝杆菌、麻风分枝杆菌和革兰阳性球菌特别是耐药金

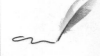

黄色葡萄球菌作用强大，对革兰阴性菌（大肠埃希菌、变形杆菌、流感杆菌等）、沙眼衣原体和某些病毒也有抑制作用。穿透力强，对细胞内外的结核分枝杆菌均有效，抗结核作用与异烟肼相近而比链霉素强。单用易产生耐药性，常与异烟肼、乙胺丁醇等合用，有协同作用，并能延缓耐药性的产生。

【临床应用】 常与其他抗结核药联用治疗各种结核病，与异烟肼合用治疗重症患者的初治效果最好，与吡嗪酰胺及乙胺丁醇合用对复治患者的疗效亦佳。也可用于麻风病和耐药金黄色葡萄球菌所致的感染。局部用药可治疗沙眼、急性结膜炎、病毒性角膜炎。

【不良反应和注意事项】

1. 胃肠道反应 表现为恶心、呕吐、食欲缺乏、腹痛、腹泻。

2. 肝脏损害 少数患者出现黄疸和肝肿大，与异烟肼合用或肝病患者、老年患者、嗜酒者较易发生。

3. 过敏反应 间歇疗法中多见，如药热、皮疹、血小板和白细胞减少等，一旦发生应及时停药。

4. 流感综合征 大剂量间隔使用时偶见类似感冒样症状，如发热、寒战、头痛、嗜睡、肌肉酸痛等。

【药物相互作用】 利福平为肝药酶诱导剂，可加速糖皮质激素、口服避孕药、洋地黄类、香豆素类和甲苯磺丁脲等的生物转化，降低其血药浓度，合用时疗效降低。与异烟肼和对氨基水杨酸钠合用肝毒性增强，与乙胺丁醇合用有加强视力损害的可能，应注意。

> **考点提示**
> 利福平的药理作用、临床应用及药物相互作用。

乙胺丁醇

乙胺丁醇（Ethambutol，EMB）口服后经胃肠道吸收 75%～80%，广泛分布于全身组织和体液中，肾、肺、唾液和尿内的药物浓度较高，胸水和腹水中的浓度则较低，不易透过血-脑屏障。主要经肝代谢，经肾小球滤过和肾小管分泌排泄，有肾损害，故肾功能不全者慎用。

【抗菌作用和临床应用】 乙胺丁醇对繁殖期结核分枝杆菌有较强抑制作用，对其他细菌无效。单用有耐药性，与其他抗结核药间无交叉耐药现象，常与异烟肼和利福平联用。临床主要用于耐药性结核分枝杆菌引起的肺结核，尤其适用于链霉素和异烟肼治疗的无效患者。

【不良反应和注意事项】 主要为球后视神经炎，表现为弱视、视野缩小、红绿色盲等，多发生于用药后 2～6 月内，用药期间应定期做眼科检查。偶见胃肠道反应、过敏反应和高尿酸血症。

> **考点提示**
> 乙胺丁醇的药理作用及临床应用。

链霉素

链霉素（Streptomycin）抗结核作用不如异烟肼和利福平，在体内仅呈现抑菌作用。因穿透力弱（细胞内及脑脊液和纤维化、干酪化病灶中药物浓度低），故对结核性脑膜炎等疗效较差。单用易产生耐药性，常与其他药物合用治疗浸润性肺结核、粟粒性结核等，对急

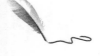

性渗出型病灶效果好。

吡嗪酰胺

吡嗪酰胺（Pyrazinamide，PZA）口服后吸收迅速而完全，广泛分布于全身组织和体液中，包括肝、肺、脑脊液、肾及胆汁。口服 2 小时后血药浓度可达峰值，$t_{1/2}$ 为 9 ~ 10 小时，肝、肾功能减退时可能延长。主要在肝中代谢，水解成具有抗菌活性的代谢物吡嗪酸，继而羟化成无活性的代谢物，经肾排泄。抗结核作用介于链霉素和对氨基水杨酸钠（PAS）之间，对细胞内结核分枝杆菌有效。单用易发生耐药性，与其他抗结核药无交叉耐药现象，用于各种结核病的低剂量、短程化疗。长期大剂量用药可引起肝损害，导致转氨酶升高甚至肝坏死，抑制尿酸排泄，诱发痛风。

第二节 二线抗结核病药

对氨基水杨酸钠

对氨基水杨酸钠（Sodium Aminosalicylate，PAS）口服吸收好，分布于全身组织、体液及干酪化病灶。对结核分枝杆菌作用较弱，优点是耐药性产生缓慢，且与其他抗结核药无交叉耐药。临床常与一线抗结核药联合使用以增强疗效和延缓耐药性的发生。不良反应发生率高，常见胃肠道反应、过敏反应、肝肾损害等。

卷曲霉素

卷曲霉素（Capreomycin）属多肽类抗生素，对结核分枝杆菌有抑制作用，口服吸收差，肌内注射后分布迅速而广泛。单用易产生耐药性，需与异烟肼、对氨基水杨酸钠及乙胺丁醇等合用增强疗效，临床用于复治结核病患者。

阿米卡星

阿米卡星（Amikacin）是卡那霉素的半合成品，体外抗结核活性高于卡那霉素，是目前临床评价较高、使用较多的氨基糖苷类抗生素，有逐渐取代卡那霉素抗结核的倾向，主要用于耐药结核病，常与其他抗结核药合用增强疗效。

司帕沙星

司帕沙星（Sparfloxacin）属于第三代喹诺酮类药物，对结核分枝杆菌的作用强于左氧氟沙星和环丙沙星，是本类药物中抗结核作用最强的，因与其他类抗结核药无交叉耐药性，已成为耐药结核病主要常规选择用药。

第三节 抗结核病药应用原则

抗结核病药的应用应遵循早期、联合、适量、规律和全程用药的原则。

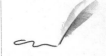

1. 早期用药 早期病灶内结核分枝杆菌生长旺盛，对药物敏感；同时病灶部位血液供应丰富，药物易于渗入病灶内，达到高浓度；且早期机体防御功能较好，用药后可获良好疗效。

2. 联合用药 联合用药可提高疗效、降低毒性、延缓耐药性产生，并可交叉消灭对其他药物耐药的菌株，使不致成为优势菌株造成治疗失败或复发。联合用药有二联、三联或四联，具体取决于疾病的严重程度、以往用药情况以及结核分枝杆菌对药物的敏感性。

3. 适量用药 适当剂量的治疗既能发挥抗结核药物最大杀菌和抑菌作用，患者又不会因药物毒副反应而不能耐受抗结核治疗。剂量不足常导致治疗失败并诱导结核菌耐药；剂量过大毒副反应出现概率增大、程度加剧而影响治疗。

4. 规律用药 在规定疗程内规律用药，严格遵照方案执行规定的治疗，杜绝中断、遗漏，才能预防结核菌产生耐药性。确诊的结核患者，须按其结核类型、用药史以及患者的具体情况，选择规范的结核病化疗方案。

国际防痨和肺病联合会治疗委员会推荐的"标准6个月方案（2HRZ/4HR）"适用于单纯性结核病的初治，分为：强化期2个月，使用异烟肼（H）、利福平（R）、吡嗪酰胺（Z）治疗；巩固期4个月，使用异烟肼、利福平治疗。此外，根据疾病的严重程度、病灶部位、体外药敏实验结果，由2HRZ/4HR方案派生出近20种方案用于临床。有些方案的强化期联合使用5种药物，有些方案的疗程可长达12个月。

5. 全程督导用药 是指患者在治疗的全过程中由医务人员督导患者服用抗结核药、观察患者用药后有无不良反应，督促患者定期复查以掌握痰菌变化情况，并对患者及其家属进行结防知识健康教育等。

结核病为流行性慢性病，病程长。用药种类繁多，且药物副作用多，患者在无人监管下，用药依从性差，有症状时找医生取药，无症状随意停药，易产生耐药性，给治疗造成困难，且反复用药费用高，对患者与家人和社会造成浪费且影响生活质量。全程督导管理能够保证患者得到规律治疗，根据病情需要，进行必要会诊和处理，督促患者按时复查，对患者和家属进行健康宣教，不会因门诊治疗而延误病情。按规定方案完成治疗疗程可确保疗效，降低结核病化疗失败率和复发率。因此，全程督导管理是保证患者全程规律用药最有效的措施。

以上原则中，早期和联合用药所起的作用较大，而适量、规律及全程则强调坚持按照方案规则治疗，不能轻易中断、变更治疗，要求患者遵医嘱和提高依从性，治疗才能达到预期的治疗效果。

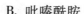

习 题

扫码"看小结"

一、选择题

【A1 型题】

1. 一线抗结核药不包括

  A. 对氨基水杨酸钠   B. 吡嗪酰胺   C. 异烟肼

D. 利福平　　　　　　　E. 乙胺丁醇

2. 关于异烟肼的叙述，正确的是

　　A. 对结核分枝杆菌选择性高，作用强

　　B. 对繁殖期和静止期细菌均有杀灭作用

　　C. 对细胞内的结核分枝杆菌无作用

　　D. 单用不易产生耐药性

　　E. 抗菌作用的机制是抑制 RNA 聚合酶

3. 对麻风分枝杆菌有效的药物是

　　A. 异烟肼　　　　　　B. 利福平　　　　　　C. 乙胺丁醇

　　D. 链霉素　　　　　　E. 吡嗪酰胺

4. 长期大量用药可致视神经炎，出现盲点、红绿色盲的药物是

　　A. 利福平　　　　　　B. 对氨基水杨酸　　　C. 异烟肼

　　D. 阿米卡星　　　　　E. 乙胺丁醇

5. 长期用药会导致耳毒性的药物是

　　A. 利福平　　　　　　B. 对氨基水杨酸　　　C. 链霉素

　　D. 乙胺丁醇　　　　　E. 对氨基水杨酸钠

6. 异烟肼与苯妥英钠合用，可使后者

　　A. 作用增强，需减少剂量

　　B. 作用降低，需增加剂量

　　C. 肝毒性增强

　　D. 加强视力损害

　　E. 无影响

7. 一线抗结核药不包括

　　A. 乙胺丁醇　　　　　B. 对氨基水杨酸　　　C. 利福平

　　D. 吡嗪酰胺　　　　　E. 链霉素

8. 关于利福平的叙述，错误的是

　　A. 对结核分枝杆菌作用强，可用于各种结核病

　　B. 对麻风分枝杆菌、革兰阳性球菌、革兰阴性菌均有抗菌作用

　　C. 穿透力强，单用不易产生耐药性

　　D. 与异烟肼合用可提高疗效，同时可加重肝毒性

　　E. 为肝药酶诱导剂，可加香豆素类代谢

【A3 型题】

(9 ~ 10 题共用题干)

患者，男，结核性腹膜炎，在抗结核治疗中，出现失眠、神经错乱等症状。

9. 引起这种不良反应的药物可能是

　　A. 利福平　　　　　　B. 对氨基水杨酸钠　　C. 乙胺丁醇

　　D. 异烟肼　　　　　　E. 吡嗪酰胺

10. 可以用下列药物防治上述不良反应

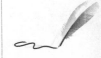

A. 维生素 B$_6$　　　　B. 维生素 A　　　　C. 维生素 K

D. 维生素 B$_{12}$　　　　E. 维生素 D

二、思考题

1. 简述一线抗结核药和二线抗结核药分别有哪些？

2. 简述抗结核药的应用原则。

（李　幸）

第四十一章　抗菌药物的合理应用

　　抗菌药物是临床控制感染性疾病必需的药物，其应用涉及临床各科，合理选用抗菌药物是提高临床感染性疾病治疗效果、降低不良反应发生率、减少或延缓耐药性产生的关键。但临床上不合理选用和滥用抗菌药物导致耐药菌株频繁产生，给病原菌感染性疾病的治疗带来困难，还引起多种不良反应及药源性疾病的出现，甚至危及患者的生命。因此，正确、合理选用抗菌药物极其重要。

知识拓展

抗菌药物临床应用分级管理原则

　　根据安全性、疗效、细菌耐药性、价格等因素，将抗菌药分为非限制使用级、限制级使用级与特殊使用级。"非限制使用级"药物（一线用药），疗效好、副作用小、价格低廉的抗菌药物，临床各级医师可根据需要选用；"限制使用级"药物（二线用药），疗效好但价格昂贵或毒副作用大的药物，使用需说明理由，并经主治及以上医师同意并签字方可使用；"特殊使用药物级"（即三线用药），疗效好、价格昂贵，针对特殊耐药菌或新上市抗菌药其疗效或安全性等临床资料较少，或临床需倍加保护避免细菌过快产生耐药性的药物，使用应有严格指征或确凿依据，需经有关专家会诊或本科主任同意，其处方须由副主任、主任医师签名方可使用。

第一节　抗菌药物应用的基本原则

　　1. 明确诊断为细菌感染性疾病者，才有用抗菌药物的指征　根据患者的临床症状、体征、实验室检查等结果，诊断为病原菌感染者方可应用抗菌药物。缺乏病原菌诊断依据及病毒性感染者，均无应用抗菌药物指征。

　　2. 尽早确诊感染病原菌种类　正确合理选用抗菌药物的先决条件是尽早明确诊断病原菌的种类，在被确诊为病原菌感染的患者应用抗菌药物前，应尽可能进行病原学检查，取样进行药敏试验，再根据病原菌检查及药敏试验结果选用抗菌药物，制定治疗方案。

　　3. 根据抗菌药物的药动学及药效学特点选用抗菌药物　各种抗菌药物的抗菌谱、药动学、药效学特点、适应证及不良反应各不相同，临床选药时应根据抗菌药物的特点、适应

扫码"看一看"

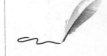

证、不良反应及药物价格，正确选用抗菌药物，以增加患者用药治疗的依从性。

4. 根据临床抗感染治疗经验选择抗菌药物　对于诊断为细菌性感染者，若无法进行病原学检查，可根据患者基础疾病情况、症状、感染部位、用药史及治疗效果等推测可能的病原菌种类，先给予抗菌药物经验治疗，待查明病原菌结果后，再根据情况调整用药方案；对细菌培养结果阴性者，需根据经验治疗效果及患者病情作进一步诊疗。

5. 根据患者的机体状况和肝肾功能选择抗菌药物　在应用抗菌药物治疗感染性疾病过程中，应注意患者的生理（年龄、性别、免疫及肝肾功能）、病理情况，选择正确的抗菌药物。如新生儿肝肾功能发育不全，血浆蛋白结合率及肾小球滤过率较低，不宜使用氨基糖苷类、四环素类、磺胺类及氯霉素等抗菌药；妊娠期及哺乳期妇女应慎重选择能够通过胎盘屏障及乳汁分泌的抗菌药物；老年人由于肝肾功能减退，需减少用药的剂量。

肝功能不良时，尽量避免用主要经肝代谢的药物（如红霉素、四环素、氯霉素、两性霉素 B 等）；肾功能不良时，应慎用对肾有损害的药物（如第一代头孢菌素、氨基糖苷类、两性霉素 B 等抗菌药）；必须使用时，应适当减少剂量或调整给药间隔，减少药物在体内蓄积。

6. 严格控制预防性用药　预防性用药的目的是防止病原菌可能引发感染性疾病，但不合理的预防性用药会导致病原菌高度耐药或诱发二重感染难以治疗，并给患者带来痛苦和浪费。因此，应严格控制预防性应用抗菌药物，只有在有循证医学证据，并有明确用药指征的少数情况下有针对性地使用抗菌药物。如流行性脑脊髓膜炎、结核病、疟疾或破伤风的预防；预防风湿热的复发；防止外伤、闭塞性脉管炎患者截肢手术后导致气性坏疽；预防结肠或直肠手术后被需氧与厌氧菌感染等。不宜用抗菌药物预防的疾病有感冒、麻疹、水痘等病毒性感染。中毒、休克、心衰、昏迷、肿瘤及使用肾上腺皮质激素等的患者也不宜使用抗菌药物预防。

7. 尽量避免局部用药　抗菌药物在皮肤黏膜等局部应用后很少被吸收，不能在感染部位达到有效浓度而容易产生耐药性，应严格控制局部应用。局部应用仅限于：①经全身给药难以在感染部位达到有效治疗浓度时，附加局部用药进行辅助治疗；②局部用于耳部及眼部感染等；③局部或外用抗菌药物治疗某些皮肤及口腔、阴道等黏膜表面感染，但应避免供全身使用的品种作局部应用；④局部用药宜选不易吸收、刺激性小、不易产生耐药性和过敏反应的药物，易产生过敏反应的药物如青霉素类、头孢菌素类等不可局部应用；有耳毒性的氨基糖苷类等抗生素不可局部滴耳；皮肤黏膜感染局部用抗菌药易发生过敏反应和耐药性，如必须局部应用者，可选专供局部使用的磺胺米隆、新霉素、杆菌肽、磺胺醋酰钠等药物，应避免其他药物局部应用。

8. 适当的剂量和疗程　适当的剂量、合适的疗程，能够彻底控制感染，且不至于引起耐药性的产生。剂量过小，达不到有效浓度，反复与病原菌接触易使细菌产生耐药性导致治疗失败；剂量过大，不仅浪费资源还会产生严重的毒副作用；疗程过长会导致二重感染，疗程过短易使疾病复发或转为慢性病，造成治疗困难并给患者带来痛苦。因此，在控制急性感染性疾病时，待症状消失后再继续使用 3 ~ 4 日抗菌药物即可。

考点提示

抗菌药物合理应用的基本原则。

第二节　抗菌药物的联合应用

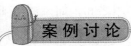

案例讨论

[**案例**] 患者王某，男，32 岁。日常在工地上工作，因"右腿被砸伤后、疼痛、活动受限 1 小时"后入院。初步诊断为右胫腓骨开放性骨折。医生开了如下处方防治感染。

处方：

罗红霉素胶囊　　　　 150mg　　　　3 次/天　口服

5% 葡萄糖氯化钠注射液　　　　 500ml

头孢哌酮钠 2.0g　　　　　　　　　　静脉滴注　1 次/天

[**讨论**] 请分析该处方是否合理？为什么？

抗菌药物联合应用的目的是扩大抗菌谱、获得协同作用、增强抗菌效能、减少药物用量、减少不良（毒性）反应及防止或延缓耐药性的产生。若联合用药不当，则结果适得其反。因此，用一种药物能够有效控制的感染不必联合用药，仅在有联合用药的指征时，方可联合应用抗菌药物。

一、抗菌药物联合用药的指征

（1）病原菌尚未查明的严重感染，包括免疫缺陷者的严重感染。

（2）混合病原菌感染，一种抗菌药物不能控制的严重感染，需氧菌及厌氧菌混合感染，两种或两种以上复数菌感染及多重耐药菌或泛耐药菌感染。

（3）需长疗程治疗或难治性感染，但病原菌易对某些抗菌药物产生耐药性的感染，如某些侵袭性真菌病；或病原菌含有不同生长特点的菌群，需要联合应用作用机制不同的抗菌机制，如结核和非结核分枝杆菌感染。

（4）毒性较大的抗菌药物，联合用药时剂量可适当减少，但需有循证医学证据。如两性霉素 B 与氟胞嘧啶合用治疗隐球菌脑膜炎时，可适当减少两性霉素 B 的剂量，以减少其毒性反应。

（5）抗菌药物不易到达的感染部位，如用青霉素治疗细菌性脑膜炎时，联合应用容易透过血 - 脑屏障的磺胺嘧啶可获得满意的治疗效果。

二、抗菌药物的分类

根据抗菌作用的性质和抗菌活性可把抗菌药物分为以下四类，见表 41 - 1。

表 41 - 1　抗菌药的分类

分类	药物
繁殖期杀菌剂（A 类）	青霉素类、头孢菌素类、头霉素、利福霉素类、喹诺酮类、万古霉素、磷霉素、亚胺培南、氨曲南等
静止期杀菌剂（B 类）	氨基糖苷类、杆菌肽、多黏菌素类
速效抑菌剂（C 类）	大环内酯类、林可霉素类、四环素类、氯霉素类、呋喃类
慢效抑菌剂（D 类）	磺胺类、甲氧苄啶

三、抗菌药物联合应用可能的结果

为达到联合用药的目的，应根据抗菌药物作用的性质恰当配伍。

1. 协同作用 是指联合用药后抗菌活性明显大于各药单独抗菌作用之和，如 A 类与 B 类合用可使疗效增强（1+1>2），如青霉素和庆大霉素合用治疗肠球菌性心内膜炎时，因青霉素抑制胞壁黏肽合成使细胞壁缺损有利于庆大霉素进入细胞内到达靶点抑制蛋白质的合成，使抗菌效果增强。

2. 拮抗作用 是指联合用药后一种抗菌药物的抗菌活性被另一抗菌药减弱，A 类与 C 类合用，可使作用减弱（即 1+1<1），药效降低，如青霉素类与四环素合用时，因四环素迅速抑制细菌蛋白质的合成，使细菌处于静止状态，使青霉素作用减弱，故不宜配伍应用。

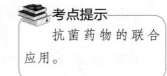

考点提示

抗菌药物的联合应用。

3. 相加作用 是指联合用药后抗菌活性较任一单药稍有增加，A 类和 D 类合用可产生相加（即 1+1>1），如青霉素和磺胺嘧啶合用治疗流行性脑脊髓膜炎，疗效增强。C 类与 D 类合用，产生相加即互补作用，如氯霉素与复方新诺明合用治疗伤寒。B 类和 C 类合用，药效相加或产生协同作用，如四环素和链霉素或庆大霉素合用治疗布鲁氏菌病。

4. 无关作用 是指联合用药后抗菌药的抗菌活性不受另一种抗菌药的影响，B 类和 D 类合用，产生协同作用或无关作用。

四、抗菌药物联合应用的注意事项

在联合用药时应特别注意，作用机制相同或相似药物合用时，疗效不但不会增强，还可能使毒性增加，如氨基糖苷类抗生素合用会增加耳毒性和肾毒性；大环内酯类、林可霉素类、四环素类及氯霉素，因作用机制相似，合用时这些药物相互竞争作用靶位而产生拮抗作用，故不宜联合应用。

案 例 讨 论

[案例] 李某，女，27 岁，诊断为阴道炎，医生给开了如下处方：

0.9% 氯化钠注射液	100ml×2 瓶	100ml，2 次/日，静脉滴注
克林霉素磷酸酯注射液	0.6g×4 支	1.2g，2 次/日，静脉滴注
康妇炎栓	10ml×30	1 粒，4 次/日，阴道用

[讨论] 以上处方是否合理？为什么？

联合用药时宜选用具有协同或相加抗菌作用的药物，如青霉素类、头孢菌素类或其他 β-内酰胺类与氨基糖苷类联合。联合用药一般 2 种药物联合，3 种及 3 种以上药物联合仅适用于个别情况，如为减少抗结核药的耐药性治疗结核病时可考虑 3 种药物联合；注意联合用药后药物不良反应将增多，且不良反应发生率与联合用药物的数量呈正相关。药物联合应用时，为减少药物的毒性可适当减少毒性大的药物的剂量，以保证用药的安全有效。重症患者联合应用抗菌药物时，应选择活性高、杀菌作用强的抗菌药联合，先静脉应用抗菌药物控制病情，待病情缓解后换用抗菌活性相对低及价格便宜的抗菌药物（降阶疗法），或换用口服抗菌药物的序贯治疗。

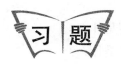

扫码"看小结"

一、选择题

【A1 型题】

1. 合理的药物联合应用是
   A. 青霉素 + 庆大霉素　　　B. 氨苄西林 + 氯霉素　　　C. 红霉素 + 林可霉素
   D. 庆大霉素 + 链霉素　　　E. 红霉素 + 氯霉素

2. 对抗菌药物应用的描述正确的是
   A. 感冒发热时注射青霉素
   B. 用头孢唑啉清洗腿部感染病灶
   C. 青霉素和红霉素合用杀菌效果增强
   D. 在人工心脏瓣膜置换术前应用青霉素或氨苄西林预防感染
   E. 严重感染时可选用 3 种以上的抗菌药联合应用，以增强疗效

3. 抗菌药的联合应用不适合的是
   A. 胃肠穿孔引起的腹膜炎　　B. 链球菌引起的心内膜炎　　C. 结核病
   D. 病因不明的一般感染　　　E. 重症细菌性脑膜炎

4. 避免给儿童应用的抗菌药是
   A. 阿莫西林　　　　　　　　B. 头孢拉定　　　　　　　　C. 阿奇霉素
   D. 四环素　　　　　　　　　E. 克林霉素

5. 新生儿应避免使用的抗菌药是
   A. 阿莫西林　　　　　　　　B. 头孢曲松　　　　　　　　C. 阿奇霉素
   D. 氯霉素　　　　　　　　　E. 青霉素

6. 肾功能减退的患者应选用的抗菌药是
   A. 四环素　　　　　　　　　B. 红霉素　　　　　　　　　C. 庆大霉素
   D. 羧苄西林　　　　　　　　E. 多黏菌素

7. 有联合应用抗菌药物指征的是
   A. 慢性支气管炎支急性发作　B. 病原菌尚未查明的严重细菌感染
   C. 急性肾盂肾炎　　　　　　D. 急性细菌性肺炎　　　　　E. 大叶性肺炎

8. 胆汁中药物浓度最高的头孢菌素类药物是
   A. 头孢曲松　　　　　　　　B. 头孢氨苄　　　　　　　　C. 头孢哌酮
   D. 头孢呋辛　　　　　　　　E. 头孢噻肟

9. 妊娠期可以选用的抗菌药物是
   A. 庆大霉素　　　　　　　　B. 环丙沙星　　　　　　　　C. 克拉霉素
   D. 哌拉西林　　　　　　　　E. 多西环素

10. 肝功能减退的患者应该选用的抗菌药物是

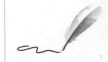

A. 红霉素　　　　　　B. 氯霉素　　　　　　C. 利福平

D. 克林霉素　　　　　E. 庆大霉素

二、思考题

1. 抗菌药物合理应用的基本原则是什么？

2. 简述抗菌药物联合应用的指征是什么？

3. 简述 β – 内酰胺类和氨基糖苷类抗生素合用的依据。

（康红钰）

第四十二章　抗寄生虫药

学习目标

1. **掌握**　氯喹、青蒿素、伯氨喹、乙胺嘧啶等抗疟药的药理作用、临床应用、不良反应和注意事项；阿苯达唑、噻嘧啶的药理作用和临床应用。

2. **熟悉**　抗阿米巴病药、抗滴虫病药、其他抗肠线虫药的药理作用和临床选用。

3. **了解**　抗吸虫病药、抗丝虫病药的临床应用及不良反应。

第一节　抗疟药

案例讨论

[案例] 患者，男，29岁，5天前出现不明原因的寒战、高热、头痛，体温达40℃，持续7小时左右缓解。隔日再次高热，持续10小时缓解，曾给予青霉素治疗。1天前体温再次升高至39℃，伴恶心、呕吐，急诊入院。患者半月前从非洲安哥拉返回。入院第二天对患者血涂片镜检，确诊为间日疟。

[讨论]

1. 首选什么药物控制症状？

2. 为阻止复发要合用什么药物？

疟疾是疟原虫引起的由雌性按蚊传播的传染病。寄生于人体内的疟原虫主要有恶性疟原虫、间日疟原虫、三日疟原虫和卵形疟原虫，分别引起恶性疟、间日疟、三日疟和卵形疟。四种疟原虫的生活史基本相同，分为在雌性按蚊体内的有性生殖阶段和人体内的无性生殖阶段。抗疟药可作用于疟原虫生活史的不同环节，用以治疗或预防疟疾。

一、疟原虫的生活史和抗疟药的作用环节

（一）人体内无性生殖阶段

1. 红细胞外期　受感染的雌性按蚊刺吸人血时，子孢子随唾液进入人体，随血流侵入肝细胞发育、裂体增殖，形成可产生数以万计裂殖子的裂殖体。此期无临床症状，为疟疾的潜伏期，一般为10～14天。乙胺嘧啶能抑制此期疟原虫的裂体增殖，有病因性预防作用。

间日疟原虫和卵形疟原虫的部分子孢子（迟发型子孢子）侵入肝细胞后，在肝细胞内经数月休眠（称休眠子）后再裂体增殖，成为疟疾远期复发的根源。恶性疟原虫和三日疟原虫无迟发型子孢子，不引起疟疾复发。伯氨喹能杀灭迟发型子孢子，有阻止疟疾复发的作用。

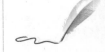

2. 红细胞内期 红细胞外期的裂殖子胀破肝细胞释出，侵入红细胞，发育为滋养体并进一步发育成成熟裂殖体，破坏红细胞后，释放出大量裂殖子、疟色素及其他代谢产物，刺激机体，引起高热、寒战等症状，即疟疾发作。释放出的裂殖子再侵入其他正常红细胞重复裂体增殖，引起临床症状反复发作。氯喹、奎宁、青蒿素等能杀灭红细胞内期的裂殖体，有控制症状的作用。

（二）雌性按蚊体内的有性生殖阶段

红细胞内的疟原虫裂体增殖 3 ~ 5 代后，部分裂殖子发育成雌、雄配子体。按蚊刺吸患者的血液时，雌、雄配子体随血液进入蚊胃并发育成子孢子，移行至唾液腺内，成为疟疾传播的根源。伯氨喹能杀灭各种疟原虫的配子体，乙胺嘧啶能抑制雌、雄配子体在蚊胃内发育，两者均有控制疟疾传播和流行的作用。

二、常用抗疟药

（一）控制症状药

氯喹

氯喹（Chloroquine）为人工合成的 4 - 氨基喹啉类衍生物。

【体内过程】 口服吸收快而完全，广泛分布于全身组织。红细胞内药物浓度是血浆浓度的 10 ~ 20 倍，受感染的红细胞内浓度又比正常红细胞高约 25 倍。主要在肝代谢，代谢产物及小部分原型药经肾排泄，氯喹在体内消除缓慢，$t_{1/2}$ 持续数天至数周，酸化尿液可加速排泄。

【药理作用和临床应用】

1. 抗疟作用 氯喹对各种疟原虫的红细胞内期裂殖体有较强的杀灭作用，能迅速有效地控制疟疾的临床发作，通常用药后 24 ~ 48 小时症状消退，48 ~ 72 小时血中疟原虫消失，是控制症状的首选药；也可用于预防性抑制症状发作（进入疫区前 1 周至离开疫区后 4 周期间，每周服药一次）；对红细胞外期疟原虫无作用，不用于病因性预防以及控制复发和传播。

2. 抗肠外阿米巴病作用 可杀灭阿米巴滋养体，用于阿米巴肝脓肿的治疗。

3. 免疫抑制作用 大剂量氯喹能抑制免疫反应，可用于类风湿关节炎、系统性红斑狼疮等自身免疫性疾病的治疗。

【不良反应和注意事项】 治疗疟疾时不良反应轻，有头痛、头晕、恶心、皮疹，长期大剂量使用可致脱毛、毛发变白、角膜及视网膜变性、听力障碍、心律失常等。

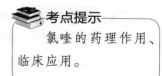

考点提示

氯喹的药理作用、临床应用。

奎宁

奎宁（Quinine）为奎尼丁的左旋体。

【药理作用和临床应用】 对各种疟原虫的红细胞内期裂殖体有杀灭作用，能迅速控制临床症状，对红细胞外期疟原虫无影响。其疗效较氯喹差且毒性大，一般不常用。临床主要用于耐氯喹或耐多种药物的恶性疟原虫感染，特别是脑型疟疾。奎宁尚有解热镇痛、心肌抑制、兴奋子宫平滑肌等作用。

【不良反应和注意事项】

1. 金鸡纳反应 恶心、呕吐、耳鸣、视力减退等，重复给药时多见。

2. 心血管系统反应 大剂量抑制心肌，可导致低血压、心律失常等。

3. 特异质反应 葡萄糖 – 6 – 磷酸脱氢酶（G – 6 – PDH）缺乏者，用药后可出现急性溶血。

4. 其他 刺激胰岛素释放，引起低血糖；兴奋子宫平滑肌，妊娠期妇女禁用。

甲氟喹

甲氟喹（Mefloquine）为奎宁衍生物，抗疟作用与奎宁相似，但起效较慢。与氯喹和奎宁间无交叉耐药现象。主要用于预防或治疗耐氯喹或多药耐药的恶性疟疾，与乙胺嘧啶合用可增强疗效、延缓耐药性的产生。本药 $t_{1/2}$ 长（约 30 天），每两周服药一次，可预防性控制症状发作。常见不良反应为胃肠道反应，也可出现眩晕、烦躁、失眠等神经系统症状。妊娠期妇女、两岁以下幼儿和神经精神病史患者禁用。

青蒿素

青蒿素（Artemisinin）是从菊科植物黄花蒿中提取的抗疟药。

【体内过程】 口服吸收迅速，1 小时血药浓度达峰值。广泛分布于各组织，在肝、肠、肾等组织中含量高，易透过血 – 脑屏障。代谢产物经肾排泄。

【药理作用和临床应用】 青蒿素对各种疟原虫红细胞内期滋养体及裂殖体有快速杀灭作用，对红细胞外期疟原虫无效。临床主要用于间日疟、恶性疟的症状控制，也可用于治疗耐氯喹或多药耐药的虫株感染。因可透过血 – 脑屏障，对凶险的脑型疟疾有良好的抢救效果。由于青蒿素代谢快，有效血药浓度维持时间短，杀死疟原虫不彻底，故治疗疟疾复发率高，与伯氨喹合用能降低复发率。目前，青蒿素耐药虫株增加，但对青蒿素复方制剂耐药的虫株较少。

【不良反应和注意事项】 不良反应少。偶见胃肠道反应、白细胞减少、一过性心脏传导阻滞、发热等。有致畸作用，妊娠期妇女禁用。

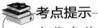

考点提示

青蒿素的药理作用、临床应用。

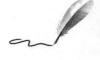

知识拓展

青蒿素的发现

青蒿素是我国科学家自主研究开发的新药，以青蒿素为主的药物组合是目前治疗疟疾的标准方案。1967 年 5 月 23 日我国启动了举国体制的抗疟新药研发，即"523"项目，全国 500 多名科研人员组成了抗疟新药研发大军，中国中医研究院中药研究所的屠呦呦教授是抗疟中药研究的关键人物之一。她的课题组筛选了 2000 余个中草方药并整理出了 640 种抗疟药方集，进行了数百次试验，成功制备出具有明显抗疟效果的青蒿提取物。她的最大贡献在于对青蒿（黄花蒿干燥地上部分）有效成分提取方式的创新：采用低沸点溶剂（乙醚）冷浸青蒿叶末，避免了提取过程中高温环境对有效成分的分解破坏，这是保障整个研究得以继续的基础。1972 年在多位科学家共同努力下，成功分离提纯得到抗疟有效单体，后被命名为青蒿素。2011 年屠呦呦获"拉斯克医学奖"，以表彰她在青蒿素的发现过程中做出的杰出贡献，获奖理由是"因为发现青蒿素——一种用于治疗疟疾的药物，挽救了全球特别是发展中国家的数百万人的生命"。2015 年获诺贝尔生理学或医学奖。她是首位获得诺贝尔奖科学类奖项的中国人。

蒿甲醚和青蒿琥酯

蒿甲醚（Artemether）、青蒿琥酯（Artesunate）分别是青蒿素的脂溶性和水溶性衍生物，体内分布广，作用与青蒿素相同，但抗疟效果优于青蒿素。临床主要用于脑型疟疾及各种危重病例的抢救。

双氢青蒿素和双氢青蒿素哌喹片

双氢青蒿素（Dihydroarteannuin）、双氢青蒿素哌喹片（Dihydroartemisinin Piperaquine Phosphate Tablets）。双氢青蒿素为青蒿素、青蒿醚和青蒿琥酯的代谢产物，能迅速控制症状和杀死疟原虫无性体，有效率 100%，不良反应少，特别适用于恶性疟疾和脑型疟疾的治疗；双氢青蒿素哌喹片为双氢青蒿素与磷酸哌喹组成的复方制剂，磷酸哌喹作用与氯喹相似，影响疟原虫红细胞内期的裂体增殖，二者合用疗效增强，并可延缓抗药性的产生。

咯萘啶

咯萘啶（Malaridine）杀灭红细胞内期裂殖体，特别是对耐氯喹的疟原虫仍有较强作用。主要用于治疗耐氯喹的恶性疟疾及脑型疟疾，不良反应少。

（二）控制复发与传播药

伯氨喹

伯氨喹（Primaquine）为人工合成的 8 - 氨基喹啉类衍生物。口服吸收迅速而完全，体内代谢快，代谢产物经肾排泄。

【药理作用和临床应用】伯氨喹对间日疟原虫和卵形疟原虫的休眠子有较强的杀灭作用，是防治疟疾复发的主要药物，与氯喹等红细胞内期的抗疟药合用，可根治间日疟和卵形疟并减少耐药虫株的产生。本药也可杀灭各种疟原虫的配子体，阻止疟疾传播。

【不良反应和注意事项】毒性较大。治疗量引起头晕、恶心、呕吐、腹痛、粒细胞减少等。大剂量引起高铁血红蛋白血症。G - 6 - PDH 缺乏者，用药后可发生急性溶血。妊娠期妇女、1 岁以下婴儿、有溶血史者禁用。

> 考点提示
>
> 伯氨喹的药理作用、临床应用、不良反应。

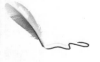

（三）病因性预防药

乙胺嘧啶

乙胺嘧啶（Pyrimethamine）为非喹啉类抗疟药。

【体内过程】 口服吸收慢但较为完全。6小时内血药浓度达到高峰。主要分布在肾、肺、肝、脾等器官及红细胞、白细胞内。能够通过胎盘，也可由乳汁排泄。经肾缓慢排泄，$t_{1/2}$ 为 80～100 小时。服药后 5～7 天内有 10%～20% 的原型物经肾排泄，作用可持续 30 天以上。

【药理作用和临床应用】 乙胺嘧啶为二氢叶酸还原酶抑制剂，能抑制四氢叶酸的形成，阻止疟原虫的裂体增殖，对已发育成熟的裂殖体无作用。本药主要抑制疟原虫原发性红细胞外期子孢子的发育增殖，是病因性预防的常用药，由于排泄缓慢，一次给药作用可持续一周以上；对红细胞内期未成熟裂殖体也有效，但常需在用药后第二个无性增殖周期发挥作用，控制症状起效缓慢；含药血液被按蚊吸食后，抑制配子体在蚊胃内发育，可阻断疟疾的传播。本药与磺胺类药或砜类药（二氢叶酸合成酶抑制剂，仅抑制红细胞内期疟原虫的发育增殖）合用，对疟原虫叶酸代谢产生双重阻断，有协同作用。

【不良反应和注意事项】 治疗剂量不良反应轻。长期服用可干扰人体叶酸代谢，引起巨幼细胞贫血、粒细胞减少等。过量导致急性中毒，表现为恶心、呕吐、发热、惊厥甚至死亡。

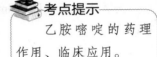

考点提示

　乙胺嘧啶的药理作用、临床应用。

第二节　抗阿米巴病药和抗滴虫病药

一、抗阿米巴病药

阿米巴病是由食入溶组织内阿米巴包囊引起。阿米巴包囊在肠腔内发育成小滋养体，当肠道环境合适时，小滋养体侵入肠壁发育成大滋养体。大滋养体可侵袭黏膜下层组织，使肠壁发生溃疡，引起阿米巴痢疾；大滋养体也可随血流进入肝、肺、脑等组织，引起肝脓肿、脑脓肿、肺脓肿等肠外阿米巴病。肠道环境改变后，滋养体转为包囊，随粪便排出体外，感染新宿主。常用抗阿米巴病药主要有甲硝唑、二氯尼特等。

甲硝唑

甲硝唑（Metronidazole）为人工合成的 5 - 硝基咪唑类化合物。

【体内过程】 口服吸收迅速而完全，血浆蛋白结合率约 20%。体内分广，易通过血 - 脑屏障。$t_{1/2}$ 约 8 小时，主要在肝代谢，经肾排泄。

【药理作用和临床应用】

1. 抗阿米巴作用　甲硝唑对肠内、肠外阿米巴滋养体有强大杀灭作用，是治疗急性阿米巴痢疾和肠外阿米巴病的常用药。因在肠腔内浓度偏低，对肠内小滋养体及包囊无明显影响，对无症状的包囊携带者无治疗作用。

2. 抗滴虫作用　甲硝唑是目前阴道毛滴虫感染的常用药。口服可杀死阴道分泌物、精

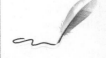

液和尿液中阴道毛滴虫，对男女感染患者均有良好疗效。已婚患者，配偶双方应同时使用。

3. 抗蓝氏贾第鞭毛虫作用 甲硝唑是治疗蓝氏贾第鞭毛虫病最有效的药物，治愈率在90%以上。

4. 抗厌氧菌作用 对革兰阳性或革兰阴性厌氧杆菌和球菌有较好的抗菌作用。可用于厌氧菌感染引起的败血症、骨髓炎、产后盆腔炎的治疗，也可与其他抗菌药合用防治妇科手术、胃肠外科手术时厌氧菌感染。

【不良反应和注意事项】 常见不良反应为恶心、呕吐、味觉改变等，部分患者出现轻微的头痛、眩晕、共济失调等神经系统症状以及皮肤黏膜的过敏反应。甲硝唑抑制乙醛脱氢酶，与乙醇合用可引起"双硫仑样"反应，使用本药期间和停用一周内禁止饮用含乙醇的饮料。动物实验证实本药有致癌、致畸作用，妊娠期妇女禁用。

依米丁

依米丁（Emetine）对组织中的阿米巴滋养体有杀灭作用，对肠腔中的滋养体及包囊无效。口服胃肠刺激明显，临床采用深部肌内注射治疗急性阿米巴痢疾和阿米巴肝脓肿。由于有心肌损害、神经肌肉阻断等严重毒性，已逐渐被氯喹、甲硝唑取代。

去氢依米丁（Dehydroemetine）为依米丁的衍生物，二者作用相同，但不良反应较依米丁轻。

氯喹

氯喹（Chlorquine）可杀灭阿米巴大滋养体。口服用药肝中浓度是血浆浓度的数百倍，肠壁中浓度低。临床用于甲硝唑无效或禁忌的阿米巴肝脓肿的治疗。为防止复发，可与二氯尼特等肠内抗阿米巴病药合用。

二氯尼特

二氯尼特（Diloxanide）为目前最有效的杀包囊药。用于无症状或有轻微症状的包囊携带患者；急性阿米巴痢疾患者，使用甲硝唑控制症状后，再用本药可肃清肠腔内包囊，有效防止复发。不良反应有恶心、呕吐、皮疹等。动物实验证明大剂量可导致流产。

卤化喹啉类

本类药物包括双碘喹啉（Diiodohydroxyquinoline）、喹碘方（Chiniofon）、氯碘羟喹（Clioquinol）。口服吸收少，肠内浓度高，能直接杀灭肠腔内滋养体及包囊，用于慢性阿米巴痢疾及无症状排包囊者的治疗。常见不良反应为腹泻，碘过敏者用后出现发热、皮疹、唾液腺肿大等。氯碘羟喹大剂量可引起亚急性脊髓 – 视神经病，许多国家已禁止或限制使用。

二、抗滴虫病药

抗滴虫病药主要用于治疗阴道毛滴虫感染引起的阴道炎、尿道炎和前列腺炎。甲硝唑是治疗滴虫病的常用药。耐甲硝唑虫株感染时，可改用乙酰胂胺（Acetarsol）。本药能杀灭阴道毛滴虫及阿米巴原虫，治疗滴虫病时采用局部给药。本药有局部刺激作用，可使阴道分泌物增多。

第三节　抗血吸虫病药和抗丝虫病药

一、抗血吸虫病药

吡喹酮

吡喹酮（Praziquantel）为人工合成的吡嗪异喹啉衍生物。

【体内过程】口服吸收迅速，1~2小时血药浓度达峰值，首过消除明显。在肝、肾、脂肪等组织中含量高，可通过血－脑屏障。主要在肝代谢，经肾排泄，$t_{1/2}$为2~3小时，重复给药无蓄积作用。

【药理作用】吡喹酮是广谱抗吸虫和驱绦虫药。对日本血吸虫、埃及血吸虫、曼氏血吸虫有快速杀灭作用，对成虫作用强，对幼虫作用弱。对华支睾吸虫、肺吸虫、姜片吸虫以及各种绦虫也有显著杀灭作用。

吡喹酮达到有效浓度时，引起虫体痉挛性麻痹，脱离宿主组织，随血流移至肝内，被吞噬细胞破坏。较高治疗浓度时，损伤虫体表膜，暴露隐藏的抗原，在宿主防御机制参与下，虫体被破坏。此外，虫体表膜损伤后，也可引起虫体对糖的摄入减少，使虫体能量耗竭死亡。

【临床应用】是各型血吸虫病的常用药，也可用于肝华支睾吸虫病、肠吸虫病（如姜片虫病等）、肺吸虫病及各种绦虫病的治疗。

【不良反应和注意事项】口服可出现短暂的腹痛、腹泻、头痛、嗜睡，也可引起发热、皮疹、癫痫样发作、中毒性肝炎、心电图异常等，这与虫体被杀死后释放异体蛋白有关。治疗脑型囊虫病时，可引起脑水肿、颅内压升高等不良反应，脱水药和糖皮质激素可减轻症状。妊娠期妇女禁用。

▰ 知识拓展 ▰

血吸虫病的流行及现状

我国流行的血吸虫病为日本血吸虫病，是危害最严重、防治难度最大的血吸虫病。解放初期，分布于13个省、市、自治区的血吸虫病患者达1161.2万，严重流行区，十室九空，田园荒芜，造成"千村薜荔人遗矢，万户萧疏鬼唱歌"的悲惨景象。新中国成立后国家开展了大规模的群众性防治工作，至2003年中国共有血吸虫病推算患者数843007人，较防治初期减少了92.74%。2004年国家将其列为乙类传染病，与传染性非典型肺炎、艾滋病处于同等重要的防治位置。2015年底全国推算血吸虫患者77194例，全年未发现急性血吸虫病病例。但近年由于生物、自然、人口流动等因素变化较大，出现了血吸虫病疫情回升的现象，输入性病例呈上升趋势，并有向城市蔓延的迹象，进一步加强和改进吸虫病监测和防治工作刻不容缓。

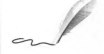

二、抗丝虫病药

丝虫病是丝虫寄生于人体淋巴系统引起的一系列病变。我国仅有班氏丝虫及马来丝虫。丝虫病早期主要表现为淋巴管炎和淋巴结炎，晚期出现淋巴管阻塞症状。目前治疗丝虫病的常用药为乙胺嗪。

乙胺嗪

乙胺嗪（Diethylcarbamazine）的枸橼酸盐称为海群生。

【体内过程】乙胺嗪口服吸收迅速，1~2 小时血药浓度达峰值，均匀分布于各组织。大部分在体内氧化失活，原型药及代谢物主要经肾排泄，$t_{1/2}$ 约 8 小时。酸化尿液可加速排泄。

【药理作用和临床应用】乙胺嗪能杀灭体内的班氏丝虫和马来丝虫，是抗丝虫病的常用药。对马来丝虫的作用优于班氏丝虫，对微丝蚴的作用强于成虫。在体外对微丝蚴和成虫无直接杀灭作用。

【不良反应和注意事项】药物本身引起的不良反应轻，有恶心、呕吐、头痛、乏力等。但成虫和微丝蚴死亡时释出的异体蛋白可引起皮疹、淋巴结肿大、发热、哮喘、肌肉酸痛、心率加快等，加用地塞米松可缓解症状。

第四节　抗肠蠕虫病药

肠道内寄生的蠕虫有线虫、绦虫和吸虫。我国肠蠕虫病以线虫（如蛔虫、蛲虫、钩虫、鞭虫）感染最普遍。抗肠蠕虫病药是指能驱除或杀灭肠道蠕虫的药物。本节主要介绍治疗肠道线虫感染和绦虫感染的药物。

一、驱线虫药

甲苯达唑

甲苯达唑（Mebendazole）为苯并咪唑类衍生物，口服难吸收，肠道内浓度高，故能有效杀灭肠道内寄生虫，大部分药物以原型由粪便排出，对宿主影响小。

【药理作用和临床应用】甲苯达唑为广谱驱肠虫药，不仅能杀灭各种线虫和绦虫的成虫，对蛔虫、钩虫、鞭虫的虫卵及幼虫也有杀灭和抑制发育作用。甲苯达唑能选择性使虫体体壁和肠细胞中微管消失，抑制虫体对葡萄糖的摄取，糖原耗竭；抑制虫体线粒体延胡索酸还原酶系统，减少 ATP 生成，干扰虫体生存及繁殖。临床主要治疗蛔虫、钩虫、蛲虫、鞭毛虫、绦虫及粪类圆线虫的单独或混合感染。

【不良反应和注意事项】口服吸收少，不良反应轻。少数患者出现短暂的腹痛、腹泻、皮肤瘙痒。偶见粒细胞减少、脱发、脑炎综合征等。动物实验有致畸作用，妊娠期妇女禁用。2 岁以下儿童不宜使用。

阿苯达唑

阿苯达唑（Albendazole）是甲苯达唑的同类物，具有高效、低毒、广谱的特点。能杀灭多种肠道线虫、绦虫、吸虫的成虫及虫卵。临床主要用于蛔虫、钩虫、蛲虫、鞭虫等单独或混合感染，对钩虫病的疗效优于甲苯达唑。由于本药口服能缓慢吸收，吸收后分布于肝、肾、肺等组织，并能透过血－脑屏障，故对肠道外寄生虫病（如棘球蚴病、囊虫病、肺吸虫病、华支睾吸虫病等）也有较好疗效。对脑囊虫病有缓慢的治疗作用。治疗肠道蠕虫病时不良反应较少，偶有腹痛、腹泻、恶心、头晕、血清氨基转移酶升高等；治脑囊虫病时可引起癫痫发作、颅内压升高甚至脑疝；动物实验证明有致畸作用，妊娠期妇女禁用。2 岁以下儿童不宜使用。

哌嗪

哌嗪（Piperazine）对蛔虫、蛲虫有较强的驱虫作用。本药能引起虫体肌细胞膜超极化，阻断神经－肌肉冲动的传递，使虫体不能吸附在肠壁而随粪便排出。临床主要用于驱肠道蛔虫，特别适用于伴有胆道蛔虫症的患者；驱蛲虫时需用药 7～10 天。大剂量应用可出现恶心、呕吐、腹泻，甚至有眩晕、共济失调、肌肉震颤等神经系统症状。

噻嘧啶

噻嘧啶（Pyrantel）为去极化神经肌肉阻滞剂。用药后发挥作用迅速，虫体肌肉先收缩后麻痹，本药还可抑制胆碱酯酶，增强其麻痹作用，使虫体排出体外。临床用于钩虫、蛲虫、蛔虫的单独或混合感染。有轻微发热、头痛、腹部不适等不良反应。不宜与哌嗪合用。

左旋咪唑

左旋咪唑（Levamizole）为广谱驱虫药。能选择性抑制虫体琥珀酸脱氢酶，减少能量生成，使虫体肌肉麻痹，随肠蠕动排出体外。临床主要用于驱蛔虫、钩虫、蛲虫，对丝虫病也有一定疗效。本药尚能增强细胞免疫，可用于免疫功能低下的治疗。有恶心、呕吐、皮疹等不良反应。

恩波吡维铵

恩波吡维铵（Pyrvinium Embonate）口服不易吸收，肠道内药物浓度高，对蛲虫有较强的驱虫作用。抗虫机制为选择性干扰虫体呼吸酶系统，抑制需氧代谢，同时阻止虫体对葡萄糖的吸收，导致虫体逐渐衰竭死亡。

考点提示

阿苯达唑、噻嘧啶的药理作用和临床应用。

二、驱绦虫药

氯硝柳胺

氯硝柳胺（Niclosamide）口服不吸收，肠内浓度高，能杀灭多种绦虫的成虫，主要杀死虫体头节和近端节片，对虫卵无效。抗虫机制为抑制虫体细胞内线粒体氧化磷酸化过程，阻碍 ATP 生成，妨碍虫体的发育。临床用于牛肉绦虫、猪肉绦虫、阔节裂头绦虫、短膜壳绦虫感染。因对钉螺和日本血吸虫尾蚴也有杀灭作用，可防止血吸虫传播。本药能引起轻

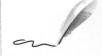

微的胃肠道反应、皮肤瘙痒等，杀灭绦虫时，死亡节片释放出虫卵，有致囊虫病的危险。

吡喹酮

吡喹酮（Praziquantel）对绦虫感染有良好治疗效果（详见第三节抗血吸虫病药和抗丝虫病药）。

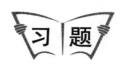

习 题

一、选择题

【A1 型题】

1. 控制疟疾症状选用的药物是
    A. 奎尼丁   B. 伯氨喹   C. 氯喹
    D. 乙胺嘧啶   E. 磺胺多辛

2. 与磺胺类药合用对疟原虫叶酸代谢产生双重阻断作用的是
    A. 乙胺嘧啶   B. 伯氨喹   C. 青蒿素
    D. 奎宁   E. 甲氟喹

3. 既能控制疟疾复发又能阻断疟疾传播的药物是
    A. 乙胺嘧啶   B. 伯氨喹   C. 磺胺类药
    D. 氯喹   E. 蒿甲醚

4. 只对肠外阿米巴病有效的药物是
    A. 甲硝唑   B. 氯喹   C. 二氯尼特
    D. 阿苯达唑   E. 吡喹酮

5. 主要杀阿米巴包囊的药物是
    A. 甲硝唑   B. 乙酰胂胺   C. 二氯尼特
    D. 喹碘方   E. 依米丁

6. 用于控制症状、有效血浓度维持时间短、治疗疟疾复发率高的药物是
    A. 乙胺嘧啶   B. 伯氨喹   C. 青蒿素
    D. 甲硝唑   E. 氯喹

7. 青蒿素的特点是
    A. 不易透过血-脑屏障
    B. 口服吸收缓慢
    C. 快速杀灭疟原虫红细胞外期滋养体及裂殖体
    D. 治疗疟疾复发率低
    E. 口服吸收迅速

8. 大剂量可引起急性溶血的药物是
    A. 氯喹   B. 伯氨喹   C. 青蒿素
    D. 甲硝唑   E. 哌嗪

【A3 型题】

（9 ~ 11 题共用题干）

李某，男，30 岁。建筑工人，劳务输出安哥拉，出发前未按要求使用预防性药物。2 周前出现寒战、高热、大汗，隔日发作。血涂片检查到疟原虫，诊断为间日疟疾。

9. 治疗首选的药物是

    A. 氯喹   B. 甲氟喹   C. 乙胺嘧啶

    D. 甲硝唑   E. 奎宁

10. 为防止复发，应加用的药物是

    A. 青蒿素   B. 伯氨喹   C. 乙胺嘧啶

    D. 甲氟喹   E. 奎宁

11. 出发前两周应开始使用的抗疟药是

    A. 乙胺嘧啶   B. 青蒿素   C. 奎宁

    D. 青蒿琥酯   E. 氯喹

二、思考题

简述氯喹、青蒿素、伯氨喹、乙胺嘧啶的药理作用和作用环节。

扫码"练一练"

（姚　伟　马晓茜）

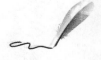

第四十三章　抗恶性肿瘤药

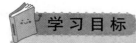

学习目标

1. **掌握**　常用抗恶性肿瘤药的药理作用、临床应用、不良反应和注意事项。
2. **熟悉**　抗恶性肿瘤药的分类及作用机制。

　　恶性肿瘤是威胁人类健康的常见病、多发病。目前治疗恶性肿瘤方法主要包括药物治疗、手术治疗和放射治疗，其中药物治疗在肿瘤的综合治疗中占有极其重要的地位。目前传统细胞毒抗肿瘤药在肿瘤的化学治疗中仍起主导作用，但是其在损伤肿瘤细胞的同时，对正常的组织细胞也有一定程度的损伤，因此近年来，随着肿瘤分子生物学和转化医学的发展，以分子靶向药物为代表的新型抗肿瘤药物治疗手段已取得突破性进展，如单克隆抗体、新生血管抑制剂、细胞分化诱导剂等治疗药物不断进入临床实验或上市。

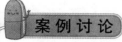

案例讨论

　　[案例]　患者，女，73 岁。近半年自觉进行性吞咽困难，体重明显减轻，一周前因吃烤饼时噎食并胸骨后疼痛明显来医院就诊。经 X 射线及食管镜检查诊断为食管癌并淋巴结广泛转移。结合患者的全身状况，医生建议采取药物治疗，给予奥沙利铂 + 氟尿嘧啶的方案，给药后腹泻加重，后调整为奥沙利铂 + 长春瑞滨的化疗方案，腹泻减轻。但三周后，患者出现肺部真菌感染，高热昏迷，停止化疗，转 ICU 治疗。

　　[讨论]

　　1. 化疗后患者出现肺部真菌感染的原因主要是什么？与所使用化疗药物是否有关系？

　　2. 奥沙利铂、氟尿嘧啶、长春瑞滨分别属于哪一类抗肿瘤药物？其抗肿瘤机制如何？

第一节　概　述

一、抗恶性肿瘤药的分类

（一）根据药物作用方式分类

　　根据药物作用方式抗肿瘤药可分为细胞毒类和非细胞毒类抗肿瘤药。细胞毒类抗肿瘤药主要是指传统治疗药物，非细胞毒类抗肿瘤药主要以肿瘤分子病理过程的关键调控分子为靶点，特异性干预调节肿瘤细胞分化增殖，抑制肿瘤发展的药物，如分子靶向药物。

（二）根据药物的化学结构和来源分类

　　根据药物的化学结构和来源，抗肿瘤药可分为烷化剂、抗代谢药、抗肿瘤抗生素、抗肿瘤植物药等。

（三）根据药物作用的生化机制分类

根据药物作用的生化机制，抗肿瘤药可分为：①干扰核酸合成的药物，包括抗叶酸药（如甲氨蝶呤）、抗嘌呤药（如巯嘌呤）、抗嘧啶药（如氟尿嘧啶）、DNA 多聚酶抑制药（如阿糖胞苷）、核苷酸还原酶抑制药（如羟基脲）；②直接影响 DNA 结构和功能的药物，如烷化剂；③干扰转录过程和阻止 RNA 合成药，如放线菌素 D；④抑制蛋白质合成与功能的药物，如长春碱类。抗恶性肿瘤药作用机制见图 43-1 所示。

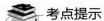

考点提示

抗肿瘤药的分类：干扰核酸合成、破坏 DNA 结构与功能、嵌入 DNA 及干扰转录 RNA、干扰蛋白质合成。

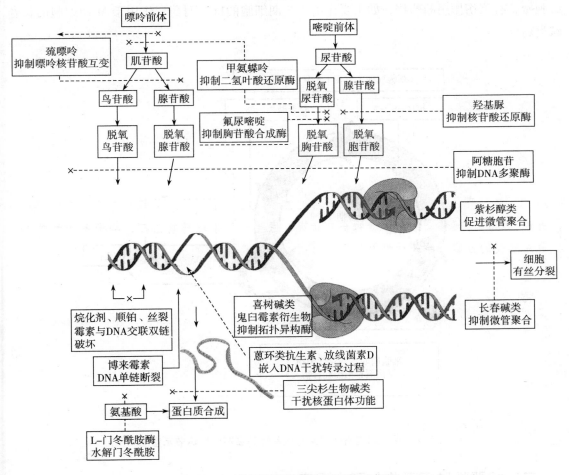

图 43-1 抗恶性肿瘤药作用环节示意图

（四）根据对细胞增殖周期的选择性分类

肿瘤细胞群包括增殖细胞群、非增殖细胞群（图 43-2）。增殖细胞群为肿瘤细胞中可不断按指数分裂增殖的细胞，生长代谢活跃。肿瘤增殖细胞群与全部肿瘤细胞群的比值称为生长比率（growth fraction，GF）。增长迅速的肿瘤，GF 较大，接近于 1，对抗肿瘤药物最敏感，如急性白血病；增长缓慢的肿瘤，GF 值较小，大多在 0.5 以下，对抗肿瘤药物敏感性低，如多数实体瘤。非增殖细胞群包括静止细胞群（G_0 期）、无增殖能力细胞群和死亡细胞。处于静止期（G_0 期）细胞群有增殖能力但暂不分裂，但当增殖周期中的细胞因化疗

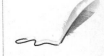

大量死亡时，G_0期即可进入增殖周期，可能是肿瘤复发的根源。同时，该细胞群对多数药物不敏感，也是肿瘤化疗的主要障碍之一。

肿瘤细胞从一次分裂结束到下一次分裂结束的时间称为细胞增殖周期，此间可分为4个时期：DNA合成前期（G_1期）、DNA合成期（S期）、DNA合成后期（G_2期）和有丝分裂期（M期）。抗肿瘤药通过影响细胞周期的生化事件或细胞周期调控产生细胞毒作用并延缓细胞周期的时相过渡。

根据对细胞增殖周期中各时相肿瘤细胞的敏感性抗肿瘤药物可分为两大类。

（1）细胞周期非特异性药（cell cycle nonspecific agents，CCNSA） 对增殖周期各时相细胞甚至包括G_0期细胞均有杀伤作用，如烷化剂、抗肿瘤抗生素和铂类配合物等。

（2）细胞周期特异性药（cell cycle specific agents，CCSA） 仅对增殖周期中某些时相细胞敏感有杀伤作用的药物，如主要作用于S期细胞的抗代谢药、作用于M期细胞的长春碱类药物。

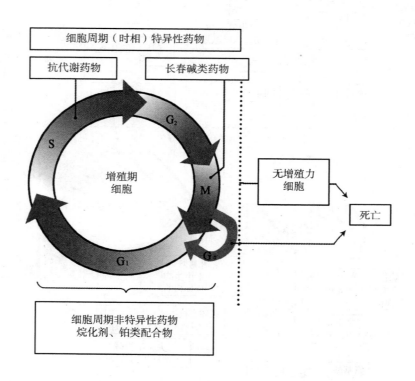

图43-2 细胞增殖周期与抗恶性肿瘤药作用环节示意图

二、抗恶性肿瘤药物的不良反应

目前临床使用的细胞毒类抗肿瘤药对肿瘤细胞的选择性低，在杀伤肿瘤细胞的同时对正常组织也有一定的损害，对增殖迅速的组织损害尤其明显。其毒性反应包括大多数药物共有的毒性反应和少数药物特有的毒性反应。共有的毒性反应主要包括骨髓抑制、消化道反应和脱发，特有的毒性反应主要包括心脏毒性、肺毒性、肝毒性、肾毒性、神经毒性、过敏反应等。

1. 骨髓抑制 常见白细胞、血小板及红细胞减少，可导致出血、贫血、感染等。该不良反应见于大多数抗恶性肿瘤药，为避免严重不良反应，化疗期间建议定期监测血常规。

2. 消化道反应 多数抗肿瘤药可引起恶心、呕吐、食欲减退，也能直接损害消化道黏膜，引起口腔炎、溃疡、腹痛、腹泻及消化道出血等。恶心、呕吐严重的患者，可给予止吐药改善症状。

3. 肝毒性和肾毒性 肝损害表现为肝肿大、黄疸、肝功能异常等；肾损害可引起血尿、蛋白尿、血尿素氮升高等。应定期检查肝、肾功能，肝、肾功能不全者应避免使用有明显肝、肾损害的药物，如环磷酰胺、顺铂等。

4. 脱发 多数抗肿瘤药可损伤毛囊上皮细胞，引起脱发。

5. 免疫抑制 多数抗肿瘤药可抑制机体免疫功能，抑制和杀伤免疫细胞，使机体抵抗力下降而易遭受感染。应注意预防感染，如有感染应及早应用抗菌药。

6. 其他 环磷酰胺可导致出血性膀胱炎；多柔比星、顺铂等有心脏毒性；甲氨蝶呤、博来霉素等可引起肺纤维化；长春碱类可引起周围神经炎；顺铂有耳毒性等。

知识拓展

抗恶性肿瘤药物应用原则

由于抗恶性肿瘤药物对肿瘤选择性差，毒性大，且容易产生耐药性，因此临床化疗时应根据患者的机能状况、肿瘤的病理类型、分期及发展趋势，制定合理的用药方案，以提高疗效、降低毒性、延缓耐药性的发生。主要原则如下。

1. 根据肿瘤细胞增殖周期用药 增长快的肿瘤，先用杀灭 S 期或 M 期的周期特异性药物，再用周期非特异性药物；增长缓慢的实体瘤，可先用周期非特异性药物，杀灭增殖期细胞，驱动 G_0 期细胞进入增殖周期，再用周期特异性药物杀灭。

2. 根据抗恶性肿瘤药物的作用机制用药 不同作用机制的药物联合，一般可增强疗效。

3. 根据抗恶性肿瘤药物的抗瘤谱用药 如鳞癌宜用博来霉素；消化道癌宜用氟尿嘧啶等。

4. 根据抗恶性肿瘤药物的毒性用药 将毒性不同的药物合用，既能增强疗效，又能减小毒性。

第二节 常用抗恶性肿瘤药

一、干扰核酸合成的药物

因化学结构和核酸代谢的必需物质如叶酸、嘌呤、嘧啶等相似，能与体内代谢物发生特异性结合，干扰核酸的生物合成，阻止肿瘤细胞的分裂繁殖，又称抗代谢药，属于细胞周期特异性药物，主要作用于 S 期细胞。

（一）抗叶酸药

甲氨蝶呤

甲氨蝶呤（Methotrexate，MTX）化学结构与二氢叶酸类似，是竞争性二氢叶酸还原酶

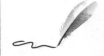

抑制剂。

【药理作用和临床应用】 MTX 能竞争性抑制二氢叶酸还原酶，阻止二氢叶酸转变为四氢叶酸，从而抑制 dTMP 合成，造成肿瘤细胞 DNA 合成障碍。用于治疗各型急性白血病，对儿童患者疗效尤佳；对绒毛膜上皮癌和恶性葡萄胎疗效也较突出；也可用于头颈部肿瘤、消化道癌、卵巢癌、乳腺癌、骨肉瘤、肝癌、肺癌等。此外，本药为强免疫抑制剂，可用于骨髓移植、器官移植和类风湿关节炎等。

【不良反应和注意事项】 常见口腔和肠道黏膜损伤，如口腔炎、胃炎、腹泻等；骨髓抑制较明显，表现为白细胞、血小板减少及全血细胞下降；可引起肝肾损害、脱发、皮炎、色素沉着及间质性肺炎；妊娠早期使用可致畸胎。用药期间应监测肝、肾及骨髓功能，妊娠期妇女禁用。

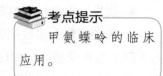

考点提示

甲氨蝶呤的临床应用。

（二）抗嘌呤药

巯嘌呤

巯嘌呤（Mercaptopurine，6 – MP）可抑制腺嘌呤、鸟嘌呤的合成，从而影响 DNA 的合成，发挥作用。对 S 期作用最显著，对 G_1 期有延缓作用。同时，具有一定的免疫抑制作用。临床主要用于治疗急性白血病、绒毛膜上皮癌和恶性葡萄胎，对恶性淋巴瘤和多发性骨髓瘤也有一定疗效。不良反应有胃肠道反应和骨髓抑制，部分患者出现黄疸，停药后可消失。

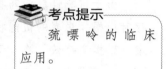

考点提示

巯嘌呤的临床应用。

（三）抗嘧啶药

氟尿嘧啶

氟尿嘧啶（Fluorouracil，5 – FU）可与 dUMP 竞争 dTMP 合成酶，阻止肿瘤细胞 DNA 合成。用于治疗消化系统癌，如食管癌、胃癌、结肠癌、肝癌等疗效好，也用于乳腺癌、子宫癌、卵巢癌、绒毛膜上皮癌、膀胱癌及前列腺癌的治疗。常见消化道不良反应，重者出现血性腹泻，应立即停药；也可引起骨髓抑制、脱发及皮肤色素沉着等；偶见肝、肾损害。

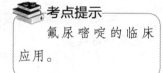

考点提示

氟尿嘧啶的临床应用。

替加氟

替加氟（Tegafur）为氟尿嘧啶同系物，可口服用药，在体内逐渐转变为氟尿嘧啶而生效。对胃癌、结肠癌、直肠癌、胰腺癌有一定疗效。不良反应与氟尿嘧啶相似但较轻，仅有氟尿嘧啶的 1/7 ~ 1/4。

（四）DNA 多聚酶抑制药

阿糖胞苷

阿糖胞苷（Cytarabine，Ara – C）口服易被破坏，应注射给药。在体内经脱氧胞苷激酶催化成二磷酸阿糖胞苷或三磷酸阿糖胞苷后，进而抑制 DNA 多聚酶的活性，干扰 DNA 合成；也可掺入 DNA 中干扰其复制，使细胞死亡。临床上主要用于治疗成人急性粒细胞白血病或单核细胞白血病。不良反应主要为骨髓抑制和胃肠道反应，静脉注射可致静脉炎，大剂量对肝功能有一定的影响。

（五）核苷酸还原酶抑制药

羟基脲

羟基脲（Hydroxycarbamide，HU）可抑制核苷酸还原酶，阻止胞苷酸还原为脱氧胞苷酸，从而抑制 DNA 的合成。用药后可使肿瘤细胞集中于 G_1 期，促使肿瘤细胞同步化，然后选用对 G_1 期敏感的药物或放射治疗可提高疗效。临床上对慢性粒细胞

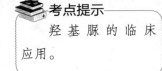

考点提示
　　羟基脲的临床应用。

白血病疗效显著，对黑色素瘤有暂时缓解作用。不良反应主要为骨髓抑制，并有轻度胃肠反应；可致畸，妊娠期妇女禁用。

二、直接破坏 DNA 结构与功能的药物

本类药物通过破坏 DNA 结构或抑制拓扑异构酶活性，影响 DNA 结构与功能。包括：①烷化剂；②破坏 DNA 的铂类配合物；③破坏 DNA 的抗生素；④拓扑异构酶抑制剂。

（一）烷化剂

烷化剂（alkylating agents）是一类化学性质高度活泼的化合物，其结构中含有一个或两个烷基，所含烷化基团易与细胞中的功能基团如 DNA、RNA 或蛋白质中的氨基、巯基、羧基、羟基和磷酸基起烷化反应，形成交叉联结，引起鸟嘌呤脱落、DNA 链断裂，或复制时碱基配对错码等，造成 DNA 结构和功能的损害，甚至引起细胞死亡。该类药物属于细胞周期非特异性药物，对各期细胞均有杀伤作用，目前临床常用的有以下几种。

氮芥

氮芥（Chlormethine）是最早用于治疗恶性肿瘤的烷化剂。具有高效和速效的特点，目前作为纵隔压迫症状明显的恶性淋巴瘤患者的化疗。氮芥毒性大，常见不良反应为骨髓抑制、脱发胃肠道反应等。

环磷酰胺

环磷酰胺（Cyclophosphamide）为氮芥与磷酰胺基结合而成的化合物。

【药理作用和临床应用】环磷酰胺在体外无抗肿瘤作用，进入体内后经肝微粒体酶系氧化生成中间产物 4-醛环磷酰胺，在肿瘤细胞内再分解出磷酰胺氮芥，与 DNA 发生烷化并形成交叉联结，从而破坏其结构与功能，从而显著抑制肿瘤细胞的分裂增殖。抗肿瘤谱广，为目前广泛应用的烷化剂，对恶性淋巴瘤、急慢性淋巴细胞白血病、多发性骨髓瘤有较好的疗效，对乳腺癌、睾丸肿瘤、卵巢癌均有一定的疗效。另外，本药可作为免疫抑制剂，用于某些自身免疫性疾病及器官移植排斥反应等。

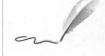

【不良反应和注意事项】 常见不良反应有骨髓抑制、消化道反应、脱发等，大剂量可引起出血性膀胱炎，表现为尿频、尿急、血尿及蛋白尿等，多饮水可减轻症状。

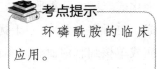

考点提示

环磷酰胺的临床应用。

塞替派

塞替派（Thiotepa）化学结构中有 3 个乙酰亚胺基，能与细胞中的 DNA 分子结合，抑制肿瘤细胞分裂。特点为选择性高、抗瘤谱广、作用快而强。临床主要用于治疗乳腺癌、卵巢癌、肝癌等。不良反应主要为骨髓抑制，亦可有恶心呕吐、食欲减退等胃肠道反应。

白消安

白消安（Busulfan, Myleran）属磺酸酯类，进入人体内解离后，与细胞的 DNA 起烷化作用，从而破坏 DNA 的结构与功能。临床用于慢性粒细胞白血病疗效显著，但对急性白血病无效。主要不良反应为骨髓抑制，长期应用可致肺纤维化、睾丸萎缩、闭经等。

（二）铂类配合物

铂类配合物包括顺铂、卡铂、奥沙利铂等，为细胞周期非特异性药物，主要通过破坏 DNA 结构和功能而发挥抗肿瘤作用。

顺铂

顺铂（Cisplatin）是二价铂与两个氯原子、两个氨基结合的金属配合物。

【药理作用和临床应用】 顺铂进入人体内先将氯解离，然后二价铂与 DNA 上的碱基鸟嘌呤、腺嘌呤和胞嘧啶形成交叉联结，从而破坏 DNA 的结构和功能。顺铂抗瘤谱广，对多种实体肿瘤有效，临床用于治疗睾丸癌、卵巢癌、乳腺癌和膀胱癌，有较好疗效；对肺癌、食管癌、恶性黑色素瘤等也有一定疗效。

【不良反应和注意事项】 不良反应主要为消化道反应、骨髓抑制及耳毒性，大剂量或连续应用可导致肾毒性。

卡铂

卡铂（Carboplatin）为第二代铂类抗恶性肿瘤药，作用机制与顺铂相似，但抗癌作用较强，而且消化道、肾及耳毒性比顺铂低，主要毒性反应是骨髓抑制。用于小细胞肺癌、卵巢癌、睾丸癌及头颈部肿瘤等。

奥沙利铂

奥沙利铂（Oxaliplatin）为第三代铂类抗恶性肿瘤药，作用机制类似顺铂，但抗恶性肿瘤作用更强、毒性更低。主要用于卵巢癌、胃癌、乳腺癌、淋巴瘤、胶质瘤等。不良反应主要有骨髓抑制、消化道反应、周围神经炎等。

（三）抗生素类

博来霉素

博来霉素（Bleomycin）为含多种糖肽的复合抗生素。

【药理作用和临床应用】博来霉素可与铜或铁离子络合，使氧分子转化为氧自由基，与DNA结合引起DNA单链断裂，阻止DNA复制，属于细胞周期非特异性药物。博来霉素抗肿瘤谱广，临床主要用于各种鳞状上皮细胞癌，包括皮肤、食管、肺、宫颈、阴茎等肿瘤，对恶性淋巴瘤、恶性黑色素瘤等也具有一定疗效。

【不良反应和注意事项】不良反应有恶心、呕吐、口腔炎、发热、脱发等；最严重的为肺纤维化；骨髓抑制轻微。

丝裂霉素

丝裂霉素（Mitomycin）可与DNA双链交叉联结，抑制DNA复制，也可使部分DNA断裂，属于细胞周期非特异性药物。该药抗瘤谱广，可用于胃癌、肝癌、胰腺癌等，对肺癌、乳腺癌、恶性淋巴瘤也有一定疗效。不良反应主要是持久的骨髓抑制，其次为消化道反应，也可引起肝、肾损害及间质性肺炎。

（四）拓扑异构酶抑制剂

喜树碱类

喜树碱（Camptothecin）是从我国特有的植物喜树中提取的一种生物碱。其常用的是衍生物，如羟喜树碱、依立替康。该类药物能特异性抑制DNA拓扑异构酶Ⅰ，干扰DNA的复制、转录和修复功能，为细胞周期非特异性药物。临床上可用于胃癌、肝癌、急慢性粒细胞白血病、绒毛膜上皮癌、恶性葡萄胎、膀胱癌、大肠癌等。喜树碱毒性较大，其衍生物毒性反应则较轻。

三、干扰转录过程和阻止 RNA 合成的药物

本类药物可嵌入DNA碱基对之间，干扰转录过程，阻止mRNA的合成，从而干扰蛋白质合成而抑制肿瘤细胞生长。

放线菌素 D

放线菌素 D（Actinomycin D）能嵌入DNA双螺旋中相邻的鸟嘌呤和胞嘧啶碱基（G－C）之间，与DNA结合成复合体，干扰转录过程，阻止RNA特别是mRNA的合成，干扰蛋白质合成而抑制肿瘤细胞生长。属细胞周期非特异性药物。本药抗瘤谱较窄。临床主要用于恶性葡萄胎、绒毛膜上皮癌的治疗，对恶性淋巴瘤、肾母细胞瘤、骨骼肌肉瘤及神经母细胞瘤也有一定疗效。不良反应以消化道反应多见，骨髓抑制较明显。

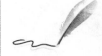

多柔比星

多柔比星（Doxorubicin）可直接嵌入 DNA 碱基对之间，并与 DNA 紧密结合，阻止 RNA 转录和 DNA 复制。属于细胞周期非特异性药物，但 S 期细胞对其更敏感。抗瘤作用强、抗瘤谱广，临床可用于多种联合化疗，主要用于对常用抗恶性肿瘤药耐药的急性淋巴细胞白血病或粒细胞白血病、乳腺癌、卵巢癌、小细胞肺癌、胃癌、肝癌及膀胱癌等。不良反应主要为心脏毒性（最严重）、骨髓抑制、消化道反应等。

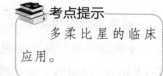

考点提示

多柔比星的临床应用。

柔红霉素

柔红霉素（Daunorubicin）与多柔比星同属蒽环类抗生素，抗恶性肿瘤作用和机制与多柔比星相似。临床主要用于淋巴细胞白血病和粒细胞白血病，但缓解期短。主要不良反应与多柔比星类似，心脏毒性较大。

四、干扰蛋白质合成的药物

药物干扰微管蛋白聚合功能、干扰核蛋白体功能或影响氨基酸供应，从而抑制蛋白质合成与功能。包括微管蛋白活性抑制剂，如长春碱类；干扰核蛋白体功能的药物，如三尖杉生物碱类；影响氨基酸供应的药物，如门冬酰胺酶。

长春碱类

长春碱类常用药物有长春碱（Vinblastine，VLB）、长春新碱（Vincristine，VCR）、长春地辛（Vindesine，VDS）、长春瑞滨（Vinorelbine，NVB）等。

【药理作用和临床应用】VLB 与 VCR 为夹竹桃科长春花所含的生物碱。VDS 和 NVB 为长春碱的半合成衍生物。长春碱类主要作用于肿瘤的 M 期细胞，抑制微管聚合和纺锤丝的形成，使细胞有丝分裂终止，属细胞周期特异性药物。临床上 VLB 主要用于治疗恶性淋巴瘤、绒毛膜上皮癌及急性白血病。VCR 对儿童急性淋巴细胞白血病疗效好、起效快，常与泼尼松合用组成 VP 方案作诱导缓解药。VDS 主要用于治疗肺癌、恶性淋巴瘤、乳腺癌、食管癌、黑色素瘤和白血病等。NVB 主要用于治疗非小细胞肺癌、乳腺癌、卵巢癌和淋巴瘤等。

【不良反应和注意事项】不良反应主要包括骨髓抑制、神经毒性、消化道反应、脱发、局部刺激等。

紫杉醇

紫杉醇（Paclitaxel）由短叶紫杉或我国红豆杉的树皮中提取，是一结构新颖、作用机制独特的新型抗肿瘤药。它能选择性地促进微管蛋白聚合并抑制其解聚，使纺锤体失去正常的功能、从而影响染色体分离，抑制肿瘤细胞有丝分裂。对卵巢癌和乳腺癌有独特的疗效，包括对顺铂耐药的卵巢癌仍有较好疗效；也用于食管癌、肺癌、头颈部癌及脑肿瘤等。不良反应主要为骨髓抑制，神经毒性、心脏毒性和局部静脉炎等。

三尖杉生物碱类

三尖杉酯碱（Cephalotaxin）和高三尖杉酯碱（Homharringtonine）是三尖杉属植物提取的生物碱。可抑制真核细胞蛋白合成的起始阶段，并使核糖体分解，蛋白质合成及有丝分裂停止，属细胞周期非特异性药物。对急性粒细胞白血病疗效较好，也可用于急性单核细胞白血病及慢性粒细胞白血病等。不良反应包括骨髓抑制、胃肠反应、脱发及心脏毒性。

L－门冬酰胺酶

L－门冬酰胺酶（L－asparaginase，L－ASP）可水解血清中的门冬酰胺，而门冬酰胺是细胞生长必需的氨基酸，某些肿瘤细胞不能自行合成，需从细胞外摄取，因此 L－ASP 可使肿瘤细胞缺乏门冬酰胺供应，生长受到抑制，而正常组织细胞能自行合成门冬酰胺，故影响较小。L－ASP 主要用于急性淋巴细胞白血病。常见不良反应有胃肠道反应、精神及神经毒性，偶见过敏反应。

五、调节体内激素平衡的药物

一些肿瘤如乳腺癌、前列腺癌、甲状腺癌、宫颈癌、卵巢癌和睾丸肿瘤等，其生长与相应的激素失调有关。因此，应用激素或其阻断药可改变平衡失调状态，抑制某些特定肿瘤的生长。本类药物为内分泌调节药，不属于化疗药物，无骨髓抑制副作用，但使用不当也会诱发其他不良反应。

糖皮质激素

糖皮质激素类药物常用于治疗肿瘤的有泼尼松、泼尼松龙、地塞米松等。糖皮质激素类药物能作用于淋巴组织，诱导淋巴细胞溶解。对急性淋巴细胞白血病和恶性淋巴瘤的疗效较好，缓解快但不持久，易产生耐药性。对慢性淋巴细胞性白血病，不但能降低淋巴细胞数量，还可减少自身免疫性溶血性贫血和血小板减少症等并发症。对其他恶性肿瘤无效，并且可能因抑制免疫功能而助长肿瘤发展，因此，仅在恶性肿瘤引起发热不退、毒血症状明显时，少量短期应用以改善症状。

雌激素类

常用药物为己烯雌酚（Diethylstilbestrol）和炔雌醇（Ethinylestradiol），可通过反馈性抑制下丘脑和垂体释放促间质细胞激素而减少雄激素的分泌，并直接对抗雄激素促进前列腺癌组织生长发育的作用，故对前列腺癌疗效好，还可用于治疗绝经期 5 年以上的妇女乳腺癌，可起到姑息疗效，延缓癌瘤的发展。

抗雌激素药

抗雌激素药有他莫昔芬（Tamoxifen，TAM）及托瑞米芬（Torenmifene）。TAM 为人工合成的抗雌激素药物，能抑制雌激素依赖性肿瘤细胞生长。主要用于治疗乳腺癌，对雌激

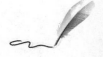

素受体阳性患者疗效较好。也可用于卵巢癌、子宫内膜癌的治疗。托瑞米芬是一种选择性雌激素受体调节剂，与雌激素竞争性地与乳腺癌细胞质内雌激素受体相结合，阻止雌激素诱导的癌细胞 DNA 的合成及增殖。适用于治疗绝经妇女雌激素受体阳性的转移性乳腺癌。

雄激素类

常用药物为丙酸睾酮（Testosterone propionate）、甲睾酮（Methyltestosterone）和氟羟甲睾酮（Fluoxymesterone），可直接对抗雌激素的作用，并抑制垂体前叶分泌促卵泡激素，使卵巢分泌雌激素减少，从而抑制肿瘤的生长。主要用于晚期乳腺癌，对雌激素样受体阳性患者疗效较好，主要不良反应为女性用药后男性化。

抗雄激素类药

氟他胺（Flutamide）是一种非甾体类雄激素受体阻断剂，其代谢产物 2 - 羟基氟他胺是其主要活性形式，能在靶组织内与雄激素受体结合，进入细胞核内，与核蛋白结合，抑制肿瘤细胞生长；还可抑制睾丸雄激素的合成。主要用于治疗前列腺癌或良性前列腺肥大。

戈舍瑞林

戈舍瑞林（Goserelin）是一种促黄体生成素释放激素的类似物，长期使用可抑制垂体的促黄体生成激素的分泌，从而引起男性血清睾酮和女性血清雌二醇的下降。其睾酮抑制作用可抑制前列腺肿瘤生长，并改善症状；其雌激素抑制作用可缓解子宫内膜异位症引起的疼痛和子宫内膜损伤，也可抑制激素依赖性的乳腺癌的生长。适用于治疗前列腺癌、绝经前和绝经期的乳腺癌。

芳香化酶抑制剂

氨鲁米特（Aminoglutethimide）为第一代芳香化酶抑制剂，通过抑制芳香化酶而阻止雌激素的生成，减少雌激素对乳腺癌的促进作用，从而起到抑制肿瘤生长的效果。由于选择性不高，会干扰肾上腺皮质激素的合成。主要用于治疗绝经后或卵巢切除后的晚期乳腺癌，对雌激素受体阳性患者疗效较好；也用于治疗皮质醇增多症。

来曲唑（Letrozole）是新一代高选择性芳香化酶抑制剂，体内活性比氨鲁米特强 150 ~ 250 倍。由于其选择性较高，不影响肾上腺皮质激素的合成，因此毒副反应较小，耐受性良好，且抗肿瘤作用较强。用于治疗抗雌激素治疗无效的晚期乳腺癌绝经后患者以及乳腺癌早期的治疗。

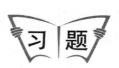

习 | 题

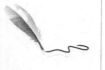

扫码"看小结"

一、选择题

【A1 型题】

1. 甲氨蝶呤抗肿瘤的主要作用机制是

A. 抑制二氢叶酸还原酶　　　B. 抑制肿瘤细胞的蛋白质合成

C. 阻碍肿瘤细胞的嘌呤合成代谢　　　D. 干扰肿瘤细胞 RNA 转录

E. 阻止转录细胞 DNA 复制

2. 主要作用于 S 期的抗肿瘤药物是

A. 抗代谢药　　　　　　B. 烷化剂　　　　　　C. 抗癌抗生素

D. 长春碱类　　　　　　E. 激素类

3. 对心脏有毒性作用的抗恶性肿瘤药是

A. 巯嘌呤　　　　　　　B. 环磷酰胺　　　　　C. 白消安

D. 博来霉素　　　　　　E. 柔红霉素

4. 能引起特有的化学性膀胱炎的药物是

A. 白消安　　　　　　　B. 环磷酰胺　　　　　C. 放线菌素

D. 卡铂　　　　　　　　E. 噻替派

5. 氟尿嘧啶的抗肿瘤作用是

A. 转化为 5 - 氟尿嘧啶核苷掺入 RNA 中干扰蛋白质合成

B. 阻止肌苷酸转变为腺苷酸和鸟苷酸

C. 阻止胞苷酸转变为脱氧胞苷酸

D. 阻止叶酸转变为四氢叶酸

E. 阻止脱氧尿苷酸甲基化为脱氧胸苷酸

6. 无骨髓抑制作用的抗肿瘤药是

A. 博莱霉素　　　　　　B. 放线菌素 D　　　　C. 泼尼松

D. 长春碱　　　　　　　E. 长春新碱

7. 能干扰 DNA 拓扑异构酶 I 的活性，从而抑制 DNA 合成的药物为

A. 长春碱　　　　　　　B. 丝裂霉素　　　　　C. 喜树碱

D. 羟基脲　　　　　　　E. 阿糖胞苷

8. 甲氨蝶呤的骨髓毒性可用下列药物减轻

A. 维生素 B_{12}　　　　　B. 硫酸亚铁　　　　　C. 亚叶酸钙

D. 叶酸　　　　　　　　E. 红细胞生成素

【A3 型题】

(9 ~ 10 题共用题干)

患者，女，60 岁。术后病理诊断为左侧乳腺恶性肿瘤，已绝经，雌激素受体阳性，临床给予他莫昔芬治疗。

9. 他莫昔芬属于

A. 烷化剂　　　　　　　B. 抗肿瘤抗生素　　　C. 抗代谢药

D. 抗肿瘤植物药　　　　E. 抗肿瘤激素

10. 他莫昔芬抗肿瘤的主要作用机制

A. 影响 DNA 结构和功能　　　B. 阻止肌苷酸转变为腺苷酸和鸟苷酸

C. 阻止 DNA 合成　　　　　　D. 抑制二氢叶酸还原酶，干扰代谢

E. 抗雌激素受体，阻断雌激素的作用

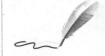

二、思考题

1. 试述环磷酰胺的抗癌作用机制、临床应用。

2. 简述抗肿瘤药物按照作用机制的分类及代表药物。

（徐晓燕）

第四十四章 影响免疫功能的药物

影响免疫功能的药物称为免疫调节药包括免疫抑制药和免疫增强药，它们通过非特异性影响机体的免疫应答和免疫病理过程，从而增强或抑制机体的免疫功能。人体的免疫系统是机体自身抵御病原菌侵犯最重要的保卫系统。机体的免疫系统主要有三大功能：①免疫防御，指机体抵抗病原微生物感染的能力；②免疫自稳，指机体识别和清除损伤、衰老的细胞，识别"自己"与"非己"，维持自身稳定的功能；③免疫监视，指机体识别和清除突变细胞的能力。机体免疫系统由免疫器官（骨髓、脾脏、淋巴结、胸腺、扁桃体等）、免疫细胞（淋巴细胞、中性粒细胞、单核吞噬细胞、嗜酸性粒细胞、嗜碱性粒细胞、肥大细胞等）以及免疫分子（免疫球蛋白、补体、干扰素、肿瘤坏死因子等细胞因子等）所组成。这些组分及其正常功能是机体免疫功能的基本保障，任何一方面的异常都将导致免疫功能失调而引发疾病。

免疫系统疾病如类风湿关节炎、1型糖尿病、哮喘、实体瘤和血液系统恶性肿瘤正以流行病的规模增长，因此必须积极发展有效的新的治疗措施。免疫系统介导系统的移植排斥反应一直是限制器官移植广泛应用面临的最大难题。

影响免疫功能的药物是一类通过影响免疫应答反应和免疫病理反应而调节机体免疫功能治疗疾病的药物，主要包括免疫抑制药和免疫增强药两大类。

第一节 免疫抑制药

案例讨论

[案例] 患者，男，46岁，因慢性肾衰竭接受了同种异体肾移植手术。术后恢复良好，应用硫唑嘌呤、泼尼松和环孢素三联方案预防排斥反应，3个月后患者出现咳嗽、呼吸困难而入院，诊断为双肺感染。

[讨论] 该患者发生感染的原因何在？应如何处理？环孢素的不良反应有哪些？

免疫抑制药是一类对机体的免疫反应具有抑制作用的生物或非生物制剂。免疫抑制药在临床上主要用于器官移植排斥反应和一些自身免疫疾病（类风湿关节炎、系统性红斑狼

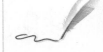

疮、自身免疫性溶血性贫血等）的治疗。临床常用的免疫抑制药大致可分为糖皮质激素类、钙调磷酸酶抑制药、抗增殖药、细胞毒性药物、抗体类等。

一、糖皮质激素类

20 世纪 60 年代糖皮质激素作为免疫抑制药在临床上使用，其药理作用广泛而复杂（详见第二十四章肾上腺皮质激素药物），本章节主要介绍其与免疫抑制作用相关部分内容。

本类药物常用的有泼尼松、泼尼松龙、地塞米松等。糖皮质激素对免疫反应的多个环节均有抑制作用。首先影响免疫应答的感应期，抑制巨噬细胞对抗原的吞噬和处理；其次作用于增殖分化期，干扰淋巴细胞的增殖分化，使淋巴细胞数目减少，功能降低；且在效应期抑制免疫活性因子的基因表达和分泌，减轻效应期的炎症反应。小剂量主要抑制细胞免疫，大剂量则抑制 B 细胞转化为浆细胞，减少抗体的生成，抑制体液免疫。用于器官移植对抗排斥反应和治疗自身免疫病。本药较大剂量易引起消化道溃疡和类库欣综合征，诱发糖尿病和并发感染。

知识拓展

Cushing 综合征

Cushing 综合征（又称"库欣综合征"）是肾上腺皮质分泌过量的糖皮质激素（主要是皮质醇）所致。主要临床表现为满月脸、向心性肥胖、皮肤紫纹、痤疮、高血压和骨质疏松等。病因有多种，因垂体分泌促肾上腺皮质激素（ACTH）过多所致者称为 Cushing 病。本症可发生于任何年龄，成人多于儿童，女性多于男性。多发于 20~45 岁，男女比例约为（1:3）~（1:8）。儿童患者腺癌较多，年龄较大的患儿则以增生多见。成年男性多为肾上腺增生，腺瘤较少。成年女性可患增生或腺瘤。

二、钙调磷酸酶抑制药

目前在临床上最有效的免疫抑制药可能是钙调磷酸酶抑制药，包括环孢素和他克莫司等，这类药物作用于引起 T 细胞受体活化的细胞内信号转导通路。

环孢素

环孢素（Cyclosporin，环孢素 A）是从白僵菌属真菌的代谢产物中分离得到的中性非核糖环多肽，含有 11 个氨基酸残基。环孢素是疏水性很强的亲脂性物质，因此，临床应用时必须先用蓖麻油或其他方法将其溶解。

【体内过程】可口服或注射给药，口服吸收慢而不完全，个体差异大，生物利用度为 20%~50%，达峰时间为 3~4 小时，有 40% 的药物存在于血浆，50% 在红细胞，10% 在白细胞和淋巴细胞。血浆中约 90% 与脂蛋白和其他蛋白质结合。绝大部分在肝代谢，胆汁排泄，$t_{1/2}$ 为 14~17 小时。

【药理作用】环孢素能选择性抑制 T 细胞依赖的免疫反应和胸腺依赖性抗原的体液免疫。其作用于 T 细胞活化初期，抑制辅助性 T 细胞（Th）的活化。Th 活化后生成多种细胞因子，如白细胞介素－2（Interleukin－2，IL－2）、干扰素（Interferon－γ，INF－γ）等，环孢素可抑制这些细胞因子生成。对 B 细胞抑制弱，可部分抑制 T 细胞介导的 B 细胞反应；

对自然杀伤细胞（NK 细胞）和抑制性 T 细胞无明显影响，但可间接通过影响 IFN - γ 的产生而影响 NK 细胞的活性。

【临床应用】

1. 器官移植　用于肾脏、肝脏、心脏及其他器官移植，防止移植后的排异反应，可单独使用，也可与小剂量的糖皮质激素联合应用。

2. 自身免疫性疾病　治疗类风湿关节炎、系统性红斑狼疮、狼疮性肾炎等。

3. 其他　用于重型再生障碍性贫血、骨髓增生异常综合征、难治性自身免疫性血小板减少性紫癜，能减轻大疱性天疱疮及类天疱疮皮肤损害。局部用药治疗接触性皮炎、银屑病。

【不良反应和注意事项】环孢素的不良反应发生率高，其严重程度与用药剂量、用药时间及血药浓度有关。

1. 肾毒性　发生率高达 70% ~ 100%，有剂量、时间依赖性，多为可逆性。可出现血清肌酐及尿素氮增高、肾小球滤过率降低等，应注意控制剂量，并进行肾功能监测。

2. 肝毒性　多见于用药早期，可出现高胆红素血症、转氨酶升高、胆汁淤积等，减少剂量可有所缓解，应定期检测肝功能，严重肝损害患者慎用或禁用。

3. 神经系统毒性　常见于静脉给药或长期用药患者，轻者表现为头痛、震颤、失眠、畏光和感觉迟钝，严重者会出现癫痫、运动不能、瘫痪、神经痛、神经错乱、共济失调、昏迷等，减量或停药后症状可自行缓解。

4. 诱发肿瘤　长期用药有可能诱发肿瘤，多见于淋巴瘤和皮肤瘤。

5. 引起继发性感染　由于环孢素具有免疫抑制作用，长期用药可诱发病毒、真菌等感染，病死率较高，用药期间应注意感染指征，一旦出现要立即进行有效的抗感染治疗，感染未控制的患者禁用。

6. 其他　如胃肠道反应、过敏反应、多毛症、高脂血症和牙龈增生等，另外，约 50% 的肾移植患者和几乎所有的心脏病移植患者会发生高血压。

他克莫司

他克莫司（Tacrolimus）是最早从链霉菌属培养基发酵肉汤中分离得到的 23 元大环类脂类抗生素，具有较强的免疫抑制作用，现已能全合成。

【体内过程】可口服和注射给药，口服生物利用度约为 20%，达峰时间为 0.5 ~ 3 小时，血浆蛋白结合率为 75% ~ 99%，$t_{1/2}$ 为 9 ~ 12 小时。主要在肝代谢后大部分经粪便排出。

【药理作用】作用于细胞周期的 G_0 期，作用强度为环孢素的 10 ~ 100 倍，能够选择性抑制 T 细胞的活化增殖，主要抑制 Th 细胞的功能；还能抑制 Ca^{2+} 依赖性的 T 细胞和 B 细胞的活化；干扰 T 细胞依赖的 B 细胞产生免疫球蛋白的能力；此外，他克莫司还能抑制嗜碱性粒细胞及肥大细胞释放组胺，阻止前列腺素 D_2 的合成，抑制 5 - HT 及白三烯的生成，因而具有良好的抗炎作用。他克莫司作用机制与环孢素相似，与 T 细胞内的他克莫司结合蛋白 - 12（FKBP - 12）结合，抑制 T 淋巴细胞的激活和释放 IL - 2 等细胞因子。

【临床应用】肝脏、心脏、肾脏及骨髓移植患者的首选免疫抑制药物，移植后排斥反应

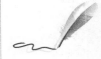

对传统免疫抑制方案耐药者，也可选用该药物。

【不良反应和注意事项】肾毒性和神经毒性较环孢素发生率更高。他克莫司可直接或间接影响肾小球滤过率，可诱发急性或慢性肾毒性。其他不良反应还包括胃肠道不适、高血压、高血钾和糖尿病等，大剂量对生殖系统产生毒性。与环孢素合用时会增加肾毒性，因此，由环孢素替换为他克莫司时，至少要间隔 24 小时。

三、抗增殖药

西罗莫司

西罗莫司（Sirolimus）是从太平洋 Easter 岛土壤吸水链霉菌中分离出的 31 元大环类脂类抗真菌感染抗生素，主要用于免疫抑制和抗增殖。

【体内过程】口服给药后迅速吸收，血药浓度达峰约 1 小时，生物利用度约 15%，高脂饮食可减少其吸收，血浆蛋白结合率约 40%。经肝代谢，由粪便和尿液排泄，对于肾移植后肾功能稳定的患者，多次给药后血浆 $t_{1/2}$ 约为 62 小时。

【药理作用】西罗莫司与 FKBP-12 形成活性复合物，抑制 T 细胞和 B 细胞对 IL-2 的反应，从而抑制 T 细胞和 B 细胞的活化，阻止细胞周期从 G_1 期向 S 期的过渡。

【临床应用】主要与钙调磷酸酶抑制药和糖皮质激素联合应用预防器官移植排斥反应，尤其对慢性排异反应疗效好，与环孢素有协同作用，可减轻环孢素的肾毒性。与环孢素还可联合用于葡萄膜视网膜炎的治疗。此外，将西罗莫司结合到支架中可抑制局部细胞增殖和血管闭塞。

【不良反应和注意事项】最突出的毒副作用是血小板减少症，其他不良反应包括厌食、恶心、呕吐、消化性溃疡、肝毒性、腹泻、高三酰甘油血症、间质性肺炎，有致癌风险和糖尿病样反应等。与环孢素合用时应间隔一定时间。

吗替麦考酚酯

吗替麦考酚酯（Mycophenotate Mofetil），是一种真菌抗生素的衍生物。

【体内过程】经口服或静脉给药后迅速而完全地代谢为霉酚酸（MPA），MPA 进一步代谢为无活性的葡萄糖甘酸酚（MPAG），部分随胆汁排入小肠，在细菌的作用下，MPAG 重新转化为 MPA，被吸收入血形成肝肠循环，MPA 的 $t_{1/2}$ 约为 16 小时，87% 以 MPAG 形式，少量以 MPA 的形式经肾排泄。肾功能不全者血液中 MPA 和 MPAG 浓度增加。

【药理作用】霉酚酸酯是一个前体药物，能迅速被水解为活性药物 MPA，MPA 是选择性、非竞争性、可逆的次黄嘌呤核苷酸脱氢酶（IMPDH）抑制剂，后者作用于淋巴细胞，明显抑制其 DNA 的合成，抑制 T 细胞和 B 淋巴细胞对抗原刺激的反应，并剂量依赖性的抑制 B 细胞的增殖和功能，包括抗体的形成、细胞的黏附等；还能快速抑制单核巨噬细胞的增殖，减轻炎症反应；同时也能抑制血管平滑肌细胞的增殖。

【临床应用】

1. 器官移植 用于预防器官移植排斥反应，通常与糖皮质激素类药物及钙调磷酸酶抑制剂合用，也可与西罗莫司联合应用，但可能发生药物相互作用，必须注意观察血药水平。

2. 自身免疫性疾病 用于银屑病和类风湿关节炎疗效较好，对系统性红斑狼疮肾炎、系统性红斑狼疮血管炎和重症 IgA 肾病也有一定疗效。

3. 卡氏肺孢子虫病 由于 MPA 抑制了卡氏肺孢子虫生长需要的次黄嘌呤单核苷酸脱氢酶的活性，所以有预防卡氏肺孢子虫感染的作用。

【不良反应和注意事项】主要不良反应有白细胞减少、腹泻、呕吐、恶心等，调整剂量即可减轻。也可使某些感染的机会增加，尤其是与巨细胞病毒感染相关的脓毒血症。他克莫司与吗替麦考酚酯合用会导致包括多瘤性肾炎在内的严重病毒感染。建议不与硫唑嘌呤合用。

四、细胞毒性药物

硫唑嘌呤

硫唑嘌呤（Azathioprine，AZA）是 6 - 巯基嘌呤的咪唑衍生物，为具有免疫抑制作用的抗代谢药。

【体内过程】口服易吸收，达峰时间为 1~2 小时，$t_{1/2}$ 约为 10 分钟，其代谢产物 6 - 巯嘌呤的 $t_{1/2}$ 约为 1 小时，再经肝脏和（或）红细胞分解代谢生成多种氧化的和甲基化的衍生物，$t_{1/2}$ 约 5 小时，经肾排泄。

【药理作用和临床应用】硫唑嘌呤在体内分解成巯嘌呤，干扰嘌呤代谢，阻止肌苷酸转变为鸟苷酸和腺苷酸，抑制 T/B 淋巴细胞的发育、分化和成熟，细胞增殖受阻，功能障碍，兼有抑制细胞免疫和体液免疫的作用，尤其对 T 细胞的作用更强，也可抑制 NK 细胞的效应，但不影响巨噬细胞的吞噬功能。主要用于器官移植排斥反应和严重类风湿关节炎的辅助治疗。

【不良反应和注意事项】最主要的是骨髓抑制，常见白细胞减少，其次是血小板减少，贫血较少见。其他不良反应包括易诱发感染（尤其是水痘和单纯疱疹病毒）、肝毒性、脱发、胃肠道反应、胰腺炎及增加肿瘤的发生风险。

环磷酰胺

环磷酰胺（Cyclophosphamide，CTX）为烷化剂，是强效免疫抑制药。进入人体内被肝脏或肿瘤内存在的过量的磷酰胺酶或磷酸酶水解，变为活化作用型的磷酰胺氮芥而起作用的氮芥类衍生物。对体液与细胞免疫均有抑制作用，能非特异性杀伤抗原敏感性淋巴细胞，抑制其转化为免疫活性细胞，选择性地作用于 B 细胞，对 B 细胞的抑制作用较 T 细胞强；不仅能杀伤活化增殖的免疫细胞，且能影响静止期淋巴细胞，使循环血中淋巴细胞数量减少；同时还能降低 NK 细胞的活性。临床用于抗排异反应和长期应用糖皮质激素不能缓解的各种自身免疫性疾病。

五、抗体类

抗胸腺细胞球蛋白

抗胸腺细胞球蛋白（Antithymphocyte Globulin）是用人胸腺细胞免疫动物得到的制品。

【药理作用和临床应用】抗胸腺细胞球蛋白为细胞毒素抗体，能与人 T 细胞结合。通过

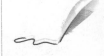

直接的细胞毒作用（补体或细胞介导）消耗循环中的淋巴细胞，并能与细胞表面调节细胞功能的分子结合，阻断淋巴功能。用于器官移植排异反应，在抗原刺激前给药作用较强。用于减轻肾移植患者的同种移植排斥反应。还可试用于治疗白血病、多发性硬化、重症肌无力等。

【不良反应和注意事项】常见不良反应有寒战、发热、血小板减少、关节疼痛和血栓性静脉炎等。静脉注射可能引起血清病及过敏性休克，还可引起蛋白尿、血尿等，停药后症状消失。与其他免疫抑制药一样，此类药物可增加感染和恶性肿瘤的发生概率，尤其是与多种免疫抑制药合用时。

第二节　免疫增强药

免疫增强药（Immunopotentiating Agents）是一类能够激活免疫细胞，增强机体免疫应答，提高机体免疫功能的药物。主要用于治疗免疫缺陷性疾病及慢性感染和肿瘤的辅助治疗。免疫增强药大致可分为四类：微生物来源的药物、免疫系统产物、化学合成药和基因工程药。

一、微生物来源的药物

卡介苗

卡介苗（Bacillus Calmette – Guerin Vaccine，BCG）为牛结核分枝杆菌的减毒疫苗，为非特异性免疫增强药。

【药理作用和临床应用】BCG 具有免疫佐剂作用，能增强与其合用的各种抗原的免疫原性，加速诱导免疫应答，提高机体细胞和体液免疫水平，包括增强多种免疫细胞如 T 细胞、B 细胞和 NK 细胞活性；提高巨噬细胞的吞噬能力和杀伤肿瘤细胞、细菌的能力；促进 IL – 1 的产生等。临床用于肿瘤的辅助治疗，常用于恶性黑色素瘤、前列腺癌、乳腺癌、消化道肿瘤，此外 BCG 还可以用于预防结核病。

【不良反应和注意事项】注射局部红斑、硬节和溃疡，过敏性休克，寒战，发热，全身乏力，肉芽肿性病变。免疫功能极低者与有活动性肺结核者禁用；结核菌素反应呈阳性者慎用。

二、免疫系统产物

干扰素

干扰素（Interferon，IFN）最初是因为其抗病毒活性而应用，随后发现具有重要的免疫调节作用。干扰素是一类糖蛋白，分为 α – 型、β – 型、γ – 型，具有高度的种属特异性，所以动物的 IFN 对人无效。

【体内过程】口服不吸收，肌内或皮下注射 4～8 小时达到峰浓度，IFN – α 吸收率约 80% 以上，IFN – β 和 IFN – γ 较低。静脉注射 $t_{1/2}$ 为 2～4 小时，不易透过血 – 脑屏障。IFN – α 在肾代谢，IFN – β 在肝代谢。

【药理作用和临床应用】IFN 具有抗病毒、抑制细胞增殖、调节免疫及抗肿瘤作用。IFN –

α、IFN－β 的抗病毒作用强于 IFN－γ，但 IFN－γ 的免疫调节活性强于前两者，能活化吞噬细胞，表达组织相容性抗原，介导局部炎症反应。可用于病毒感染性疾病，对感冒、乙型肝炎、带状疱疹和腺病毒性角膜炎等感染有预防作用；还可通过增强免疫功能和直接抑制肿瘤细胞的生长而用于肿瘤的治疗。对成骨肉瘤疗效较好，对肾细胞癌、毛细胞白血病、黑色素瘤、乳腺癌等有疗效。

【不良反应和注意事项】常见的不良反应有发热、流感样症状及神经系统症状（嗜睡、精神紊乱）、皮疹、肝功能损害。大剂量可致可逆性白细胞和血小板减少等。

三、化学合成药

左旋咪唑

左旋咪唑（Levamisole）为四咪唑的左旋体，原为广谱驱肠蠕虫药，1971 年发现其具有免疫增强作用。

【体内过程】消化道、肌内或皮下注射给药吸收良好。成人口服后 2～4 小时达血药浓度峰值。原药和代谢产物的 $t_{1/2}$ 分别为 4 小时和 16 小时，一次给药的免疫药理作用可持续 5～7 天，故常采用每周一次的治疗方案。

【药理作用和临床应用】能恢复受抑制的 B 细胞、T 细胞、单核细胞、巨噬细胞的功能。特别作用于 T 细胞，使被抑制的细胞免疫功能恢复正常；也能增强特异性淋巴细胞对肿瘤细胞的毒性作用，恢复患者低下的免疫功能。用于恶性肿瘤的辅助治疗。尚可用于自体免疫性疾病如类风湿关节炎和系统性红斑狼疮等。

【不良反应和注意事项】主要有胃肠道反应（如恶心、呕吐、腹痛等）、神经系统（如头晕、失眠等）和变态反应（如荨麻疹）。由于存在致死性粒细胞缺乏症的风险，左旋咪唑已从美国市场撤出。

四、基因工程药物

依那西普

依那西普（Etanercept）是重组人肿瘤坏死因子（TNF）受体的 P_{75} 的膜外区与人 IgG 的 Fc 段融合构成的二聚体，能抑制由 TNF 介导的异常免疫反应及炎症反应。$t_{1/2}$ 为 115 小时。主要用于类风湿关节炎的治疗。局部注射会产生刺激反应。

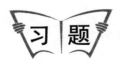

习　题

扫码"看小结"

一、选择题

【A1 型题】

1. 环孢霉素 A 主要抑制下列细胞

  A. 巨噬细胞　　　　　　B. NK 细胞　　　　　　C. T 淋巴细胞

  D. B 淋巴细胞　　　　　E. 淋巴因子激活的杀伤细胞

2. 左旋咪唑对类风湿关节炎有效是因为

A. 使患者血中 IgG 水平升高

B. 使患者血中 IgE 水平升高

C. 抑制前列腺素合成酶使 PG 合成减少

D. 能激发 Ts 细胞对 B 细胞的调节功能

E. 能激发 Th 细胞对 B 细胞的调节功能

3. 既有抗病毒作用又有抗肿瘤的免疫调节剂是

    A. 巯唑嘌呤   B. 环磷酰胺   C. 干扰素

    D. 阿昔洛韦   E. 二脱氧肌苷

4. 以下无免疫抑制作用的药物是

    A. 干扰素   B. 左旋咪唑   C. 硫唑嘌呤

    D. 糖皮质激素   E. 环孢素

5. 地塞米松不用于

    A. 痛风   B. 系统性红斑狼疮   C. 血小板减少性紫癜

    D. 肾病综合征   E. 类风湿关节炎

6. 既可用于免疫功能低下患者又可治疗自身免疫性疾病的药物是

    A. 左旋咪唑   B. 巯嘌呤   C. 泼尼松龙

    D. 白消安   E. 干扰素

【A3 型题】

（7~9 题共用题干）

患者，女，38 岁。患有系统性红斑狼疮，在用药过程中用到环孢素。

7. 请问该药属于免疫抑制药的以下哪种类型

    A. 糖皮质激素类   B. 钙调磷酸酶抑制药   C. 抗增殖药

    D. 细胞毒性药物   E. 抗体类

8. 以下哪种不良反应发生率最高

    A. 肾毒性   B. 肝毒性   C. 神经系统毒性

    D. 诱发肿瘤   E. 引起继发性感染

9. 药理作用主要为

    A. 抑制 B 细胞   B. 抑制 NK 细胞   C. 抑制 T 细胞

    D. 影响干扰素   E. 细胞毒性

二、思考题

试述环孢素的作用机制、临床应用。

扫码"练一练"

（马松涛 袁 婷）

第四十五章 解 毒 药

学习目标

1. **掌握** 有机磷酸酯类中毒解毒药阿托品、氯解磷定的药理作用和临床应用。
2. **熟悉** 金属及氰化物中毒解毒药的临床应用。
3. **了解** 其他中毒及救治。

解毒药（antidote medicines）是指能解除毒物对机体的毒害作用或直接对抗毒物的一类药物。其中特异性解毒药是一类具有高度专一性的解毒药物，包括金属络合剂、氰化物解毒药及有机氟中毒解毒药等。

第一节 有机磷酸酯类中毒解毒药

有机磷酸酯类属于难逆性胆碱酯酶抑制剂，主要包括如内吸磷、对硫磷、美曲膦脂、乐果、敌敌畏等及沙林、塔崩、梭曼等化学战争毒气。有机磷可经呼吸道、消化道、皮肤黏膜等多种途径吸收，与胆碱酯酶结合成难以解离的磷酰化胆碱酯酶，使其失去水解乙酰胆碱的能力，导致体内乙酰胆碱过度蓄积而中毒。

轻度中毒表现为 M 样症状（恶心、呕吐、腹痛、腹泻、大小便失禁、瞳孔缩小、流涎、呼吸困难和心率减慢等）；中度中毒表现为 M 样症状、N 样症状（肌肉震颤、抽搐、肌无力等）；严重中毒时，除 M、N 样症状还伴有中枢神经系统症状（先兴奋后抑制，表现为躁动不安、失眠、谵语、惊厥、昏迷、窒息、血压下降、呼吸抑制等）。常用解毒药包括 M 受体阻断药和胆碱酯酶复活药。

一、M 受体阻断药

阿托品

阿托品（Atropine）是从颠茄和其他茄科植物提取出的一种生物碱，易溶于水。

【体内过程】阿托品在肠道内易被吸收，1 小时后血药浓度达峰值，$t_{1/2}$ 为 4 小时，也易透过血 – 脑屏障。

【药理作用】阿托品能与 M 受体结合，用于有机磷中毒时，可使堆积的乙酰胆碱不能作用于 M 受体，从而竞争性地阻断乙酰胆碱对 M 胆碱受体的激动作用，解除有机磷酸酯类中毒的 M 样症状。同时该药能透过血 – 脑屏障，也可对抗部分中枢症状，但不能抑制骨骼肌震颤症状，也不能破坏有机磷，更不能使 AChE 恢复活性，所以常与胆碱酯酶复活药合用。

【临床应用】对有机磷中毒者，阿托品的用量常不受药典规定极量的限制，使用量视中

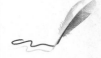

毒程度而定。用药原则是早期、足量、反复给药，直至阿托品化，然后改用维持量。阿托品化的指征是瞳孔变大、颜面潮红、皮肤变干、出现轻度躁动不安、心率加快（110～120次/分）、肺部啰音明显减少或消失、意识好转。

二、胆碱酯酶复活药

胆碱酯酶复活药是一类能使已被有机磷酸酯类毒物抑制的胆碱酯酶复活的药物。目前常用的有氯解磷定、碘解磷定等。

氯解磷定

氯解磷定（Pralidoxime Chloride）是临床上胆碱酯酶复活药的首选。其恢复 AChE 活性作用强、不良反应小、水溶性好、使用方便、可静脉注射或肌内注射。

【体内过程】肌内或静脉注射 $t_{1/2}$ 为 77 分钟，以原型和其代谢产物经肾排泄。

【药理作用】

1. 直接解毒作用　直接与体内游离的有机磷酸酯结合，形成无毒的磷酰化氯解磷定由尿液排出，从而使胆碱酯酶不受有机磷酸酯类的影响。

2. 恢复胆碱酯酶的活性　和磷酰化胆碱酯酶中的有机磷酰基结合，使胆碱酯酶游离，恢复活性。

【临床应用】用于各种急性有机磷酸酯类中毒，能迅速解除 N 样症状，消除肌束颤动。但对 M 样症状效果不佳，应与阿托品同用。同时应该遵循早期、适量、反复应用的原则。

【不良反应和注意事项】肌内注射局部会有疼痛感；静注过快可出现头痛、乏力、眩晕、视物模糊、恶心等；用量过大可导致神经肌肉传导阻滞，严重者出现癫痫发作、抽搐及呼吸抑制。

碘解磷定

碘解磷定（Pralidoxime Iodide）药理作用和临床应用与氯解磷定相似，但作用弱，不良反应多，不能肌内注射，只作静脉给药。临床上救治有机磷酸酯类中毒最新的方法是除了使用以上药物外，还与地西泮配伍使用，可以使患者的阿托品化更加容易，同时降低中间综合征的发生，疗效更确切。

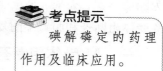

考点提示
碘解磷定的药理作用及临床应用。

> **知 识 拓 展**
>
> **中间综合征**
>
> 急性有机磷酸酯类中毒"中间综合征"一词是近年来才出现的，认为在急性有机磷中毒的并发症中，以肌无力为主要表现的综合征就称为中间综合征，这也是导致急性有机磷酸酯类中毒死亡率高的主要原因。

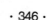

第二节　金属和类金属中毒解毒药

重金属（铅、汞、锰、铜、铁等）和类金属（砷、锑、铋、磷等）中的金属离子可与机体细胞某些活性基团结合，导致某些生物活性物质功能障碍，从而引起人体中毒。重金属拮抗剂（螯合剂）能特异性地与金属来竞争这些基团，因此可阻止或逆转重金属产生的毒性作用，同时加速这些金属的排泄。

二巯丁二钠

二巯丁二钠（Sodium Dimercaptosuccinate）有类似蒜的特臭，在水中易溶，在乙醇、三氯甲烷或乙醚中不溶。

【体内过程】水溶液不稳定，久置后增毒减效，使用时必须新鲜配制，不可静脉滴注。肌内注射后血药浓度迅速达到峰值，并很快以原型经肾排泄，少量由肠道排泄。

【药理作用和临床应用】二巯丁二钠结构中含有两个巯基，与金属结合的能力较细胞酶的巯基强，既可防止巯基的酶与金属离子结合，又能夺取与酶结合的金属，形成稳定、无毒的水溶性络合物经肾排泄，从而保护和恢复酶活性。需要注意的是，该络合物可重新解离，游离出的二巯基化合物很快被氧化，则游离的金属仍可使机体产生中毒症状，故应反复用药至金属离子排尽为止。主要用于锑、铅、汞和砷中毒的解救，对铜、钴、镍等中毒也有疗效。

【不良反应和注意事项】主要为轻度头昏、头痛、四肢无力、口臭、恶心、腹痛，少数人有皮疹。个别患者出现咽喉干燥、血清转氨酶升高等。

二巯丙醇

二巯丙醇为有类似葱蒜气味的无色液体，溶于水和甲醇、乙醇中。

【体内过程】不能口服给药，深部肌内注射，给药后 30～60 分钟血药浓度达到峰值。$t_{1/2}$短，4 小时基本消除完全。

【药理作用和临床应用】分子中有两个巯基，与金属原子亲和力大，能置换已与组织中酶系统结合的金属离子，形成较稳定的复合物，随尿液排出，使体内巯基酶恢复活性，解除金属中毒引起的中毒症状。但巯基－金属键在酸性尿液中不稳定，从而会增加金属向肾脏组织的运输，并增加毒性。因为本药与金属是竞争性结合，因此最好在接触金属后 1～2 小时内立即给药，4 小时内有效，超过 6 小时再给该药，作用降低。在慢性中毒时虽能增加尿中金属排泄量，但受金属抑制的巯基酶的活力已不能恢复，故疗效不明显。主要用于治疗砷、汞金属中毒及儿童急性铅脑病。应尽早足量用药，超过 6 小时给药，作用降低。

【不良反应和注意事项】最常见的不良反应是动脉收缩压和舒张压升高，并伴有心动过速。由于二巯丙醇－金属复合物在酸性介质中易解离，使用该药过程中碱化尿液可保护肾脏。注射的药物为花生油溶液，因此对花生和花生产品过敏的患者不得使用该药。可引起葡萄糖－6－磷酸脱氢酶缺陷患者溶血性贫血。肝功能衰退（除了由砷中毒所引起）的患者禁用。

依地酸钙钠

依地酸钙钠可与多数二、三价金属离子结合形成可溶性的络合物，通过肾小球滤过，由尿液排出。临床主要用于铅中毒，也可用于镉、锰、钴、铬和铜中毒。对砷、汞中毒无效。最主要的不良反应是肾毒性，可能是由于该药治疗时有大量的螯合金属在短时间内流经肾小管所引起的。

第三节　氰化物中毒解毒药

氰化物包括无机和有机氰化物，常见的含氰植物，如杏仁、李仁、桃仁、白果等果仁都含有氰苷，分解后可产生氢氰酸，可在肠道内水解释出氰离子（CN^-）。CN^-与细胞色素氧化酶形成氰化细胞色素氧化酶，使该酶失去传递电子的功能，导致细胞内窒息，严重者迅速死亡。无机类包括氰化氢、氰化钠、氰化钾、氰化钙及溴化氰等。氰化物中毒解救必须迅速联合使用高铁血红蛋白形成剂和供硫剂。

一、高铁血红蛋白形成剂

亚硝酸钠

亚硝酸钠（Sodium Nitrite）是亚硝酸根离子与钠离子化合生成的无机盐。有咸味，由于其具有咸味且价钱便宜，常在非法食品制作时用作食盐的替代品或是被用来制造假食盐。

【体内过程】口服吸收迅速，15分钟即起效，静脉注射后立即起效，作用维持1小时。约60%在体内代谢，其余以原型经肾排泄。

【药理作用和临床应用】亚硝酸钠为氧化剂，可将血红蛋白中的Fe^{2+}氧化为Fe^{3+}，形成高铁血红蛋白。高铁血红蛋白分子中的Fe^{3+}与CN^-的亲和力强于氧化型细胞色素氧化酶，可与游离的或已经与该酶结合的CN^-结合形成氰化高铁血红蛋白，防止或解除CN^-对此酶的抑制，细胞功能得以恢复。但氰化高铁血红蛋白又很快解离出CN^-，因此该药对氰化物中毒仅可暂时性的延迟毒性，尚需立即注射硫代硫酸钠，使氰化物转变成毒性较小的硫氰酸盐经肾排泄，临床常用亚硝酸钠－硫代硫酸钠联合疗法治疗氰化物中毒。

【不良反应和注意事项】有扩张血管的作用，可引起低血压、心动过速、头痛，甚至抽搐、晕厥等；剂量过大时，形成过多高铁血红蛋白可致严重发绀、呼吸困难等症状。

二、供硫剂

硫代硫酸钠

硫代硫酸钠（Sodium Thiosulfate）为白色结晶粉末，易溶于水，不溶于醇。

【体内过程】口服不易吸收。静脉注射迅速分布到细胞外液，主要以原型经肾排泄。

【药理作用和临床应用】硫代硫酸钠具有活泼的硫离子，可作为供硫剂在硫氰酸酶的作用下与体内游离的或氰化高铁血红蛋白中的CN^-结合，形成毒性较低的硫氰酸盐排出体外。用于治疗氰化物中毒，可与高铁血红蛋白形成剂联合应用；可单独应用治疗硝普钠过量中毒。还可用于皮肤瘙痒症、慢性荨麻疹等的脱敏。

【不良反应和注意事项】出现头晕、乏力、恶心、呕吐等。静脉注射不宜过快，不能与亚硝酸钠混合注射，以免引起低血压。

第四节 有机氟中毒解毒药

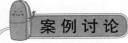

[案例] 患者，男，49 岁，农民，从事鼠药销售活动。一日从某厂家购进散装鼠药氟乙酰胺 500g 在家自行分装，在裁剪包装纸时，左拇指不慎割伤，自行用包装纸包住伤口并压迫止血后继续分装，分装中伤口上的包装纸脱落，未予理会。3 小时后，患者出现头晕、头痛、乏力症状，5 小时后，出现四肢抽搐，口吐白沫，双眼上翻，跌倒在地，呼之不应，持续时间 1~3 分钟。之后，患者精神恍惚，烦躁不安。

[讨论] 患者为何会出现这种症状？又该用何种药物进行治疗？在治疗时有哪些注意事项？

有机氟化合物是一类高效农药，主要包括氟乙酰胺、氟乙酸钠、甘氟等。该类药的典型代表是氟乙酰胺，其在体内经酰胺酶分解形成氟乙酸，后者与细胞内线粒体的辅酶 A 结合形成氟乙酰辅酶 A，再与草酰乙酸缩合生成氟柠檬酸，抑制乌头酸酶，从而破坏正常的三羧酸循环，破坏组织正常代谢。

乙酰胺

乙酰胺（Acetamide）为有机氟杀虫农药中毒的解毒剂。化学结构与氟乙酰胺相似，可与氟乙酰胺竞争酰胺酶，阻止其对机体三羧酸循环的毒性。临床用于治疗氟乙酰胺和氟乙酸钠等有机氟化物中毒。大剂量或长期使用可引起血尿，肌内注射会局部疼痛。

第五节 亚硝酸盐中毒解毒药

亚硝酸盐可将血红蛋白的 Fe^{2+} 氧化为 Fe^{3+}，使血红蛋白成为高铁血红蛋白，失去携带氧的能力，造成机体缺氧而中毒，特效解毒药为亚甲蓝。

亚甲蓝

亚甲蓝（Methylene Blue）为氧化 – 还原剂，不同浓度对血红蛋白具有相反的作用。小剂量（1~2mg/kg）低浓度的亚甲蓝可被体内还原型辅酶 I 脱氢酶（NADPH）还原为还原型亚甲蓝，后者可将高铁血红蛋白还原为血红蛋白，用于治疗高铁血红蛋白血症。大剂量（5~10mg/kg）高浓度的亚甲蓝则发挥氧化作用，用于治疗氰化物中毒，作用机制与亚硝酸钠相同但作用强度较弱，也需要与硫代硫酸钠联合应用。亚甲蓝只能静脉给药，若皮下、肌内或鞘内注射则会引起注射局部组织坏死及中枢神经系统损害。静脉注射速度不宜过快，否则会引起头晕、恶心、胸闷、腹痛等一系列的不良反应，若剂量过大，还会出现呼吸困

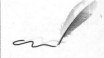

难、血压下降、心律失常、意识障碍等。用药后尿呈蓝色，排尿时可有尿道口刺痛感。肾功能不全者慎用。

扫码"看小结"

习题

一、选择题

【A1 型题】

1. 解磷定能解救有机磷酸酯类中毒是因为
   A. 有阻断 M 胆碱受体的作用　　　　B. 有阻断 N 胆碱受体的作用
   C. 有直接对抗乙酰胆碱的作用　　　　D. 有阻断胆碱受体的作用
   E. 能使失去活动的胆碱酯酶复活

2. 治疗铅中毒较好的药物是
   A. 青霉胺　　　　B. 依地酸钙钠　　　　C. 二巯丙醇
   D. 二巯丁二钠　　E. 硫代硫酸钠

3. 氰化物中毒是由于氰化物抑制
   A. 胆碱酯酶　　　　B. 细胞色素氧化酶　　　　C. 细胞色素还原酶
   D. $Na^+, K^+ - ATP$ 酶　　E. $H^+, K^+ - ATP$ 酶

4. 有机磷酸酯类农药中度中毒主要表现为
   A. M 样症状　　　　B. N 样症状　　　　C. 中枢中毒症状
   D. M 样症状和 N 样症状　　E. M 样症状和中枢症状

5. 有机磷酸酯的中毒机制是
   A. 直接激动胆碱受体　　B. 抑制辅酶 A　　C. 抑制胆碱酯酶
   D. 抑制细胞色素氧化　　E. 直接激动肾上腺素受体

6. 治疗铅中毒较好的药物是
   A. 乙酰胺　　　　B. 依地酸钙钠　　　　C. 二巯丙醇
   D. 二巯丁二钠　　E. 硫代硫酸钠

7. 亚硝酸盐中毒解毒药应选用
   A. 二巯丙醇　　　　B. 乙酰胺　　　　C. 乙酰胺
   D. 硫代硫酸钠　　E. 亚甲蓝

8. 解救汞中毒选用
   A. 亚硝酸钠　　　　B. 氯解磷定　　　　C. 二巯丁二钠
   D. 阿托品　　E. 硫代硫酸钠

【A3 型题】

（9~10 题共用题干）

患者，男，5 岁，误食有机氟灭鼠食饵，出现恶心、呕吐、腹痛，阵发性肢体抽搐。

9. 解毒药应选用
   A. 阿托品　　　　B. 二巯丁二钠　　　　C. 氯解磷定
   D. 亚硝酸钠　　E. 乙酰胺

10. 有机氟引起中毒的原因
   A. 有机氟可与机体内金属离子结合导致生物活性物质功能障碍
   B. 阻断 M 受体
   C. 阻断 N 受体
   D. 破坏正常的三羧酸循环
   E. 影响细胞色素氧化酶

二、思考题

试述常用金属中毒解毒药的作用机制和临床应用。

（马松涛 袁 婷）

扫码"练一练"

参考答案

第一章

1. E   2. B   3. D   4. B

第二章

1. C   2. B   3. A   4. E   5. B   6. D   7. C   8. B   9. B   10. A
11. D   12. D   13. E   14. B   15. A

第三章

1. B   2. B   3. C   4. E   5. C   6. B   7. A   8. D   9. E   10. B
11. D   12. D   13. E   14. B   15. A

第四章

1. E   2. D   3. E   4. B   5. A   6. A   7. C

第五章

1. C   2. D   3. D   4. B   5. A   6. C   7. E   8. B   9. C   10. D
11. A   12. A   13. B

第六章

1. E   2. C   3. A   4. A   5. B   6. C   7. D   8. D   9. C   10. D
11. E   12. D   13. B

第七章

1. B   2. D   3. C   4. D   5. B   6. E   7. C   8. E   9. A   10. E
11. D   12. A   13. E

第八章

1. C   2. A   3. D   4. B   5. B   6. C   7. E   8. D   9. D   10. E
11. A   12. E

第九章

1. A   2. D   3. A   4. C   5. E   6. B   7. E   8. D   9. E   10. D
11. D   12. E   13. D   14. C   15. A   16. B

第十章

1. B   2. E   3. B   4. E   5. D   6. B   7. B   8. D

第十一章

1. E   2. E   3. C   4. E   5. C   6. C   7. E   8. B   9. B   10. D

第十二章

1. C   2. D   3. A   4. E   5. D   6. A   7. B   8. A   9. A   10. C

11. B   12. C

第十三章

1. A   2. C   3. D   4. B   5. B   6. E   7. D   8. C   9. A   10. E

11. A

第十四章

1. D   2. B   3. A   4. C   5. B   6. B   7. E   8. B   9. B   10. C

11. D   12. B   13. B

第十五章

1. A   2. D   3. E   4. D   5. A   6. E   7. B   8. E   9. D   10. B

11. C   12. B   13. A   14. D

第十六章

1. A   2. E   3. C   4. B   5. B   6. C   7. E   8. B   9. B   10. A

第十七章

1. B   2. D   3. A   4. D   5. E   6. B   7. C   8. B

第十八章

1. A   2. B   3. D   4. D   5. E   6. D   7. A   8. C   9. D   10. A

11. A   12. A

第十九章

1. C   2. A   3. D   4. A   5. E   6. A   7. C   8. B   9. D   10. B

11. E   12. A

第二十章

1. A   2. E   3. C   4. B   5. E   6. C   7. B   8. A   9. C   10. D

11. B   12. D

第二十一章

1. D   2. C   3. B   4. D   5. A   6. E   7. E   8. D   9. B   10. A

11. A

第二十二章

1. C   2. D   3. C   4. D   5. B   6. E   7. D   8. A   9. B   10. A

11. C

第二十三章

1. E   2. D   3. A   4. D   5. B   6. E   7. D   8. A   9. B   10. C

第二十四章

1. E   2. E   3. B   4. A   5. D   6. C   7. A   8. A   9. B   10. C

11. D   12. A

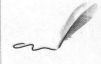

第二十五章

1. D   2. A   3. C   4. E   5. D   6. B   7. D   8. D   9. E   10. B

第二十六章

1. C   2. A   3. E   4. D   5. B   6. C   7. B   8. D   9. A   10. B

第二十七章

1. C   2. B   3. D   4. B   5. B   6. C   7. A   8. C   9. D   10. C
11. E

第二十八章

1. E   2. B   3. B   4. D   5. A   6. B   7. A   8. A

第二十九章

1. B   2. E   3. C   4. E   5. E   6. D   7. B   8. C   9. A   10. B
11. D   12. D

第三十章

1. C   2. C   3. B   4. D   5. E   6. E   7. E   8. E   9. B   10. C
11. C

第三十一章

1. C   2. C   3. A   4. C   5. A   6. A   7. D   8. B   9. C   10. E
11. E   12. E

第三十二章

1. B   2. E   3. B   4. A   5. C   6. D   7. B   8. A   9. C   10. D
11. E   12. C

第三十三章

1. C   2. A   3. B   4. B   5. A   6. E   7. E   8. B

第三十四章

1. D   2. A   3. B   4. D   5. E   6. D   7. C   8. B   9. A   10. A

第三十五章

1. E   2. A   3. D   4. A   5. B   6. D   7. D   8. A   9. B   10. A

第三十六章

1. C   2. C   3. C   4. A   5. E   6. B   7. D   8. B   9. D   10. A

第三十七章

1. B   2. D   3. C   4. B   5. D   6. C   7. B   8. D   9. C   10. A

第三十八章

1. D   2. E   3. C   4. B   5. B   6. A   7. B   8. E   9. C   10. C
11. A

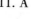

第三十九章

1. E   2. E   3. A   4. C   5. C   6. C   7. E   8. A   9. D   10. B

第四十章

1. A   2. A   3. B   4. E   5. C   6. A   7. B   8. C   9. D   10. A

第四十一章

1. A   2. E   3. D   4. D   5. D   6. B   7. B   8. C   9. D   10. E

第四十二章

1. C   2. A   3. B   4. B   5. C   6. C   7. E   8. B   9. A   10. B

11. E

第四十三章

1. A   2. A   3. E   4. B   5. E   6. C   7. C   8. C   9. E   10. E

第四十四章

1. C   2. D   3. C   4. B   5. A   6. A   7. B   8. A   9. C

第四十五章

1. E   2. B   3. B   4. D   5. C   6. B   7. E   8. C   9. E   10. D

参考文献

［1］陈新谦，金有豫，汤光．新编药物学［M］.17 版．北京：人民卫生出版社，2011.

［2］杨宝峰．药理学［M］.8 版．北京：人民卫生出版社，2013.

［3］王开贞，于天贵．药理学［M］.7 版．北京：人民卫生出版社，2014.

［4］陈树君，秦红兵．护用药理学［M］.3 版．北京：人民卫生出版社，2014.

［5］魏敏杰，周红．药理学［M］．北京：中国医药科技出版社，2016.

［6］邱丽颖，张轩萍．药理学［M］．北京：中国医药科技出版社，2016.

［7］姜远英．临床药物治疗学［M］.4 版．北京：人民卫生出版社，2016.

［8］张虹，秦红兵．药理学［M］.3 版．北京：中国医药科技出版社，2017.

［9］秦红兵，苏渭淇．药理学［M］.3 版．北京：高等教育出版社，2018.